U0233129

老年康复学

Rehabilitation Medicine for Elderly Patients

主　　编　[意]Stefano Masiero　Ugo Carraro

主　　审　励建安　范　利

主　　译　朱　奕　胡亦新　纪　婕

副 主 译　张爱森　卢　茜　胡筱蓉　邹艳慧

学术秘书　张晓敏　程雨琪

电子工业出版社

Publishing House of Electronics Industry

北京·BEIJING

First published in English under the title
Rehabilitation Medicine for Elderly Patients
edited by Stefano Masiero and Ugo Carraro
Copyright © Springer International Publishing AG, part of Springer Nature, 2018
This edition has been translated and published under licence from
Springer Nature Switzerland AG.

未经许可，不得以任何方式复制或抄袭本书之部分或全部内容。
版权所有，侵权必究。

版权贸易合同登记号　图字：01-2023-3445

图书在版编目（CIP）数据

老年康复学 /（意）斯蒂法诺·马斯若（Stefano Masiero）等主编；朱奕，胡亦新，
纪婕主译. —北京：电子工业出版社，2023.8
书名原文：Rehabilitation Medicine for Elderly Patients
ISBN 978-7-121-46094-4

Ⅰ. ①老⋯　Ⅱ. ①斯⋯ ②朱⋯ ③胡⋯ ④纪⋯　Ⅲ. ①老年病－康复医学　Ⅳ. ①R592.09

中国国家版本馆CIP数据核字（2023）第148851号

责任编辑：王梦华
印　　刷：北京盛通印刷股份有限公司
装　　订：北京盛通印刷股份有限公司
出版发行：电子工业出版社
　　　　　北京市海淀区万寿路173信箱　　　邮编：100036
开　　本：889×1194　　1/16　　　印张：22.75　　　字数：546千字
版　　次：2023年8月第1版
印　　次：2023年8月第1次印刷
定　　价：320.00元

凡所购买电子工业出版社图书有缺损问题，请向购买书店调换。若书店售缺，请与
本社发行部联系，联系及邮购电话：（010）88254888，88258888。
质量投诉请发邮件至zlts@phei.com.cn，盗版侵权举报请发邮件到dbqq@phei.com.cn。
本书咨询联系方式：QQ 375096420。

审译者名单

主　　审　励建安　范　利

主　　译　朱　奕　胡亦新　纪　婕

副 主 译　张爱森　卢　茜　胡筱蓉　邹艳慧

学术秘书　张晓敏　程雨琪

翻译人员名单（按姓氏拼音排序）

蔡颖源　南京医科大学第一附属医院

戴文骏　南京医科大学第一附属医院

范　利　中国人民解放军总医院

方　露　南京医科大学第一附属医院

郭　川　南京医科大学第一附属医院

胡筱蓉　江苏省人民医院

胡亦新　中国人民解放军总医院

纪　婕　南京医科大学第一附属医院

解　益　郑州大学第五附属医院

李　健　南京医科大学第一附属医院

励建安　南京医科大学第一附属医院

刘守国　南京医科大学第一附属医院

卢　茜　中日友好医院

吕　珊　南京医科大学第一附属医院

祁寒梅　南京医科大学第一附属医院

秦建杰　南京医科大学第一附属医院

戎　荣　南京医科大学第一附属医院

盛云露　南京医科大学第一附属医院

吴希希　江苏省人民医院钟山康复分院

伊文超　南京医科大学第一附属医院

俞　静　南京医科大学第一附属医院

张爱森　南京医科大学第一附属医院

周蕴弢　南京医科大学

朱　奕　南京医科大学第一附属医院

邹艳慧　内蒙古自治区人民医院

参编人员

Pasquale Abete, MD, PhD

Amedeo Amoresano MD

Gert Apich

M. Ardia

Iris D. Arnadottir

C. Assenza

A. Baba

Alessio Baricich, MD

Giulia Bellon

Laura Bernardi, MD

Y. Bertholom

Paolo Boldrini, MD

Simona Boncompagni

Marko Bonjako

Francesca M. Bosco

Isabelle Bourdel-Marchasson

Elisabeth Bourkel, PhD

Roberto Bovo

Chiara Briani

Stefano Brunelli

Antonella Brunello

Francesco Cacciatore, MD, PhD

G. Caiata-Olgiati

Luca Calanca

Ugo Carraro

Leonora Castiglia, MD

Alessandro Castiglione

H.A. Cerrel Bazo

Carlo Cisari, MD, PhD

Enrica Convento, MSc

Valentina Copetti

Emanuela Covella

C. Crotti

A. G. Cutti

Elena Demertzis, MD

Erwan de Mones

Marina De Rui

Alessandra Del Felice, MD, PhD

Paolo Di Benedetto

Miriam Duso, MD

Kyle J. Edmunds

Inge Ehlebracht-

Carine Federspiel, MD

E. Ferlito

C. Foti

Antonio Frizziero, MD, PhD

Walter R. Frontera, MD, PhD

Andrea Furlan, MD, PhD

Magnus K. Gíslason

Paolo Gargiulo

Giuseppe Gasparre

K. Gava

Giovanni Gentile

Francesca Gimigliano

Raffaele Gimigliano

C. Giordani

L. Gobbo

Emelyne Grech

Guri Hagberg, MD

H.L. Hammond

Christian Hofer

P. Ianes

HåKon Ihle-Hansen, MD

Hege Ihle-Hansen, MD, PhD

Domenico Intiso

Marco Invernizzi, MD, PhD

Giovanni Iolascon

Silvia Iovino

I. Johnson

Helmut Kern

Juliane Lamprecht

Stefano Lanzi

V. Lazzari

E. Lena

Stefan Loefler

Giuseppe Lombardi

Enzo Manzato

Andrea Marcante

Andrea Marini

Alessandro Martini

Stefano Masiero

M. Mastrocostas

Kerstin Mattukat

Winfried Mayr

Anna Mazzola

Lucia Mazzolai

Xanthi Michail, MD, PhD

Edoardo Midena, MD, PhD

Antimo Moretti

Giovanni Morone

Ragnhild Munthe-Kaas, MD

Antonio Musarò

A. Musumeci

Beatrice Nordio

Luca Padua

Antonio Paoli, MD, PhD

Jannis V. Papathanasiou, MD, PhD

Alberto Parola

Sophie Pautex

Francesco Piccione

Andrea Pignataro

Elisabetta Pilotto, MD

Marco Poletti

Amber Pond

C. Pozzi

Feliciano Protasi

Rosario Rizzuto

F. Romagnoli

P. Ruggieri

P. Rumeau

Patrizio Sale, MD, PhD

Marco Sandri

F. Scarponi

Christoph Schäfer

Giuseppe Sergi

Cornel C. Sieber

U. Solimene

Jean-Paul Steinmetz, PhD

Luigi Tesio, MD

S. Tocco

Marco Traballesi

C. Trevisan

G. Trovarelli

Marie Ursin, PhD

Marta Valente

Gennaro Verni

Andrea Vianello

Adriana Visonà

Filippo Vittadini

Raphael Wittenberg

Vittorina Zagonel

Sandra Zampieri

M. Zampolini

B.M. Zanforlini

H. Zatti

序

全球老龄化趋势日益严峻，老年人的衰弱、跌倒、多病共存带来了诸多康复问题，而这一人群的特殊性也给康复干预提出了新的挑战。让老年人实现健康老龄化，让他们有质量地生活，降低他们患病和残疾的风险，延长他们的健康寿命，是康复工作者积极追求的目标。老年康复学作为康复医学和老年医学的交叉学科，正是随着这些需求应运而生、逐渐发展而来的。

21世纪中国的老龄人口增长日益加快，老年人的养老、医疗、康复、照护给家庭和社会带来沉重的负担。如何能更好地保证老年人老有所养、老有所依、老有所为、老有所乐，不仅是养老照护、医疗保险、福利保障的政策制订者需要思考的问题，也是老年医学与康复医学专业人员需要共同思考的问题。

本着借鉴国际老年康复学的宝贵经验，满足我国相关专业人员对老年康复学知识的需求的目的，我们选择翻译引进这本国际老年康复学的经典著作。本书结构清晰、内容全面、紧跟学科进展，对老年康复学的临床工作有很好的指导作用。我们的翻译团队具有多年的编译经验，均为相关领域具有多年从业经验的专业人员，能够很好地完成翻译工作。

作为本书的主审，在此衷心感谢本书的翻译团队，也希望本书能够增进老年康复学相关专业人员的学术交流。当然，如有疏漏之处，敬请读者见谅和指正！

励建安

二〇二三年春

译者序

随着老龄人口的日益增长，老年人运动及认知能力衰退及慢性疾病导致的残疾，多病共存导致的康复策略的复杂性引起了越来越多从业人员的关注，但目前没有合适的专著能够较为全面地阐述老年人常见康复问题的处理策略。近年来有些院校的康复治疗学专业开设了"老年康复学"课程，但并没有专门的教材。

《老年康复学》是国际老年康复医学的经典著作，由业内著名的专家教授牵头撰写，内容覆盖面广、紧跟研究进展。我们将本书翻译引进的初衷就是为了满足从事老年医学与康复医学交叉学科的医生、治疗师、护理人员和学生们的迫切需要。

本书的译者团队均为在康复医学、康复治疗学及老年医学专业方面具有多年工作经验的从业人员，其中大部分人都有海外学习经历和翻译专著的经验，确保了本书的翻译工作能够准确、及时地完成。我们也非常感谢主审专家励建安教授给予的指导，编辑部王梦华老师的大力支持，使本书的编译工作能够顺利完成。

本书可供临床医学工作者、医学生、老年人的照护者等参阅。由于原著中描述的医疗流程和医疗机构设置与国内有所不同，还存在一些文化背景的差异，本书中的相关内容供读者参考。另外，文字翻译如有不当之处，恳请读者批评指正！

朱奕 胡亦新 纪婕

二零二三年六月十八日

前　言

在发展中国家，65岁以上的老年人的人口占比仅为12%~18%，却消耗了约30%~40%的健康服务资源。全球老年人口总数的增长令人吃惊：到2025年，65岁以上的老年人将达到8000万，而其中2/3的人口位于发展中国家。

由于老年人的生理改变、多病共存、身体功能下降、伴有精神紊乱、社会功能衰退，他们的疾病诊断和治疗需要专门的技能。我们医疗系统不能有效应对老年人口常见的复杂慢性病和多病共存，人们对此的担忧与日俱增。

知识就是力量，知识就是关键，信息获得的越多，我们就能越好地解决老年人的各种问题。我们的目标是健康老龄化。

《老年康复学》一书是这个方向的突出进步。老年人的照护较为复杂，需要多种不同方向的健康专业人员参与，本书可提供大量老年人疾病预防和治疗方面的详细知识。

本书由一批国际上知名的科学家、研究者和技艺精湛的专业人员撰写，浓缩了近年来老龄化、老年照护、老年康复飞速发展的相关知识。全书共57章，分为三个部分（第一部分为总论，第二部分为老年人常见疾病的康复治疗，第三部分为欧洲不同国家老年人健康照护系统的组织形式）。本书的目的旨在启发和教育读者有关老年人照护的科学与艺术。

总体来说，本书涵盖了老年康复中非常重要但又常被忽略的领域，其优点在于将现有老年人的康复治疗方法阐述的非常清晰。本书旨在帮助健康照护团队的所有成员通过发展和增强预防疾病、延迟残疾的干预方法来更好地实践慢性病照护。

因此，本书不仅能为国际上的年轻医生，也可以为所有的健康照护者提供一个创新的、综合的教育工具，吸引他们考虑所有患者，考虑老年人的医疗和心理、逻辑和复杂的学科间合作等因素，增长知识，从而为快速增长的老年人口提供有效的照护。

总之，如此重要的一本书需要很多人付出巨大努力。

我们感谢国际上该领域内出色的学术人员和知名的专家参与本书的撰写，他们涵盖了许多不同的、有的是创新性的主题，带来了他们的知识、研究、经验和出色的判断，从而确保了本书的高科学水准。让我们铭记他们的出色贡献！

我们尤其感谢编辑们高强度和创造性的努力和贡献，感谢 Masiero 和 Carraro 教授，祝贺他们成功地将行业内最好的理念和领导者团结在一起完成了本书。

很荣幸能够为这本《老年康复学》的第 1 版撰写前言，该书是 Springer 出版的"老年病学实践丛书"中的一本，丛书主编为现任欧洲老年医学学会（European Union Geriatric Medicine Society，EUGMS）的主席 Stefania Maggi 教授。

Alain Delarque

European Society of Physical and Rehabilitation Medicine (ESPRM)

Paiania, Greece

Xanthi Michail

ESPRM Special Interest Scientific

Paiania, Greece

PRM in Ageing Persons

Paiania Greece

序 言

世界老龄人口的数量和比例快速增长，今后 10 年 60 岁以上的老年人口可能会翻倍（联合国经济和社会事务部人口司，世界人口老龄化，2015）。预计欧洲今后至少 50 年仍是世界上人口老龄化最高的地区：到 2050 年，预计欧洲 60 岁以上的老年人口占比达到约 37%（欧洲议会委员会交流报告，2002）。

预期寿命的增长至少反映了公共健康的成功干预，其影响在于：患有慢性病的老年人口的数量增长，公共健康系统需求增多，治疗费用增加和社会负担加重。谵妄、肌肉减少、衰弱、平衡障碍、跌倒、眩晕和尿失禁只是老年人最常见的一些疾病。这些疾病会降低他们的生活质量，导致身体和认知功能衰退、残疾和死亡。然而，老龄化本身并不应该被看作是消极的过程，政府、社会和家庭可以进行很多干预，以提高老年人的健康、参与、社会融入和安全，改善他们的生活质量（健康老龄化的政策和优先干预策略——WHO/ 欧洲，2012）。老年人中 60%~75% 是健康的，20%~30% 患有慢性病，2%~10% 处于衰弱状态，他们应当在他们居住地实施的健康相关的针对性评估中获益。《老年康复学》这本书的内容详细讲述了老年人的不同状态（健康、衰弱、患病或临终）的复杂情况，从物理医学与康复的专业角度入手，解决多方面的问题。本书代表了国际上这一领域领导者的观点，不仅回顾了最新的文献（包含有关生物和实验方法的章节），还包括临床实践，以确保本书内容的高质量标准。

老年康复学分为三个部分，第一部分是总论。主要解决老年人的多种问题，例如肌肉减少、衰弱、运动、营养、新技术和治疗方法等。

第二部分是老年人常见疾病的康复治疗。这一部分涵盖了一些创新性的主题，如认知治疗、脊髓损伤、性功能障碍的康复等。

第三部分是用于描述欧洲不同国家老年人健康照护系统的组织形式。

《老年康复学》是一本综合的教育工具，简单易读、结构清晰合理。编写本书的初衷是帮助年轻医生和物理医学与康复的住院医师学习老年康复的基本概念。而且，本书也能够帮助康复专科医生更新康复领域的主要问题，帮助全科医生和其他专科的医生处理残疾状态和解决健康问题。

本书是《老年康复学》的第 1 版。我们知道和所有新出版的书籍一样，本书也存在问题。然而，我们希望本书能够得到肯定，成为训练和教育物理医学与康复领域以及医疗等专业人员的重要资源。

最后，我们想感谢所有参编人员孜孜不倦的努力，使得本书能按时完成！

Padua，意大利	Stefano Masiero，MD
Venezia-Lido，意大利	Ugo Carraro，MD

目　录

第二部分　老年人常见疾病的康复治疗

第三部分　欧洲不同国家老年人健康照护系统的组织形式

第一部分

总　　论

1 老年人的体力活动与康复

Walter R. Frontera

1.1 老龄化流行病学

世界卫生组织（World Health Organization，WHO）预计到 2050 年，世界人口中 60 岁以上的人口占比将比 2015 年的 11% 翻一番，达22%。这意味着地球上 60 岁以上的老年人会接近 20 亿，其中 20% 的老年人（4 亿人）超过了80 岁。在 2015 年，日本是唯一一个 60 岁以上人口占比超过全国总人口 30% 的国家。WHO预计到 2050 年，包括欧洲的大部分国家在内，超过 25 个国家 60 岁以上的老龄人口占比将从2010 年的 20% 增长到约 33%。老龄人口数量的增长与预期寿命相关。例如，日本 60 岁人口的健康预期寿命为 86 岁，而至少 13 个国家 60岁时的健康预期寿命为 85 岁（表 1.1）。而且，世界上包括撒丁岛、意大利、伊卡利亚岛、希腊在内一些区域的百岁老人的数量也在增长，导致这一年龄段的老年人占比偏高。

老龄人口数量的增长，本质上不应成为一个问题。然而，年龄与慢性健康问题的发生率相关，高龄更会导致失能和残疾发生率增长和生活质量低下。大部分功能障碍会导致活动水平下降，限制老年人在个人、工作和社会活动的参与水平。一个典型的例子是年龄相关的肌肉量丢失和肌力下降与跌倒高风险和住院率相

表 1.1　日本人的平均寿命为 86 岁，是世界上最长的，其次是表中列出的 13 个国家，平均寿命为 85 岁

| 安道尔 |
| 澳大利亚 |
| 加拿大 |
| 法国 |
| 以色列 |
| 意大利 |
| 卢森堡 |
| 摩纳哥 |
| 新西兰 |
| 圣马力诺 |
| 新加坡 |
| 西班牙 |
| 瑞士 |

原文参考 [1] 和 [2]

关。因此，到 2050 年，老年人功能独立水平的下降将导致康复和长期照护的需求增加到目前的 4 倍。到 2050 年，80% 的老年人将生活于低中收入国家，因此社会、经济和政治因素对这些流行病学的变化有巨大影响。这是各国政府无法忽略的一个现状，健康照护系统亟需根据老年人群的需求进行调整。重要的解决方案是必须发展满足老龄社会的公共和健康政策，培养康复专业人员，通过研究产生新的技术，教育他人以应对老年人的功能障碍。

1.2　老年人的身体功能改变

高龄老年人的身体功能下降，残疾与依赖风险显著升高。人体随着年龄增长会出现多个生理系统的改变，导致身体功能下降，包括肌肉量和骨密度减少，体脂增加，脑容量丢失和认知功能下降，心血管储备能力下降，视力与听力下降，睡眠障碍，焦虑与抑郁，饮食习惯的变化导致营养不良。有些变化与低水平的活动习惯直接相关。而且，老年人疼痛相关的骨骼肌肉问题与习惯性的活动水平下降有关。

需要重视的是，老年人的活动受限发生率很高，但这种活动受限不是一成不变的。也就是说，老年人的功能状态可能会频繁地在功能良好和功能受限之间转换。例如，一些研究显示，与从无活动受限转化为间歇性活动受限状态相比，老年人更容易从间歇性活动受限转化为持续活动受限状态。这一动态变化的特性在于从残疾状态恢复到活动正常状态（40% 的恢复率）可能需要 3 个月，甚至是 6 个月（30% 的恢复率）。这些发现说明，老年人从功能障碍、活动受限到参与受限是一个双向的过程。这就是康复作为健康和功能导向的策略对这一过程有关键影响的原因。或许更重要的是，这一弹性过程给予我们机会去阻止障碍加重、重拾功能和恢复独立。研究显示，体力活动的习惯水平，多种形式的体力活动，包括工作相关和娱乐相关活动的增加和更严格的运动训练计划是这一过程的调节器。

功能和独立水平的一个非常重要的决定因素是骨骼肌的功能。肌肉力量是严重活动受限、步速减慢、跌倒风险增加、住院风险和高死亡率的预测指标。例如，与肌肉力量较大的老年人相比，肌肉力量较小的老年人严重活动受限的风险高达 2.6 倍，步速减慢的风险高达 4.3 倍，死亡率的风险高达 2.1 倍。老年人的肌肉力量

下降并不仅仅是骨骼肌减少或萎缩导致的。近20 年来的几项研究显示，其他因素如中枢神经系统驱动和激活的改变，周围神经功能障碍，神经肌肉接头的结构和功能改变，肌肉的脂肪浸润和单个肌肉纤维多种复杂的细胞和分子改变，单个肌丝如肌球蛋白的变化等，均会导致肌力产生、运动速度和力量产生的障碍。有意思的是，长期保持较高身体活动水平的老年人较少出现肌肉力量的显著下降。即使是在肥胖人群中，这一情况也是存在的，说明了体力活动习惯在老龄化过程中的重要性。因此，不同程度的活动水平下降包括久坐的生活方式、不活动和制动会导致年龄相关的变化，这不应当被认为是老龄化的生物进程中不可避免的后果。非常有意思的是，久坐的行为如开车和看电视被认为是与传统危险因素如吸烟一样是一个独立的危险因素。而且科学证据证实身体活动和恰当的营养支持干预是安全和有效的，能够增强高龄衰弱老人的功能水平（本书中的另一个章节将讨论肌肉减少症）。

1.3　体力活动和运动训练

体力活动和运动训练是年龄增长相关的功能下降和肌肉功能障碍的部分解决方案，这应该是符合情理的。很多康复干预的方法是体力活动或运动训练，甚至同时包含了这两项。明确这两者的共同点和概念上的差别非常重要。本章中体力活动定义为由骨骼肌产生的任何身体运动，导致能量消耗。而体力活动可以根据相关特征进一步分为园艺、休闲或娱乐（如散步）、职业（如工作中爬楼梯）和体育活动（如周六下午和朋友踢足球）等。然而很多研究将所有类型的体力活动综合起来计算日常能量消耗，导致结果的解释比较复杂。而运动训练代表一种有目的的改善和维持体能的活动，是体

力活动的一种类型，主要用于康复计划和临床干预性研究。体能是与健康相关的一组特征（例如肌肉力量、心肺耐力、身体成分、柔韧性）或技巧（灵活性、平衡能力、协调能力），能够使用特定的测试来评估。例如活动平板测试就是一个健康相关的体能测试。体力活动水平和运动训练会影响体能，但体能也并不完全由此决定。体力活动、运动训练、体能常常很难区分，对于这方面的科学文献进行评估尤其具有实际价值。本章更多地关注体力活动，而本部分其他章节详细讨论了运动训练。

1.4 体力活动的评估

这里首先需要简要地介绍体力活动的评估方法。人类体力活动水平的评估需要有效和可信的工具，要足够简单，能用于流行病学研究；又要足够灵活，能适用于老年人常见活动受限的评估。最传统的方法是使用问卷。很多研究使用一组标准问题，调查一段时间内体力活动的类型、频率、强度和时长，其结果可以用于估计平均日常能量消耗。这些自我报告的工具虽然管理简单，适用于纳入大量个体的研究，但是依赖于受试者的记忆，存在主观偏倚，受到受试者心理状态和调查者培训是否得当的影响。

更为客观的身体活动测定包括双标水（是评估长期能量消耗的金标准），代谢舱（只有一些研究中心才配备的昂贵设施）和加速度计（测量加速度和估计总活动水平的设备）。加速度计由于可以穿戴（通常在腰部穿戴），受到大量关注，使用方便且相对便宜，可捕捉实时数据，可以持续多天使用（通常是 7d），且可在多个研究中心和包括老年人在内的多个年龄组人群中使用。由于最近这一技术的进展，这种评估设备有可能将继续用于研究、临床，以及用于监测日常活动。

1.5 体力活动在预防慢性病中的重要性

近 60 年来，很多科学研究评估了业余、工作、总体力活动水平与几种慢性病发病率和患病率的关联。由于这些非传染性疾病的发病率在老年男女中较高，且随着年龄增长逐渐升高，上述研究和老年人尤为相关。其中部分疾病和老年人的高死亡率相关。而且，研究发现慢性病患者业余时间的有氧活动水平非常低，尤其是患有多种慢性病的患者。总之，这些研究支持高水平的体力活动习惯能显著降低多种慢性非传染性疾病的发病率。

英国伦敦的研究者首次验证了工作中每天高水平的体力活动与冠心病负相关的假设。从 Morris 及其合作者们的经典研究开始，数以百计的其他研究已经在不同的年龄组、不同国家中验证了这一假设。而且，这一假设在其他慢性病研究中也得到了类似的结果。其中的很多研究同时纳入了 60 岁以上的老年男性和女性，研究显示：更高的体力活动水平与心脏病、高血压、肥胖、2 型糖尿病、骨质疏松、多种类型的癌症（包括结肠癌、乳腺癌、肺癌、食管腺癌、肝癌、贲门癌、头颈部和其他类型的肿瘤）的风险降低相关，也与肌肉减少和肌肉减少型肥胖的风险降低有关。非常重要的是，要注意这些研究已经控制了其他潜在影响因素，如体重指数、吸烟水平、酒精摄入、教育、种族和性别等。

而且，研究报道健康水平与部分上述疾病发病率的类似关联很有意思。上文已经讲述了用于测定健康水平的特殊测试。在大多数慢性疾病预防的研究中，健康水平被定义为平板运动测试的时间或者代谢当量（梅脱水平）。也就是说，高水平的心肺健康与多种慢性病的低发病率有关。虽然体力活动水平影响了心肺健康水平，其他因素例如个体的基因型也是健康水平的独立决定因素。一些研究显示心肺功能较好的人与肺癌和消化道肿瘤相关的死亡率降低。这些相关性背后的生物学机制大多不明，但重要的是活动和健康水平不仅能够影响慢性疾病的发病率，也对临床结局和死亡率有影响（图 1.1）。

与年龄相关的破坏性最大的状况是精神健康问题，例如抑郁、焦虑和认知下降的发生率增高。科学研究一致认为高水平的体力活动与人类身体健康和精神健康呈正相关。流行病学研究显示，具有高水平体力活动习惯的人轻中度抑郁和焦虑的程度较低。另外，总体人群中认知障碍的患病率随年龄的增长而升高。高水平的体力活动习惯与老年认知减退、痴呆和阿尔茨海默病的风险降低也相关。横断面研究和纵向研究均支持体力活动和认知功能的这种有益的相关。研究显示，解释这一保护作用的机制与血管性有关，包括脑灌注的增加和脑血管应对需求的反应能力增加。

1.6　老年人的常规体力活动水平

尽管大量证据显示合适的体力活动水平对老年人的很多致残性慢性病有预防作用，但绝大多数老年人并没有达到能够获益所需的体力活动水平。例如，美国成年男性和女性随着年龄的增长业余体力活动水平降低。实际上，只有 20%~30% 的男性和 11%~20% 的女性每周进行 5 次 30min 轻度到中度的体力活动，或每周进行 3 次 20min 高强度的活动。根据前文所述，一种或多种慢性病的存在（如关节炎、高血压、糖尿病、肥胖、脑卒中或其他疾病）与低水平的业余体力活动水平相关。老年人中任何形式的休闲性力量活动的参与率甚至更低，根据性别从 6%~14% 不等。这些看起来需要体力活动的人参与体力活动的可能性最小。根据 WHO 的报告，这一情况不仅限于美国，很多国家久坐的生活方式的比例都较高。上述研究以及其他观察性研究均建议，应该更好地理解人们积极运动的动机和

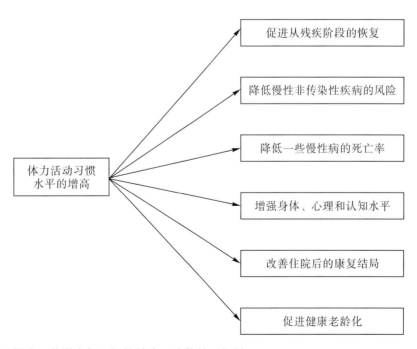

图 1.1　体力活动习惯水平的增高与积极的健康和功能结局相关

通过设计改变人类行为的方式，使人们坚持含有合适的体力活动水平的生活方式（图1.2）。

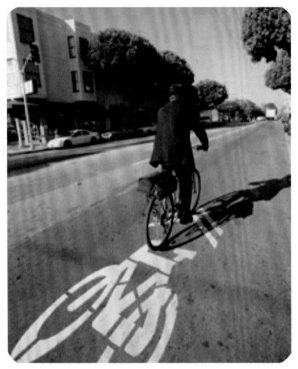

图1.2 自行车道的出现鼓励体力活动成为生活的常规（来自: Centers for Disease Control and Prevention. *Strategies to Prevent Obesity and Other Chronic Diseases: The CDC Guide to Strategies to Increase Physical Activity in the Community*. Atlanta: US Department of Health and Human Services, 2011）

1.7 体力活动水平的决定因素

很多因素决定了一个人参加体力活动的兴趣和能力。例如，疾病的存在（不管控制与否）限制了活动和耐力，肌肉骨骼疼痛的症状和整体疲劳，药物使用可能引起如头晕或肌肉失能的副作用，以及永久性的身体残疾，如肢体的丧失会限制个人参与体力活动的能力和他/她身体活跃的动力。地面不平、天气变化和对跌倒的恐惧尤其成为这些必须在户外进行的运动的绊脚石。应设计康复干预旨在限制这些因素的影响以达到高水平的体力活动。有必要实施医疗干预和环境改造。由于体力活动和功能这两个因素互相关联，上述方法有益于维持更高水平的功能。

其他可能增强个人体力活动水平的非医疗性因素包括家庭成员的支持和鼓励、朋友和邻居的参与、增加社会交往、社区无犯罪以及社区人群种族分布平均等。另外，环境因素包括街道的步行通道、公园和类似机构的入口，物理环境的障碍如不适合的人行道和缺乏桥梁或升高的通道、交通繁忙以及如缺乏对于体力活动非常重要的吸引人的环境等。使用辅助设施和产品能够显著增强个体的活动能力（在WHO的优先辅助产品目录中可以查看排名前50的产品，http://www.who.int/phi/implementation/assistive_technology/global_survery-apl/en/）。需要更多的研究来深入探索这些设施如何对能量消耗的类型和体力活动相关的理想健康结局产生作用。

1.8 在康复治疗中增加体力活动的益处

科学研究显示，老年男性对卧床所致的活动减少和能力缺失的负面效果比年轻男性更敏感。基于本章的目标，能力缺失（失健）定义为活动减少或久坐的生活方式导致生理、功能或健康水平下降的过程。老年人卧床后肌肉量丢失和功能减退更多，但仍能维持良好应对康复训练的能力。总之大部分情况是康复的过程包含了日常体力活动的增加。原则上在所有年龄段中，这一康复过程应在损伤或疾病发生后尽早进行，尤其是对于老年人。体力活动水平的增加甚至在医院的重症监护室内也是需要的，因为它对于早期活动、预防并发症和改善功能结局均有作用。采用加速度计测定住院期间活动或步行的程度确实是预测康复结局很好的指标。

住在长期照护机构、无法完全在社区独立的人，也推荐其增加体力活动。为了尽量减少跌倒的风险，必须在监护下增加日常体力活动。很多在社区独立生活的人也可能从增加日常体力活动中获益。虽然这些建议可能包含了一种运动训练计划（参见体力活动和运动的定义），但这不是必需的。可以通过鼓励人们参与家庭和社区活动来实现这一目标。总体来说，所有人应当每周完成150min中等强度的体力活动。生活方式的简单改变如参与园艺活动，更多地爬楼，或以步行代替开车去食品商店也许就能达到这一目标。

流行病学研究中的持续观察发现，社区中的日常体力活动是实现健康老龄化的独立因素，尤其是将高水平的体力活动与高质量饮食如地中海饮食结合起来。一个国家的地理位置对这一点可能也有影响，因为与住在大陆的人相比，居住在海岛的人日常体力活动水平天然更高。如果能确定通过环境来增加人们的体力活动水平从而增强功能，这将很有意思。

1.9 总　结

体力活动的定义是任何身体活动导致能量消耗的一个决定功能和健康的重要因素。这一点在全世界不断增长的老龄人口中尤其正确。高水平的日常体力活动习惯（通常指每周150min中等强度的活动）的好处包括预防很多非传染性的疾病，降低严重慢性病相关的死亡率。而且，大多数康复干预的重要内容是体力活动水平的增加。康复专业人员必须致力于消除体力活动的障碍，促进任何临床服务环境和社区中的人们通过增加体力活动水平来改变行为方式。这一改变的益处远远超过其风险，且能够帮助我们克服任何年龄的久坐生活方式带来的有害作用！

关键要点：

· 上一世纪的特征是人类预期寿命增长。

· 老龄化与生理和功能、生活质量的下降相关。

· 研究发现体力活动水平的增加能够提高功能水平，预防多种慢性非传染性疾病，对老年人损伤或疾病后的康复有益。

· 需要采用行为和环境策略鼓励整个人群每周累积达到150min中等强度的体力活动。

（朱奕　译，张爱森　胡亦新　审）

原文参考

[1] www.who.org. Accessed 13 May 2016

[2] World Health Organization (2015) World report on ageing and health 3. Brady AO, Straight CR, Evans EM (2014) Body composition, muscle capacity, and physical function in older adults: an integrated conceptual model. J Aging Phys Act 22:441–452

[3] Gill TM, Allore HG, Hardy SE, Guo Z (2006) The dynamic nature of mobility disability in older persons. J Am Geriatr Soc 54:248–254

[4] Hardy SE, Dubin JA, Holford TR, Gill TM (2005) Transitions between states of disability and independence among older persons. Am J Epidemiol 161:575–584

[5] Hardy SE, Gill TM (2004) Recovery from disability among community-dwelling older persons. JAMA 291:1596–1602

[6] Manini TM (2011) Development of physical disability in older adults. Curr Aging Sci 4:184–191

[7] Frontera WR, Rodriguez Zayas A, Rodríguez N (2012) Human aging muscle: understanding sarcopenia at the single muscle fiber level. PM&R Clin NA 23:201–207

[8] Ryu M, Jo J, Lee Y, Chung Y-S, Kim K-M, Baek W-C (2013) Association of physical activity with sarcopenia and sarcopenic obesity in community-dwelling older adults: the Fourth Korea National Health and Nutrition Examination Survey. Age Ageing 42:734–740

[9] Mijnarends DM, Koster A, Schols JMGA, Meijers JMM, Halfens RJG, Gudnason V, Eiriksdottir G, Siggeirsdottir K, Sigurdsson S, Jónsson PV, Meirelles O, Haris T (2016) Physical activity and incidence of

sarcopenia: the population-based AGES-Reykjavik Study Age Ageing. doi:10.1093/ageing/afw090

[10] Caspersen CJ, Powell KE, Christenson GM (1985) Physical activity, exercise, and physical fitness: definitions and distinctions for health-related research. Public Health Rep 100:126–131

[11] Loyen A, Van Hecke L, Verloigne M, Hendriksen I, Lakerveld J, Steene-Johannessen J, Vuillemin A, Koster A, Donnelly A, Ekelund U, Deforche B, De Bourdeaudhuij I, Brug J, van der Ploeg HP, DEDIPAC consortium (2016) Variation in population levels of physical activity in European adults according to cross-European studies: a systematic literature review within DEDIPAC. Int J Behav Nutr Phys Act 13:72

[12] Strath SJ, Pfeiffer KA, Whitt-Glover MC (2012) Accelerometer use with children, older adults, and adults with functional limitations. Med Sci Sports Exerc 44(1 Suppl 1):S77–S85

[13] Brawner CA, Churilla JR, Keteyian SJ (2016) Prevalence of physical activity is lower among individuals with chronic disease. Med Sci Sports Exerc 48:1062–1067

[14] Morris JN, Heady JA, Raffle PAB, Roberts CG, Parks JW (1953) Coronary heart-disease and physical activity of work. Lancet 262:1053–1057

[15] Moore SC, Lee IM, Weiderpass E, Campbell PT, Sampson JN, Kitahara CM et al (2016) Association of leisure-time physical activity with risk of 26 types of cancer in 1.44 million adults of physical disability in older adults. JAMA Int Med (online May 16, 2016)

[16] Davenport MH, Hogan DB, Eskes GA, Longman RS, Poulin MJ (2012) Cerebrovascular reserve; the link

between fitness and cognitive function? Exerc Sports Sci Rev 40:153–158

[17] Bassuk SS, Manson JE (2003) Physical activity and cardiovascular disease prevention in women: how much is good enough? Exerc Sports Sci Rev 31:176–181

[18] Van Holle V, Van Cauwenberg J, Gheysen F, Van Dyck D, Deforce B, Van de Weghe N, De Bourdeaudhuij I (2016) The association between Belgian older adults' physical functioning and physical activity: what is the moderating role of the physical environment? PLoS One 11(2):e0148398

[19] Pišot R, Marusic U, Biolo G, Mazzucco S, Lazzer S, Grassi B, Regianni C, Toniolo L, di Prampero PE, Passaro A, Narici M, Mohammed S, Rittweger J, Gasparini M, Blenkuš MG, Šimunič B (2016) Greater loss in muscle mass and function but smaller metabolic alterations in older compared with younger men following 2 wk of bed rest and recovery. J Appl Physiol 120:922–929

[20] Fisher SR, Graham JE, Ottenbacher KJ, Deer R, Ostir GV (2016) Inpatient walking activity to predict readmission in older adults. Arch Phys Med Rehabil. doi:10.1016/j.apmr.2015.09.029

[21] Mariolis A, Foscolou A, Tyrovolas S, Piscopo S, Valacchi G, Tsakountakis N, Zeimbekis A, Bountziouka V, Gotsis E, Metallinos G, Tyrovola D, Tur J-A, Matalas A-L, Lionis C, Polychronopoulos E, Panagiotakos D, for the MEDIS study group (2016) Successful aging among elders living in the Mani continental region vs. insular areas of the Mediterranean: the MEDIS study. Aging Dis 7:285–294

大脑的衰老及神经学改变 2

Håkon Ihle-Hansen and Hege Ihle-Hansen

衰老对人类的健康不利，但又不可避免。保持大脑活力是健康的必要条件之一。

2.1 引 言

衰老可以发生在人体所有的细胞和组织中，但不同组织发生衰老的速度不一定相同。正常大脑的衰老以认知功能减退为特征，主要表现为执行功能、处理速度及情景记忆能力的下降。中枢神经系统结构和功能的改变与认知功能的下降有关，但这些改变是否导致认知功能下降，以及通过什么途径引起认知功能下降，目前并不明确。

2.2 大脑的衰老：正常衰老过程中结构的改变

2.2.1 解剖学基础

了解大脑的原理和结构对认识和预测大脑不同年龄的改变十分重要。中枢神经系统（central nerve system，CNS）、脊髓和大脑由灰质和白质组成。灰质主要由神经元的细胞体组成，而白质主要由长的有髓轴突组成。

中枢神经系统的主要功能是传递信号。神经元之间存在巨大而复杂的信号通路。神经元通过突触相互联系和交流，突触将一个神经元的冲动传到另一个神经元或另一个细胞。智力、记忆、情感和行为都是通过这些复杂的信号通路相互作用来储存和调节的。目前认为神经系统的功能一部分为刺激——反应链，另一部分为内在生成的活性模式，即自发细胞生成的活性。

神经元是由胞体和轴索（一个轴突和一个或多个树突）组成的电兴奋细胞。神经元的解剖结构与功能相关，如突触数目、信号模式、定位去除和连接方式（表 2.1）。

表 2.1 神经元的解剖及其功能

组成	功能
胞体	神经元的细胞体
轴索	神经元的胞体延伸部分
轴突	传送神经冲动到其他区域的突起。每个神经元通常只有一个轴突，一个轴突可以有很多分支
树突	一种神经突。树突的数量与接受刺激有关，其主要功能为接受轴突传送的刺激

大部分神经元通过轴突发送信号，然而其中一些神经元能够进行树突到树突的信号传递。

2.2.2 生理学基础

细胞通过动作电位（action potential，AP）

传递信息。形成动作电位的先决条件是离子通道、脂双层和跨膜电位。动作电位是由细胞膜上的电压门控离子通道产生的。当膜电位接近细胞本身的膜电位时，这些通道被关闭；但如果膜电位增加到一定阈值，这些通道就会迅速打开。膜极性的改变导致了离子通道的失活。此时开始进入复极化，直到细胞再次达到稳定状态。动作电位沿着神经元轴突向末端传递，进而传递到其他神经元突触、运动细胞或腺体。

当动作电位到达轴突末端时，在突触中，动作电位被转换成化学信号。动作电位使储存在突触前小泡中的神经递质释放到突触间隙。神经递质扩散到突触后膜（树突上），与相应受体结合，诱导产生兴奋或抑制信号。突触将神经冲动传递到神经元导致细胞膜去极化或超极化。

化学突触传递具有灵活性，并为单一突触中广泛的化学递质和受体提供了机会。

突触的组成和可塑性随时间和正常衰老而变化。生化的改变在大脑的衰老中起重要作用。神经递质的合成与转化发生改变。多巴胺合成和多巴胺受体的减少与运动障碍和认知功能相关。钙调节、谷氨酸盐和 5- 羟色胺也发生改变。钙在动作电位神经元传递中起重要作用。谷氨酸盐是一种兴奋性神经递质，它随年龄的增长而减少，尤其是在顶叶灰质和基底节区。相互连接的神经网络参与人类认知和心理活动，被认为是一种认知储备。神经元变性是正常衰老过程的一部分。

2.2.3　突触可塑性

通过学习，我们可以创建、强化和改造神经传递通路。随着新突触的形成以及神经递质、受体和离子通道的上下调节，可导致结构和生化的改变，引起神经传递通路活性的上升或者下降。

突触能够通过两个神经元之间信号传输的持续强化（突触强度改变），形成记忆痕迹。神经记忆最有趣和研究最多的现象之一是长时程增强，早在 1973 年就有人描述过，但至今还没有完全解释清楚其原理。这种现象的特点是神经递质谷氨酸盐作用于一种特殊类型的受体，即 N- 甲基 -D- 天冬氨酸（N-methyl-D-aspartic acid receptor，NMDA）受体。NMDA 受体具有"关联"属性：如果突触中的两个细胞几乎同时激活，则通道打开，允许钙进入靶细胞。第二信使诱导级联反应，最终导致靶细胞内 NMDA 受体数量增加，从而增加突触的有效强度。这种强度的变化可以持续数周。

2.2.4　结构的改变

大脑随年龄而萎缩或缩小的原因目前尚不完全清楚。

正常的衰老与结构、化学、基因表达和功能改变相关。减量调节以及遗传和环境因素是核心观点，在正常衰老和病理之间存在微妙的关系。在过去的 10 年里，放射学新方法的采用使得检测健康老年人的脑体积和部分脑活性成为可能。灰质及白质体积随年龄增长而减少。有些区域特别容易发生灰质减少，如脑岛和顶叶上回。此外，一些区域不受灰质减少的影响，例如距状沟周围的枕叶皮质和扣带回。大脑体积的减少不是由神经元的丢失或细胞死亡引起，而是与树突棘密度的下降和突触的改变相关。

老年人与年龄相关的认知能力下降表现各不相同。这种变异性受多种因素影响，如遗传学、教育、职业、合并症和联合用药等。此外，生活方式如营养、吸烟、饮酒、体育活动和血管危险因素都会对认知功能下降产生影响。

淀粉样斑块与阿尔茨海默病（Alzheimer's

Disease，AD）有关，不存在于健康的大脑中。而神经纤维缠结可能存在于大脑某些区域并参与正常衰老过程。在健康的大脑中，细胞内缠结的数量相对较低，仅位于杏仁核、内嗅皮质、嗅核和海马旁回。但在其他特定部位发现的神经纤维缠结可能提示病理学改变。

DNA 损伤随着年龄的增长而累积，导致与学习、记忆和行为模式有关的基因表达减少。DNA 损伤一部分由氧化应激导致，也与线粒体功能障碍有关。环境和生活方式因素会导致血管改变，影响脑血流量和血脑屏障。

2.2.5　神经可塑性

大脑是一个动态的器官，具有自然的适应能力和随时间变化的能力，称为大脑可塑性或神经可塑性。中枢神经系统损伤后，大脑可在神经元间建立新的连接和通路，形成新的信号通路并强化现有的信号通路。目前的研究证明，大脑可以在某些部位产生新的神经元，但这一过程的范围和目的尚不确定。

大脑的可塑性发生在整个生命周期的每个阶段。当神经系统受到刺激时，可塑性更容易发生，这意味着大脑必须积极适应。通过刺激建立新的神经网络，从而导致结构的改变和技能的提高。这些改变不会很快发生，一般需要持续数月，甚至数年。

教育、职业和认知活动与认知能力的提高和认知障碍的延迟有关。日常积极的脑力活动可预防认知功能下降和痴呆。保持充分的认知活动，可以保护大脑，并将认知障碍的发生推迟 5 年！专项训练可以提高反应速度与认知功能。

越来越多的证据表明，训练对神经可塑性和大脑自我修复能力有益。特别是有目的的训练和有氧运动可通过增强营养因子、血液流动、免疫系统、神经发生和新陈代谢，从而增加突触强度（增强神经传递、受体密度和树突棘形

成），促进大脑健康。因此，强化基底节、皮质、丘脑、小脑和脑干的信号通路，可改善运动和认知行为、情绪和动机。

2.3　大脑的衰老：功能的改变

2.3.1　认知衰退

认知功能的衰退始于 50 岁左右。大脑体积每年约减少 0.5%，甚至开始的更早。颞叶和额叶似乎更容易发生高程度的变化，但这些变化对临床的影响尚不清楚。此外，大脑的萎缩率在老年人中较高。

有氧运动可以提高神经可塑性，减缓神经老化。结构化训练可以提高注意力、执行力、心理活动速度和情景记忆。此外，好的睡眠对大脑有益。

2.3.2　痴呆不属于正常衰老

AD 是一种疾病，不属于正常衰老。未来由 AD 引起的痴呆将变得更加普遍。AD 的特征是蛋白质废物的累积，如淀粉样蛋白；淀粉样蛋白的累积触发炎症反应，导致脑细胞丢失。许多级联反应相互作用引起神经元的丢失，出现线粒体功能障碍或能量供应改变导致神经退行性变。

目前没有治愈 AD 的方法，所以我们必须注重早期发现和预防。众所周知，心血管疾病是痴呆和认知功能下降的危险因素，针对血管危险因素的治疗可能会保护大脑健康。特别是中年时血压升高可以预测老年期痴呆的发生。高血压不仅与认知能力下降有关，也与大脑结构改变有关，如脑萎缩和白质连接性下降。APOE $\varepsilon 4$ 等位基因携带者较无 APOE $\varepsilon 4$ 等位基因携带者更容易发生认知功能下降。

2.4 总 结

2.4.1 保护大脑健康

衰老是不可避免的，但健康的生活方式有可能延缓这一过程。证据表明，教育、智力活动、心血管疾病危险因素控制、体育活动、健康的生活环境和社会活动是保护大脑健康的关键因素。

关键要点：

· 衰老导致认知能力下降，特别是执行能力、处理速度和情景记忆能力。

· 大脑一直具有适应性和易受影响性。

· 智力丰富可以防止认知能力下降。

· 体育锻炼和健康的生活方式可以提高神经可塑性。

（蔡颖源 译，张爱森 郭川 审）

与年龄相关的身体成分与能量代谢变化

3

G. Sergi, C. Trevisan, B.M. Zanforlini, N. Veronese, and E. Manzato

3.1 引　言

在老年人群中，康复护理对预防或减少运动损伤、改善自给自足能力方面非常重要，因为这些会降低合并症、衰弱和死亡的风险。康复计划中的运动负荷量需要适应每个患者的特点和生理，与年龄相关的身体组成和能量代谢的变化如图 3.1 所示。随着年龄的增长，肌肉骨骼的变化表现为肌肉量和力量的丧失，脂肪组织的增加和重新分布，关节僵硬以及骨密度下降。在影响这些变化的多种因素中，内分泌、

免疫和炎症介质起着重要作用：伴随着年龄相关心血管和肺功能的下降，它们产生显著的能量代谢变化，特别是静息代谢率和最大耗氧量的变化。本章简要介绍了年龄相关的身体成分与能量代谢的变化，希望能为医生提供必要的、使康复计划的负荷适应老年患者的实际功能状态的信息。

3.2 身体成分与老龄化

身体成分的生理变化可能影响老年人的身

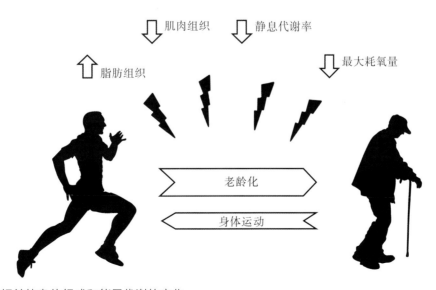

图 3.1 　与年龄相关的身体组成和能量代谢的变化

体功能。随着年龄的增长，肌肉组织尤其是四肢肌肉，数量和质量会发生变化。据估计，肌肉量在40~70岁之间每10年丢失8%；之后，肌肉损失加速，每10年丢失15%或更多。这最终导致20~60岁个体之间的肌肉体积大约有40%的差异。有一些因素可能影响这些变化，包括饮食中蛋白质摄入不足、氧化应激、维生素D缺乏、激素调节障碍（GH、IGF-1和雄激素水平低）和炎症状态等。肌肉量的丧失主要是快速糖酵解肌纤维（Ⅱb型），它可能丢失或部分被慢肌纤维（Ⅰ型）所替代。这个转换影响肌肉的能量代谢和身体功能，因为Ⅱ型纤维主要参与快速需要力量和速度的运动而不是长时间耐力运动。因此，为了描述与年龄相关的肌肉量和相关的肌肉功能下降，Rosenberg提出了"肌肉减少症"这一术语，以进行性机体活动功能减退为特征。与肌肉一样，脂肪也经历着随年龄增长而发生的特殊生理变化。老年人脂肪组织的比例比年轻人多10%。老年人的脂肪倾向于沉积在内脏，通过与负性代谢和心血管事件相关的激素和炎症途径影响耐力以及身体功能。另外，老年人的脂肪组织也倾向于渗透到肌肉纤维，从而通过脂质毒性机制加速肌肉丢失。采用双能X线吸收法和生物电阻抗等非侵入性方法评估脂肪和肌肉的变化，是为老年人量身定制康复计划的第一步。

3.3　静息能量的变化

静息代谢率（resting metabolic rate，RMR）代表身体处于休息状态维持基本代谢所需的能量。用热量法估算静息代谢率约占每日总能量消耗的50%~65%。RMR随着年龄的增长而减少，主要是由于身体成分的变化（尤其是肌肉量的减少），也由于组织能量代谢的变化；特别是骨骼肌代谢，被认为是影响RMR的最主要因素

之一。但是，尽管身体成分对RMR的影响随时间的延长而逐渐下降，衰老本身影响RMR已被几项研究证实；不考虑体型、身体成分和体力活动，中年人的RMR本身就比年轻人低4.6%。此外，和年龄、肌肉成分比例一样，其他因素也会影响老年人的静息能量代谢。事实上，接受康复治疗的患者经常患有各种共病，并有神经激素失调、禁食、运动障碍和体温改变，这些都可能影响RMR。因此，这些因素需要在开始任何康复计划之前考虑。同时，也需要考虑可能增加RMR的体育锻炼和日常的能量需求，从而为进行康复的患者保证足够的能量摄入。

3.4　老龄化过程中的最大有氧代谢能力与代谢当量

最大耗氧量（VO$_2$max）是在运动中心肺系统能够处理的、外周组织所能利用的最高摄氧量。与RMR一样，VO$_2$max可能受到许多因素的影响，包括年龄、性别、身体组成和训练等。老化对VO$_2$max有很大影响，超过50岁后每10年下降10%；取决于心肺健康、运动行为、能量代谢变化，以及与年龄相关的肌肉量下降导致氧化能力下降。更规范的心肺性能指标已被引入以表示对运动的忍受能力，即代谢当量（METS），其定义为工作代谢率和RMR之间的比率。在最大运动负荷下，计算个体能量代谢最大限度地满足身体需要的次数。年轻人大都会在11 METS左右，而老年人大都在6~8 METS，这与适度的体力活动水平相符。METS的减少从40岁开始，由于某些亚临床条件或久坐的生活方式而加速。尽管在老年人中测量METS大都不会将年龄变化、身体成分、能量代谢考虑在内，但可以促进个体对运动和心肺功能耐受性的评价。运动能力低，从最大的METS来看是心血管疾病和死亡率的重要预测

指标，每增加 1 个 METS，死亡率降低 10%。因此，有氧能力是安全规划老年人康复计划的另一个重要因素。

3.5　老年患者康复的方法

在为老年人制定康复计划时要考虑年龄相关的身体成分和能量代谢的变化。需要康复治疗的患者往往存在一些病理状况，这加速了与年龄相关的代谢功能下降、骨骼肌功能减退。这样的生理和病理改变主要影响个体的最大耗氧量，导致较低的运动耐力。然而，这种下降可以通过康复来抵消。康复可改善老年患者的身体运动能力，增强他们对能量的需求。因此，评估身体组成成分和最大耗氧量是根据每个患者的特点量身定制其康复计划的重要步骤。

关键要点：

- 老年康复计划必须考虑身体成分和能量代谢的生理改变。
- 老年人往往出现骨骼肌量减少和脂肪增加。
- 静息代谢率和最大耗氧量随着年龄的增长逐渐降低。

（吕珊　译，张爱森　胡亦新　盛云露　审）

原文参考

[1] Metter EJ, Talbot LA, Schrager M, Conwit R (2002) Skeletal muscle strength as a predictor of all-cause mortality in healthy men. J Gerontol A Biol Sci Med Sci 57:B359–B365

[2] Goodpaster BH, Park SW, Harris TB, Kritchevsky SB, Nevitt M, Schwartz AV et al (2006) The loss of skeletal muscle strength, mass, and quality in older adults: the health, aging and body composition study. J Gerontol A Biol Sci Med Sci 61:1059–1064

[3] Grimby G, Saltin B (1983) The ageing muscle. Clin Physiol 3:209–218

[4] Porter MM, Vandervoort AA, Lexell J (1995) Aging of human muscle: structure, function and adaptability. Scand J Med Sci Sports 5:129–142

[5] Morley JE (2012) Sarcopenia in the elderly. Fam Pract 29(Suppl 1):i44–i48. doi:10.1093/fampra/cmr063

[6] Brüünsgaard H, Pedersen BK (2003) Age-related inflammatory cytokines and disease. Immunol Allergy Clin N Am 23:15–39

[7] Toji H, Kaneko M (2007) Effects of aging on force, velocity, and power in the elbow flexors of males. J Physiol Anthropol 26:587–592

[8] Rosenberg IH, Roubenoff R (1995) Stalking sarcopenia. Ann Intern Med 123:727–728

[9] Coin A, Sergi G, Minicuci N, Giannini S, Barbiero E, Manzato E et al (2008) Fat-free mass and fat mass reference values by dual-energy X-ray absorptiometry (DEXA) in a 20–80 year old Italian population. Clin Nutr 27:87–94. doi:10.1016/j.clnu.2007.10.008

[10] Riechman SE, Schoen RE, Weissfeld JL, Thaete FL, Kriska AM (2002) Association of physical activity and visceral adipose tissue in older women and men. Obes Res 10:1065–1073. doi:10.1038/oby.2002.144

[11] Goodpaster BH, Carlson CL, Visser M, Kelley DE, Scherzinger A, Harris TB et al (2001) Attenuation of skeletal muscle and strength in the elderly: the Health ABC Study. J Appl Physiol 90:2157–2165

[12] Saragat B, Buffa R, Mereu E, De Rui M, Coin A, Sergi G et al (2014) Specific bioelectrical impedance vector reference values for assessing body composition in the Italian elderly. Exp Gerontol 50:52–56. doi:10.1016/j.exger.2013.11.016

[13] Haarbo J, Gotfredsen A, Hassager C, Christiansen C (1991) Validation of body composition by dual energy X-ray absorptiometry (DEXA). Clin Physiol 11:331–341

[14] Fukagawa NK, Bandini LG, Young JB (1990) Effect of age on body composition and resting metabolic rate. Am J Phys 259:E233–E238

[15] Zurlo F, Larson K, Bogardus C, Ravussin E (1990) Skeletal muscle metabolism is a major deter minant of resting energy expenditure. J Clin Invest 86:1423–1427. doi:10.1172/JCI114857

[16] Klausen B, Toubro S, Astrup A (1997) Age and sex effects on energy expenditure. Am J Clin Nutr 65:895–907

[17] Pimentel AE, Gentile CL, Tanaka H, Seals DR, Gates PE (2003) Greater rate of decline in maximal aerobic capacity with age in endurance-trained than in sedentary men. J Appl Physiol 94:2406–2413. doi:10.1152/japplphysiol.00774.2002

[18] Jackson AS, Beard EF, Wier LT, Ross RM, Stuteville JE, Blair SN (1995) Changes in aerobic power of men, ages 25–70 yr. Med Sci Sports Exerc 27:113–120

[19] Sergi G, Coin A, Sarti S, Perissinotto E, Peloso M, Mulone S et al (2010) Resting VO2, maxi mal VO2 and metabolic equivalents in free-living healthy elderly women. Clin Nutr 29:84–88. doi:10.1016/j.clnu.2009.07.010

[20] Morris CK, Myers J, Froelicher VF, Kawaguchi T, Ueshima K, Hideg A (1993) Nomogram based on metabolic equivalents and age for assessing aerobic exercise capacity in men. J Am Coll Cardiol 22:175–182

[21] McAuley P, Myers J, Abella J, Froelicher V (2006) Evaluation of a specific activity questionnaire to predict mortality in men referred for exercise testing. Am Heart J 151:890.e1–890.e7. doi:10.1016/j.ahj.2005.09.017

肌少症和老龄化

4

Marco Invernizzi, Alessio Baricich, Carlo Cisari

4.1　老龄化

老龄化是一种具有时间依赖性的生理过程，导致器官功能下降，最终可能导致死亡。环境、营养和医疗的变化延长了人类的预期生存年龄；因此，了解衰老的机制和影响至关重要。最近的研究对老龄化的过程和潜在的分子机制有了重要的见解。最后，我们已经清楚地证实了老龄化与常见的慢性病，如心血管疾病、癌症、糖尿病和神经退行性病变之间的相关性。

最近的研究已经提出了几种机制来解释老龄化过程的复杂性。它们被归类为与年龄相关研究的七大支柱和老龄化的九个特征，它们大部分是相互关联的，涵盖了这种复杂情况下最重要的病理生理机制。

老龄化的九个特征是：基因组不稳定，端粒磨损，表观遗传学改变，蛋白质稳态丧失，营养感知失调，线粒体功能障碍，细胞衰老，干细胞耗竭，细胞间通信改变。它们可以分为三大类：导致细胞功能损伤的主要特征，对这种损伤反应的拮抗性特征，以及临床表型结果的综合特征，也就是最终导致的老龄化的临床效应，如生理储备丧失、器官衰退和功能下降。

4.2　肌少症：定义、病因和分期

在过去的 20 年，越来越多的临床和科学研究关注与老年人肌肉质量和力量减少相关的失能的影响。1989 年，Irwin Rosenberg 提出了"sarcopenia"这一术语（希腊语"sarx"或肉 + "penia"或减少）来描述这种与年龄相关的肌肉质量下降。此后，肌少症被定义为随着年龄的增长而出现的骨骼肌质量和力量的减少。然而，目前仍然缺乏一种适用于研究和临床实践并且被广泛接受的肌少症定义；并且直到最近，欧洲老年人肌少症工作组（European Working Group on Sarcopenia in Older People）的一份共识文件才将肌少症定义为"肌肉质量和功能（力量和活动能力）的减少"。肌少症是骨骼肌质量和力量的进行性和全面性减少，并有可能出现身体失能、生活质量差和死亡等不良后果。因此，仅关注肌肉质量是不够的，并可能会限制肌少症这一定义的真正临床价值。因此，由于肌肉质量和肌肉力量之间为非线性关系，低肌肉质量和低肌肉功能都是诊断肌少症的基本标准。

由于病因不同，并且事实上一些人并不能确定是否为明确的单一原因，有人建议将肌少症分为原发性（或与年龄相关的）和继发性。原发性肌少症除了老龄化本身以外，没有明显的其他原因；而继发性肌少症存在一个或多个其他原因。同样建议根据严重程度将肌少症进行分期，以便提供更好的临床管理。肌少症可以分为以低肌肉质量为特征且对肌力无影响的肌少症前期，表现为低肌肉质量合并有低肌力或低身体活动能力的肌少症，和严重肌少症（低肌肉质量、低肌力和低身体活动能力）。分期不仅有利于更好地制定治疗策略和获得更好的结果，也有利于制定研究设计。

表 4.1 概括了肌少症的定义和诊断标准。

4.3　肌少症的病理生理学

骨骼系统和肌肉系统紧密相关。众所周知，骨脆性增加（骨质疏松）取决于几种导致骨量丢失和骨强度降低的致病机制。有趣的是，骨质疏松和肌少症有很多共同的致病途径。老化的骨骼肌组织在质量、黏弹性、纤维类型表达和神经支配方面发生了一些重要的结构和功能改变。所有这些改变都导致了肌肉减少的发生，这些发病机制是复杂的、多因素的。除了营养状况和活动能力较低等外部因素外，还有内分泌功能、凋亡率的变化、微损伤、恢复的可变性和线粒体功能障碍等内部因素导致了肌少症的进展。

肌少症的主要致病机制如下：

· 肌肉横截面积（CSA）减少：慢速和快速运动单位均丢失，其中快速运动单位丢失更快。

· 肌脂肪变性。

· 与年龄相关的神经退化过程引起的肌肉去神经支配，特别是脊髓 α 运动神经元、周围神经纤维的减少以及髓鞘、神经肌肉接头和突触囊泡的改变。

· 蛋白质降解增加 / 蛋白质合成减少。炎症细胞因子（白介素 -6 和肿瘤坏死因子 -α）和内分泌因子（生长激素和胰岛素样生长因子 -1）完全参与这一过程。

表 4.1　肌少症的定义和诊断标准概要

组织机构	定义	低肌肉质量的诊断标准	功能状态的诊断标准
欧盟老年医学会肌少症工作组	肌少症是一种以进行性和全面性的骨骼肌质量和力量减少为特征的综合征，有导致身体失能、生活质量差和死亡等不良后果的风险	通过 CT、MRI、DXA、BIA 或全身钾计数，利用适当的切点来判断肌肉质量	握力、膝关节屈曲 / 伸展，或最大呼气流量差 通过简易机体功能评估法或步速或计时起走测试或爬楼试验受损来定义低身体活动能力
欧洲肠外与肠内营养学会 / 欧洲临床营养与代谢学会	肌少症是一种以骨骼肌质量和力量减少为特征的疾病	通过 BIA 测量肌肉质量的百分比，至少比性别和种族匹配的 18~39 岁的成年人的平均值低 2 个标准差	通过 4 分钟步行试验中步速 <0.8 m/s 来定义低身体活动能力
国际肌少症工作组	肌少症是与年龄相关的骨骼肌质量和功能的丢失	通过 DXA 测量，身高校正的低四肢骨骼肌质量定义为 ≤ 7.23 kg/m² （男性）和 ≤ 5.67 kg/m² （女性）	通过 4 米步行试验中步速 <1 m/s 来定义低身体活动能力
肌少症恶病质和消耗紊乱协会	活动受限的肌少症	身高校正的低四肢骨骼肌质量定义为至少比性别和种族匹配的 20~30 岁的成年人的平均值低 2 个标准差	通过 6 分钟步行试验中步速 < 1 m/s 或行走距离 <400 米来定义低身体活动能力

改编自 Peterson 等。CT，计算机断层扫描；MRI，磁共振成像；DXA，双能 X 线吸收法；BIA，生物电阻抗分析

·氧化损伤增加和细胞成分破坏，尤其是线粒体和脱氧核糖核酸序列。

·肌源性调节因子对卫星细胞活性的负性影响导致的组织再生减少。

4.4　肌少症的评估

为了评估并定义肌少症，需要客观地量化骨骼肌的质量和功能。这两个可测量的变量是骨骼肌质量和力量；然而如何准确并始终如一地进行测量是挑战。以下将简要介绍评估肌肉质量和力量的主要技术。我们将从费用、有效性和易用性三方面决定这些技术是更适合用于临床实践还是科学研究。

4.4.1　肌肉质量

·计算机断层扫描（CT）和磁共振成像（MRI）。因为它们在区分脂肪和其他软组织方面很精确，因此被认为是研究中用于评估肌肉质量的金标准。然而，由于费用高且不利于常规开展，因此很大程度上限制了它们在常规临床实践中的应用。

·双能 X 线吸收法（DXA）。DXA 是一种全身扫描，主要用于骨密度评估，但也可以评估肌肉量。DXA 使患者暴露在最小的辐射下，是科学研究和临床实践中 CT 和 MRI 的首选替代方法。

·生物电阻抗分析（BIA）。BIA 可以估计脂肪和瘦体重的量。价格低廉，使用方便，重复性好，并且适用于门诊和卧床的患者。此外，BIA 结果与 MRI 有很好的相关性。因此，BIA 可能是替代 DXA、CT 和 MRI 的一种很好的便携式检查方法。

·人体测量学测量。主要用于非固定的机构，通过测量中上臂围和皮褶厚度来评估肌肉质量。然而，由于重复性较低，不推荐用于肌少症的诊断。

4.4.2　肌肉力量

·握力。与肌肉质量评估相比，握力对预后、失能和日常生活活动能力有更强的预测能力，并且与下肢力量和小腿肌肉横截面积有很强的相关性。因此，是用于科学研究和临床的一种简单有效的肌肉力量测量方法。

·膝关节屈曲 / 伸展。适用于科学研究，在临床实践中的使用受到特殊设备需求的限制。

·最大呼气流量（PEF）。用于测量呼吸肌的力量，是一种价格低廉、操作简单、可广泛使用的技术，但不能单独地用来诊断肌少症。

4.5　肌少症：流行病学和预后

据报道，60~70 岁人群中肌少症的患病率为 5%~13%，而 80 岁以上人群的患病率达到 11%~50%。考虑到全球 60 岁以上人口的增加（到 2050 年将达到 20 亿），即使保守估计，肌少症在未来 40 年也将影响超过 2 亿人。如前所述，肌少症测定的是导致肌肉质量和力量丢失的功能和表型的改变。

肌肉质量和力量丢失导致活动能力丧失和损伤的风险增加，这是一个恶性循环，且随着年龄增长而越来越明显，最终导致自理能力下降、跌倒、骨折以及随之而来的失能。2000 年，美国直接用于肌少症的医疗费用估计为 185 亿美元，主要用于功能降低、自理能力、跌倒增加、失能和死亡。此外，在临床机构中，与年龄匹配的非肌少症患者相比，肌少症患者会发生更严重的感染并发症，机械通气时间更长，住院时间更长，再次住院的次数更多，出院后更需要康复护理，死亡率更高。因此，肌肉质量和力量的丢失会对患者的整体健康产生毁灭性的影响，是导致失能、患病和死亡的主要危险因素。除了活动能力下降之外，肌肉减少的过程中还会出现代谢率和有氧能力的下降。力量和耐力的丧失增加了获得足够营养的困难度，需要花费更多努力来达到一定的锻炼效果。营养缺失和体力活动水平下降共同导致肌肉质量和力量的进一步丢失，加剧了肌少症的发展。由此导致的力量、耐力和身体活动能力的下降，如果不加以控制，随后会导致独立性的丧失，而在此之前可能会出现或不出现受伤或疾病，如跌倒和 / 或骨折。

4.6　肌少症和衰弱

　　衰弱的定义很广泛，通常是失能、合并症或高龄的同义词。然而，"风险概念"可以将衰弱与失能区分开来。衰弱被定义为由于增龄相关的多个生理系统累积性功能衰退，动态平衡储备受损，机体承受压力的能力降低，从而对跌倒、住院和死亡等不良健康后果的易感性增加的一种老年综合征。此外，衰弱具有潜伏期，呈进行性发展。衰弱阶梯性的进展反映了动态平衡机制的下降，这会导致身体活动能力的不断丧失，从而导致多个系统的级联失调。衰弱循环可能由缺乏体育锻炼、营养不良、不健康的环境、损伤、疾病、年龄和 / 或肥胖相关的激素改变、炎症和复方用药等单独或联合作用触发。

　　有趣的是，衰弱和肌少症是有重叠的；大多数衰弱的老年人都有肌少症，而一些患有肌少症的老年人也有衰弱。此外，如前所述，骨骼和肌肉系统紧密相关，骨质疏松和肌少症有很多共同的致病通路。然而，对衰弱的常规定义不仅包括身体因素，还包括心理和社会层面，包括认知状况、社会支持和其他环境因素。

关键要点：

- 衰老是一个生理上呈时间依赖的过程，导致器官功能下降，最终可能导致死亡。最近，其主要的病理生理机制被归类为与年龄相关的七大支柱和老龄化的九个特征，它们大部分是相互有关联的。

- 肌少症可以定义为"肌肉质量和功能（力量和活动能力）的下降。"可分为原发性（或年龄相关）和继发性肌少症，并可分为肌少症前期、肌少症和严重肌少症。

- 肌少症的机制是肌肉横截面积减少、肌脂肪变性、年龄相关的肌肉去神经支配、蛋白质降解增加 / 蛋白质合成减少、炎症细胞因子（白介素 -6 和肿瘤坏死因子 -α）表达增加、生长激素和胰岛素样生长因子 -1 分泌减少、氧化损伤增加和组织再生减少。

- 肌少症对功能状态、自理能力、跌倒、失能和死亡率均有负面影响。在临床机构中，肌少症患者会发生更严重的感染并发症，机械通气时间更长，住院时间更长，再次住院的次数更多，出院后更需要康复护理，死亡率也更高。

- 衰弱被定义为由于增龄相关的多个生理系统累积性功能衰退，动态平衡储备受损，机体承受压力的能力降低，从而对跌倒、住院和死亡等不良健康后果的易感性增加的一种老年综合征。

（盛云露　译，张爱森　胡亦新　审）

原文参考

[1] Aunan JR, Watson MM, Hagland HR et al (2016) Molecular and biologicalhallmarks of ageing. Br J Surg 103:e29–e46

[2] Lang T, Streeper T, Cawthon P et al (2009) Sarcopenia: etiology, clinicalconsequences, intervention, and assessment. Osteoporos Int 21(4):543–559

[3] Buch A, Carmeli E, Boker LK et al (2016) Muscle function and fat content in relation to sarcopenia, obesity and frailty of old age–an overview. Exp Gerontol 76:25–32

[4] Cruz-Jentoft AJ, Baeyens JP, Bauer JM et al (2010) Sarcopenia: European consensus on definition and diagnosis: Report of the European Working Group on sarcopenia in older people. Age Ageing 39(4):412–423

[5] Delmonico MJ, Harris TB, Lee JS et al (2007) Alternative definitions of sarcopenia, lower extremity performance, and functional impairment with aging in older men and women. J Am Geriatr Soc 55:769–774

[6] Goodpaster BH, Park SW, Harris TB et al (2006) The loss of skeletal muscle strength, mass, and quality in older adults: the health, aging and body composition study. J Gerontol A Biol Sci Med Sci 61:1059–1064

[7] Peterson SJ, Braunschweig CA (2016) Prevalence of sarcopenia and associated outcomes in the clinical setting. Nutr Clin Pract 31(1):40–48

[8] Newman AB, Kupelian V, Visser M et al (2003) Sarcopenia: alternative definitions and associations with lower extremity function. J Am Geriatr Soc 51(11):1602–1609

[9] Janssen I, Heymsfield SB, Ross R (2002) Low relative skeletal muscle mass (sarcopenia) in older persons is associated with functional impairment and physical disability. J Am Geriatr Soc 50(5):889–896

[10] Bigaard J, Frederiksen K, Tjønneland A et al (2004) Body fat and fat-free mass and all-cause mortality. Obes Res 12(7):1042–1049

[11] Gariballa S, Alessa A (2013) Sarcopenia: prevalence and prognostic significance in hospitalized patients. Clin Nutr 32(5):772–776

[12] Moisey LL, Mourtzakis M, Cotton BA (2013) Skeletal muscle predicts ventilator-free days, ICU-free days, and mortality in elderly ICU patients. Crit Care 17(5):R206

[13] Bauer JM, Sieber CC (2008) Sarcopenia and frailty: a clinician's controversial point of view. Exp Gerontol 43:674–678

[14] Fried LP, Tangen CM, Walston J (2001) Frailty in older adults: evidence for a phenotype. J Gerontol A Biol Sci Med Sci 56:M146–M156

[15] Rizzoli R, Reginster JY, Arnal JF et al (2013) Quality of life in sarcopenia and frailty. Calcif Tissue Int 93(2):101–120

5　运动锻炼与老龄化的关系

Antonio Paoli

5.1　引　言

随着老龄化社会的推进，提高和改善老年人的生活独立能力变得越来越重要。发达国家老龄化趋势十分明显，特别是 20 世纪随着生活期望值的迅速提高，很多因素发生了变化，例如新生儿死亡率的下降，生活水平的提高，生活方式的改善，教育资源的富裕，医疗资源和环境的显著提高和改善。很多研究表明增加运动锻炼（physical excise，PE）对于物理和精神层面的健康有积极推动效应。一种积极的生活方式，就是顺应年龄变化的规律性的身体活动。因此，公共和卫生保健系统目前面临的主要挑战就是针对老龄化人口，保持其良好的身体健康功能。

运动锻炼是老年人保持健康的一个关键因素。但是，除了考虑 PE 的一般效应以外，最重要的还是要明确应用哪一种锻炼方法及其有何具体的效应。

5.2　运动锻炼的多元化

运动锻炼通常分为耐力训练（endurance training，ET）（低负荷 - 高重复刺激）和力量训练（strength training，ST）（高负荷 - 低重复刺激）。实际上，这两种训练模式代表了连续性训练选择的两种极端情况，包含了会影响负荷的许多因素，例如持续时间、频率、休息时长和收缩方式等。更多情况下，ET 和 ST 是以多种不同的方式组合而成的。必须了解人体对 PE 的反应所涉及的代谢和分子途径，才能为健康和不健康的受试者（尤其是老年人）量身定制方案。

典型的耐力训练通常可以增加最大耗氧量（VO_2max），导致心血管系统和受训骨骼肌的一系列改变。骨骼肌受耐力训练的刺激会从ⅡX 重链肌球蛋白表型转变为ⅡA 和Ⅰ型。与ⅡX 型纤维相比，Ⅰ型纤维显示出氧化特性的增加。例如肌肉毛细血管、肌肉线粒体体积和线粒体密度以及氧化酶的增多，具体为克雷布斯循环和氧化磷酸化的酶，例如 SDH（succinate dehydrogenase，琥珀酸脱氢酶），CS（citrate synthase，柠檬酸合酶）和 Cytox（cytochrome coxidase，细胞色素 C 氧化酶）（详见表 5.1）。

关于形态变化，除非固定运动的肌肉，否则肌肉纤维的横截面面积通常较少或不受耐力型运动的影响。耐力训练还会导致新陈代谢发生变化，从而刺激脂质作为燃料的利用率提高，并导致 IMCL（肌内脂质）和糖原存储增加。

与之相反的是，典型的力量训练主要影响肌肉和肌肉纤维横截面面积。特别需要强调的是，在力量训练期间的最早适应性，是一种神

表 5.1 有氧训练和抗阻训练对不同变量的影响

	有氧 / 耐力训练	抗阻 / 力量训练
骨骼肌的形态和生理功能		
肌肉肥大	≅	↑↑↑
肌肉横截面面积	≅ ↑	↑↑↑
肌原纤维蛋白合成	≅ ↑	↑↑↑
线粒体蛋白质合成	↑↑	↑
毛细血管的作用	↑↑	↑
线粒体的数量、大小和功能	↑↑↑	≅ ↑
运动表现		
肌肉力量（力度）	≅	↑
乳酸缓冲容量	↑↑	↑↑
最大摄氧量	↑↑↑	≅ ↑
神经适应性	↑	↑↑↑
耐力性	↑↑↑	≅
无氧能力	↑	↑↑

经肌肉功能的修饰，这种机制允许肌肉在很少或缺少结构调整的情况下增加肌力强度，从而实现更经济的适应性。几周后，力量训练刺激了肌肉横截面面积的增加，面积的增加主要是由于肌原纤维，特别是快肌纤维的数量增加（ⅡA型和ⅡX型）。训练也会影响从一种类型的肌球蛋白重链（myosin heavy chain，MHC）向另一种类型的转变，而这种转变常常与肌肉训练的模式有关。即使线粒体和毛细血管受力训练的影响不大，但是高强度运动的运动员体内的线粒体体积和毛细血管密度较低，最近有研究证实线粒体在维持肌肉质量上有一定的作用。

60 岁开始人体许多功能退化都会逐渐增加（本书其他地方对此进行了介绍）。这些过程会导致肌肉力量（运动障碍）和肌肉质量（肌肉减少）的减少。这些改变大多是神经和形态学的改变（如 α 运动神经元的丢失和肌肉纤维数量和大小的减少）。

肌肉无力与行动不便会增加老年人跌倒的风险，因此，抗阻训练（Resistance training，RT）是提高老年人生活质量的关键。事实上，下肢肌肉无力是老年人功能下降的主要危险因素。有趣的是，我们观察到，尽管随着年龄的增长，肌肉力量与肌肉质量都会下降，研究报告显示与肌肉质量的改变相比，肌肉力量下降更明显。

尽管运动不能完全防止由于衰老导致的肌肉力量下降，但是由于神经肌肉系统的变化，RT 显示出很大的年龄相关性。近年来 Frontera 等人的开创性文献报道显示了 RT 对维持肌肉质量的重要性，52 岁之后肌力下降了 1.3%；其他研究表明，从 60~72 岁，等速膝关节伸肌扭矩下降了 24%，而股四头肌横截面面积（CSA）下降了 16%。另外，只有 12 周的高强度 RT（1 RM 的 80%）才会导致等速运动转矩增加16%，膝关节伸肌 CSA 增加 11%。

不幸的是，医生通常只会开出非常低强度、小容量的 PE 强度。在设置 RT 方案时需要综合考虑各种训练变量，例如频率、持续时间、运动方式、姿势、静息时长、运动强度、重复次数和收缩类型（详见表 5.2）。健康老年人运动导致的不良事件发生率很低，绝大多数不良事

表 5.2 耐力训练和抗阻训练中的不同训练变量

耐力训练		抗阻训练	
变量	例子	变量	例子
持续时间（总训练时间）	分钟，小时	肌肉收缩类型	向心，离心，等等
强度（相对强度）	最大心率百分比（HRmax） 心率储备百分比（HRres） 最大耗氧量（VO_2max）	负荷类型	杠铃，哑铃，松紧带，健美操，减肥仪器
运动类型（运动方式）	跑步，骑自行车，划船	负荷容量	组合数 × 重复次数
		训练部位	全身性，分组性，肌群区域性
		休息时间	秒，分
		运动速率	缓慢，急速
		运动频率（每周次数）	

件的发生通常与肌肉骨骼问题有关；也有很少比例严重不良事件发生，但似乎与运动方案没有直接相关性。有 RT 诱发不良事件风险的受试者应在运动前接受完全专业的健康检查。这些高危受试者包括患有严重高血压、糖尿病神经病变和 / 或视网膜病变、伴有缺血性和脑血管性心脏病和心力衰竭的患者。

5.3 PE 的频率

建议每周运动至少 2（2~4）天，每周 2~3 组 ET，2 组 RT。最常见的方法是每周进行 2 次 ET，每周进行 1~2 次 RT；我们认为每周 2 次 ET，2 次 RT 是比较适宜的运动频次。另一个方案是每周 3 次 RT + ET 的交替训练方法（如星期一 / 星期三和星期五），即所谓的循环训练法；以上所有方法都是"全身性运动方案"。另一种可选择的模式则是所谓的"分离式运动方案"，每周进行 2~3 次。这种方法中，受试者每周 2 天选择相应的肌肉群进行锻炼，另外选择 1 或 2 天进行其他锻炼（如周一训练胸部、手臂和四肢肌肉，周三训练背部、肩部和腘绳肌，周二和周四则进行 ET 训练）。如果只是进行 RT 训练，通常会将分离式运动方案分成 A、B 和 C 三类。其中 A 是训练胸部和肱二头肌，

B 是训练下肢和肩部肌肉，C 则是训练背部和小腿三头肌肌群。

5.4 PE 的持续时间

一般来说，每次训练的持续时间不应超过 60min，根据运动的负载强度，涉及的肌肉区域和运动速度等，间歇休息时间为每次 1~3min。

5.5 PE 的方式

抗阻运动可以根据涉及的关节数量进行分类，分成多关节（multi-joint，MJ）或单关节（single-joint，SJ）运动模式。MJ 运动模式是指在运动过程中涉及多个关节（如胸部按压和腿部按压）。SJ 运动模式是指仅涉及一个关节的练习（如肱二头肌屈曲或膝关节伸展）。尽管 MJ 和 SJ 有许多差异，但没有精确的指南指出哪一种更适合老年人。目前已证实相较于 SJ 运动模式，等负荷下 MJ 运动模式能够增加更多静息能量消耗。

尽管支持老年人进行 SJ 运动模式训练，但是应鼓励老年人进行 MJ 运动模式训练（MJ 比 SJ 更具"功能性"）。如果教练和学员之

间的比例小于 1，可以推荐初学者使用抗阻运动的仪器设备（如腿部推举机），而不是自由重物（杠铃和哑铃）。

5.6　重复次数和相关变量

重复次数主要与运动负荷和运动目的有关。运动负荷越高意味着重复次数越少。显然，按照希尔定律，运动负荷越大，重复次数越少。众所周知，随着运动负荷的降低，重复次数会增加，虽然不同负荷对肌肉结构的影响超出了本章的范围，但一般而言，欲使肌肉肥大运动的重复次数定义为 6~10 次，平均为 8 次。最近一些研究对此数据仍持有怀疑。此外，不同的运动速度也会影响肌肉的效果。高负荷的自主性慢速运动会影响与肌肉肥大有关的不同分子途径。

5.7　运动强度

ET 强度仅通过 VO$_2$max（最大耗氧量的百分比）或 HRmax（最大心率的百分比）来定义；

但对于 RT，情况则更为复杂：RT 是以运动负荷，运动速度和静息周期来综合定义强度；由此可见在 RT 中，运动强度是一个较难计算的参数，目前仍在讨论中（表 5.3）。

总　结

运动锻炼（PE）是影响健康衰老的关键因素。对医生而言，了解 PE 的机制非常重要，可以针对不同健康水平产生不同的积极影响。同时，卫生专业人员必须了解对于老年人群，应用不同类型的运动模式如何不同程度地影响人体的新陈代谢和生理变化。

关键要点：
- PE 是影响健康衰老的关键因素。
- 耐力训练和抗阻训练都是维持和提高老年人生活质量的基础。
- PE 可以降低残疾和非传染性疾病的相对风险。
- 正确使用 PE 的处方剂量（强度和体积），可以取得更好的运动效果。

表 5.3　老年人体育运动的不同活动方式和相关变量

参数	耐力训练	抗阻训练	平衡训练	灵活性训练
运动模式	针对骨关节疾病患者，不过度施加关节压力的运动方式：步行，水上运动和骑功率自行车	针对主要肌群进行动态力量训练：自体重力：仪器设备，弹力带和健美操	针对神经肌肉疾病的患者结合平衡功能训练，敏捷性训练，本体感觉训练，重心动摇训练	保持或增加灵活性的运动，主要肌群的静态拉伸训练
运动强度	使用 Borg 量表，RPE（0~10）指数 5~8 分（中等至高等强度）	使用 Borg 量表，RPE（0~10）指数 5~8 分（中等至高等强度）	没有标准	使用 Borg 量表，RPE（0~10）指数 5~6 分（中等强度）
持续时间	中等强度每天至少 30min；高等强度每天至少 20min	每次至少 1 次（最好 2 或 3 次），每次 10~15 组	没有标准	每组运动一次；每组拉伸约 15~30 s
运动频率	中等强度每周 5 天，高等强度每周 3 天	每周最少 2 天	每周最少 2 天	每周最少 2 天

（周蕴弢　译，俞静　伊文超　审）

原文参考

[1] Witard OC, McGlory C, Hamilton DL, Phillips SM (2016) Growing older with health and vitality: a nexus of physical activity, exercise and nutrition. Biogerontology 17(3):529–546

[2] Evans WJ (1999) Exercise training guidelines for the elderly. Med Sci Sports Exerc 31(1):12–17

[3] Paoli A, Pacelli F, Bargossi AM, Marcolin G, Guzzinati S, Neri M et al (2010) Effects of three distinct protocols of fitness training on body composition, strength and blood lactate. J Sports Med Phys Fitness 50(1):43–51

[4] Paoli A, Pacelli QF, Moro T, Marcolin G, Neri M, Battaglia G et al (2013) Effects of highintensity circuit training, low-intensity circuit training and endurance training on blood pressure and lipoproteins in middle-aged overweight men. Lipids Health Dis 12(1):131

[5] Sale DG (1988) Neural adaptation to resistance training. Med Sci Sports Exerc 20(5 Suppl):S135–S145

[6] Schiaffino S, Reggiani C (2011) Fiber types in mammalian skeletal muscles. Physiol Rev 91(4):1447–1531

[7] Paoli A, Pacelli QF, Cancellara P, Toniolo L, Moro T, Canato M et al (2016) Protein supplementation does not further increase latissimus dorsi muscle fiber hypertrophy after eight weeks of resistance training in novice subjects, but partially counteracts the fast-to-slow muscle fiber transition. Forum Nutr 8(6). pii: E331 (not Forum Nutr)

[8] Reggiani C (2015) Not all disuse protocols are equal: new insight into the signalling pathways to muscle atrophy. J Physiol 593(24):5227–5228

[9] Reggiani C (2015) Regulation of muscle mass: a new role for mitochondria? J Physiol 593(8):1761–1762

[10] Law TD, Clark LA, Clark BC (2016) Resistance exercise to prevent and manage sarcopenia and dynapenia. Annu Rev Gerontol Geriat 36(1):205–228

[11] Wang C, Bai L (2012) Sarcopenia in the elderly: basic and clinical issues. Geriatr Gerontol Int 12(3):388–396

[12] Walston JD (2012) Sarcopenia in older adults. Curr Opin Rheumatol 24(6):623–627

[13] Aagaard P, Suetta C, Caserotti P, Magnusson SP, Kjaer M (2010) Role of the nervous system in sarcopenia and muscle atrophy with aging: strength training as a countermeasure. Scand J Med Sci Sports 20(1):49–64

[14] Hurley BF, Roth SM (2000) Strength training in the elderly: effects on risk factors for agerelated diseases. Sports Med (Auckland, NZ) 30(4):249–268

[15] Frontera WR, Hughes VA, Fielding RA et al (2000) Aging of skeletal muscle: a 12-yr longitudinal study. J Appl Physiol (1985) 88(4):1321–1326

[16] Frontera WR, Meredith CN, O'Reilly KP et al (1988) Strength conditioning in older men: skeletal muscle hypertrophy and improved function. J Appl Physiol (1985) 64(3):1038–1044

[17] Vandervoort AA, McComas AJ (1986) Contractile changes in opposing muscles of the human ankle joint with aging. J Appl Physiol (1985) 61(1):361–367

[18] Borde R, Hortobagyi T, Granacher U (2015) Dose-response relationships of resistance training in healthy old adults: a systematic review and meta-analysis. Sports Med 45(12):1693–1720

[19] Paoli A, Moro T, Bianco A (2014) Lift weights to fight overweight. Clin Physiol Funct Imaging 35(1):1–6

[20] Paoli A (2011) Different metabolic response to single-joint or multiple-joint resistance training of similar total volume. Acta Physiol 203(688):243

[21] Paoli A, Neri M, Bianco A (2013) Principi di Metodologia del Fitness. Elika, Ed., Cesena

[22] Hill AV (1949) The heat of activation and the heat of shortening in a muscle twitch. Proc R Soc Lond B Biol Sci 136(883):195–211

[23] Hill AV (1913) The heat-production in prolonged contractions of an isolated frog's muscle. J Physiol 47(4-5):305–324

[24] Morton RW, Oikawa SY, Wavell CG et al (2016) Neither load nor systemic hormones determine resistance training-mediated hypertrophy or strength gains in resistance-trained young men. J Appl Physiol (1985) 121(1):129–138

[25] Burd NA, Mitchell CJ, Churchward-Venne TA, Phillips SM (2012) Bigger weights may not beget bigger muscles: evidence from acute muscle protein synthetic responses after resistance exercise. Appl Physiol Nutr Metab 37(3):551–554

[26] Sakuma K, Yamaguchi A (2010) Molecular mechanisms in aging and current strategies to counteract sarcopenia. Curr Aging Sci 3(2):90–101

[27] Tran QT, Docherty D, Behm D (2006) The effects of varying time under tension and volume load on acute neuromuscular responses. Eur J Appl Physiol 98(4):402–410

[28] Fisher J, Steele J, Smith D (2016) High-and low-load resistance training: interpretation and practical application of current research findings. Sports Med 47(3):393–400

[29] American College of Sports Medicine, Chodzko-Zajko WJ, Proctor DN, Fiatarone Singh MA et al (2009) American College of Sports Medicine position stand. Exercise and physical activity for older adults. Med Sci Sports Exerc 41(7):1510–1530

不常锻炼者安全的床上全身抗老化 **6** 运动及功能性电刺激：针对老年 肌无力的居家床上训练

U. Carraro, K. Gava, A. Musumeci, A. Baba, F. Piccione

6.1 引 言

随着年龄增长与相关疾病的发生，老年人每天只能有很少的时间进行身体锻炼，这将导致他们的独立性受到限制，甚至可能被迫长期卧床和住院。长时间不活动又会引起神经肌肉无力、功能受限、血栓形成，从而花费较高的费用。因此，所有进行性肌肉收缩障碍（包括随年龄增长而出现的肌肉力量减弱）都需要持续的干预。除了可能的药物治疗外，居家进行身体锻炼也是有效的。在等待开发可植入式肌肉刺激装置（如心律失常患者的起搏器或听力受损患者的耳蜗植入物）的同时，我们指导不常锻炼者在住院期间和出院后进行居家身体锻炼可能也是一种有效而又低成本的替代方式。

研究证明，即便是在神经肌肉损伤更严重的情况下，骨骼肌的收缩力和强度也可以通过家庭功能性电刺激（home-based functional electrical stimulation，h-bFES）来恢复。同时，作为常规指导，我们选取了12个简单而又容易在床上进行的身体锻炼动作（床上全身抗老化运动），建议久坐不动的人每天按要求训练15~20min。床上全身抗老化运动是一种涉及全身肌肉的、用以提高心肺功能的物理治疗方法。

6.2 推荐动作

对于可以在3min内连续做25个俯卧撑的经常锻炼的人，不需要进行以下运动；但久坐不动的人可能就需要在家庭医生的指导下逐渐开始运动，每个推荐动作重复5次。第2周可以增加5次重复，直到30次。动作在图6.1~图6.12中有详细说明。每日常规的锻炼时间可以从刚开始的10min到熟练完成全套动作的30min。

6.3 总 结

久坐不动的人，在排除了主要并发症后，如果只是因为制动而导致的肌无力，就应该挑战自己，避免压力，先在床上进行几天的全身锻炼。通过锻炼可以增强肌力，有效抗疲劳，从而在日常生活活动中获得独立。严谨的床上全身抗老化运动有助于患者在急性住院期后的恢复，预防手术后发生血栓栓塞，同时降低动脉血压。与此同时，床上全身运动可以缓解因活动受限而导致的负面情绪，增强患者恢复部分或完全独立生活能力的信心，降低跌倒的风险。然而，如果老年人不能或不愿意进行这项锻炼，功能性电刺激（FES）也可以起到几乎一样的作用。总之，增加日常主动或 FES 诱导的肌肉收缩永远不会太早或太迟！

6.4 床上全身抗老化运动

图 6.1~ 图 6.12 描述了老年人可以在床上进行的一系列安全、简单的锻炼。图 6.1a 和 b 建议以屈伸踝部活动开始每天早上的床上全身抗老化运动；图 6.2a 和 b 的踏车训练可以激活腿部和腹部肌肉；图 6.3a 和 b 为上肢的抬举和放下运动。需要注意的是，手部肌肉也同样被激活了；图 6.4 为深呼吸训练；图 6.5a 和 b 为坐位体前屈；图 6.6 为通过抬高骨盆来激活背

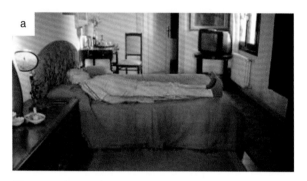

图 6.1 （a，b）屈伸踝部活动

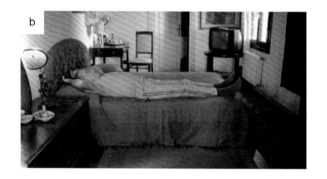

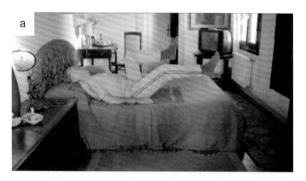

图 6.2 （a，b）踏车训练

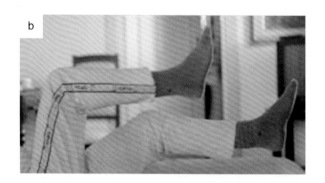

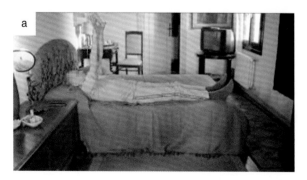

图 6.3 （a，b）上肢的抬举和放下运动

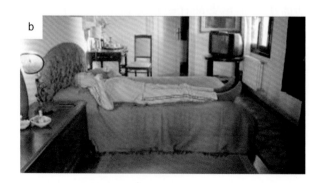

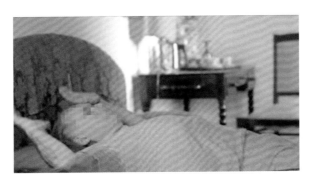

图 6.4　深呼吸训练

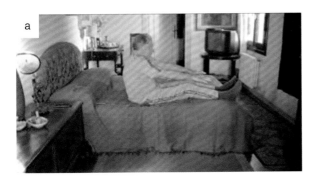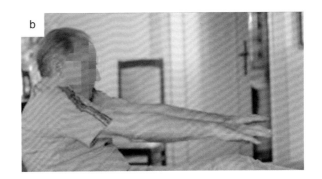

图 6.5　（a，b）坐位体前屈训练

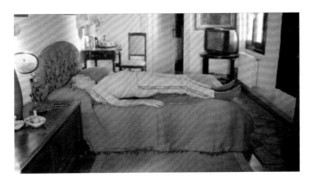

图 6.6　抬高骨盆训练

部、臀部和下肢后侧肌肉；图 6.7a~d 为颈部旋转；图 6.8 为坐位下抬起上身以锻炼上肢肌肉；图 6.9a 和 b 为坐位下抬高下肢以增强股四头肌肌力；图 6.10 和图 6.11 分别为站立和提踵训练。图 6.12 为俯卧撑（对于积极锻炼的人）。相关介绍视频链接如下：http://www.bio.unipd.it/bam/video/InterviewCarraro-tutorial.mp4

　　如果老年人不能或不愿意进行身体锻炼，功能性电刺激也可以起到几乎一样的作用（见本书第 8 章相关内容）。

关键要点：

· 床上全身运动是一种涉及全身肌肉的、用以提高心肺功能的治疗方法。

· 老年患者在制动或长期卧床后可能出现严重的生活依赖。

· 支持和指导患者每日进行床上锻炼是限制残疾和改善老年患者身心健康的有效而又低成本的措施。

· 当患者不建议或不愿意进行床上全身抗老化运动时，功能性电刺激可以作为一种替代方法。

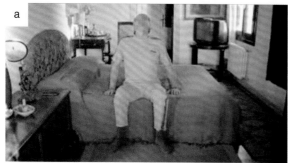

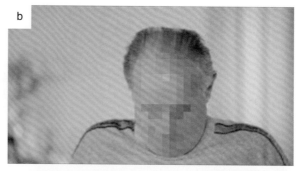

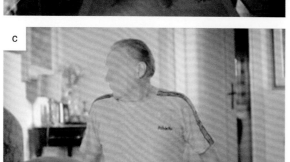

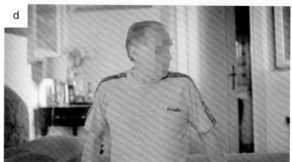

图 6.7 （a~d）颈部旋转训练

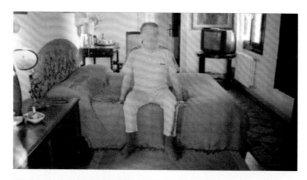

图 6-8 坐位下抬起上身训练

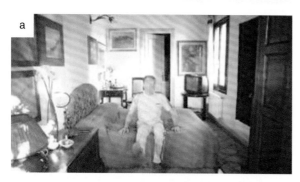

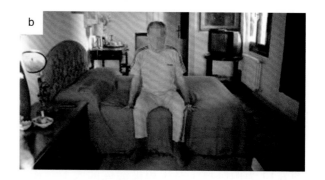

图 6.9 （a，b）坐位下抬高下肢训练

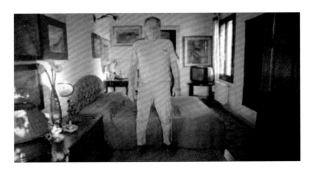

图 6.10　站立训练

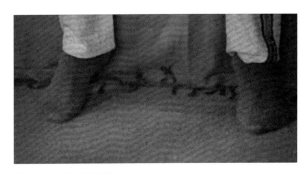

图 6.11　提踵训练

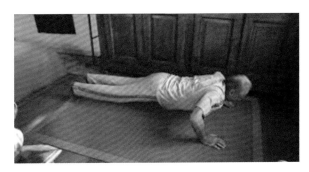

图 6.12　俯卧撑（对于积极锻炼的人）

（戴文骏　译，伊文超　方露　审）

原文参考

[1] Hopkins RO, Mitchell L, Thomsen GE, Schafer M, Link M, Brown SM (2016) Implementing a mobility program to minimize post-intensive care syndrome. AACN Adv Crit Care 27:187–203

[2] Camillo CA, Osadnik CR, van Remoortel H, Burtin C, Janssens W, Troosters T (2016) Effect of "add-on" interventions on exercise training in individuals with COPD: a systematic review. ERJ Open Res 2

[3] Czyrny JJ, Kaplan RE, Wilding GE, Purdy CH, Hirsh J (2016) Electrical foot stimulation: a potential new method of deep venous thrombosis prophylaxis. ERJ Open Res 2(1). pii: 00078-2015. Review. Erratum in Vascular. 2010 Mar–Apr;18(2):121

[4] Kern H, Carraro U, Adami N, Biral D, Hofer C, Forstner C, Mödlin M, Vogelauer M, Pond A, Boncompagni S, Paolini C, Mayr W, Protasi F, Zampieri S (2010) Home-based functional electrical stimulation rescues permanently denervated muscles in paraplegic patients with complete lower motor neuron lesion. Neurorehabil Neural Repair 24:709–721. doi:10.1177/1545968310366129. Epub 2010 May 11

[5] Carraro U, Kern H, Gava P, Hofer C, Loeffler S, Gargiulo P, Mosole S, Zampieri S, Gobbo RB, Piccione P, Marcante A, Baba A, Schils S, Pond A, Gava F (2015) Biology of muscle atrophy and of its recovery by

FES in aging and mobility impairments: roots and by-products. Eur J Transl Myol 25:211–230

[6] Kern H, Barberi L, Löfler S, Sbardella S, Burggraf S, Fruhmann H, Carraro U, Mosole S, Sarabon N, Vogelauer M, Mayr W, Krenn M, Cvecka J, Romanello V, Pietrangelo L, Protasi F, Sandri M, Zampieri S, Musaro A (2014) Electrical stimulation counteracts muscle decline in seniors. Front Aging Neurosci 6:189. doi:10.3389/fnagi.2014.00189. eCollection 2014

[7] Carraro U, Kern H, Gava P et al (2016) Recovery from muscle weakness by exercise and FES: lessons from Masters, active or sedentary seniors and SCI patients. Aging Clin Exp Res Sep 3. [Epub ahead of print] Review

[8] Zampieri S, Mosole S, Löfler S et al (2015) Physical exercise in aging: nine weeks of leg press or electrical stimulation training in 70 years old sedentary elderly people. Eur J Transl Myol 25:237–242. doi:10.4081/ejtm.2015.5374

[9] Börjesson M, Onerup A, Lundqvist S, Dahlöf B (2016) Physical activity and exercise lower blood pressure in individuals with hypertension: narrative review of 27 RCTs. Br J Sports Med Jan 19. pii: bjsports-2015-095786. doi:10.1136/bjsports-2015-095786

[10] Carneiro LS, Fonseca AM, Serrão P, Mota MP, Vasconcelos-Raposo J, Vieira-Coelho MA (2016) Impact of physical exercise on catechol-O-methyltransferase activity in depressive patients: a preliminary communication. J Affect Disord 193:117–122. doi:10.1016/j.jad.2015.12.035. [Epub ahead of print]

7 老年患者的康复动机

Carine Federspiel, Jean-Paul Steinmetz

物理医学与康复医学（physical and rehabilitation medicine，PRM）的目标是恢复正在遭受身体、认知和/或精神损害患者的功能和生活质量。一种无法治愈的伤残状况会长期限制患者的功能，并且可能让患者不能完成最基本的日常生活活动。总之，患者的目标是无痛、达到之前的独立水平，从而尽快离开康复机构。

通常，患者会有多种疾病特征，因此可能会有认知、营养、肌力和情感方面的缺乏，或者处在不利的社会生活环境。在老年医学范畴中，PRM的重点不是将所有这些功能完全恢复到之前（发病前）的水平，而是让患者恢复到一个合适的生活质量水平。

因此在我们的理解中，PRM应该集中于为患者提供必要的支持，以便在因残疾状态导致受限的范围内最大化其功能（最广义而言）。所以，恢复患者日常生活独立水平、让患者体验足够的生活质量标准至关重要。

为了达到这个目标，患者的主动参与是首要条件。普遍认为良好的康复依从性会对康复结局产生积极的影响，而影响动机的因素（如认知障碍或者情绪障碍等）可延长康复的周期。动机是一个复杂的概念，取决于很多因素。内在因素包括自我效能信念、个体需求和偏爱、疼痛、情感（抑郁/沮丧）、恐惧、虚弱和认知缺陷等；外在因素包括陌生的环境、情境支

持和治疗师给予的奖励、家庭直接或间接的影响等。

自我效能最初由Bandura定义，是指一个人相信自己有能力去控制或影响一个（个人）情况或事件。已有研究发现，控制感和个体年龄呈负相关，老年人通常自我效能较低。相信自我能力（如自我效能）被认为可以掌控认知、情感和行为，并且决定何种程度可以让患者感到有动力都是非常关键的。

因此在PRM范畴里，识别潜在的可以增强自我效能的信息来源是很重要的，以此来帮助强化患者的信念。为了增强动机和相应行为（如康复活动中的参与），许多因素是相关联的：患者的个性、患者在多学科康复项目发展中的积极参与、康复期间相关目标达成的定义、来自治疗师的鼓励和支持、患者的许可以及总体的康复环境等。

此外，提供有关某些运动或治疗必要性的信息（如患者教育）可能更有利于激发患者参与康复治疗的积极性。已有文献探讨缺乏动机的不利影响，这些研究结果表明，如果患者被治疗师察觉出没有积极性，那么临床医生便不太可能去鼓励和支持患者。因此，有积极性的患者和没有积极性的患者会被给予不同的治疗，尤其是没有积极性的老年患者。

为了让患者能够积极主动地参与到康复治

疗中，治疗师扮演了特别重要的角色。治疗师和有积极性的患者更容易建立起以相互尊重和相互信任为特征的人际关系；而对于缺乏积极性的患者，治疗师则需要花费更多的时间和精力。换言之，治疗师必须对患者倾注大量的关怀，这样才能够识别出威胁患者良好康复结局的认知障碍和情绪障碍，从而有利于根据患者的精神和身体状态迅速调整康复干预措施。

经过了十几年的老年康复临床实践，我们的一般经验是：在做关键的健康决策之前了解患者的偏好和个性（如通过家庭成员了解），这有助于决定个性化的干预方案。这种个性化干预方案由多种医疗专家组成的跨学科团队合理制定。

一个多学科团队由老年医学专家和 / 或康复医学专家、作业治疗师、物理治疗师、言语治疗师、心理医生、社工和护理人员组成。这种跨学科组成可以为个性化康复介入提供更好的认识、评估、调整和安排。

监测老年患者的身体能力、心理能力和社会处境能够帮助我们在不同层面上了解到每个患者的切身利益。例如在评估（通过半结构化访谈）和制定个性化干预方案时，系统地整合个人经历能够有效增加患者的依从性，因为干预方案可能更有针对性、更适合于患者个体。

此外，医护人员花时间和患者在一起，试图建立一种感同身受的关系，让患者感到舒适和受欢迎，能够进一步积极地影响依从性，从而改善康复结局。我们可以总结：我们要在老年康复单元系统地考虑探索动机的构建，它是康复治疗成功与否的关键环节，是老年康复治疗的基础。

（李健　译，刘守国　胡筱蓉　审）

原文参考

[1] Resnick B (2002) Geriatric rehabilitation: the influence of efficacy beliefs and motivation. Rehabil Nurs 27:152–159

[2] Duncan PW, Horner RD, Reker DM, Samsa GP, Hoenig H, Hamilton B, LaClair BJ, Dudley TK (2002) Adherence to postacute rehabilitation guidelines is associated with functional recovery in stroke. Stroke 33:167–178. doi:10.1161/hs0102.101014

[3] Kerr T (2000) Depression in the elderly. Adv Phys Ther Phys Ther Assist 11:38–39

[4] Givens JL, Sanft TB, Marcantonio ER (2008) Functional recovery after hip fracture: the com- bined effects of depressive symptoms, cognitive impairment, and delirium. J Am Geriatr Soc 56:1075–1079. doi:10.1111/j.1532-5415.2008.01711.x

[5] So C, Pierluissi E (2012) Attitudes and expectations regarding exercise in the hospital of hospitalized older adults: a qualitative study. J Am Geriatr Soc 60:713–718. doi:10.1111/j.1532-5415.2012.03900.x

[6] Bandura A (1977) Self-efficacy: toward a unifying theory of behavioral change. Psychol Rev 84:191–215

[7] Wolinsky FD, Wyrwich KW, Babu AN, Kroenke K, Tierney WM (2003) Age, aging, and the sense of control among older adults: a longitudinal reconsideration. J Gerontol B Psychol Sci Soc Sci 58:S212–S220. doi:10.1093/geronb/58.4.S212

[8] Wolinsky FD, Stump TE (1996) Age and the sense of control among older adults. J Gerontol B Psychol Sci Soc Sci 51:S217–S220

[9] Buckman M (2016) A systemic literature review exploring the effects of occupational therapy rehabilitation and motivation on geriatric patients. Honors Major Theses Pap. 7

[10] Resnick B (1996) Motivation in geriatric rehabilitation. ResearchGate 28:41–45

[11] Maclean N, Pound P, Wolfe C, Rudd A (2002) The concept of patient motivation a qualitative analysis of stroke professionals' attitudes. Stroke 33:444–448. doi:10.1161/hs0202.102367

[12] Maclean N, Pound P (2000) A critical review of the concept of patient motivation in the literature on physical rehabilitation. Soc Sci Med 50:495–506. doi:10.1016/S0277-9536(99)00334-2

8 卧床综合征

F. Scarponi, M. Zampolini

8.1 引　言

自希波克拉底时期以来，传统医学就把卧床休息定义为：在身体的每一次运动中，每当一个人开始忍受疼痛时，休息就可能会使疼痛减轻。长期卧床的危害直到20世纪后期才开始有所研究。

卧床休息不会产生特定的积极影响，但会导致机体所有器官系统的生理适应，这往往会产生不好的后果。然而，并没有明确的研究证明避免卧床休息产生的好处。在最近的一篇荟萃分析中作者提及，没有任何的随机对照试验或对照试验提供支持或者反对动脉瘤性蛛网膜下腔出血患者症状发作后需要至少卧床4周的证据。另外，侧卧位对于危重患者也没有产生明确的好处。

虽然在某些临床情况下卧床是不可避免的，但对于上了年纪的衰弱和肌肉萎缩的患者来说，过多的卧床休息甚至会加重病情。因为这会增加蛋白质的降解（恶病质），降低肌肉蛋白质的合成（不活动），或者两种情况同时发生（肌少症）。最近的一篇综述表明，虽然这些情况的病因学尚不完全清楚，但却有一些基本进展。例如，似乎重要的炎症通路失调和一些生物标记物及生物标记物的组合已被建议

作为衰弱的测量方法。

老年衰弱是一种力量、耐力和生理功能低下的综合征，它会增加个体脆弱性和死亡风险。由于衰弱，人们会丧失独立性而卧床不起，即使是"轻微的"剧烈活动也需要帮助，结果增加了患肌少症、恶病质和萎缩的风险。这种老年综合征的相互叠加可能与由长期卧床造成的损害的发展有关。事实上，衰弱、肌少症和恶病质能够结合而形成一种恶性循环：力量、耐力和体力活动降低，总的能耗减少，随后产生长期营养不良，进一步加重肌少症。

8.1.1 卧床的影响

长期卧床和许多时间影响下的因素有关，它会对整个机体产生影响，建议医生熟练掌握所涉及的每一个生理机制的变化。表8.1总结了主要的身体系统的基本变化。

8.2 卧床综合征的预防

重症监护室（intensive care unit，ICU）的患者可以作为卧床下通过活动来治疗的典型例子。他们往往是使用了镇静剂的危重或虚弱患者，很难改变体位、坐稳或步行。对于伴有全身感染的复杂患者，制动是ICU获得性虚弱（intensive

表 8.1 长期卧床的影响

心血管系统	静息心率增加
	静脉血栓形成
	早期心搏增加
呼吸系统	潮气量减少
	由于肋椎关节固定下的挛缩，造成潜在的永久性限制性肺部疾病
	用力肺活量和第 1 秒用力呼气量减少
	肺部结构性改变导致弹性回缩减少
	气道下部易聚集黏液
	气道和小部分肺组织塌陷（肺不张），可用部分气体交换减少
肌肉骨骼系统	姿势肌萎缩，跌倒和残疾风险增加
	脊柱和下肢骨量丢失
消化系统	胃碳酸氢盐分泌减少，胃内酸度增加
	胃食管反流病 (gastroesophageal reflux disease，GERD) 相关症状
	肠蠕动减慢，便秘
泌尿系统	心钠素释放，排尿增加
	血浆和尿素短暂性增加，血肌酐减少，尿肌酐无变化
	尿钙排出增加
	腹肌和盆底肌无力导致排空不全和尿潴留
	肾脏和膀胱结石、感染
皮肤	压疮风险增加
内分泌系统	醛固酮和抗利尿激素水平降低
	多尿和低钠血症导致钠离子减少，血浆肾素活性和醛固酮水平随即增加
	由于醛固酮分泌，尿钾逐渐流失
	皮质醇分泌增加，胰岛素抵抗和糖耐量降低出现，进而发展为 2 型糖尿病
中枢和外周神经系统	精神紊乱（混乱、睡眠障碍、嗜睡）
	坐立位维持姿势和平衡困难
	多发性神经病变进展

care unit–acquired weakness，ICUAW）发生发展的一个强烈独立危险因素。

有证据表明，超过 1/3 的 ICU 患者在 2 周以上的时间里出现了明显的关节活动受限。

值得注意的是，仅仅 2h 的制动就足以产生压疮，造成损伤。压疮的发生源自外界因素（如压力、摩擦力、剪切力和潮湿）和内部因素（如发热、营养不良、贫血和血管内皮功能障碍）的融合。

尽管在多年前，危重症患者的早期康复介入被认为是不安全的，但是近 10 年来越来越多的文献表明，在预防损伤、不良事件、院内感染以及功能受限方面，ICU 患者的早期康复介入是安全可行的。

为了解决这些方面的问题，可以应用 ABCDE 方法进行治疗。它包括 5 个方面：唤醒（Awaken from sedation）、脱机独立呼吸（Breathe independently without a ventilator）、选择性镇静（Choice of sedation）、谵妄管理（Delirium management）和早期活动（Early mobilization）。

虽然目前的数据显示 ICU 患者进行早期康复介入是安全、可行、有益的，但是意大利的一项多中心观察研究描述，大约 2/3 的病例进行了体位改变和早期活动。这表明以上的治疗方法尚未得到广泛应用。

在这项研究中，尽管某些情况下包含了护士的活动，但几乎所有情况下物理治疗师的平均治疗时间为每天 38min。

由于活动并不总是可能的，另一种防止卧床综合征的手段是通过摄入必需氨基酸（essential amino acids，EAA）的营养支持来限制肌少症的进展。这些情况下 EAA 的好处还不完全清楚，但是它们可以刺激骨骼肌肉的合成代谢，从而帮助维持骨骼肌肉量。补充 EAA 可以刺激老年女性瘦体重的增长，维持跖屈肌力量以上楼梯，保持肌肉质量以及运动协调性。

或许，通过减少卧床休息时间来延缓肌少症发生的最有效策略就是充分的营养和/或进行抗阻运动。

另一个策略是利用 30Hz 低强度全身振动，这可能会改善髋部和膝部肌肉的力量和耐力。另外，在相关试验研究中，施加 15~90Hz 低强度全身振动可以改善骨的合成代谢，可以有效预防卧床造成的骨质疏松。为了弄清楚这些策略在预防卧床综合征方面的效果，我们无疑需要更进一步的研究。

结 论

证据表明，长期卧床状态下的病理生理机制在制动后很早就开始发生，导致长期严重的后果。这种令人痛苦的后果往往难以治愈，并会对个体生活质量产生负面影响。所以预防此类伤害必须作为临床常规程序的一部分。治疗应由具有医药、护理和物理治疗技能和专长的多方面专业团队提供。

特别推荐的是，急性期的危重患者最低的干预限度规定为一天中重复改变体位（每 2~3h）以及关节活动。

> **关键要点：**
> · 卧床综合征的病理生理机制具有时间依赖性；几个小时的制动就足以让机体产生一系列变化，导致数周或数月的损害。
> · 制动可能会与各种老年综合征相互叠加，对功能性恢复产生更加严重的影响。
> · 卧床综合征涉及多个生理系统。
> · 即使没有合理的动机去减少患者的活动，危急状态下也要阻止卧床。
> · 治疗必须由具有医药、护理和物理治疗技能多方面能力的专业团队提供。
> · 必要的干预措施包括：早期活动，每 2~3h 改变体位，促醒以及尽早脱离机械通气。
> · 如果患者无法活动，则需要考虑饮食摄入必需氨基酸或其他方法。

（李健 译，刘守国 胡筱蓉 审）

原文参考

[1] Hippocrates (1849) The genuine works of Hippocrates. The Sydenham Society, London

[2] Convertino VA (1997) Cardiovascular consequences of bed rest: effect on maximal oxygen uptake. Med Sci Sports Exerc 29(2):191–196

[3] Allen C, Glasziou P, Del Mar C (1999) Bed rest: a potentially harmful treatment needing more careful evaluation. Lancet 354(9186):1229–1233

[4] Ma Z, Wang Q, Liu M (2013) Early versus delayed mobilisation for aneurysmal subarachnoid haemorrhage. Cochrane Database Syst Rev 5:CD008346. doi:10.1002/14651858.CD008346. pub2

[5] Hewitt N, Bucknall T, Faraone NM (2016) Lateral positioning for critically ill adult patients. Cochrane Database Syst Rev 5:CD007205

[6] Evans WJ (2010) Skeletal muscle loss: cachexia, sarcopenia, and inactivity. Am J Clin Nutr 91(4):1123S–1127S

[7] Partridge JS, Harari D, Dhesi JK (2012) Frailty in the older surgical patient: a review. Age Ageing 41(2):142–147

[8] Coker RH, Wolfe RR (2012) Bedrest and sarcopenia. Curr Opin Clin Nutr Metab Care 15(1):7–11

[9] Meduri GU, Schwingshackl A, Hermans G (2016) Prolonged glucocorticoid treatment in ARDS: impact on intensive care unit-acquired weakness. Front Pediatr 4:69

[10] Needham DM (2008) Mobilizing patients in the intensive care unit: improving neuromuscular weakness and physical function. JAMA 300(14):1685–1690

[11] Dang SL (2013) ABCDEs of ICU: early mobility. Crit Care Nurs Q 36(2):163–168

[12] Bartolo M et al (2016) Early rehabilitation for severe acquired brain injury in intensive care unit: multicenter observational study. Eur J Phys Rehabil Med 52(1):90–100

[13] Glover EI, Phillips SM (2010) Resistance exercise and appropriate nutrition to counteract muscle wasting and promote muscle hypertrophy. Curr Opin Clin Nutr Metab Care 13(6):630–634. doi:10.1097/MCO.0b013e32833f1ae5

[14] Rubin C, Judex S, Qin YX (2006) Low-level mechanical signals and their potential as a non- pharmacological intervention for osteoporosis. Age Ageing 35(Suppl 2):ii32–ii36

[15] Ikezoe T et al (2012) Effects of age and inactivity due to prolonged bed rest on atrophy of trunk muscles. Eur J Appl Physiol 112(1):43–48. Epub 2011 Apr 7

9 衰弱老年人的运动

A. Musumeci, A. Pignataro, E. Ferlito, V. Lazzari, H. Zatti, S. Masiero

9.1 引 言

衰弱是一种老年综合征，其特征是老年人对外部应激的易感性增加，并在不稳定事件后恢复生理功能的能力下降。衰弱在 65 岁以上的人群中非常普遍（7%~16.3%），而且在 85 岁以上的人群中发病率高达 25%。有关衰弱发病率的数据统计在不同国家之间差异很大，也没有明显的性别差异。衰弱是老年患者预后不佳和过早死亡的最重要原因之一。衰弱成年人的力量和耐力降低；他们更有依赖性，更容易跌倒，更容易住进疗养院。

衰弱前期是衰弱的沉默先兆，此时心理应激、急性疾病或创伤的存在容易导致衰弱的进展。

衰弱的发病机制尚不清楚，目前已提出了不同的假说。Fried 推测衰弱可能是营养不良和肌少症的结果。相反，Rockwood 认为衰弱是许多并不相关的缺陷（如步态困难、认知和括约肌障碍等）积累的结果。一些学者认为炎症可能决定了肌肉的退化和随之而来的衰弱。社会人口统计学因素（如贫穷或独居）和心理因素（如抑郁症）、服用多种药物以及其他临床情况（如胰岛素抵抗和糖尿病）也被认为是衰弱状态的决定因素。

9.2 衰弱老年人的平衡和步态

老龄化过程可能会导致肌肉力量、姿势控制、平衡和步态的改变，这些都是衰弱的主要因素。

人的稳定性是维持、达到或恢复平衡状态的内在能力。平衡控制涉及许多系统，需要对通过感觉器官的外部信息进行最佳整合。由于躯体感觉系统进行性损害，平衡能力早在 40 岁就会出现下降，并且老年人不容易适应干扰。脊柱后凸的发病率增加在老年人中很常见，可能会导致重心和支撑基座之间进一步失衡，增加跌倒的风险（图 9.1）。

此外，弯曲的姿势导致了下肢和脊柱的过载。

步态在老龄化过程中也会发生变化，这是肌肉能力、感觉功能和神经处理能力下降的结果。据报道，老年人会出现髋部外展肌和内收肌无力，并且在开始踏步时不稳定性更大。老年人倾向于放慢步速，对外界刺激反应也较慢。足底皮肤感觉的丧失是导致运动控制功能受损的另一个重要因素。

9.3 衰弱评估

识别衰弱的老年人是康复的第一步，也是

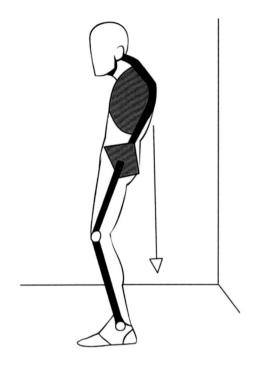

图9.1 此图显示了老年人的重心和支撑基座之间的不平衡

至关重要的一步。已有多种评估的方法，但最常用的是 Fried 衰弱表型评估和累积缺陷衰弱指数（frailty index of accumulative deficits，FI-CD）。根据 Fried 的标准，衰弱的定义是存在以下 3 个或 3 个以上的标准，而衰弱前状态是存在以下 1 种或 2 种情况：体重减轻（过去 1 年无意识体重减轻 4.5kg 或更多）、虚弱（握力低）、精疲力竭、缓慢（步速慢）和体力活动不足。Fried 的标准也可以预测不良的临床结果，包括死亡率。然而，它们并不常用于常规评估，也不能常规应用于急性疾病或严重失能患者；此外，Fried 的标准也不包括心理社会因素。

FI-CD 要求将 30 个或更多的症状、共病、疾病和失能或任何健康缺陷聚集起来：更多的缺陷意味着更衰弱，也意味着医院和社区环境中发生不良事件的风险更高。

9.4　衰弱老年人的物理治疗

衰弱是一个可改变的动态过程，通过早期

识别和治疗衰弱前期的老年人可以预防甚至逆转衰弱。因此可以使用特定的策略来实现这一目标，将运动和营养补充结合起来效果最好。

科学研究表明，健康和衰弱的老年人进行规律的体育锻炼可以降低患心血管和代谢性疾病、肥胖、认知衰退、骨质疏松、肌肉萎缩以及跌倒的风险。然而，由于各研究入选患者的数量、衰弱程度、训练方式和评估方法不同，各研究结果也有很大的不同。

一般来说，身体活动越多则身体活动能力就越好。这主要是由于更好的血流动力学（更有效地将氧气和营养物质分配到组织）和对环境变化做出反应的运动协调性。

国际指南强调了将力量训练、有氧运动训练及平衡和功能锻炼相结合的多模式干预的重要性。然而，尽管科学界一致提倡老年人进行有规律的体育锻炼，但随着年龄的增长，参加锻炼计划的人数逐渐减少，参与的意愿也随之下降。这就是根据受试者自己的特征和期望（考虑到既往的体力活动水平）、社会参与度以及护理员的支持来制定个性化的锻炼计划的重要原因。

多种运动方式已被证实对老年患者有效，其中结合力量、抗阻、爆发力、协调性、本体感觉、平衡和有氧训练的运动方式是最有益的。

目前已有研究探讨运动对跌倒发生率、跌倒风险和跌倒恐惧的影响，但结果存在争议。

运动对身体和肌肉成分有积极的影响，有利于活动，并改善老年患者的身体功能。因此，在开始训练计划时，找到适当的运动时间、强度、频率以及正确的进程尤为重要；应该始终根据受试者的目标和身体素质来管理和安排体育锻炼。

9.5　肌少症：力量训练和有氧运动

一项锻炼计划平均应该持续 3~4 个月，最高频率为每周3次，每次至少45min。每次训练必须包括与日常生活活动有关的有氧运动，如散步、骑自行车、爬楼梯或娱乐活动（带球锻炼），以及使用自由重量、弹性阻力等致力于肌肉强化的锻炼。

根据每个受试者的锻炼经验和身体状况，锻炼强度是不同的。

最大重复值（1RM）是在一次最大收缩中可以产生的最大力。1RM试验通常用来测量运动的强度。在一次锻炼中需要采用何种强度在文献中并没有统一的意见；然而，大多数作者建议强度应该是轻度或中等（20%~30% 1RM），并逐渐缓慢增加（即可以通过将1RM的百分比增加到最大80% 1RM或将一组锻炼的重复次数从8次增加到15次）。运动强度的增

加不超过每4周1次，或当这一组运动很容易进行的时候。目前，没有关于肌群训练的证据；由于足底屈肌肌力的丧失与步速降低有关，而肌力的增加和平衡的改善有关，因此最近的几项研究关注在此肌群上。进行肌肉力量训练没有风险；但是，有一些轻微的肌肉骨骼症状报道（如弥漫性关节痛、关节和肌肉肿胀、疲劳，甚至肌肉扭伤，特别是那些从非常虚弱或久坐的状态开始锻炼的受试者；图9.2，图9.3）。

无论是中等强度的还是高强度的心肺锻炼后发生严重不良事件的风险较低，然而这种风险在锻炼的前几周都较高。这种锻炼决定了中枢和外周的循环调节，旨在提高肌肉骨骼系统通过氧化途径产生能量的能力。第1周的心肺锻炼应从每次5~10min的活动开始，然后逐渐

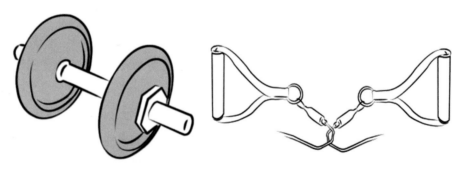

图9.2　此图展示了一些常用的力量和爆发力训练工具。哑铃是一种举重器材，可以用来锻炼上肢。弹力带和弹力管可用于上肢和下肢的力量训练

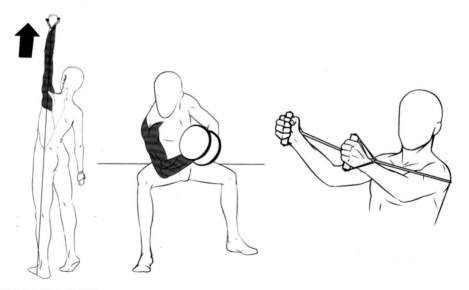

图9.3　使用哑铃和弹力带锻炼

增加到每次 15~30min。

用来控制锻炼强度的方法是不同的。最常使用的是心率，它应该保持在最大心率（HRmax）的 70%~80%，以维持氧化代谢。也可以用评估疲劳感觉的自我监测量表来控制锻炼强度，锻炼强度应该在中等耐受和耐受良好之间（总分为 20 分的 Borg 量表得分为 12~14 分）（图 9.4~ 图 9.6）。

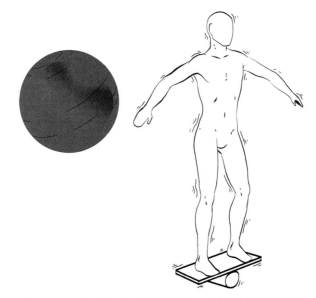

图 9.6　不稳定的曲面（平衡枕、木板或球）通常用于改善平衡和姿势控制

9.6　平　衡

平衡锻炼主要是功能锻炼，并逐渐增加难度，从而让身体能够适应不同的任务或环境。

为了改善平衡能力，受试者必须锻炼自己对抗运动产生或从外部施加的外力。

运动干预包括步行、串联步行、骑自行车、本体感受的静力性和动力性运动（如使用平衡球）、力量训练和带有视觉反馈的计算机化平衡锻炼、协调锻炼、舞蹈、太极和瑜伽。锻炼可以是单独形式，也可以联合使用。使用不同的工具来改善平衡和姿势控制，例如使用计算机化的视觉或声音反馈的本体感受或不稳定的曲面和系统（图 9.6）。

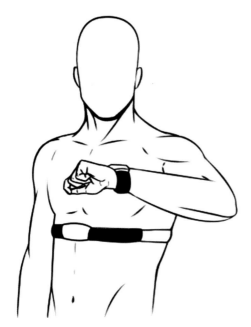

图 9.4　心肺锻炼。手表或胸带是一种简单的、可穿戴的用于监测锻炼期间的心率和强度的工具

锻炼的持续时间从最短 4 周到最长 12 个月不等，每周 2 次到每天 1 次。最常用的频率是每周 3 次。单次训练的持续时间从 3~90min 不等，最常见的为 60min。

伸展和协调锻炼对老年患者也很有用。协调锻炼的目的是让老年患者做好应对外部干扰的准备，并在行走过程中能更好地控制重心，

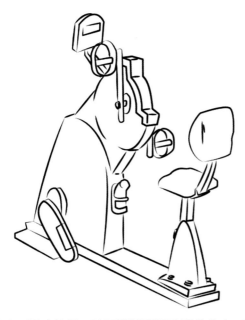

图 9.5　测功仪是一种可以测量运动所做的功，可用于心肺锻炼的仪器

从而降低跌倒的风险（图 9.7，图 9.8）。

上述锻炼类型都应该在锻炼期间进行，运动应该尽可能地对日常生活活动有作用。

9.7 促进参与

随着年龄的增长，老年患者变得久坐不动，并且逐渐失去进行体育锻炼的意愿。老年人往往没有动力去进行体育锻炼，他们更感兴趣的是保持他们所拥有的剩余能力。因此，他们需要社会工作者、医疗保健专业人员、家人和朋友的鼓励。参加体育锻炼最常见的障碍是经济成本、时间缺乏、身体受限以及经常需要在第三方的帮助下才能进行锻炼或到健身房。社会或交流因素也可能限制老年人参与锻炼（如特定的着装要求或言语表达困难）。

为了鼓励患者参与，应该建议进行低成本的锻炼。锻炼过程应该是愉快有趣的，应该经常向受训者说明他正在进行的锻炼是安全无害的。此外，如果将锻炼变成社交的一部分则效果更好。

自主性（自我效能）的提高是锻炼计划依从性和长期维持性的一个重要因素。自我效能是一个人相信自己能成功完成特定任务的信念。因此，受训者在安全的环境中认识到自己在锻炼中取得进步并得到操作员的认可是很重要的。

另一个有利于促进参与的因素是证实锻炼是如何就预期目标带来积极影响的：例如，在日常活动的功能方面，无论是在数量上（能够走得更长）还是在质量上（爬楼梯时不那么疲乏），甚至是在社交方面（在集体活动中建立新的关系）。

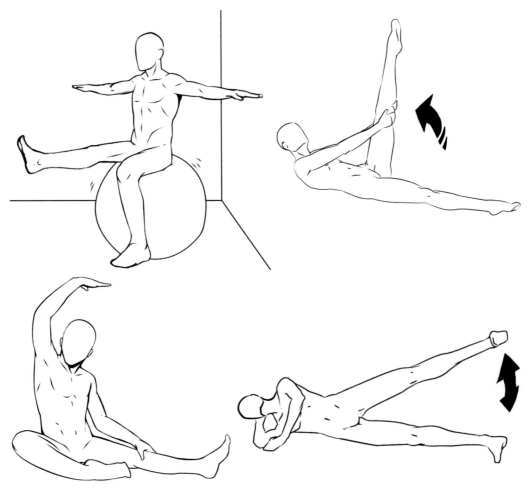

图 9.7 图示对姿势控制有用的锻炼

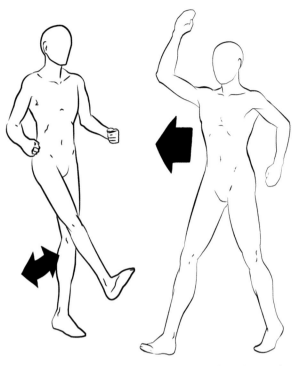

图 9.8　协调锻炼示例：走路时同时移动上肢和下肢

因此，在管理老年患者时，必须考虑护理员的关键作用。他在激励老年患者继续进行体育锻炼方面发挥着重要作用。他对患者的健康、功能、幸福感和生活质量起着非常重要的作用。他还是老年人护理的关键合作伙伴，特别是对于身体虚弱、需要同时管理其家里家外生活的老年人。WHO 认为，专业人员和护理员之间的合作是帮助老年人的基础。值得注意的是，到目前为止，许多研究都关注了护理员和患者家属为管理患者所必须承担的经济、社会和个人负担。严重影响护理员生活的患者的主要特征是跌倒的风险、抑郁症状和行为问题。需要强调的是，护理员的责任负担越大（如共同居住、患者失能、只有一名护理员等），患者频繁住院或入住养老机构的概率越高。

因此，仅仅评估患者自身和自主程度是不够的，因为我们必须考虑患者的居住环境、个人特征以及护理员是否热衷于合作。帮助护理员了解运动计划对患者的好处，也可以降低跌倒的风险，改善或维持患者的残余能力，这也被证明是一个成功的策略。

结　论

对于老年人来说，衰弱非常复杂，并且对机体有不良影响。早期识别老年患者的衰弱和衰弱前状态对于减少其不良结局和过早死亡非常重要。

虽然最好的锻炼计划仍然不清楚，但国际指南强调了使用有趣愉悦的竞争等多模式运动方法来逆转衰弱前和衰弱状态的重要性。运动干预有很多优点：可以提高衰弱成年人的生活质量，平衡和活动能力，降低住院和入住养老机构的风险。

护理员在衰弱成年人的生活中非常重要，应该参与到衰弱的干预治疗中，以促进患者的参与，从而减轻自己在照护患者方面的负担。

感谢 Monteverde Filippo 和 Sette Beatrice 友情提供图片（Liceo Artistico Selvatico，Padua，Italy）。

> **关键要点：**
> · 衰弱和衰弱前期康复可以通过多模式运动来逆转。
> · 充分的评估和之后有针对性的运动计划对实现目标非常重要。
> · 运动建议侧重于功能性、力量、有氧、平衡和本体感觉运动。
> · 护理员的角色对于促进和维持老年人积极的生活方式非常重要。

（盛云露　译，张爱森　吕珊　审）

原文参考

[1]　Vaupel JW (2010) Biodemography of human ageing. Nature 464(7288):536–542

[2] Kuzuya M (2012) Process of physical disability among older adults—contribution of frailty in the super-aged society. Nagoya J Med Sci 74(1–2):31–37

[3] Chen X, Mao G, Leng SX (2014) Frailty syndrome: an overview. Clin Interv Aging 9:433–441

[4] Lang PO, Michel JP, Zekry D (2009) Frailty syndrome: a transitional state in a dynamic process. Gerontology 55(5):539–549

[5] Garcia-Garcia FJ, Gutierrez Avila G, Alfaro-Acha A et al (2011) The prevalence of frailty syndrome in an older population from Spain. The Toledo Study for Healthy Aging. J Nutr Health Aging 15:852–865

[6] Sanchez-Garcia S, Sanchez-Arenas R, Garcia-Pena C et al (2014) Frailty among communitydwelling elderly Mexican people: prevalence and association with sociodemographic characteristics, health state and the use of health services. Geriatr Gerontol Int 14(2):395–402

[7] Romero-Ortuno R, Fouwheather T, Jagger C (2014) Cross-national disparities in sex differences in life expectancy and without frailty. Age Aging 43:222–228

[8] Clegg A, Young J, Iliffe S et al (2013) Frailty in elderly people. Lancet 381(9868):752–762

[9] Fried LP, Tangen CM, Walston J et al (2001) Frailty in older adults: evidence for a phenotype. J Gerontol A Biol Sci Med Sci 56(3):M146–M156

[10] Mitnitski AB, Mogilner AJ, Rockwood K (2001) Accumulation of deficits as a proxy measure of aging. Sci World J 1:323–336

[11] Gielen E, Verschueren S, O'Neill TW et al (2012) Musculoskeletal frailty: a geriatric syndrome at the core of fracture occurrence in older age. Calcif Tissue Int 91(3):161–177

[12] Heuberger RA (2011) The frailty syndrome: a comprehensive review. J Nutr Gerontol Geriatr 30(4):315–368

[13] Nitz JC, Low Choy NL (2008) Falling is not just for older women: support for pre-emptive prevention intervention before 60. Climacteric 11:461–466

[14] Huxham F, Goldie P, Patela A (2001) Theoretical considerations in balance assessment. Aust J Physiother 47:89–100

[15] Tinetti ME, Williams CS (1988) The effect of falls and fall injuries on functioning in community-dwelling older persons. J Gerontol A Biol Sci Med Sci 53:M112–M119

[16] Rogers MW, Mille ML (2003) Lateral stability and falls in older people. Exerc Sport Sci Rev 31:182–187

[17] Maki BE, Edmondstone MA, McIlroy WE (2000) Age-related differences in laterally directed compensatory stepping behavior. J Gerontol A Biol Sci Med Sci 55(5):M270–M277

[18] Lazaro M, Gonzalez A, Latorre G et al (2011) Postural stability in the elderly: fallers versus non fallers. Eur Geriatr Med 2:1–5

[19] Maki BE, Mcilroy WE (2006) Control of rapid limb movements for balance recovery: agerelated changes and implications for fall prevention. Age Ageing 35(S2):ii12–ii18

[20] Maki BE, Zecevic A, Bateni H et al (2001) Cognitive demands of executing rapid postural reactions: does aging impede attentional switching? NeuroReport 12:3583–3587

[21] Do MC, Bussel B, Breniere Y (1990) Influence of plantar cutaneous afferents on early compensatory reactions to forward fall. Exp Brain Res 79:319–324

[22] Kim H, Suzuki T, Kim M et al (2015) Effects of exercise and milk fat globule membrane (MFGM) supplementation on body composition, physical function, and hematological parameters in community-dwelling frail Japanese women: a randomized double blind, placebocontrolled, follow-up trial. PLoS One 10(2):e0116256

[23] McPhee JS, French DP, Jackson D et al (2016) Physical activity in older age: perspectives for healthy ageing and frailty. Biogerontology 17(3):567–580

[24] Department of Health UK (2011) Start active, stay active: UK physical activity guidelines. Department of Health, London, UK. http://www.dh.gov.uk/health/category/publications/

[25] Health USDo (2009) Physical activity guidelines advisory committee report, 2008. To the secretary of health and human services part A: executive summary. Nutr Rev 67:114–120

[26] Tak E, Kuiper R, Chorus A, Hopman-Rock M (2013)

Prevention of onset and progression of basic ADL disability by physical activity in community dwelling older adults: a meta-analysis. Ageing Res Rev 12:329–338

[27] Beijersbergen CM, Granacher U, Vandervoort AA et al (2013) The biomechanical mechanism of how strength and power training improves walking speed in old adults remains unknown. Ageing Res Rev 12:618–627

[28] Stenroth L, Sillanpaa E, McPhee JS et al (2015) Plantarflexor muscle-tendon properties are associated with mobility in healthy older adults. J Gerontol A Biol Sci Med Sci 70(8):996–1002

[29] Pereira A, Izquierdo M, Silva AJ et al (2012) Effects of high-speed power training on functional capacity and muscle performance in older women. Exp Gerontol 47:250–255

[30] Cadore EL, Rodriguez Manas L, Sinclair A, Izquierdo M (2013) Effects of different exercise interventions on risk of falls, gait ability, and balance in physically frail older adults: a systematic review. Rejuvenation Res 16(2):105–114

[31] De Labra C, Guimaraes-Pinheiro C, Maseda A et al (2015) Effects of physical exercise interventions in frail older adults: a systematic review of randomized controlled trials. BMC Geriatr 15:154

[32] De Almeida Mello J, Macq J, Van Durme T et al (2016) The determinants of informal caregiver's burden in the care of frail older persons: a dynamic and role-related perspective. Aging Ment Health 1–6

10 老年物理因子治疗

A. Musumeci, J.V. Papathanasiou, E. Lena, C. Assenza, C. Giordani, C. Foti, L. Gobbo, S. Masiero

10.1 引　言

本章旨在介绍被卫生保健专业人员普遍认可的老年疾病的相关物理因子治疗方法（physical therapy modalities，PM）。PM是以物理介质为媒介，通过在机体中产生生物学改变的连锁反应，达到特定的治疗效果。热、机械、电和磁是其中最重要的物理介质。PM的疗效取决于对其作用机制、剂量、治疗模式以及合理使用的了解。常见的适应证有肌骨疼痛、肌肉挛缩、痉挛、炎症、水肿和伤口等。在老年人中，PM常与其他手法治疗联合使用，并在康复计划中有不同的疗程周期。

10.2 温热疗法

温热疗法是应用加热剂（热疗）和冷却剂（冷冻疗法）来治疗肌肉、关节和软组织疾病的治疗方法。通过提高特定区域的组织温度，以诱导预期的生物反应。温热疗法不但可以促进组织代谢、调节细胞通透性、增加胶原组织的延展性、改变血流动力学，还可以改变神经纤维的兴奋性，缓解疼痛和肌肉痉挛。

热疗通过传导、对流和辐射的热传递方式将热量传递给身体。一般而言是在相应部位或整个肢体上放置加热装置。

浅层热疗分很多种，如泥罨包疗法、湿热罨包疗法、热袋疗法、蜡浴疗法、热水浴疗法、桑拿浴疗法和蒸气浴疗法等。

冷冻疗法常用于减少肌肉和软组织损伤后的代谢需求、水肿、炎症和出血。通常使用冰袋、毛巾、按摩、凝胶袋等。

冷热疗法不但可用于住院和门诊，也可居家使用。

10.2.1 热疗

10.2.1.1 石蜡浴疗法

液状石蜡也被称为石蜡油，通过热传导的方式进行热量传递。石蜡一旦凝固，会对局部产生一种机械压迫作用。

石蜡浴选取石蜡和矿物油的混合物，将其加热并保持在50~55℃。让患者将受伤的肢体浸入石蜡中几秒钟后取出，待石蜡凝固，重复上述操作6~12次。随后将加热的部分放入塑料袋中，用若干毛巾包裹20~30min。治疗结束后去除凝固的石蜡。

局部石蜡浴的治疗作用主要是在骨关节炎

中缓解疼痛，缓解手部和足部关节的水肿、肌肉痉挛和挛缩。其禁忌证有心肺衰竭、对石蜡不耐受、开放性伤口及皮肤感染。

10.2.1.2　红外线疗法

红外线是由天然（如太阳）或人工（发光或不发光）光源产生的电磁辐射（波长为 760nm~1mm）。发光光源（波长为 760nm~1400nm）发射近红外线（near infrared，NIR）、可见光和长波紫外线（UVA）。光源温度越高，频率越高，波长越短。

用于 PM 的大多数家用设备，通常会发出 NIR。NIR 可以给细胞供能，引起血管舒张，皮肤的血流量增加，局部温度升高。红外线的最大穿透深度为 1cm。

红外线灯对肌肉和关节的疼痛具有生物刺激和治疗作用，治疗时间一般为 10~30min。NIR 可用于治疗骨关节炎、肌肉痉挛和挛缩方面的疼痛，以及体育锻炼、按摩、手法治疗或溃疡治疗（与 UVA 相关）之前的热身。

NIR 的禁忌证有发热及心脏相关疾病。

10.2.1.3　短波透热疗法

短波透热疗法（穿透性热疗）是运用电容器(电容场)或线圈(感应场)形成高频电磁能量，进一步产生分子振动，使治疗部位温度升高。其采用的频率为 27.12MHz，包括连续短波透热（continuous shortwave diathermy，CSWD）和脉冲短波疗法（pulsed shortwave therapy，

PSWT）两种输出模式；作用深度可达 3cm。CSWD 利用其热效应作用于肌肉和关节表面，而 PSWT 则主要利用非热效应。

短波透热疗法的主要作用是增加细胞膜通透性，改善线粒体功能，调节酶活性，增加组织延展性等。

CSWD 的适应证有退行性风湿性疾病、亚急性或慢性腰痛、肌肉骨骼损伤（拉伤、肌腱炎、腱鞘炎、滑囊炎、扭伤）和肌挛缩。

CSWD 的禁忌证有起搏器、听觉或金属植入物者、孕妇、出血倾向者、骨质疏松和肿瘤患者。与此同时，对热、痛敏感性改变的患者也应谨慎使用。每次治疗 20~30min，连续治疗 2 周。

PSWT 作用于组织的平均功率相对较低，峰值功率通常为 150~200W。在炎症和修复阶段，PSWD 的主要目标是细胞膜和离子转运，可有效地恢复肌肉骨骼和软组织的细胞膜电位和离子转运。治疗时间不超过 20min。

PSWT 对水肿或血肿被证实有效，它可以加快组织愈合和促进骨痂形成。

禁忌证包括治疗部位有急性动静脉血管疾病、起搏器植入、妊娠、近期大量出血、恶性肿瘤、活动性肺结核及近 6 个月内接受放疗（表 10.1）。

10.2.2　冷疗

局部冷疗（冷冻疗法）通过诱发血管收缩

表 10.1　不同物理因子治疗的组织吸收情况及作用部位

物理因子	组织吸收情况	作用部位
红外线	表浅组织吸收	肌肉、关节、溃疡
连续短波	深部组织吸收	肌肉、关节
脉冲短波	富含水、离子的组织吸收	肌肉、神经、水肿、血肿
激光	表浅血管吸收	肌肉、神经、肌腱、关节、开放性伤口
超声	富含致密胶原蛋白的深部组织吸收	韧带、肌腱、筋膜、关节囊、肌纤维

（改编自 www.electrotherapy.org/modality/ultrasound-therapy）

反射来减少血流，降低炎症和缺氧组织的代谢需求。此外，它还可以降低组织伤害感受器的激活阈值、神经传导速度和肌梭纤维的活性，从而起到局部麻醉的作用。

冷疗不但可改善疼痛症状，减轻局部水肿和炎症；还可有效减少肌肉痉挛和挛缩，用于治疗扭挫伤、拉伤、肌腱炎等。出于对所有这些因素的考虑，冷疗常用于急性损伤和关节疾病后。

10.3 激光治疗

受激辐射放大产生的光简称激光。激光治疗是通过将能量传输到组织内，从而依据Arndt-Schultz定律调节生物效应（光生物调节作用）：低剂量光子能刺激生物效应（光生物刺激效应）；反之，高剂量光子则起到抑制作用（光生物抑制效应）。

根据波长/最大输出功率和对照射者的损害程度，激光可分为四个危险等级：从最低（Ⅰ类：无危害）到最高（Ⅳ类：严重危害眼睛和皮肤）。大多数激光治疗用的是Ⅲ类激光（低能量、低温或低功率激光），只能提供≤500mW的有限能量和功率。然而，它的疗效不及高能激光（Ⅳ类激光）。

激光治疗可以镇痛、消炎（刺激β－内啡肽的释放）和促进组织修复（通过诱导蛋白质合成和增加血液流动，从而促进深层结构再生）。其生理效应是：

·生物刺激（提高细胞代谢）
·改善血液循环和引起血管扩张
·增加ATP的产量
·促进伤口愈合
·增加胶原蛋白合成
·增强巨噬细胞活性
·改变神经传导速度

如果治疗部位较小，可以通过连接器歧管进行激光照射（图10.1）；如果治疗部位较宽大，可使用扫描技术。

激光治疗常见的适应证有肌肉骨骼疼痛、肌腱炎、软组织炎症、肌腱末端病、水肿和压疮（表10.1）。

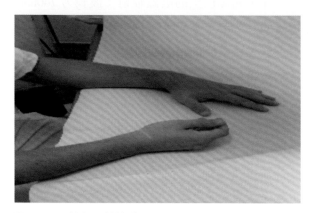

图10.1 激光照射的应用

10.3.1 低能量激光治疗

低能量激光治疗（low-level laser therapy，LLLT；波长为600~1000nm）使用红光光束或近红外激光。仪器设置有不同的程序，并通过不同的方法进行。

LLLT对缓解风湿性疾病引起的疼痛、骨关节炎性疼痛、颈部疼痛、慢性非特异性腰痛、肌腱和关节疾病的疼痛很有用。一般治疗时间为5~10min。

10.3.2 高能量激光治疗

高能量激光不但可促进组织愈合，还可以改善骨关节炎、腕管综合征、肱骨外上髁炎、扭伤或拉伤以及肌肉疾病引起的疼痛。

10.4 超声波治疗

超声波（Ultrasound，US）是一种机械波，它可以穿过身体表面,将能量传递到内部组织,引起组织内的分子振动。US具有热效应和非热效应;非热效应是空化作用和剪切力的共同作用结果(见"热疗"相关内容)。空化作用能诱导活性氧形成,并在炎症期刺激细胞修复。剪切力包括辐射压力、辐射力和微流;微流可改变细胞的扩散速率、通透性和膜电位。热效应能提高神经传导速度,加快血流速度,减少水肿。由此可见治疗性US主要用于促进组织愈合,提高组织修复质量。

US治疗的通用频率为1.0~3.0 MHz,频率决定了US的作用深度。治疗性超声可分为脉冲超声波和连续超声波,可以直接使用声头和导电凝胶进行治疗(图10.2),也可将声头浸入水中间接进行治疗(图10.3)。在富含胶原蛋白的组织(如韧带、肌腱、筋膜、关节和肌纤维)中US作用深度更深(表10.1)。

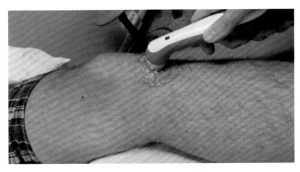

图10.2　US直接接触作用于膝关节

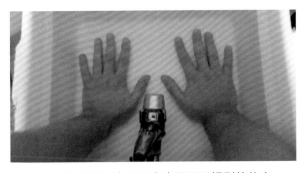

图10.3　水中浸入法US治疗用于不规则的体表

US的单次治疗时间大约为5~15min,每周1~3次;治疗过程中患者不应该感到疼痛。许多临床医生对急性期患者使用脉冲超声治疗,每天1~2次,持续6~8天,直到症状消退。对亚急性或慢性期患者,可隔天接受1次治疗。

US治疗的适应证有骨关节炎、风湿性疾病、关节或肌腱炎症、软组织损伤、扭伤或拉伤、骨化性肌炎、神经卡压(臂丛神经痛、坐骨神经痛)、肌肉痉挛。

US治疗的禁忌证有心脏病、深静脉血栓、妊娠、恶性肿瘤和有金属植入物。

10.5　体外冲击波治疗

冲击波是一种比传统声波传播速度更快的高能声波。能量越多,冲击波穿透组织的深度越深,可使血液和淋巴液中溶解的气体迅速发生膨胀。膨胀的气体分子会引起失能组织的压力增加,造成空化泡快速自我崩塌,在组织中形成爆破(冲击波),即空化现象。健康的组织由于其很容易吸收能量,因此不会受到冲击波的影响。

冲击波对肌肉骨骼系统明确的作用有:
- 改变细胞通透性
- 激活成骨细胞
- 促进骨生成
- 合成生长因子
- 增加Ⅰ型和Ⅲ型胶原蛋白合成
- 影响血管活性

冲击波可分为聚焦式和发散式冲击波。不同技术产生的冲击波具有不同的物理特性(发散式冲击波由气动系统产生;聚焦式冲击波由电力液压、电磁和压电冲击波发生器产生),并且不同的治疗参数,组织的穿透深度也会不同(表10.2)。

体外冲击波治疗(Extracorporeal Shockwave Therapy,ESWT)已被证明对肌肉骨骼疾病是有效且安全的治疗方法。其中发散式冲击波可用于肌筋膜疼痛综合征或痉挛。

表 10.2 ESWT 的物理特性

ESWT 模式	压力（巴）	脉冲持续时间	压力分布	穿透深度
发散式	1~10	0.2~0.5 ms	径向，发散	表浅
聚焦式	100~1000	0.2 μs	聚焦	深

聚焦式冲击波在缓解深部疼痛或慢性肌腱炎方面可能更有效；除此之外，还可用于：

• 肌腱末端病（足底筋膜炎、肱骨内外上髁病变、肩袖肌腱炎伴或不伴钙化、内收肌综合征等）

• 骨愈合功能受损（延迟愈合、应力性骨折、早期缺血性骨坏死等）

• 肌肉病变（肌筋膜综合征、纤维肌痛除外）

• 伤口愈合不良

• 肌痉挛

10.6 全身振动

过去的 10 年中，全身振动（whole body vibration，WBV）在老年康复中得到了广泛的应用。它是一种被动的运动方式，患者需保持卧位、坐位或站在一个平台上，将振动刺激传递到身体的其他部位。通过改变肌肉肌腱复合体的长度和引起运动单元的反射性活化来激活感觉感受器。然而，WBV 的生物和机械效应尚未被充分认识。

WBV 对老年人（尤其是体弱的老年人）的腿部肌肉力量、姿势控制和功能活动有积极的影响。振动疗法还可用于多发性硬化、神经病变、骨质疏松和疼痛（如女性患者的纤维肌痛综合征）。对帕金森病患者步态和平衡的干预，WBV 也有一定的积极影响。

WBV 的禁忌证有急性炎症、感染、急性关节炎、严重的心血管疾病、心力衰竭、心脏起搏器植入、深静脉血栓形成、腿部溃疡、妊娠、痉挛、眩晕、严重头痛、急性肌腱炎、急性腰痛、脊椎前移滑脱、骨折、金属植入、严重的骨质疏松、转移性肌肉和骨肿瘤、严重的眼部疾病和新鲜伤口等。

10.7 磁 疗

磁疗是将电流产生的人造磁场作用于人体的一种治疗方法。PM 中使用的人造磁场与地球磁场相似，但频率更高，作用时间更长。

磁疗通过作用于细胞膜，可以改变细胞通透性和增加细胞内新陈代谢及物质交换；同时磁疗具有生物刺激作用（增加核酸合成、细胞代谢、耗氧量）和镇痛作用（抑制外周伤害性刺激，促进疼痛抑制物质的产生和释放，促进外周血液循环）。与此同时，磁疗可调节自主神经系统功能，增加儿茶酚胺或乙酰胆碱水平，通过刺激骨痂形成来增强骨骼营养。综上所述，磁疗具有镇痛、消炎、消肿和组织修复的作用。

人造磁铁是可以通电后工作的电磁铁，它产生的脉冲电磁是由交流电经过线圈（图 10.4）或永磁产生的。低或高强度磁场在门诊或居家治疗中每天可使用数小时。仪器的设置应根据患者的反应进行调整。疼痛症状的增加可以对治疗过程产生正向反馈。

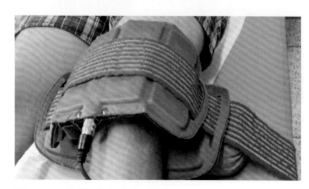

图 10.4 便携式脉冲磁疗

磁疗的常见适应证有骨量减少、骨折延迟愈合、创伤后骨痛退化症、炎症性或退行性关节病、营养性溃疡等。

磁疗的禁忌证有心脏起搏器植入、出血倾向、妊娠、急性感染、恶性肿瘤等。

10.8　电　疗

物理和康复医学（Physical and Rehabilitation Medicine，PRM）中使用的所有电疗都是通过改变电流，以对人体组织产生特定的、所需的生理效应。通过皮肤电极传递电流的所有电疗设备，无论传递的电流是交流电（AC）、直流电（DC）还是脉动电流（PC），都是经皮电刺激器。当电流进入生物组织时，会产生特定的生理变化。波形一词表示由电疗设备产生在示波器上显示的电流的形状、方向、振幅、持续时间和脉冲频率。

波形可分为以下几种（图 10.5）：

· 矩形波

· 方波

· 尖波

· 正弦波

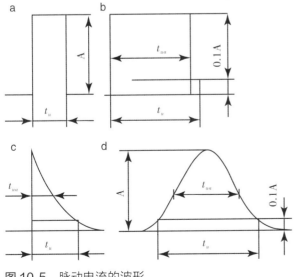

图 10.5　脉动电流的波形

对于 PRM 专家来说，了解细胞的电特性、细胞间和细胞内的通讯、生物电势、组织电流、应变产生的电势以及其他非电离能的生物效应至关重要，以便最大限度地利用当前和未来的电学方法来获得最大的临床效益。

如今，PRM 专家正使用电流来进行快速有效的疼痛管理、组织愈合和神经肌肉刺激。治疗方案必须针对评估中发现的问题进行调整。尽管电疗有时可以有非常明显的效果，但这是特例而不是定律。如果我们想最有效地运用电疗，就不应采用散弹式策略。通常每次电疗持续 30 min；每周可以重复 2~3 次，10~12 次为 1 个疗程。

10.8.1　离子电渗疗法

离子电渗疗法是一种通过直流电将各种离子化药物导入皮肤，以便通过膜传输化学物质的治疗方法。离子电渗疗法具有无痛、无菌和无创等多个优点，有高度的依从性和可接受性，并对恢复过程起积极作用。其主要优势在于能够提供药物快速和持续的释放，从而降低对药物产生耐受的可能性。经皮离子电渗疗法则是以恒定的速率提供药物，从而使有效血浆浓度能在一个治疗窗口内保持较长时间。临床中，离子电渗疗法用于治疗炎性肌骨疾病、镇痛、改善瘢痕、促进伤口愈合，以及治疗水肿、钙沉积和多汗症。离子电渗疗法的有效性与所使用的药物或用于离子转移的溶液直接相关。但不论使用哪种方法，每种药物都有其各自的疗效。

离子电渗疗法的禁忌证包括起搏器植入、癫痫、恶性肿瘤、金属植入、胃炎或活动性胃溃疡（氢化可的松）、皮肤敏感性反应、皮肤伤口、哮喘（醋甲胆碱）、对金属（锌、铜、镁）和海鲜（碘）过敏等。与离子电渗疗法相关的最常见并发症是化学灼伤，通常是由直流电本身引起的,而非用于治疗的离子所导致的。如果电极与皮肤接触不良而形成对电流的高阻抗,可能导致热灼伤。因此,在治疗期间,PRM 专家应密切观察患者是否有异常的皮肤局部反应或全身反应。

10.8.2 神经肌肉电刺激

神经肌肉电刺激(Neuromuscular Electrostimulation, NMES)也称为肌肉电刺激(electrical muscle stimulation, EMS)或电刺激,是一种利用肌肉细胞的兴奋性,通过电流诱导肌肉收缩的非侵入性方法。该方法可以应用于正常神经支配的肌肉和失神经支配的肌肉。

NMES 能增加肌肉力量。然而,关于这种刺激能够引起肌力变化的基础机制,目前尚不明确。尽管 NMES 代表了一种超出(个体)意志的人工肌肉刺激方法,但已经有证据表明它可以产生与力量有关的神经元适应性。实际上,可以说力量的改善先于肌肉大小的改变;与自主训练相比,NMES 所需的训练强度更低;伴随着 NMES 治疗的肢体力量的增加,对侧未治疗的肢体也出现力量增加(交叉教育现象)。与此同时,在 NMES 的治疗过程中,控制患者的不适感也很重要,它可以影响患者对治疗的依从性。关于患者的治疗耐受性问题是许多研究的目标:结果显示,针对不同类型的电流,患者的反应差异性很大;因此,电流类型的选择必须根据具体情况而定,以便以最小的不适感获得最大的收缩效果。此外,为了从 NMES 中获得最大收益,所使用的电流强度必须足以引起肌肉相对强烈的收缩。然而,尚未确定能引起肌肉适当收缩以达到有效肌肉训练的最小电流强度。

在老年人中,NMES 可运用到以下情况的康复计划中:失用性萎缩,增加和维持关节活动度,消肿,改善肌肉挛缩或强直,增加运动中的肌肉募集,盆底肌康复,慢性进行性肌无力,或者在完全或不完全卧床患者的康复计划中作为一种下肢力量训练的方式,预防静脉血栓形成。

NMES 的主要禁忌证有起搏器植入,妊娠,静脉炎,肌炎,肌无力,肌营养不良和皮肤伤口。现如今,许多人将 NEMS 与经皮神经电刺激(transcutaneous electrical nerve stimulation, TENS)相混淆。虽然 NMES 和 TENS 设备看起来很相似,都使用长的电线和电极。但 TENS 用于止痛,NMES 用于刺激肌肉。

10.8.3 经皮神经电刺激(TENS)

TENS 是一种非药理学方法,广泛用于各种情况下的急性和慢性疼痛管理。作为一种无创、廉价且安全的干预措施,TENS 由美国 PRM 协会定义为用以减轻疼痛的皮肤电刺激。美国食品药品监督管理局(The Food and Drug Administration, FDA)已批准将 TENS 用作缓解疼痛,并于 1972 年将其归为 II 类器械。解释 TENS 作用机制的最公认的理论是 Melzack 和 Wall 在 1965 年提出的疼痛"闸门控制学说"。他们认为 TENS 可以通过刺激粗纤维(A-β 纤维),诱导脊髓的胶状质中间神经元的抑制。从而,抑制细纤维(A-δ 和 C 类疼痛纤维),实现 T 细胞的突触前抑制,关闭疼痛闸门,控制对疼痛的感知能力。1977 年,Mayer 等人提出的"阿片类药物理论"作为对 TENS 作用机制的第二种解释。他们大胆猜想纳洛酮(一种类阿片受体拮抗药)通过释放内啡肽发挥作用,以阻断低频电针疗法(<10Hz)的镇痛效应。

TENS 是一种基于 1~2 个通道模式的小型便携式设备,由可充电或可更换的电池来进行供电(图 10.6)。该设备通常使用两个或多个电极连接到皮肤。典型电池供电的 TENS 可以调节脉冲宽度、频率和强度。通常，高频（>50 Hz）的 TENS 强度需低于运动阈值（感觉强度），而低频（<10 Hz）强度以产生运动收缩为主。

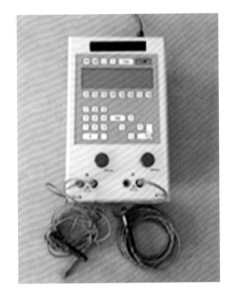

图 10.6　TENS 设备

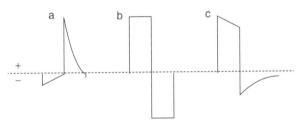

图 10.7　（a）尖峰，（b）对称矩形波，（c）不对称矩形波

4~30 cm² 的电极可以以双相、尖峰（图 10.7a）、矩形、对称（图 10.7b）或不对称（图 10.7c）的波形来传输电流。负波的存在防止了神经纤维的适应性，使电流不能引起膜损伤。

TENS 治疗有效的原因之一在于电极的正确放置。而正确的治疗部位选择取决于各种临床和个体情况。电极可以放置在板机点（图 10.8a，b）、压痛点、周围神经、皮肌、脊神经根、运动点和针刺点上。根据疼痛部位的位置，可以横向、纵向（图 10.8c）、交叉（图 10.8d）、对侧、跨关节或"Y"背负式放置电极。

TENS 可以有效治疗急性术后疼痛。许多高质量的研究表明，对于急性术后疼痛，TENS 可以起到镇痛的作用，且手术伤口旁也易于放置电极。据报道，TENS 的安慰剂作用在 20% ~40%，而镇痛作用在 70% ~85%。

如今，TENS 的主要适应证包括运动损伤、急性颈部疼痛、下背部疼痛、痛经等。对成年人而言，TENS 还用于与 TMJ 疾病相关的疼痛处理以及根管和拔牙治疗。一些研究评估了 TENS 在治疗慢性疼痛，特别是类风湿性关节炎、肌筋膜疼痛、神经性疼痛和下背痛中的作用。除此之外，TENS 还可以改善分娩、肿瘤和心脏

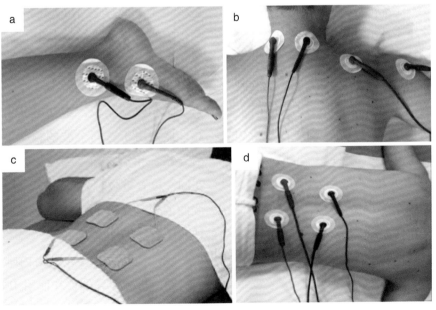

图 10.8　（a）踝关节的疼痛触发点，（b）颈－臂综合征的疼痛触发点，（c）纵向放置，（d）交叉放置

表10.3 TENS缓解疼痛的常用治疗模式

模式	TENS特点	优点	缺点	治疗时间
常规型	频率：10~100 Hz 强度：中低	舒适 起效快（10~15min） 针对急性或慢性疼痛	容易产生适应性	30min到数小时
强烈的低频率或类针灸型	频率：10Hz 强度：高	针对中度持续疼痛	肌肉痉挛，易疲劳	30~60 min
短暂强烈刺激型	频率：60~150 Hz 强度：高	起效快 效果持久（6h） 适应性：罕见	对慢性疼痛可能无效 肌肉痉挛	15~30 min
爆发刺激型	频率：60~100 Hz 强度：从低到高	持久镇痛 比低频TENS更舒适 适应性弱	疼痛 疲劳	30~60 min
调制型	频率：脉冲持续时间和振幅被调制 强度：从低到高	舒适 起效快 适应性弱 针对急性或慢性疼痛	效果持续时间可能较短 可能有不适感	20~40 min
过度刺激型	频率：1~100 Hz 强度：高	舒适 适应性：罕见	起效慢	20~60min

方面的疼痛。表10.3概括了TENS用于缓解疼痛的治疗模式（图10.9）。

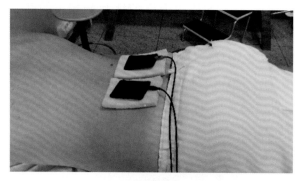

图10.9 TENS治疗腰部疼痛

TENS的禁忌证有心血管疾病（心脏起搏器植入），动静脉血栓形成，肿瘤，各种皮肤病，出血性疾病以及孕妇。对于癫痫患者应慎用TENS，注意治疗时电极不应置于颈部或头部。近来，一种新型的经皮电刺激器得到广泛应用，其使用的电流强度太小以至于无法兴奋周围神经。用以描述这个发生器的最常用概念是微电流神经电刺激器（microcurrent electrical nerve stimulators，MENS）。而最近，MENS又被低强度刺激（low-intensity stimulation，LIS）这一新概念所取代。

电针是在传统的穴位上应用低频、高强度电刺激，以达到引起肌肉收缩和缓解疼痛的目的。该技术通常用于急性肌骨疾病。

10.8.4 干扰电

干扰电（interferential current，IFC）最早是由奥地利科学家Ho Nemec提出其概念及治疗作用的。

为了形成IFC，需要使用两个发生器。它们同时开始产生电流，但一个发生器的频率比另一个稍慢或稍快。最初电波会被进行叠加求和；然而由于这两个波的频率不同，它们将逐渐异相并相消求和。当波形不在同一相位，但在同一位置重叠时，这些波形将产生差频效应。波的混合是由波的相互叠加和抵消引起的，这种效应被称为外差。

IFC的生物学效应是由内啡肽，脑啡肽和疼痛闸门机制介导的。在使用IFC时，PRM专家应选择频率，以此在与刺激器频率之间建立差频。每秒 0~10 个脉冲（pps）的频率可用于神经支配的肌肉产生小的脉冲收缩。20~50 pps 的频率高到可以使神经支配的肌肉发生强直收缩；用于疼痛处理的频率应为 50~120 pps；用于缓解疼痛的频率应为 1 pps。尽管 IFC 具有更深的穿透力、更高的脉冲频率和更大的强度，但事实证明，与其他形式的不同波形相比，IFC 的效果较差。

　　IFC 的适应证有肌肉痉挛、骨折不愈合、强直状态、水肿和伤口。通过激活外周神经中的粗纤维，运用脊髓门控机制对疼痛进行神经调节可以解释 IFC 在管理急性和慢性疼痛中的有效性。

　　IFC 的禁忌证与 TENS 相同（图 10.10）。

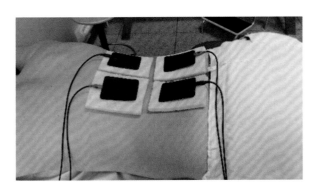

图 10.10　干扰电治疗腰部疼痛

关键要点：
· 物理因子治疗方法运用物理介质对身体组织产生生物学改变和促进老年患者的移动、功能和生活质量。
· 大多数物理因子治疗被用来缓解肌骨疼痛或促进组织愈合。
· 物理因子治疗常见的禁忌证有心脏疾病、急性动静脉疾病、妊娠、发热、感染和恶性肿瘤。

（戴文骏　译，卢茜　方露　审）

原文参考

[1] Perret D, Rim J, Adrian C (2006) A Geriatrician's guide to the use of the physical modalities in the treatment of pain and dysfunction. Clin Geriatr Med 22:331–354

[2] Rakel B, Barr JO (2003) Physical modalities in chronic pain management. Nurs Clin North Am 38(3):477–494

[3] Malanga GA, Yan N, Stark J (2015) Mechanisms and efficacy of heat and cold therapies for musculoskeletal injury. Postgrad Med 127(1):57–65

[4] Dilek B, Gözüm M, Şahin E et al (2013) Efficacy of paraffin bath therapy in hand osteoarthritis: a single-blinded randomized controlled trial. Arch Phys Med Rehabil 94(4):642–649

[5] Gale GD, Rothbart PJ, Li Y (2006) Infrared therapy for chronic low back pain: a randomized, controlled trial. Pain Res Manag 11(3):193–196

[6] Draper D, Knight KL (2008) Therapeutic modalities: the art and science. Lippincott Williams & Wilkins, Philadelphia

[7] Hegedus B, Viharos L, Gervain M, Galfi M (2009) The effect of low-level laser in knee osteoarthritis: a double blind, randomized, placebo-controlled trial. Photomed Laser Surg 27(4):577–584

[8] Ozdemir F, Birtane M, Kokino S (2001) The clinical efficacy of low power laser therapy on pain and function in cervical osteoarthritis. Clin Rheumatol 20:181–184

[9] Simunovic Z, Trobonjaca T, Trobonjaca Z (1998) Treatment of medial and lateral epicondylitis—tennis and golfer's elbow—with low laser therapy: a multicenter double-blind, placebocontrolled study on 324 patients. J Clin Laser Med Surg 16:145–151

[10] World Association of Laser Therapy (2016) Recommended treatment doses for low level laser therapy. http://waltza.co.za/wpcontent/uploads/2012/08Dose_table_904nm_for_Low_Level_Laser_Therapy_WALT-2010.pdf. Accessed 9 Aug 2016

[11] Haslerud S, Magnussen LH, Joensen J et al (2014) The efficacy of low-level laser therapy for shoulder tendinopathy: a systematic review and meta-analysis of randomized controlled trials. Physiother Res Int 20(2):108–125

[12] Huang Z, Ma J, Chen J et al (2015) The effectiveness of low-level laser therapy for nonspecific chronic low back pain: a systematic review and meta-analysis. Arthritis Res Ther 17:360

[13] Watson T (2008) Ultrasound in contemporary physiotherapy practice. Ultrasonics 48(4):321–329

[14] http://www.nycc.edu/webdocs/ic/IQA/IQAFiles/ Protocols/Chapter4/TherapeuticUltrasound4_3.pdf

[15] Armagan O, Bakilan F, Ozgen M et al (2014) Effects of placebo-controlled continuous and pulsed ultrasound treatments on carpal tunnel syndrome: a randomized trial. Clinics (Sao Paulo) 69(8):524–528

[16] Falconer J, Hayes KW, Chang RW (1990) Therapeutic ultrasound in the treatment of musculoskeletal conditions. Arthritis Care Res 3:85–91

[17] Miller DL, Smith NB, Bailey MR et al (2012) Overview of therapeutic ultrasound applications and safety considerations. J Ultrasound Med 31(4):623–634

[18] Lee JY, Kim SN, Lee IS et al (2014) Effects of extracorporeal shock wave therapy on spasticity in patients after brain injury: a meta-analysis. J Phys Ther Sci 26(10):1641–1647

[19] Schmitz C, Császár NB, Milz S et al (2015) Efficacy and safety of extracorporeal shock wave therapy for orthopedic conditions: a systematic review on studies listed in the PEDro database. Br Med Bull 116:115–138

[20] Van der Worp H, van den Akker-Scheek I, van Schie H, Zwerver J (2013) ESWT for tendinopathy: technology and clinical implications. Knee Surg Sports Traumatol Arthrosc 21(6):1451–1458

[21] https://www.shockwavetherapy.org/fileadmin/user_ upload/dokumente/PDFs/Formulare/ismst-consensus-statement-indications-2015.pdf

[22] Sitjà-Rabert M, Martínez-Zapata MJ, Fort-Vanmeerhaeghe A et al (2011) Whole body vibration for older persons: an open randomized, multicentre, parallel, clinical trial. BMC Geriatr 11:89

[23] Sitjà Rabert M, Rigau Comas D, Fort Vanmeerhaeghe A (2012) Whole-body vibration training for patients with neurodegenerative disease. Cochrane Database Syst Rev (2):CD009097

[24] Lau RW, Liao LR, Yu F et al (2011) The effects of whole body vibration therapy on bone mineral density and leg muscle strength in older adults: a systematic review and meta-analysis. Clin Rehabil 25(11):975–988

[25] Sadil V, Sadil S (1994) Electrotherapy. Wien Med Wochenschr 144:509–520

[26] Robinson KR (1985) The responses of cells to electrical fields: a review. J Cell Biol 101:2023–2027

[27] Knight KL, Draper DO (2012) Therapeutic modalities: the art and science, 2nd edn. Lippincott Williams & Wilkins, Baltimore

[28] Maffiuletti NA, Minetto MA, Farina D, Bottinelli R (2011) Electrical stimulation for neuromuscular testing and training: state-of-the art and unresolved issues. Eur J Appl Physiol 111(10):2391–2397

[29] Watson T (2000) The role of electrotherapy in contemporary physiotherapy practice. Man Ther 5:132–141

[30] Troev T, Papathanasiou J (2016) Essentials of physical and rehabilitation medicine for undergraduate medical students, 1st edn. Lax Book

[31] LeDuc S (1903) Electric ions and their use in medicine. Rebman, Liverpool

[32] YN K, Naik A, Garrison J, Guy RH (2004) Iontophoretic drug delivery. Adv Drug Deliv Rev 56:619–658

[33] Costello CT, Jeske AH (1995) Iontophoresis: applications in transdermal medication delivery. Phys Ther 75(6):554–563

[34] Sieg A, Wascotte V (2009) Diagnostic and therapeutic applications of iontophoresis. J Drug Target 17:690–700

[35] Albensi C, Scarpini C, Foti C (2016) Electrical muscle stimulation. In: Troev T, Papathanasiou J (eds) Essentials of physical and rehabilitation medicine for undergraduate medical students. Plovdiv, pp 63–73

[36] Enoka RM (1988) Muscle strength and its development. New perspectives. Sports Med 6(3):146–168

[37] Enoka R (2002) Neuromechanics of kinesiology. Human Kinetics Publisher, Champaign, IL

[38] McMiken DF, Todd-Smith M, Thompson C (1983) Strengthening of human quadriceps muscles by cutaneous electrical stimulation. Scand J Rehabil Med 15(1):25–28

[39] Delitto A, Rose SJ (1986) Comparative comfort of three waveforms used in electrically eliciting quadriceps femoris muscle contractions. Phys Ther 66(11):1704–1707

[40] Jones S, Man WD, Gao W et al (2016) Neuromuscular electrical stimulation for muscle weakness in adults with advanced disease. Cochrane Database Syst Rev 10:CD009419

[41] Sluka KA, Walsh D (2003) Transcutaneous electrical nerve stimulation: basic science mechanisms and clinical effectiveness. J Pain 4(3):109–121

[42] Melzack R, Wall PD (1965) Pain mechanisms: a new theory. Science 150(3699):971–979

[43] Mayer D, Price D, Rafii A (1977) Antagonism of acupuncture analgesia in man by the narcotic antagonist naloxone. Brain Res 121(2):368–372

[44] Lena E, Assenza C, Giordani L, Foti C (2016) Transcutaneous Electrical Nerve Stimulation (TENS). In: Troev T, Papathanasiou J (eds) Essentials of physical and rehabilitation medicine for undergraduate medical students. Plovdiv, pp 57–63

[45] Caruso I, Foti C (2005) TENS Mezzi fisici up to date, pp 158–168

[46] Johnson MI, Paley CA, Howe TE, Sluka KA (2015) Transcutaneous electrical nerve stimulation for acute

pain. Cochrane Database Syst Rev 6:CD006142

[47] Carroll D, Moore RA, McQuay HJ, Fairman F, Tramèr M, Leijon G (2001) Transcutaneous electrical nerve stimulation (TENS) for chronic pain. Cochrane Database Syst Rev 3:CD003222

[48] Deyo RA, Walsh NE, Martin DC, Schoenfeld LS, Ramamurthy S (1990) A controlled trial of TENS and exercise for chronic low back pain. N Engl J Med 322:1627–1634

[49] Mannheimer C, Emanuelsson H, Waagstein F (1990) The effect of transcutaneous electrical nerve stimulation (TENS) on catecholamine metabolism during pacing-induced angina pectoris and the influence of naloxone. Pain 41:27–34

[50] Zuim PR, Garcia AR, Turcio KH, Hamata MM (2006) Evaluation of microcurrent electrical nerve stimulation (MENS) effectiveness on muscle pain in temporomandibular disorders patients. J Appl Oral Sci 14(1):61–66

[51] Zhang R, Lao L, Ren K, Berman BM (2014) Mechanisms of acupuncture-electroacupuncture on persistent pain. Anesthesiology 120(2):482–503

[52] Gundog M, Atamaz F, Kanyilmaz S et al (2012) Interferential current therapy in patients with knee osteoarthritis: comparison of the effectiveness of different amplitude-modulated frequencies. Am J Phys Med Rehabil 91(2):107–113

[53] Rocha CS, Lanferdini FJ, Kolberg C et al (2012) Interferential therapy effect on mechanical pain threshold and isometric torque after delayed onset muscle soreness induction in human hamstrings. J Sports Sci 30(8):733–742

[54] Atamaz FC, Durmaz B, Baydar M et al (2012) Comparison of the efficacy of transcutaneous electrical nerve stimulation, interferential currents, and shortwave diathermy in knee osteoarthritis: a double-blind, randomized, controlled, multicenter study. Arch Phys Med Rehabil 93(5):748–756

11 功能性电刺激在老年期和老年前期的使用

Helmut Kern, Ugo Carraro, Stefan Loefler, Christian Hofer, Sandra Zampieri, Winfried Mayr, Simona Boncompagni, Feliciano Protasi, Rosario Rizzuto, Marco Sandri, Antonio Musarò, Stefano Masiero, Amber Pond, Francesco Piccione, Andrea Marcante

11.1 肌无力的结构和分子标记物以及家庭式功能电刺激带来的改善

Helmut Kern, Stefan Loefler, Christian Hofer, Sandra Zampieri, Winfried Mayr, Simona Boncompagni, Feliciano Protasi, Rosario Rizzuto, Marco Sandri, Antonio Musarò, Stefano Masiero, Amber Pond, Francesco Piccione, Andrea Marcante, Ugo Carraro

如果致死性疾病没有过早地结束生命，那么衰老将会是一个不可避免的过程。Gava 描述了专业运动员们在一系列世界纪录里的力量衰减（从 30 岁到 100 岁），为这个显而易见的概念提供了最后的证据。骨骼肌的力量在 30 岁时开始下降，在 110 岁时几乎线性下降到零。在衰老过程中，许多因素会导致骨骼肌的衰弱，包括亚临床和可逆性肌肉失神经支配及再支配。最近，我们通过比较终身保持运动的老年人和久坐不动的老年人的肌肉，发现去神经支配会导致衰老和肌肉萎缩。与此同时，我们发现运动员具有更高的肌肉质量和更多的慢肌纤维成分，这为体育活动通过保留慢速运动神经元，使肌肉纤维恢复神经支配提供了证据。而腰骶部脊髓损伤所致的不可逆性、完全性圆锥综合征和马尾综合征中会出现肌肉过早萎缩或变性，导致了 5~8 年内肌纤维的完全丧失。

肌肉失神经支配对骨骼肌纤维衰老的影响是一个相对独立的课题。目前我们很难用分子学方法确定运动神经元是否向运动单位内的肌肉纤维释放化学神经营养因子。但众所周知，这种机制有助于神经肌肉接头的发育和维持。化学营养因子是否影响以及哪些因子影响了属于单个肌纤维的数百个细胞核的同步表达仍是一个假说。相反，肌肉动作电位的同步传播似乎是一个更合理的机制。另一方面，近期的一些综述表明 FES 在老年患者的康复治疗中应用较少。骨骼肌的衰老表现为肌肉质量的减少和肌纤维可塑性的显著降低，以及肌肉特异性转录机制的改变。在衰老过程中，蛋白质合成速率降低，蛋白质降解速率随之增加，从而影响肌肉纤维。人们普遍认为，无效的损伤修复是肌肉衰老过程中功能受损的主要原因，它还促进了纤维组织对功能性收缩肌肉的有害替代。意向性运动可以逆转这些有害性进程。有趣的是，有研究表明，急性和长期的抗阻运动都可以刺激久坐的健康老年受试者的卫星细胞增殖。这一事实可能是由于肌肉生长抑制素（一种肌肉质量的负调节因子）水平的增加。据报道，运动人群的肌肉自噬增加，这表明肌肉运动可能激活了一个为肌肉细胞解毒的重要系统。另一个与体育锻炼相关的重要因素是胰岛素样生长因子 1（insulin like growth factor 1, IGF-1）。证据表明，体育训练和定期运动可通过调节自噬，肌动蛋白（IL-6）和 IGF-1 的表达来增加肌肉力量并减少肌少症。

不幸的是，老年人可能无法或不愿充分参加体育锻炼。因此，我们建议功能性电刺激（FES）作为一种替代方法。Krenn 等人设计了一种特别适合老年人需求的神经肌肉电刺激（ES）刺激器。如 Kern 等人所述，老年人要接受定期的神经肌肉电刺激训练，为期 9 周，前面 3 周每周训练 2 次，接下来的 6 周每周训练 3 次，总计 24 次训练（每次 3×10min）。经过详细说明后，受试者可以使用两通道、定制电池供电的刺激器，自己在家中进行电刺激训练。两个导电橡胶电极（9×14 cm，126 cm²），通过湿海绵附着在左右两侧大腿前侧的皮肤上，并对接到刺激器的两个通道。左右侧大腿肌肉受到交替刺激后，能够被分别激活。每次重复的肌肉收缩都是由一串 3.5s（60 Hz）的电脉冲（矩形、双相、波宽 0.6ms）引起。同一侧大腿的连续收缩间隔 4.5 s。在这项研究中，应用了恒压刺激设备。受试者在指导下可增加刺激强度，直至其达到最大耐受量。在这种强度下，所有的受试者都实现了膝关节的完全伸展。不过，刺激设备会在每次训练过程中记录施加的电流和电压（平均刺激电流为 128±16 mA，电压为 39±14 V）。结果显示，肌肉力量的增加与快肌纤维的增加有关，而快肌纤维是最早对

电刺激做出反应的，且与骨骼肌的力量相关。我们发现电刺激增加了 IGF-1（一种卫星细胞增殖和细胞外基质重塑的标志物）的表达，并下调了蛋白酶的表达。而在意向性运动和电刺激过程中也同样有胶原重塑的过程。三种不同形式的胶原蛋白在电刺激肌肉中有所上调，但胶原蛋白的增加看上去并未促进肌肉纤维生成，这体现在形态学证据和 miR29 表达的增加上。INTERREG IV 项目招募了惯常生活方式为久坐不动者，他们接受了为期 9 周的 ES 训练。经过训练的受试者的功能测试表明，电刺激可以改善腿部肌肉力量和灵活性。电刺激显著增加了快肌纤维的大小以及 Pax7 和 NCAM 阳性卫星细胞的数量。此外，在肌肉活检中未观察到肌肉损伤和 / 或炎症的迹象。综上所述，无论是主动或由电刺激诱发的体育锻炼都可以改善衰老肌肉的功能表现。当然，体育锻炼并不能阻止衰老过程，但是电刺激可以作为一种抵消快肌纤维萎缩的安全的家庭式训练方法。

与年龄相关的肌肉力量下降部分归因于神经支配能力的丧失，而这可以通过终生的高水平活动来延迟。永久性失神经支配相关的疾病表现出相似且更早的衰老过程，肌肉退化更为严重。尽管对相关文献存有疑问和批评，我们还是证明了，通过适当的方案，家用功能性电刺激（home-based FES, h-b FES）可以抑制失神经支配的肌肉的变性甚至逆转其过程。因此，应在重症监护病房，康复中心，护理机构以及存在周围神经损伤的老年人家中扩大 h-b FES 的使用，这将有望改善肌肉的神经支配能力。

11.2 部分失神经支配肌肉的 FES 和失神经支配的变性骨骼肌的 FES 训练方案

Helmut Kern, Christian Hofer, Stefan

Loefler, Sandra Zampieri, Winfried Mayr, Simona Boncompagni, Feliciano Protasi, Amber Pond, Francesco Piccione, Andrea Marcante, Ugo Carraro

功能性电刺激（FES）于50年前问世，它通过将电流应用于人类和其他大型哺乳动物的器官和组织上，来替代和/或恢复其已经失去的功能。脊髓损伤会导致功能丧失和肌肉萎缩，在下运动神经元（lower motor neuron，LMN）病变后尤为严重。在过去的几十年中，人们对失神经支配的肌肉给予了极大的关注，在病变涉及LMN时，大量的研究集中在大体解剖结构，力学特性以及骨骼肌再支配潜力方面的变化。文献中的结果是相互矛盾的，电刺激部分失神经的肌肉甚至可能干扰神经再生。过去的十年中，我们研究了FES诱发的体育锻炼对完全性圆锥和马尾神经综合征的脊髓损伤（SCI）的影响。研究中，失神经支配的腿部肌肉与神经系统永久且完全断开连接。失神经支配的肌肉会对普通电子设备的电刺激产生耐受性，几个月内就会发生超微结构的破坏，3~6年内就会出现伴有核团簇和纤维-脂肪变性的严重萎缩。为了消除这些进展性变化，在维也纳开发了一种针对完全性LMN失神经支配的截瘫患者的新疗法：用于失神经支配的变性肌肉的h-b FES。这种h-b FES设计了新的电极和安全的刺激器，可通过提供高强度（最高2.4 J）和长时程（最高150 ms）脉冲来刺激长期失神经支配的骨骼肌纤维收缩，以逆转严重的肌萎缩。在动物实验的可靠证据的基础上，奥地利维也纳的威廉明娜医院进行了特定的临床评估和训练。在经过为期2年的h-b FES训练后，患者表现出：①肌肉质量和肌纤维大小的显著增加，同时肌肉超微结构的显著改善；②在电刺激过程中强直性收缩力恢复，肌肉力量输出也显著增加；③FES辅助下站立和原地踏步训练的能力。总之，h-b FES对于永久性失神经支配的肌肉是一种有效的家庭治疗方法，可以

恢复肌肉的灌注、质量和功能。除此之外的好处还包括减少腿部水肿，预防血栓栓塞和增强坐位缓冲效果。根据我们的临床经验，部分失神经支配的肌肉的神经再生不会受到FES的抑制。相反，即使是受伤后2~5年，我们在进行高强度刺激训练的过程中都观察到了感觉或运动神经支配（或两者都有）。肌肉组织对失神经支配的复杂反应是肌肉生理学和病理学的研究热点之一。其中一个开拓性研究的重要结论是，在一定时间（啮齿动物为6个月）后，失神经支配的肌肉会经历一些不可逆的变化，即使在重新获得神经支配后，也会抑制其完全恢复。来自不同实验模型（包括游离自体移植）的发现得出了相同的结论：失神经支配2~7个月后，大鼠的肌肉恢复能力逐渐下降。这些观察结果被转化为失神经的人类肌肉的宏观行为及其神经再生的潜力，以此形成一种主张，认为神经肌肉的临床管理会产生负面影响。尽管无数这样的结果被发表了，但我们最近在动物模型和人体中的研究，对人类肌肉组织永久性LMN去神经化过程中一些尚未被揭示的特征和行为有所启发。这些结果为FES维持/恢复永久性LMN失神经支配的肌肉奠定了合理基础。我们最近描述的关于人体肌肉长期（以年为单位）LMN去神经支配后的一些影响是出乎意料的。与众所周知的啮齿类动物模型相反，LMN失神经支配的人体肌肉在脊髓损伤1年后呈现单纯性的萎缩。另一方面，电子显微镜记录到萎缩肌肉中由去神经支配引起的特征性肌纤维紊乱发生的时间要早得多。在动物模型和人体中，肌肉纤维的超微结构紊乱比严重萎缩要早得多，它解释了LMN失神经支配肌肉的早期功能受损。直到今天，由于人们普遍认为长期、完全失神经支配的肌肉不能得到有效的刺激，因此对圆锥和马尾神经综合征患者的四肢肌肉通常不进行FES治疗。与此同时，我们在动物模型和人体中的研究显示：①在大鼠中，失神

经支配后至少 3~4 个月内没有发生严重肌萎缩；②在兔子中，失神经支配后的第 1 年内未出现肌肉组织的变性；③人体肌肉组织变性从失神经支配第 3 年开始。我们的研究发现，大鼠长期失神经支配的肌肉比功能性收缩的肌肉维持 L 型 Ca^{2+} 电流和相关蛋白质的基因表达的时间更长。这为人类永久性失神经支配肌肉的康复训练提供了分子、结构和功能上的基本原理，而这种康复训练以前只是基于临床经验观察。FES 装置会在没有神经末梢和长时间失神经支配后刺激肌肉纤维，造成：①肌肉纤维超微结构的恢复；②兴奋收缩装置的传导速度恢复到可以强直性收缩的水平；③维持/恢复肌肉质量和纤维大小。在此之前，电刺激被认为只有在 LMN 损伤后很早开始使用才有效，而 FES 仅用于延缓肌肉萎缩，因为长期失神经支配的肌肉（6 个月后）在受到表面电极和标准商业电刺激器的刺激时没有反应。欧盟 RISE 项目和相关动物研究的结果提出了不同的观点。

11.2.1 刺激装置和电极

在过去的 20 年中，维也纳的一群临床医生和工程师为由于圆锥和马尾神经的完全损伤而导致下肢完全性 LMN 失神经支配的截瘫患者提出了一个新颖的康复概念。为了对抗肌肉转化为不可兴奋组织的渐进变化，这些新的康复管理方法由于 h-b FES 这种新型刺激装置的开发和应用而成为可能。它们经过专门设计，可通过传递高强度和长时程冲动来逆转 LMN 失神经支配的长期和严重萎缩，这种冲动可在缺乏功能性神经肌肉终板的情况下直接引起失神经支配的骨骼肌纤维的收缩。这些新的刺激器和覆盖大面积失神经支配肌肉所需的大号表面电极是由奥地利维也纳医科大学医学物理和生物医学工程中心开发的。在这些原型的基础上，一种用于失神经支配肌肉的

电刺激器现已上市，它就是奥地利维也纳的 Schuhfried Medizintechnik GmbH 的 "Stimulette den2x"。他们为患者提供刺激器和电极，以便每周在家进行 5 天的电刺激。导电聚氨酯制成的大号（$180cm^2$）电极（来自奥地利莫德林的 Schuhfried Medizintechnik GmbH）在早期训练时用湿海绵布覆盖在皮肤表面，并通过弹性织物袖口固定。一旦皮肤适应了必要的高电流密度，就在聚氨酯电极下使用凝胶以实现最小的过渡阻抗。电极具有足够的灵活性，可以保持压力均匀分布在不平坦且活动的皮肤上，从而在整个接触区域提供均匀的电流分布。同时，在奥地利的 Wilhelminenspital Wien 还制定了具体的临床评估和训练设置。

11.2.2 训练方案

这一康复策略的四个阶段的详细情况见表 11.1 和图 11.1。完全失神经支配肌肉的康复训练得到了临床效果的验证，也分别得到了在意大利 Padua 大学和 Chieti 大学进行的光镜和电镜下肌肉活检分析结果的有力支持。Kern 等人在一项纵向前瞻性研究中对此进行了描述。训练策略包括两个渐进刺激计划（图 11.1），Kern 等人在 2010 年详细描述了 FES 对结构、功能、组织学和超微结构参数的积极变化和影响。FES 治疗可以融入患者的日常生活中，而不会对其日常活动造成太大干扰。除此之外，FES 的附加效应包括减少腿部水肿，改善下肢美观，增强坐位时的缓冲作用，以及在家锻炼的能力。因此，我们有信心将我们跨学科的欧洲科学家和临床医生小组的知识传递给更广泛的患病人群和老年人。实际上，当前的研究表明，LMN 失神经支配肌肉的电刺激可扩展至不完全性损伤的患者或老年人，并可以减少与失用和血液灌注受损有关的继发性并发症（骨密度降低、骨折、压疮和血栓栓塞）。

表 11.1 相对短期（1~2 年）失神经支配的人体肌肉的 FES 训练（改编自 Kern et al. Neurorehabil Neural Repair. 2010; 24:709–21）

训练时间（月）	功能分级	刺激参数	训练参数
3~4	Ⅰ 或 Ⅱ	120 ms ID/500 ms IP；5 s SD/2 s SP 40 ms ID/10 ms IP； 3 s SD/3 s SP	5 × 3 min 每周 5 天 3 × 3 min 每周 5 天
5~6	Ⅱ 或 Ⅲ	120 ms ID/400~500 ms IP；5 s SD/1 s SP 40 ms ID/10 ms IP；3 s SD/3 s SP	5 × 4min 每周 5 天 3 × 3min 每周 5 天
6~8	Ⅲ	120 ms ID/400 ms IP；5 s SD/1 s SP 40 ms ID/10 ms IP；3 s SD/3 s SP	5 × 4min 每周 5 天 3~4 × 3min 每周 5 天 + 踝部负重训练 每周 2 次
8	Ⅲ 或 Ⅳ	120 ms ID/400 ms IP；5 s SD/1 s SP 40 ms ID/10 ms IP； 继续 + 切换	5 × 4min 每周 5 天 站立坐下训练 站立 – 步行 – 坐下训练
16	Ⅴ	120 ms ID/400 ms IP；5 s SD/1 s SP 40 ms ID/10 ms IP； 继续 + 切换	5 × 4min 每周 5 天 步行训练

功能分级

0：无法测量扭矩，看不到肌肉收缩 / 抽动

Ⅰ：无法测量扭矩，但可以观察到肌肉收缩 / 抽动

Ⅱ：测量的扭矩在 0.1~2.9 Nm

Ⅲ：测量的扭矩超过 3.0 Nm，但无法站立

Ⅳ：双杠 / 站立架内站立

Ⅴ：辅助下步行

ID，脉冲持续时间；IP，脉冲暂停；SD，刺激持续时间；SP，刺激暂停

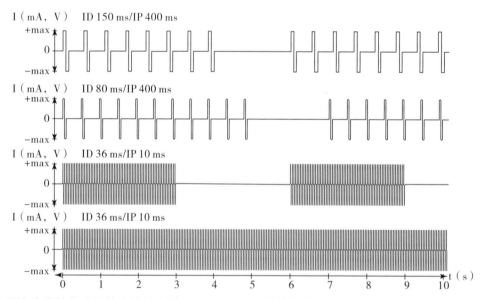

图 11.1 长期完全失神经支配的人体肌肉进行 h–b FES 训练的参数。图中显示了根据表 11.1 中的描述进行渐进 FES 训练的示例。刚开始以刺激持续时间 (SD) 为 4 s、刺激暂停 (SP) 为 2 s，脉冲持续时间 (ID) 为 150 ms 和脉冲暂停 (IP) 为 400ms 的方案激活失神经的肌肉纤维 4 个月（如果失神经的时间在 6 个月以下还可以相应减少）。根据增强激活的情况，可以将 ID 降低到 80 ms，SD 增加到 5 s，持续约 4 个月。下一个训练阶段实施 SD 为 3s、SP 为 3s、ID 为 36ms 和 IP 为 10ms 的强直性腿屈伸训练，不论是否在患者踝关节上增加额外的重量，都可以增加肌纤维直径、肌肉质量、密度和肌力。如果状态进一步提升，不仅可以由外部切换控制进行 ID 为 36ms、IP 为 10ms 的连续刺激训练，而且可以根据失神经支配的时间跨度，进行站立、原地踏步、步行练习

关键要点：

· 老年人和行动能力受损的患者在手臂和腿被固定或卧床后，可能会对他们的独立性产生严重的限制。

· 对患者进行教育和支持，使其能够在医院进行日常运动，然后在家中进行锻炼，这是一种有效且低成本的措施，可以限制老年人的残疾并改善他们的身心健康，但是当人们不愿或被限制进行自主锻炼时，在医院或是在家中进行电刺激是值得许多患者进行尝试的另一种选择。

· 第11.1节讨论了肌无力的结构和分子标志物以及衰老和神经肌肉损伤中FES诱导的恢复方案。

· 11.2节介绍了h-b FES用于失神经变性肌肉的详细方案。

（方露　译，卢茜　戴文骏　审）

原文参考

[1] Gava P, Kern H, Carraro U (2015) Age-associated power decline from running, jumping, and throwing male masters world records. Exp Aging Res 41:115–135

[2] McKinnon NB, Connelly DM, Rice CL et al (2016) Neuromuscular contributions to the agerelated reduction in muscle power: mechanisms and potential role of high velocity power training. Ageing Res Rev 35:147–154

[3] Mosole S, Rossini K, Kern H et al (2013) Significant increase of vastus lateralis reinnervation in 70-year sportsmen with a lifelong history of high-level exercise. Eur J Transl Myol Basic Appl Myol 23:117–122

[4] Mosole S, Carraro U, Kern H et al (2014) Long-term high-level exercise promotes muscle reinnervation with age. J Neuropathol Exp Neurol 73:284–294

[5] Mosole S, Carraro U, Kern H et al (2016) Use it or lose it: tonic activity of slow motoneurons promotes their survival and preferentially increases slow fiber-type groupings in muscles of old lifelong recreational sportsmen. Eur J Transl Myol Basic Appl Myol 26:339–346

[6] Kern H, Carraro U, Adami N, Hofer C, Loefler S, Vogelauer M, Mayr W, Rupp R, Zampieri S (2010) One year of home-based Functional Electrical Stimulation (FES) in complete lower motor neuron paraplegia: recovery of tetanic contractility drives the structural improvements of denervated muscle. Neurol Res 32:5–12

[7] Kern H, Boncompagni S, Rossini K, Mayr W et al (2004) Long-term denervation in humans causes degeneration of both contractile and excitation-contraction coupling apparatus that can be reversed by functional electrical stimulation (FES). A role for myofiber regeneration? J Neuropathol Exp Neurol 63:919–931

[8] Hepple RT, Rice CL (2015) Innervation and neuromuscular control in ageing skeletal muscle. J Physiol 594(8):1965–1978

[9] Carraro U, Kern H, Gava P et al (2016) Recovery from muscle weakness by exercise and FES: lessons from masters, active or sedentary seniors and SCI patients. Aging Clin Exp Res:1–12

[10] Carraro U, Kern H (2016) Severely atrophic human muscle fibers with nuclear misplacement survive many years of permanent denervation. Eur J Transl Myol 26(2):5894

[11] Lømo T (2014) The response of denervated muscle to long-term stimulation (1985, revisited here in 2014). Eur J Transl Myol Basic Appl Myol 24:13–19

[12] Mitchell WK, Williams J, Atherton P et al (2012) Sarcopenia, dynapenia, and the impact of advancing age on human skeletal muscle size and strength; a quantitative review. Front Physiol 3:260

[13] Zampieri S, Mosole S, Löfler S et al (2015) Physical exercise in aging: nine weeks of leg press or electrical stimulation training in 70 years old sedentary elderly people. Eur J Transl Myol Basic Appl Myol 25:237–242

[14] Zampieri S, Pietrangelo L, Loefler S et al (2015) Lifelong physical exercise delays ageassociated skeletal muscle decline. J Gerontol A Biol Sci Med Sci 70:163–173

[15] Kern H, Barberi L, Löfler S et al (2014) Electrical stimulation counteracts muscle decline in seniors. Front Aging Neurosci 6:189

[16] Carnio S, LoVerso F, Baraibar MA et al (2014) Autophagy impairment in muscle induces neuromuscular junction degeneration and precocious aging. Cell Rep 8:1509–1521

[17] Barberi L, Scicchitano BM, Musarò A (2015) Molecular and cellular mechanisms of muscle aging and sarcopenia and effects of electrical stimulation in seniors. Eur J Transl Myol Basic Appl Myol 25:231–236

[18] Scicchitano BM, Rizzuto E, Musarò A (2009) Counteracting muscle wasting in aging and neuromuscular diseases:

the critical role of IGF-1. Aging 1(5):451–457

[19] Vinciguerra M, Musaro A, Rosenthal N (2010) Regulation of muscle atrophy in aging and disease. Adv Exp Med Biol 694:211–233

[20] Carosio S, Berardinelli MG, Aucello M, Musarò A (2011) Impact of ageing on muscle cell regeneration. Ageing Res Rev 10:35–42

[21] Musarò A (2014) The basis of muscle regeneration. Adv Biol 2014:1–16

[22] Sandri M, Barberi L, Bijlsma AY et al (2013) Signalling pathways regulating muscle mass in ageing skeletal muscle: the role of the IGF1-Akt-mTOR-FoxO pathway. Biogerontology 14:303–323

[23] Adamo ML, Farrar RP (2006) Resistance training, and IGF involvement in the maintenance of muscle mass during the aging process. Ageing Res Rev 5:310–331

[24] Pelosi L, Berardinelli MG, De Pasquale L (2015) Functional and morphological improvement of dystrophic musclc by Interleukin 6 receptor blockade. EBioMedicine 2:274–275

[25] Krenn M, Haller M, Bijak M et al (2011) Safe neuromuscular electrical stimulator designed for the elderly. Artif Organs 35:253–256

[26] He Y, Huang C, Lin X, Li J (2013) MicroRNA-29 family, a crucial therapeutic target for fibrosis diseases. Biochimie 95:1355–1359

[27] Cvecka J, Tirpakova V, Sedliak M et al (2015) Physical activity in elderly. Eur J Transl Myol Basic Appl Myol 25:249–252

[28] Sarabon N, Löfler S, Hosszu G, Hofer C (2015) Mobility test protocols for the elderly: a methodological note. Eur J Transl Myol Basic Appl Myol 25:253–256

[29] Hughes AM, Burridge JH, Demain SH et al (2014) Translation of evidence-based assistive technologies into stroke rehabilitation: users' perceptions of the barriers and opportunities. BMC Health Serv Res 14:124

[30] Bersch I, Tesini S, Bersch U, Frotzler A (2015) Functional electrical stimulation in spinal cord injury: clinical evidence versus daily practice. Artif Organs 39:849–854

[31] Kern H, Hofer C, Moedlin M et al (2002) Denervated muscle in humans: limitations and problems of currently used functional electrical stimulation training protocols. Artif Organs 26:216–218

[32] Kern H, Carraro U, Adami N, Biral D, Hofer C, Forstner C, Mödlin M, Vogelauer M, Pond A, Boncompagni S, Paolini C, Mayr W, Protasi F, Zampieri S (2010) Home-based functional electrical stimulation rescues permanently denervated muscles in paraplegic patients with complete lower motor neuron lesion. Neurorehabil Neural Repair 24:709–721. doi:10.1177/1545968310366129

[33] Kern H, Carraro U (2014) Home-based Functional Electrical Stimulation (h-b FES) for long-term denervated human muscle: history, basics, results and perspectives of the Vienna Rehabilitation Strategy. Eur J Transl Myol Basic Appl Myol 24:27–40

[34] Willand MP (2015) Electrical stimulation enhances reinnervation after nerve injury. Eur J Transl Myol 25(4):243–248. doi:10.4081/ejtm.2015.5243. Review

[35] Catapano J, Willand MP, Zhang JJ et al (2016) Retrograde labeling of regenerating motor and sensory neurons using silicone caps. J Neurosci Methods 259:122–128. doi:10.1016/j. jneumeth.2015.11.020.

[36] Willand MP, Nguyen MA, Borschel GH, Gordon T (2016) Electrical stimulation to promote peripheral nerve regeneration. Neurorehabil Neural Repair 30(5):490–496

[37] Willand MP, Rosa E, Michalski B et al (2016) Electrical muscle stimulation elevates intramuscular BDNF and GDNF mRNA following peripheral nerve injury and repair in rats. Neuroscience 334:93–104

[38] Coste CA, Mayr W, Bijak M, Musarò A, Carraro U (2016) FES in Europe and beyond: current translational research. Eur J Transl Myol Basic Appl Myol 26(4):6369. http://www.pagepressjournals.org/index. php/bam/article/view/6369/6187

[39] Rossato E, Marziali A, Carraro U et al (2009) Rise2-Italy Project: muscle FES after peripheral nerve lesions. Basic Appl Myol 19:169–172

[40] Carlson BM (2014) The biology of long-term denervated skeletal muscle. Eur J Transl Myol 24:3293

[41] Midrio M (2006) The denervated muscle: facts and hypotheses. A historical review. Eur J Appl Physiol 98:1–21

[42] Boncompagni S, Kern H, Rossini K et al (2007) Structural differentiation of skeletal muscle fibers in the absence of innervation in humans. Proc Natl Acad Sci U S A 104:19339–19344

[43] Ashley Z, Sutherland H, Lanmüller H et al (2007) Atrophy, but not necrosis, in rabbit skeletal muscle denervated for periods up to one year. Am J Physiol Cell Physiol 292:440–451

[44] Rossini K, Zanin ME, Carraro U (2002) To stage and quantify regenerative myogenesis in human long-term permanent denervated muscle. Basic Appl Myol 12:277–286

[45] Squecco R, Carraro U, Kern H et al (2009) Despite lost contractility, a sub-population of rat muscle fibers maintains an assessable excitation-contraction coupling mechanism after longstanding denervation. J

Neuropathol Exp Neurol 68:1256–1268

[46] Kern H, Hofer C, Mayr W, Carraro U (2009) European Project RISE: partners, protocols, demography. Basic Appl Myol/Eur J Transl Myol 19:211–216

[47] Hofer C, Forstener C, Moedlin M et al (2005) In vivo assessment of conduction velocity and refractory period of denervatd muscle fibers. Artif Organs 29:436–439

[48] Hofer C, Mayr W, Stöhr H et al (2002) A stimulator for functional activation of denervated muscles. Artif Organs 26:276–279

[49] Dr. Schuhfried Medizintechnik GMBH (2012) The "stimulette den2x" is a compact, high performance two-channel electrotherapy device that was developed to be used exclusively for stimulating denervated muscles. http://www.schuhfriedmed.at/en/stimulette-en/stimulette-den2x-2/

[50] Lehmkühl LD, Dimitrijevic MR, Zidar J (1988) Lumbosacral evoked potential (LSEPs) and cortical somatosensory evoked potentials (SEPs) in patients with lesions of the conus medullaris and cauda equina. Electroencephalogr Clin Neurophysiol 71:161–169

[51] Gutrecht JA (1994) Sympathetic skin response. J Clin Neurophysiol 11:519–524

[52] Kern H, Ch H, Mayr W et al (2012) Elektrostimulation komplett denervierter Muskulatur. In: Fialka-Moser V (ed) Kompendium der Physikalischen Medizin und Rehabilitation. Springer, Vienna, pp 445–456

[53] Kern H, Hofer C, Mayr W (2008) Protocols for clinical work package of the European Project RISE. Basic Appl Myol 18:39–44

[54] Pieber K, Herceg M, Paternostro-Sluga T, Schuhfried O (2015) Optimizing stimulation parameters in functional electrical stimulation of denervated muscles: a cross-sectional study. J Neuroeng Rehabil 12:51. doi:10.1186/s12984-015-0046-0

[55] Bizzarini E, Zampa A, Malisan C et al (2009) Epidemiology and FES of Conus-Cauda Syndrome in Friuli Venezia Giulia: data of the spinal unit of udine and report of a difficult-to stimulate case. Basic Appl Myol 19:163–168

[56] Czyrny JJ, Kaplan RE, Wilding GE et al (2016) Electrical foot stimulation: a potential new method of deep venous thrombosis prophylaxis. ERJ Open Res 2(1):20–27

[57] Carraro U, Sandri M, Zampieri S (2015) Patologia Generale del Tessuto Muscolare Scheletrico. In: Pontieri GM, Russo MA, Frati L (eds) Patologia Generale. Piccin Nuova Libraria spa, Padova, pp 1523–42. ISBN 978-88-299-2036-5

[58] Barberi L, Scicchitano BM, De Rossi M et al (2013) Age-dependent alteration in muscle regeneration: the critical role of tissue niche. Biogerontology 14:273–292

12 作业治疗的贡献：一个支持老年人的专业

Mary Ardia, Yann Bertholom, Giovanna Caiata-Olgiati, Christian Pozzi,
Heather L. Hammond

12.1 背 景

作业治疗师，从他们的称谓（至少在英语中）和他们的历史本质来看，是与作业（也称"有意义的活动"）息息相关的。这个相关有两种形式：以作业为方法和以作业为目标。前者往往体现在"治疗性地使用活动"这一标题下，从作业治疗的历史来看，它一直是作业治疗（occupational therapy，OT）[1]的重点，即便不是全部，也占了绝大多数比例。

然而，后者因拘泥于"以作业为基础的实践"，直到 20 世纪末才成为实践的侧重点。在作业治疗的大部分历史中，作业治疗师们使用作业或者有意义的活动，都是在医学领域内，目的是通过治疗性的使用活动来改善有疾病或功能障碍患者的结局。

12.2 引 言

虽然老年人随着年龄的增长会伴有不可预知的衰弱与随之而来的限制，但他们依旧承载着生活中的各种角色和活动带给他们的意义。所有老年人都有属于他们自己的个人生活旅程，他们过往所做的决定造就了他们如今所处的情景。比如，正如我们在生态模式下所看到的，每个人经历衰老的方式，因日常情景、社会和经济状态、性别以及住所的类型不同而变化。这些积极的和消极的事件，塑造了正常的生命轨迹，而这些积极和消极的事件又受文化环境影响，文化环境由社会经济状况、职业选择、健康状态、家庭关系和友谊组成。

如果能早一些意识到这些——这些生命中需要面对的因素，就可以创造机会未雨绸缪，尽享参与的过程。

译者注：1 "occupational therapy" 是意大利和盎格鲁 – 撒克逊国家所用术语。瑞士和其他很多国家会使用 "Ergoterapia/Ergothérapie" 这一术语。但这两个词指的是同一个健康护理专业。后者来源于希腊术语 ergein（意思是做、工作、行动）。在教科书中，这两类术语体系都会见到。

12.3　健康本源的模式和作业治疗

从健康本源的角度来看，调整一个人的生活方式，可以增强一个人自身的自我感知，寻找更多的资源，强化产出性转化的能力，即便在老年，生活也能多姿多彩。

大家都很容易明白高瞻远瞩的价值，既能看到自己，又能超越当下，这是一个内在的个体化的发展，需要接受性的聆听。根据健康本源的理念，即便在被社会孤立或在缺乏刺激的情况下，每个人仍有一定的创造性和成长的能力，虽然这些情况可能会剥夺他们继续参与生活的欲望。这一弥足珍贵的自我反思的能力可以帮助人们成功地理解别人以及了解自己。这样的个人理想是帮助自我实现的动力，并影响我们的生活质量以及整体的幸福度。这改变并塑造着老年人需要或想要去做的有意义的活动，不仅在过去的时间，未来也是！

因此，健康本源的方式可以在"健康－缓解与疾病"的连续体下，作为健康促进的一个理论基础，以确保个人将永远是他们自身健康工程的主角。

这一观点是作业治疗的核心。

现代老年学的哲学教导：老年人的照护计划应包括一个细心多维的分析，涵盖生物医学和心理、认知、功能、社会、个人和精神等方面。在基于直接接触和信任所建立起来的治疗性关系中，健康卫生专业人员能够对个人的复杂性有一个整体的认知，这一点至关重要。

最终，每一种康复的、预防的、信息的和健康为本源的OT方式将与临终照护完美相融，在衰老的过程中提供有效支持。"治愈"的概念在某些方面与以下观点是类似的：它包含一个适应的过程，接受事物本来的面貌，来迎接未来；不是以另外一种心态活着，而是去发现命中赐予的个人资源的宽度。这种思想可以将现状转入到自我意识的过程，并对健康和幸福感产生立竿见影的影响。

最后再多言几句临终照护，反复强调从"治疗"到"照护"的改变，是有用的。这种方式，感性且受欢迎，并由此改变了照护计划，加入了同理心和信任以及与老人及其家属的合作。

12.4　作业治疗在老年照护中的角色

作业治疗师重视这一脆弱和孤独的老年群体，他们站在自己的过往生活与疾病初发的十字路口；作业治疗师看重家庭、社会和老年人自己的期望，正如他们自己经受衰老的现实一样；作业治疗师使老年人去珍惜给他们喜悦的事情以及对他们有意义的事情，即便他们失能了。

OT总坚信这一事实——他们会处理人们以及他们日常生活中的问题，增强他们的自主性以及生活的意志；OT支持老年人的需求和愿望，帮助他们维持他们在社会中的角色以及生活中的位置；OT恢复他们的身份，让老年人感受到健康照顾实践者首当视他们为一个完整的人，并且他们会始终被真诚地视为一个可以参与、自己做决定、尽情享受当下的人，即便在生命短暂的情况下（当症状不允许他们从事复杂的任务，因为精力不足，或者因为活动会威胁到甚至会加重他们已经不稳定的健康时）。老年人的治疗过程若以他们为中心，实现他们个人目标的概率会因此增大。对OT来说，这种关系是必须的，如此一来方可将治疗的意义和计划带入到任务中，对潜在的并发症有所预估，维持老年人的积极性，帮助他们维护重要的关系，促进代偿和康复策略的实施，以及营造良好的环境。在这种方式下，老年人才有可能参与进来，维持他们的角色和责任——用 OT 的术语来讲就是他们的"作业表现"。OT 的职业技能还包括请他们对参与过程的满意程度进行结局测量的能力。

通常来说，我们并不能仅拘泥于个人的需求和愿望，维持和 / 或重获独立性，因为每个人都处在一个物理和社会的有限资源的情境中。作业治疗师必须在跨专业和咨询的过程中懂得合作。正如世界作业治疗师联盟的道德规范中所言，要尊重其他专业组织的特殊贡献。咨询的过程意味着在个案和他们家人的日常和周期性活动中存在多专业同时进行的合作协议，以确保实现作息的健康平衡和能量节约。

12.5　作业治疗评估和治疗的范畴

老年个案会学习一些策略和技巧来减轻日常作业（有意义的活动）的负担，也会学习应用工效学来避免疼痛、超负荷以及预防跌倒。他们也会学习（或反复学习）如何完成日常需要和想要完成的任务以及学习如何促进和 / 或维持认知功能（记忆、注意力、集中注意、问题解决能力等）。作业治疗也鼓励他们重拾休闲活动，比如参与他们以往感兴趣的业余爱好和体育活动，或者培养适合他们当前现实状况的新兴趣。我们也建议老年人做一些表达性和创造性的活动，目的是从中找到并交流个人存在的意义，以增强自信和自尊。

正如所见，在日常情境中，找到人及其所处的环境以及作业之间的恰当平衡对促进老年个案的幸福感是非常重要的。这适用于所有的照顾机构，从急性期的照护到即将出院或者到长期照护机构。总之，Mary Law 博士及其同事所创的人 – 环境 – 作业（person-environment-occupation，PEO）理论模式遵循帮助个案及其家属和朋友的整体观，使其能主动参与到治疗过程中。

作业治疗师会结合老年学领域的科研成果演绎临床推理。科研信息的知识转化（knowledge translation，KT）是一个多阶段的过程，包括收集、评估、总结和分享特定话题的科研知识给终端使用者。我们追求的最佳实践目的是激励专业实践，提供材料，与个案一起讨论，一起决定文献中提出的最佳实践技术的应用。实际上，加拿大国立卫生研究院将知识转化定义为一个动态迭代的过程，包括"……在研究人员和使用人员交互的复杂体系下，交流、综合和合乎道德地应用知识，加速获取研究的益处……通过健康的改善、更有效的服务和产品以及强化的卫生保健体系来实现"。

KT 一贯坚持的原则，通过不断地与个案及其家人互动，与 OT 临床实践的目标自然地融合在一起。

基于广泛和坚实的科学基础，每个康复团队中都需要有一名作业治疗师的重要性显而易见。他们独特的知识可以对团队有重要贡献，并能通过实施人性化和跨学科的照护计划为团队锦上添花。将 OT 加入治疗性和诊断治疗计划中，他们特有的专业能力将会贯穿服务网络始终，完善照护的连续性，支持老人及家属渡过因疾病而不得不对常规做出改变和适应的严峻时期。

基于上述原因，OT 将会提供健全的评估实践，旨在确定一个真正个体化的治疗项目，以适应所有不同障碍程度的个案。

结　论

因此，OT 是一个强大的治疗性学科：预防作业剥夺（完全丧失参与活动的机会，并伴有逐渐的不可阻挡的社会隔离）及其继发的感觉剥夺。这个专业寻求如何避免／减少个案对社会支援的依赖以及随之而来的经济耗费。

OT，从科学的角度谨慎地使用理论模式，却又能在实践中灵活运用。治疗性的过程围绕个案的个人和作业历史的叙述和讨论开始，继而通过临床推理，进展到 OT 的核心：从评估到作业康复。这在恢复的过程中非常明显，强调"有个人意义的一组活动，这些活动从文化角度来说是重要的，并且能支持个人参与到既定的社会情景中"。"作业总是在一个既定的情境中被评估和解读"，这一陈述引领我们强调、总结其中的可成为 OT 基石的一个主题：作业，若脱离了情景，仅以人工或非自然的方式进行，便失去了其意义，应始终将其同时融入多种多样的环境中去。

OT 将不仅是个人能力的挖掘者，还将在最大程度上支持每个个案发掘个人内在的个人资源和能力来重造自我，使老年人发现并／或恢复解决作业相关问题所需的能量。

（伊文超　译，卢茜　解益　审）

原文参考

[1] Polatajko H (2015) Occupation-based practice, client centered practice: an occupational therapy imperative. Giornale Italiano di Terapia Occupazionale 15:8

[2] Regione Toscana (2013) La fragilità nell'anziano: Linea Guida. Accessed online on 21/06/2016 from: http://www.snlg-iss.it/cms/files/LG_Fragilita_anziano_2013.pdf

[3] Richard L, Barthélémy L, Tremblay MC, Pin S, Gauvin L (2013) Interventions de prévention et promotion de la santé pour les aînés: modèle écologique. Guide d'aide à l'action franco-québécois. Inpes, coll. Santé en action, Saint-Denis, France, p 112

[4] Simonelli I, Simonelli F (2010) Atlante concettuale della salutogenesi (modelli e teorie diriferimento per generare salute). Franco Angeli, Milan, Italy

[5] Pozzi C, Bertholom Y (2015) Migliorare la pratica. Giornale Italiano di Terapia Occupazionale, n° 13

[6] Benkirane R (2002) La teoria della complessità. Bollati Boringhieri, Torino, Italy

[7] Boyce B (2011) The healing power of mindfulness. Accessed online 21/06/2016 from: http://www.mindful.org/the-healing-power-of-mindfulness/

[8] Latini CM (2015) Il bisogno occupazionale nel fine della vita. Quando un terapista occupazionale diventa palliativista. Giornale Italiano di Terapia Occupazionale, n° 15

[9] Ardia M, Boffelli L, Caiata-Olgiati G, Capra B, Di Serio C, Ferrari F, Kunz O, Stock-Bernasconi K, Vukic T, Wangler K (2016) Ergoterapia e oncologia/oncoreha Dal to cure al to care: Affrontare i problemi quotidiani, accrescere l'autonomia e la voglia di vivere, accompagnare nei bisogni, desideri, mantenere i ruoli, adattare il luogo di vita. Poster presented at the "Lega Contro il Cancro" Event, Ticino, Switzerland

[10] World Federation of Occupational Therapists (WFOT) (2004) Code of ethics. Accessed online on 22/06/2016 from: http://www.wfot.org/ResourceCentre.aspx

[11] Interprofessional Education Collaborative Expert Panel (2011) Core competencies for interprofessional collaborative practice: report of an expert panel. Interprofessional Education Collaborative, Washington, DC

[12] Law M, Cooper B, Strong SS, Rigby P, Letts L (1996) The person-environment-occupation model: a Transactive approach to occupational performance. Can J Occup Ther 63(1):9–23

[13] Cramm H, White C (2011) KT and OT: a context for knowledge translation for occupational therapy. OT Now 13(6):24–26

[14] Whiteford GE (2010) Occupation in context. In: Turner A et al (eds) Occupational therapy and physical dysfunction- enabling occupation. Churchill Livingstone Elsevier, Stratford, United Kingdom, pp 135–147

13　手和作业治疗

F. Romagnoli, S. Tocco

手是人类与环境和其他生物互动的主要工具。有些人视手为脑的延伸，因为两者都经历数个时代进化为高度特异的器官。病变或外伤持续对上部象限远端的侵袭会对一个人的生活造成极大的负面影响。

手，被视为上肢的终末延伸，事实上在解剖上和功能上都与日常姿势密切相关。正因如此，1970年代美国一群治疗师创建了手部的特定治疗，也就是后来成立的美国手治疗师协会（American Society of Hand Therapists，ASHT）。

2002年Muenzen及其同事撰写了手部治疗的官方定义："它是人体上部象限康复的科学和艺术。手部治疗是作业治疗和物理治疗理论和实践的融合，综合了上部象限、身体功能和活动的知识。通过使用特定的评估和治疗技巧，手部治疗师以促进预防障碍、重建功能和／或逆转进展性病变为目标，从而增强有上部象限病损的个体参与到生活情境中的能力"。

作业治疗师（occupational therapist，OT）占全世界手部治疗师的70%。除了其他专业技能，OT还能分析活动、姿势和日常生活表现。他们也能够通过改造一个人的环境或者日常生活的物品来促进参与。OT具备一项必须能力：可以根据患者的特定需求，充分实施个体化的手部和上肢治疗。

从事手部康复的作业治疗师接诊的患者包括骨科、神经科以及风湿性疾病的患者，使用基于循证的医疗方式。

对骨科患者，OT与手外科医生合作，在术后即刻进行伤口的护理、水肿控制以及量身定做姿势性矫形器，所有的措施都旨在预防不期望出现的关节僵硬或其他并发症。

对神经科疾病患者，OT会定制静态支具预防软组织挛缩，或动态支架代偿暂时瘫痪导致的肌肉无力。近来，手部治疗师们又引进感觉和运动再学习技术，对中枢和外周神经病变进行躯体感觉皮质的康复。

最后，对风湿的人群，OT以专业的武装来减慢关节和软组织的退变。为达预防的目的，OT会制作矫形器具制动发炎的关节，维护变弱的关节。他们也强调风湿患者的关节保护技术和能量节约策略。如果手部或身体其他部分已经出现畸形，也会采用矫形干预措施。在康复期，在术后或者在保守治疗期间，可以进行活动，以维持适当的精细和粗大运动姿势。日常生活活动（activity of daily living，ADL）也会评估，会为患者选择相应的代偿策略，因为风湿性疾病不仅仅手部受累，所以在这一人群中实施以患者为中心的方式是必须的。

总体来说，治疗会基于已发表的方案，但也会进行准确的功能性评估，使用客观和主观的结果测量方法，比如量角器、握力计、徒手测试、感觉评估、功能评估组套以及自我实施的经过验证的问卷。

总结一下，下面是手部康复OT会使用的一些技术：

·静态和动态矫形器，使用低温热塑板材（low-temperature thermoplastics，LLTP），氯丁橡胶和合成石膏材料。

·同患者一起选择由下到上和由上到下的活动，以改善主动和被动活动范围以及肌力开始，之后强调协调性、本体感觉和感觉问题。

·有些治疗媒介也会被OT用来做手部康复，如冷热疗，热疗为组织活动做准备，最后治疗结束后冷疗帮助组织冷却下来；关节松动、神经滑动以及瘢痕按摩在某些情况下都需要与功能性或运动贴扎一起使用。

13.1 手部治疗

手部治疗有很多方面，可由物理治疗师或作业治疗师提供。作业治疗专业人员会使用基于活动分析的康复方案。这种以患者为中心的方式，基于分级的有意义的活动，来解决上肢的功能性问题，不论是关节运动受限（图13.1 a，b）还是肌力减退（图13.2）、不协调（图13.3）、手指／肢体／甚至瘢痕的过敏或感觉减退，以及其他病变和外伤相关的问题。

任何所选的活动都是基于患者的功能和改善情况来分级的。活动往往由简单的开始，比如关节活动受限时抓不同大小或形状的物品（图

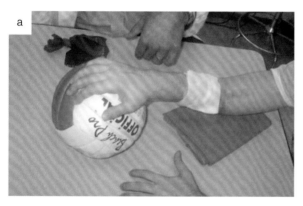

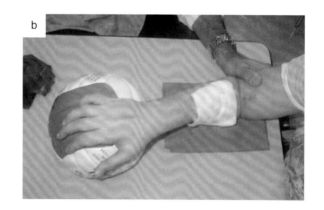

图13.1　腕关节球上活动：屈伸（a），旋前旋后（b）

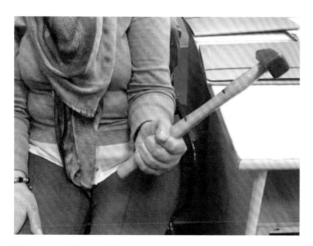

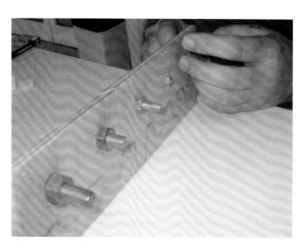

图13.2　使用锤头进行前臂旋转强化训练

图13.3　拧螺丝

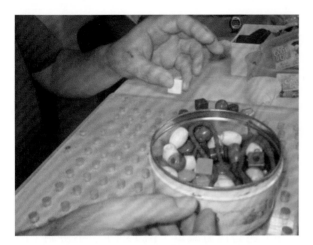

图 13.4　指尖对指尖地抓小珠

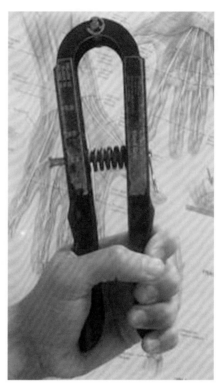

图 13.5　分级握力练习

13.4）或者握不同阻力的握力器（图 13.5）以及抓握技巧。之后患者会转向更复杂的活动，比如组装一个简单的家具用品（图 13.3）以完成烤蛋糕，到最终模拟真实工作或休闲活动，这些对患者更有意义。

　　最后，作业治疗在手部治疗领域的目的是确保患者通过主动或辅助的活动或者对患者来说有意义的活动，使他们能够最小化或消除障碍。有些损伤是暂时的（比如运动损伤）（图

13.6a，b），有些则是永久损伤，比如退行性疾病或者截肢，作业治疗都可以为他们提供适应方案。

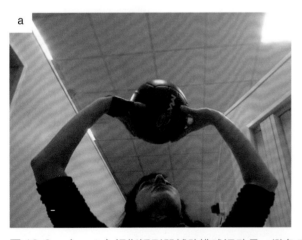

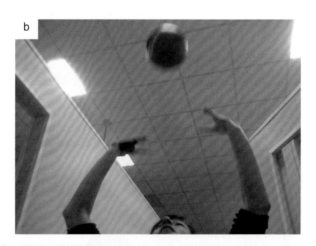

图 13.6　（a，b）拇指矫形器辅助排球运动员，避免疼痛和其他手指损伤

（伊文超　译，卢茜　解益　审）

原文参考

[1]　Muenzen PM et al (2002) A new practice analysis of hand therapy. JHT 3:215–225

[2]　IFSH2014 membership survey report

脆弱的老年人群以及智能居家科技

14

I. Johnson, P. lanes

14.1 引　言

以前，几代人同住在一起，当有需要的时候，更方便彼此照应。一般情况下，祖父母会在年轻人外出的时候帮助照顾他们的孩子，如果祖父母在日常生活中需要帮助，也总会有人来帮到他／她。现在，家庭结构发生了彻底改变。家庭开始分割，有的是在同一个城市，有

的是在同一个国家；但由于近年来国际化的原因，子女分别在不同国家的情况比以往更常见。很多人独自生活，或者生活在一个小的家庭结构内，这对社会网络的搭建是个挑战。此外，人们的寿命增长，其中一部分人带有或多或少的残疾。特殊辅助科技信息中心可能是解决这些脆弱的老年人独自居家生活的一个办法，但这只是等式的一个部分：科技要发挥良好作用，同时需要个体有强烈的动机使用它；当然，个体必须能负担得起它（图 14.1）。

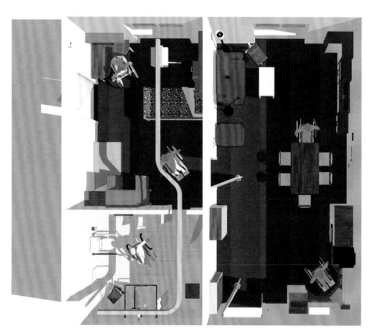

图 14.1　AUSILIA：模拟独立生活活动的辅助单元，特兰托大学和特兰托省卫生服务公司合作而成，意大利，www.ausilia.tn.it

家庭环境是一个理应让人们感觉舒服的地方，一个应该根据他们的生活方式、喜好来布置的地方，一个应该让他们感受到保护和安全的地方。不幸的是，事实往往并不如此。我们知道，家庭环境是发生跌倒的高危地点，尤其是对于有认知、平衡和感觉能力方面表现减退的老年人来说。使用智能家庭科技可以作为一种替代，减少因衰老或残疾导致的日常功能丧失（图14.2）。

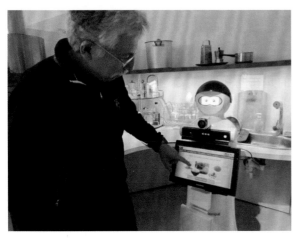

图14.2　用户与DAT中心智能家具机器人互动

14.2　临床案例

Sue，78岁，女，丈夫数年前去世后独居至今，有两个女儿，已成人，在离她不远的同一个城市居住。两年前，Sue被诊断阿尔兹海默病。自此以后，她多数时间都在附近一间日间中心待着，参与一些社会活动，有熟食可以享用。在家时，她经常在半夜睡醒后去洗手间。她的女儿决定安装一些确保安全措施以减少跌倒的风险。于是，当Sue从床上起来时，房间的灯就会自动亮起，照亮到洗手间的路。这样一来，她就可以安全地去洗手间，洗手间内的水也有自动开关功能，马桶也可以自动冲水。然后灯会自动照亮返回床的道路。

Anne，68岁，女，10年前离婚。她与女儿和6岁的孙子同住。女儿白天工作，孙子上学。Anne有关节炎，多数时间一个人独处。早上她需要较长时间起床，因为她的关节会僵硬疼痛。为了促进她的独立性，她有一个遥控器，可以开灯、开窗帘、改变床的位置。遥控器也可以作为非接触式的电话，可以让她在起身之前打电话给她妹妹。

Martin，72岁，男，单身，最近在骑车去当地邮局的路上发生了意外事故。一辆车撞了他，Martin跌倒在地，导致了轻微的脑外伤。之后他被送往医院，进行了一段时间的康复，但出院时依旧有进一步恢复的潜能。Martin住的地方离康复中心很远，不能自己搭乘交通工具进行门诊治疗。于是，康复中心为他提供了一项家庭训练项目。每天早上，他会上线，与中心的作业治疗师进行45min的康复训练，教他使用策略以辅助他克服日常活动时所遇到的问题。

在上述提及的情况下，作业治疗师会帮助个人优化每天需要在家庭环境中进行的活动，但个人可能无法完成、完成有困难或者不满意。当个人不具备适应环境的能力时，环境就必须适应他／她的个人需求。因此环境改造和科技方案就是康复过程很重要的一部分，作业治疗干预在其中也扮演重要角色，与个体一起明确对他们来说最合适的科技，以促进他们在合适的家庭环境中独立生活。决定个人的需求和科技之间的最佳匹配非常必要，这样个人才会对解决方案感到舒适，降低弃置科技产品的风险。因为先进科技是不同专业共同努力的结果，所以有必要以多学科团队的形式工作，找到最佳的科技和功能方案。研究人员和发明人员必须与作业治疗师、康复临床工作者、咨询人员、社会学家以及建筑师一起工作，发掘方案，尊重家庭环境的独特主权，以确保联结到可及性的社区，在此社区内电子导航和可穿戴式任务管理系统可以促进户外活动。

总 结

家中的先进科技或智能居家应用毋庸置疑地在减少活动风险、促使日常任务以更简单的方式完成或从事健康相关任务（电子医疗）这些方面显示出了优势。一个尚在研究阶段的崭新领域便是机器人或类人动物在居家环境日常生活活动中作为助手来使用（图 14.3）。

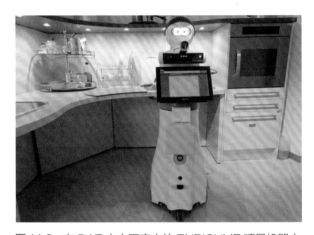

图 14.3　在 DAT 中心厨房中的 ENRICHME 项目机器人

（伊文超　译，卢茜　解益　审）

原文参考

[1] Center for policy on ageing (CPA), Changing family structures and their impact on the care of older people [WWW document]. URL http://www.cpa.org.uk/information/reviews/CPARapid-Review-Changing-family-structures.pdf

[2] Weicht B (2013) The making of the elderly constructing the subject of care. J Aging Stud 27(2):188–197

[3] Scherer MJ, Sax C, Vanbeirvliet A, Cushman LA, Scherer JV (2005) Predictors of assistive technology use: the importance of personal and psychosocial factors. Disabil Rehabil 27(21):1321–1331

[4] Lord SR, Menz HB, Sherrington C (2006) Home environment risk factors for falls in older people and the efficacy of home modifications. Age Ageing 35(Suppl 2):ii55–ii59

[5] Soriano TA, DeCherrie LV, Thomas DC (2007) Falls in the community-dwelling older adult: a review for primary-care providers. Clin Interv Aging 2(4):545–554

[6] Tinetti ME, Speechley M, Ginter SF (1988) Risk factors for falls among elderly persons living in the community. N Engl J Med 319(26):1701–1707

[7] Dewsbury G, Linskell J (2011) Smart home technology for safety and functional independence: the UK experience. NeuroRehabilitation 28(3):249–260

[8] Gentry T (2009) Smart homes for people with neurological disability: state of the art. Neuro Rehabilitation 25(3):209–217

[9] Townsend EA, Polatajko HJ (2007) Enabling occupation II: advancing an occupational therapy vision for health, well-being & justice through occupation. CAOT – ACE, Ottawa

[10] Thrun S (2004) Toward a framework for human-robot interaction. Hum Comput Interact 19(1):9–24

[11] European Commission. Horizon 2020 – PHC19. ENRICHME project [WWW document]. URL http://www.enrichme.eu

15 老年患者的热疗康复

C. Crotti, U. Solimene

15.1 引 言

热疗虽然是已知的最古老的治疗方法之一，却并未得到科学界应有的认可。热疗包括三个步骤：预防、治疗和康复。这些步骤与对健康和幸福的新关注相结合。遵循这种方法，我们希望成千上万的人能够通过热疗设备来保护自己身体的完整性，从而达到一种健康状态。

水疗是通过各种方法在不同物理条件下使用不同化学成分的水，来治疗和预防疾病，保持良好的健康。

从整体发展的角度上看，水疗应该分为两大类：一种是利用所谓矿泉水的特定化学性质，更适合被称之为矿泉疗法（来自希腊的 krene，意思是源头）；而另一种主要是利用水的物理性质。

15.2 矿泉疗法

矿泉疗法包含内用和外用（包括浴疗）两种方法。

内用法可以通过饮水疗法（或饮水法），冲洗疗法（经阴道、鼻腔、口腔、肠道或直肠）和吸入疗法来实施。

饮水法是一种通过饮用矿泉水从而达到使用目的的治疗方法。该术语来自希腊的 hydro（水）和 pino（饮料）。该疗法包括在一天内按照预设的时间间隔摄入特定温度和容量的液体。饮水法可用来治疗尿路疾病和一般的胃肠疾病。

热水也可以用于治疗上呼吸道及下呼吸道的慢性刺激和炎症。热吸入疗法可以通过多种形式和方法来实施，以达到所需的效果。并根据多种因素进行分类，包括所用矿泉水的化学性质，所吸入物质的物理特性，设备的特性和执行的模式等。

浴疗是利用水和溶解在其中的盐的矿物质特性来治疗某些疾病，例如骨关节疾病。浴疗通常在温泉中进行，也可通过泥、沙和药用黏土（也称为"温泉泥疗法"）达到医疗目的。

15.3 水 疗

虽然与残疾相关的运动障碍常出现在老年患者的生命后期，但在处理这类患者的康复时，还需要考虑临床、心理和社会状况。这些状况加在一起形成的纯粹功能性障碍，造成了一个很难确定干预措施和程序的复杂局面（这并非不可能）。毫无疑问的是，治疗老年人可能存在的残疾和身体虚弱，以及治疗那些经历过消极生活事件的人是很重要的：即使是年纪大了的人，也可以追求将功能恢复到疾病之前的水平。

老年患者的康复是基于对损失事件的考虑，这些损失事件并不局限于受影响的特定器官或系统，而是基于导致残疾的整个疾病。

热康复可以通过利用水及其特性，在这方面发挥主要作用。

水疗是一种非常古老的、由多种技术构成的治疗方法，经历了几个世纪的多方面发展。现如今，这种方法可以为患者治疗各种不适和疾病，用以康复和改善生活质量。

从严格意义上讲，水疗是利用水的浮力、温度和水压等特性，与水中矿物盐的潜在药理特性无关。

大量的文献描述了各种各样的水疗技术，特别是治疗各种骨科、心脏和静脉疾病的浴疗，除此之外，还涉及神经物理治疗和胃肠病学等领域，从而证明了该疗法广泛的适应证。与此同时，水疗简便易行，成本低廉。尽管如此，为了确保水疗的实施，还需要对操作人员进行培训，并对患者进行监督。

最近，除了考虑这些传统方法外，还进行了一些科学研究，这为水疗的安全性、有效性和适当性提供了证据。目前，水中康复是确保骨科和神经系统疾病患者获得现代有效的功能恢复的关键。

水的独特性质确保了其作为治疗剂的功效。最重要的是，这些功能包括它保持和释放热量的能力。水中康复建立在"阿基米德原理"的基础上，该原理指出，任何浸没在液体中的物体都受到与被该物体排出的液体的重量相等的浮力的作用。因此，物体浸没的越深，其重量越轻。例如，人的身体垂直浸入水中时，如果浸没到小腿，重量会减少至其实际重量的95%；当水浸没大腿时，人体的重量会降低至80%；腰围处的人体重量会降低至50%；腋窝处降至20%；颈底部降至7%；完全浸入时为3%。这使得在水中运动比在外部环境中更容易，当发生创伤、脑血管事件或骨科手术（骨折、

关节置换等）时，四肢承受实际重量是不可能的、困难的，甚至是有害的。

患者可以在普通水源或热水中洗浴，水中可能含有草药、药物或矿物盐。此外，水可以有目的地移动和搅动，就像在漩涡浴中的那样。

- 全浸式热水浴
- 在37.7~41.1℃的温度下进行，最长20min，用于治疗肌肉骨骼疼痛，减轻肌肉痉挛，刺激发汗。大多数情况下，随后会进行短暂的冷水浴。因此，它们并不适用于患有器质性疾病或容易出血的老年人。
- 不感温水浴
- 全浸式不感温水浴在平均温度为33.3~35℃的浴缸中进行。患者不应感到冷或热。理想温度取决于患者的状况和在水中的反应，因此应根据患者的感觉进行调整，而不是根据温度计。不感温水浴可持续15min至4h。不感温水浴的主要作用是对神经系统的镇静作用。此外，由于长期浸泡过程中的吸水作用，它能促进利尿。最后，由于热量通过皮肤散发，不感温水浴可以降低体温。传统上不感温水浴可用于治疗失眠、疼痛、焦虑、易怒和慢性疲劳。
- 冷水浴
- 冷水浴应在舒适的室温下进行（水温应在1~18℃）。冷水浴可以根据主观耐受感觉来重复。冷水浴前，建议进行体育锻炼，或身体按摩，或热水洗脚，以使身体暖和起来。冷水浴后，患者需要在温暖的被褥下重新卧床，以促进充血反应。接下来可能会洗冷海绵浴。
- 水疗池康复中的水温一般保持在34~36℃。很多学者都认可在这种温度下洗浴可产生：

（1）肌肉松弛作用，由于热量对肌梭的直接作用，肌梭对拉伸变得不那么敏感，以及随后的肌肉松弛导致的 α 纤维活性降低，从而使肌张力降低，进而确保运动的顺利进行。此外，热刺激皮肤热感受器，可间接减少肌肉挛缩。

（2）镇痛作用，这是通过提高疼痛阈值产生的，与干性活动相比，可以进行更激烈的运动。

泥浆或疗效泥是将水（热水、海水、湖水或河水）与地质或生物过程中产生的无机物、有机物或混合物混合而成的天然或人造物质。它们以敷布或洗浴的形式用于治疗。疗效泥包括泥土、壤土、泥炭或真菌。泥疗通常用于治疗风湿性和骨关节疾病以及相关的疼痛综合征。

15.3.1 生理作用

水疗的生理作用可分为热作用和机械作用。热作用是在水温高于或低于人体温度时产生的。在其他因素相同的情况下，体温变化越大，热效应越大。机械作用是由水对身体表面的冲击所产生的（如喷雾、淋浴、涡流浴、擦浴等）。

为了促进局部和全身的恢复，应使氧气循环最大化，并清除分解代谢产物，而在这方面水疗非常有效。传统观念认为这些改变是通过对血液循环的各种作用来实现的，主要包括诱导作用、衍生作用和脊髓反射作用。

15.3.2 治疗

水疗的主要目标与所有疗法相同：考虑既往史和现病史、目前状况、任何常规的药物摄入以及任何其他相关信息，从而对整个人进行治疗。一旦获得完整的患者信息，需要执行以下步骤：

·与任何其他药物治疗相结合，以一种协调的方式使用水疗

·使用水疗以适应一般和特定的患者健康状况

·在治疗前就向患者解释整个过程，包括技术的持续时间、频率和任何其他相关因素，确保患者在执行过程中感到舒适

·开始治疗前测量患者体温

现代观念中的健康一般是指生理和心理的健康，而不仅仅是没有某种疾病。随着这种健康观念的演变，热疗所针对的不适和疾病的范围已逐渐扩大，但对糖尿病、心脏病、高血压、肾脏疾病、重症肝病、器官移植、有起搏器或其他医疗设备等患者进行水疗时，需要进行初步的医学评估和精心治疗。

在实施水疗后，重要的是要关注其作用可以表现在两个不同层面上：实际治疗和缓解症状。事实上，水疗可以治愈某些疾病并减轻其他症状。但是，在某些情况下，由于水疗还可以刺激免疫系统，因此这种区别并不明显（例如在骨关节炎中，既可以实现功能恢复又可以减缓疾病的进展）。它可以减轻炎症，并具有激素调节作用。对于尚无治疗方法可以完全治愈的许多慢性和/或退行性疾病，也可采用水疗。

所有的水疗法/矿泉疗法都应该根据患者的反应来制定；因此，要逐步开始，逐步调整。一般来说，老年患者或有动脉粥样硬化、肾脏疾病或心力衰竭的患者不应接受可能引起有害高血压反应的冷水疗法/矿泉疗法；淋浴也是禁忌，以防过度兴奋。

半身浸浴（浸没腰部或略高于腰部）在虚弱、虚脱或有出血风险的情况下是禁忌证；在发热患者中，冷水浴也有类似的禁忌证。特别是老年患者或有潜在心血管疾病的个人，应避免使用热水浴。

无论如何，水疗/矿泉疗法通常有轻微的副作用，即使有时是意想不到的，这可能是由于治疗执行不当，但在大多数情况下是由于个人对治疗的反应所致。

这些治疗的常见副作用包括头痛（如果进行剧烈或长期治疗）、头晕、易怒、局部或全身疼痛、失眠、恶心、心悸、虚弱和感冒。

水疗/矿泉疗法的禁忌证可以是相对的，也可以是绝对的。相对禁忌证涉及与患者疾病相关的特定方法或给药技术。禁忌证包括活动性肿瘤，近期手术切除，肾衰竭，心力衰竭，

严重的动脉高血压，严重的器官疾病如肝硬化和免疫缺陷等。如有发热、感染性或传染性疾病时，不应使用水疗／矿泉疗法。绝对禁忌证不鼓励患有特定疾病的患者接受任何水疗。事实上，一些研究和作者质疑这种区别，声称任何禁忌证都是相对的。

> **关键要点：**
> - 矿泉疗法将矿泉水的特殊化学特性用于医疗目的
> - 水疗具有决定局部和全身效应的生理热作用和机械作用。
> - 水疗需要一个整体的方法。
> - 水疗利用了水的特性，对许多疾病，如骨科和神经系统疾病的康复是有效的。
> - 水疗通常有一些轻微的副作用；主要的禁忌证是肿瘤、心力衰竭或肾衰竭、严重的高血压或器官疾病、发热或传染病。

（方露　译，卢茜　戴文骏　审）

原文参考

[1] Hydroglobe definition of a global framework for hydrotherapy. A FEMTEC–FORST joint project with the cooperation of ISMH and the technical support of the WHO. http://termasworld.com/documentos/hydroglobe.pdf

[2] Forestier R, Erol-Forestier FB, Francon A (2016) Current role for spa therapy in rheumatology. Joint Bone Spine 84(1):9–13

[3] Gabel CP, Rando N, Melloh M (2016) Slacklining and stroke: a rehabilitation case study considering balance and lower limb weakness. World J Orthop 7(8):513–518

[4] Verhagen AP, Bierma-Zeinstra SM, Boers M et al (2015) Balneotherapy (or spa therapy) for rheumatoid arthritis. Cochrane Database Syst Rev 4:CD000518

[5] Evcik D, Kavuncu V, Yeter A, Yigit I (2007) The efficacy of balneotherapy and mud-pack therapy in patients with knee osteoarthritis. Joint Bone Spine 74(1):60–65. Epub 2006 Nov 29

[6] Fazaa A, Souabni L, Ben Abdelghani K et al (2014) Comparison of the clinical effectiveness of thermal cure and rehabilitation in knee osteoarthritis. A randomized therapeutic trial. Ann Phys Rehabil Med 57(9–10):561–569

[7] Bidonde J, Busch AJ, Webber SC et al (2014) Aquatic exercise training for fibromyalgia. Cochrane Database Syst Rev 10:CD011336

[8] Özkuk K, Gürdal H, Karagülle M et al (2016) Balneological outpatient treatment for patients with knee osteoarthritis; an effective non-drug therapy option in daily routine? Int J Biometeorol 61(4):719–728

[9] Daniels J, Loades ME (2016) A novel approach to treating CFS and co-morbid health anxiety: a case study. Clin Psychol Psychother. doi:10.1002/cpp.2042

[10] Wong JJ, Shearer HM, Mior S et al (2015) Are manual therapies, passive physical modalities, or acupuncture effective for the management of patients with whiplash-associated disorders or neck pain and associated disorders? An update of the bone and joint decade task force on neck pain and its associated disorders by the optima collaboration. Spine J 16(12):1598–1630

[11] Sarsan A, Akkaya N, Ozgen M et al (2012) Comparing the efficacy of mature mud pack and hot pack treatments for knee osteoarthritis. J Back Musculoskelet Rehabil 25(3):193–199

[12] Karagülle M, Kardeş S, Karagülle O et al (2016) Effect of spa therapy with saline balneotherapy on oxidant/antioxidant status in patients with rheumatoid arthritis: a single-blind randomized controlled trial. Int J Biometeorol 61(1):169–180

[13] CJ MC, Mills PM, Pullen R et al (2004) Supplementation of a home-based exercise programme with a class-based programme for people with osteoarthritis of the knees: a randomised controlled trial and health economic analysis. Health Technol Assess 8(46):iii–iiv, 1–61

[14] Langhorst J, Musial F, Klose P, Häuser W (2009) Efficacy of hydrotherapy in fibromyalgia syndrome – meta-analysis of randomized controlled clinical trials. Rheumatology (Oxford) 48(9):1155–1159

[15] Yusupalieva MM (2016) The possibilities for the correction of the co-morbid anxiety and depressive disorders in the patients suffering from chronic obstructive pulmonary disease by the methods of climatic therapy. Vopr Kurortol Fizioter Lech Fiz Kult 93(3):29–33

[16] Langschmidt J, Caine PL, Wearn CM et al (2014) Hydrotherapy in burn care: a survey of hydrotherapy practices in the UK and Ireland and literature review. Burns 40(5):860–864

16 适用于老年患者的矫形器

S. Masiero, M. Mastrocostas, A. Musumeci

16.1 引　言

根据国际准则，矫形器是"设计并装配到身体上以实现神经肌肉和骨骼系统结构和功能特征的体外装置"。因此，矫形器的主要功能是矫正受损的功能，而假肢的作用是替代。矫形器可短期使用（如用于术后）或永久使用，还可分为静态的（限制活动）和动态的。老年患者使用矫形器的好处有确保姿势稳定，平衡和躯干控制，缓解疼痛，降低跌倒风险，矫正肢体畸形，防止肢体发展为畸形，保护和限制关节活动度，提高步行和负重能力等。矫形器最重要的特性是安全、实用、稳定、防护，可满足不同步态阶段的功能，且舒适美观。选择合适的矫形器对于个性化的康复治疗至关重要，并且需要了解不同学科的知识，如解剖学、生物力学、医学工程等。本章将探讨一些常用于老年患者的脊柱矫形器、上肢矫形器、下肢矫形器和矫形鞋等。

16.2 上肢矫形器

上肢矫形器主要用于保护关节并限制其运动，从而促进良好的骨骼对线的恢复；还可防止关节畸形，代偿减弱的肌力与肌张力，促进术后骨骼和肌腱的愈合。

上肢矫形器可根据解剖结构分类（肩部矫形器、上臂矫形器、肘部矫形器、腕部矫形器、手矫形器），根据功能与设计分类（非关节矫形器、静态矫形器、渐进式静态矫形器、静态锁控式矫形器、渐进性静态矫形器、动态矫形器、动态锁控式矫形器、动态牵引矫形器，肌腱固定术后矫形器、持续被动运动矫形器、代偿或增强功能性矫形器）。

对于老年患者，矫形器常用于肌腱损伤、肌腱起止点损伤或关节扭伤，限制活动从而减少炎症的产生，促进康复。在类风湿性关节炎中，可使用矫形器治疗手指尺偏或桡偏及畸形；矫形器的目的是恢复手部运动功能，支撑腕部和手指。上肢矫形器也可用于脑卒中后控制肌张力增高，防止肌肉和肌腱挛缩及肢体畸形（图16.1）。

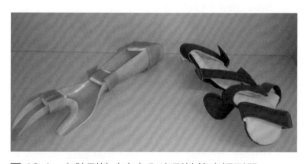

图 16.1　上肢刚性（右）和半刚性静态矫形器

16.3 鞋和鞋的调整

老年人跌倒通常与鞋有关。随着年龄增长、糖尿病、周围神经病变和其他临床疾病，会导致足的本体感觉和足底敏感性衰退。治疗性鞋或鞋的调整可在一定程度上改善平衡功能，降低跌倒风险；调整后的鞋子可改善触觉和本体感受机制；此外，选择合适的鞋子可减少使用矫形器的概率。

应选择适合脚形状的鞋，并且比最长的脚趾长一个食指的宽度，从而可在站立和行走时有一定的活动空间。过松或过紧的鞋可能会引起胼胝体、溃疡或鸡眼。皮革材质是有效避免此类症状的最佳材料之一，因为它既耐用又透气，可很好地贴合患者的足部形状，并且易于重塑。对于糖尿病和周围神经病变的患者，要求鞋头高且宽，从而减轻突出区域的压力。如果踝关节僵硬、水肿或关节畸形，需要调整鞋或定制鞋。

可在足跟内侧或外侧使用后跟楔治疗足内翻或外翻。在骨性关节炎中，通过外侧后跟楔将地面反作用力分散到膝关节腔外侧，可防止膝关节腔内侧超负荷。

跖骨痛的治疗方法是在鞋底外侧使用跖骨条垫或弧形（凸起）垫将力分散到跖骨所在的轴，从而利于足的迈进。如果病情不严重，可将跖骨垫放在鞋子内跖骨头后方。如果鞋底增宽与额外再加轻度摇椅鞋底可增加鞋的柔韧性，可治疗关节炎和痛风患者的脚趾痛。

足跟痛通常由足底筋膜炎、跟骨骨刺和跟腱挛缩引起，可在疼痛部位后方使用跟骨外侧楔。如果足底筋膜炎与过度内翻有关，托马斯跟可将足推向另一侧。增高垫或后跟垫可以缓解跟腱疼痛。

腿长差异大于 10~15 mm 时，应使用内部增高垫。

16.4 下肢矫形器

下肢矫形器（lower limb orthosis，LLO）和矫形鞋适用于脑损伤、神经疾病、关节炎、骨折或截肢后导致的肌肉无力、痉挛、疼痛和关节畸形。还可改善异常姿势或模式，纠正不良步态模式。应定期对矫形器进行评估，以监测患者的舒适度、皮肤状态及其对步态的影响；建议在患者评估期间采取多学科合作的方法。

国际标准化组织（international standard organization，ISO）根据关节解剖结构将下肢矫形器分为足矫形器（foot orthosis，FO），踝足矫形器（ankle-footorthosis，AFO），膝矫形器（knee orthosis，KO），膝踝足矫形器（knee-ankle-foot orthosis，KAFO），髋膝踝足矫形器（hip-knee-ankle-foot orthosis，HKAFO，用于脑瘫患儿）和髋矫形器（表 16.1）。

表 16.1 下肢矫形器的分类

	基于设计的分类	种类
下肢矫形器	静态	足矫形器（FO）
	动态	踝足矫形器（AFO） 膝踝足矫形器（KAFO） 膝矫形器（KO） 髋膝踝足矫形器（HKAFO） 髋矫形器

1. 足矫形器

足矫形器（foot orthosis，FO）有助于减少地面反作用力对下肢关节的冲击，这类矫形器可控制旋前和旋后。足矫形器有三种类型：软性、半刚性和刚性。软性足矫形器可提供减震的功能，而刚性和半刚性足矫形器需量身定制

（如严重的足部畸形）。使用矫形器的基本原则是观察皮肤是否有伤口或感染，特别是在使用半刚性和刚性矫形器时。

扁平足和高弓足可使用半刚性足矫形器牵伸足并提供内侧足弓支持。足矫形器还可通过作用于足的纵弓来纠正足的过度内翻。足底的重塑应循序渐进，避免畸形的过度矫正。

柔软的鞋底虽然可对足的疼痛产生积极影响，但因为可能会导致足底压力变化从而影响平衡功能。相反，坚硬的鞋底可能在足底表面产生相反的作用。

2. 踝足矫形器

踝足矫形器（ankle-foot orthosis, AFO）是最常用的下肢矫形器，在患者静态和动态状态下均可控制踝背屈、跖屈和内外翻，同时在行走过程中对膝关节有辅助作用：踝关节跖屈有助于膝关节伸展，而背屈有助于膝关节屈曲。

静态踝足矫形器由刚性材料制成，可将关节保持在稳定的位置；相反，动态踝足矫形器具有相似的功能，但命名术语不同，例如铰链式、关节链接式和渐进性静态式。踝足矫形器是由皮革、塑料、金属、碳复合材料或这些材料的组合制成。例如静态踝足矫形器包括固定式踝足矫形器（solid ankle AFOs）、地面反作用式踝足矫形器（ground reaction ankle-foot orthosis，GRAFO）和髌韧带承重矫形器。动态踝足矫形器包括后片弹性式（posterior leaf spring AFO）、铰链式（铰接式）踝足矫形器[hinged（articulated）AFO]等。

临床中最常用的是固定式，铰链式和后片弹性式踝足矫形器。固定式踝足矫形器限制踝关节活动并增强足部内外侧的稳定性；但是，由于材质坚硬限制跖屈，在站立时可能影响膝关节的稳定性。固定式踝足矫形器适用于踝关节疼痛、跖屈痉挛和足下垂伴随足跖屈无力。

铰接式踝足矫形器可用于控制足跖屈和背伸的活动范围，限制旋前与旋后。后片弹性式踝足矫形器更为灵活，边缘最窄，小腿的外壳不到小腿周长的一半，因此对于踝关节内外侧不稳定患者不建议使用。对于背屈肌群无力的患者，踝足矫形器在步行过程中足跟初次接触地面到摆动期可有效防止足下垂。

模塑式踝足矫形器是热塑性的，具有许多优点：轻便、简洁、耐磨、易于穿戴，不易变形（室温下）并且相对便宜。模塑式踝足矫形器可量身定制或生产不同尺寸。足踝对膝关节的控制取决于矫形器踝关节处前面边界或边缘（修剪线）。模塑式踝足矫形器包括小腿部外壳、小腿固定带、足托以及踝部铰链（取决于矫形器的类型）。

金属踝足矫形器（metal AFOs）有内侧和外侧金属支条，近端通过小腿固定带连接到肢体，远端通过足蹬固定于足底。常用于感觉减退或丧失的患者，因为此类矫形器与皮肤几乎没有接触点。

脑卒中后常出现运动功能障碍，主要影响站立和行走过程中的姿势及躯干、骨盆、膝和踝的协调性。偏瘫患者有特定的步态模式，患侧步态特点是步长短，站立期长，摆动期短。还可能出现马蹄内翻足，足跟的承重转移到足底外侧，导致不平衡、不安全的步态，增加了跌倒的风险。踝足矫形器可降低偏瘫患者踝关节挛缩的发生率，踝足矫形器应保持踝关节的稳定性，在站立时可将足控制在正确的位置，并在摆动期与地面保持一定的间隙。但是，过于僵硬的踝足矫形器会阻碍着地初期的负荷反应以及站立期的足背屈，从而导致稳定性降低，使步行速度降低，延缓步行能力的恢复。

踝足矫形器有几个潜在的缺点。例如，站立期踝过度伸展，对足在三个平面的运动控制无效；在摆动期，需要有良好的肌肉力量和灵活性控制膝关节。而且，踝足矫形器增加了鞋的体积，严重痉挛时很难使用（图16.2，图16.3）。

3. 膝踝足矫形器

膝踝足矫形器（knee-ankle-foot orthosis，KAFO）由金属，皮革和塑料制成，可稳定膝、踝、足的内外侧和前后方。膝踝足矫形器通常

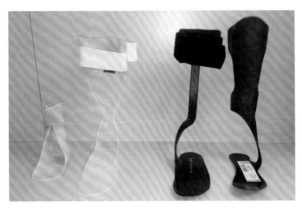

图16.2　AFOs。从左至右：AFO和后片弹性式AFO（塑料材质），MAFO和足趾离地AFO（碳纤维复合材料）

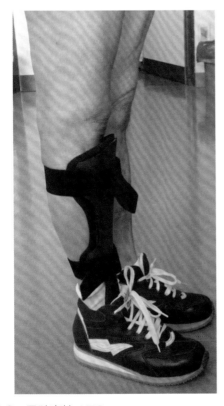

图16.3　足趾离地AFO

有以下组件：固定在大腿近端的金属膝关节，连接到远端的踝足矫形器（图16.4）。根据设计，膝踝足矫形器可分为被动式（不能对膝关节的运动提供任何主动控制）；站立控制式（stance control，SC）KAFO，在站立期锁定膝关节，摆动期自由活动；动态KAFOs，可在站立期和摆动期均控制膝关节。通常，脊髓损伤后膝踝足矫形器需双腿佩戴，脊髓灰质炎后遗症则单腿佩戴。由于穿脱不便，膝踝足矫形器很少在休息时使用。

4. 膝关节矫形器

膝关节矫形器（knee orthosis,KO）可在行走过程中对膝关节提供稳定支持。应用于骨性关节炎时，常称为内侧或外侧矫形器，目的是减轻膝关节腔内侧或外侧负荷。铰链式KO，如瑞典式膝关节矫形器，由金属关节和侧方支撑物组成，使用三点力系统（一个在上方，一个在下方，一个在膝关节后方）来控制步行过程中膝过伸，不适用于肥胖患者（图16.5）。

16.5 脊柱矫形器

脊柱矫形器（spinal orthosis，SO）可预防和稳定因骨质疏松或肿瘤相关的椎骨骨折，减轻背痛，并改善骨关节炎，椎间盘突出和椎旁肌功能不全患者的躯干稳定性；矫正退行性脊柱侧凸；限制脊柱外科手术或创伤后的脊柱活动范围。脊柱矫形器分为柔性、刚性或半刚性，根据其覆盖的椎骨节段进行命名：颈部矫形器（cervical orthosis，CO）、胸腰椎矫形器（thoracolumbar orthosis，TLO）、胸腰骶矫形器（thoracolumbosacral orthosis，TLSO）和腰骶矫形器（lumbosacral orthosis，LSO）。脊柱矫形器存在一些不足，例如不易于穿戴，有出

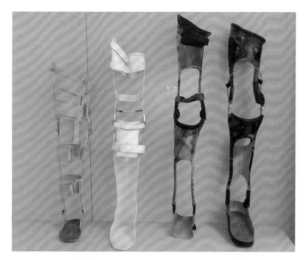

图 16.4 动态 KAFO 组件：AFO、有或无塑料外壳、金属支条、膝关节和固定带

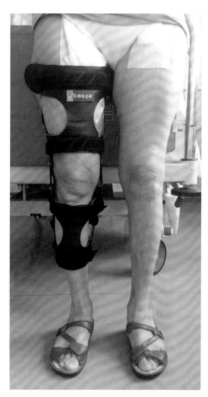

图 16.5 右膝矫形器

现压疮、脊柱肌肉力量减退、骨质疏松、神经受压以及胸廓或腹壁运动受限的潜在风险。

1. 颈部矫形器

颈部矫形器（CO）包括颈圈和哈罗支架。颈圈可以是硬性（由塑料制成）或软性（毛毡）

的，使用便捷且舒适性良好。但是，即使颈部矫形器可以向患者提供反馈以限制过度运动（运动感官提醒），也不能完全限制颈部运动。颈部矫形器可在短期内缓解疼痛，并在颈部受伤后为颈椎提供部分支撑。颈圈适用于颈部疼痛、脊柱关节炎和椎间盘突出症。硬性 CO 通常用于入院前创伤的患者，常见的有爱斯本、马里布、迈阿密和费城颈托（图 16.6，图 16.7）。

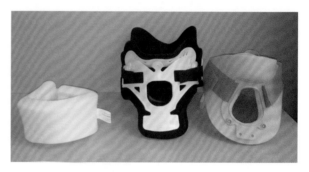

图 16.6 颈部矫形器。从左到右：软性颈圈，迈阿密颈托，费城颈托

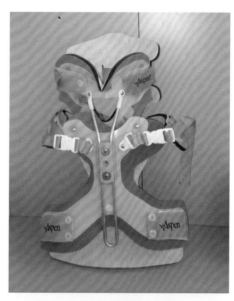

图 16.7 颈胸矫形器（CTO）为颈椎屈曲、伸展、旋转及 C_1~T_1 节段侧屈提供外部固定

与其他颈部矫形器相比，哈罗支架的制动性更大，由金属环制成，该金属环通过销钉固定在头部，并通过几根金属杆连接到背心。如果出现颈椎骨折、严重的颈椎损伤、椎脱位和肿瘤，则应使用哈罗支架。

2. 胸腰骶矫形器

胸腰骶矫形器（TLSO）可缓解脊柱疼痛，适用于骨质疏松性骨折的一级和二级预防，尤其是在下胸部和上腰部。屈曲运动是造成脆性骨折的重要因素，胸腰骶矫形器可限制屈曲运动，使胸腰段脊柱伸展并增强脊柱肌肉力量。胸腰骶矫形器采用三点力系统，可通过在腰部，骨盆和胸骨处分别放置三个衬垫来防止屈伸运动（图16.8）。

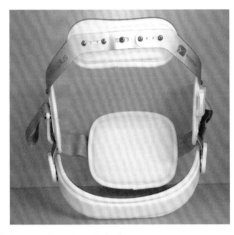

图 16.8　TLSO（三点力）

3. 腰骶矫形器

腰骶矫形器（LSO）具有良好的舒适性和耐受性，是最常用的腰骶矫形器。由弹性带制成，前后闭合式设计。适用于机械性腰痛、腰椎间盘突出症、腰椎退行性脊柱侧弯和腰骶椎管狭窄（图16.9）。

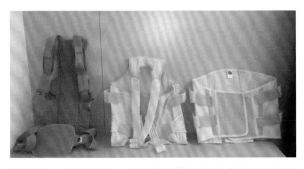

图 16.9　从左到右：两个带肩带的半刚式胸腰骶矫形器，腰骶矫形器（右侧）

16.6　使用矫形器患者的物理治疗

开具处方前后，应由主管医生、矫形器师和物理治疗师对需要装配矫形器的患者进行评估，根据患者的需求选择最合适的矫形器。治疗目标要与患者及其家人一起制定，要结合临床情况、患者的功能评估、社会背景以及患者的喜好。

使用矫形器的注意事项：

·教育：指导患者正确穿脱矫形器并学习如何检查患肢的皮肤和卫生状况（例如，患者可使用压力袜来预防腿部水肿和溃疡）；指导使用矫形器的患者进行下肢脱敏活动，例如摩擦按摩和拍打，以减少过敏及过敏反应，从而提高承受矫形器压力的耐受性。尤其是在治疗初期，患者的家属应监督其使用并提供帮助。

·家庭锻炼的指导：对于老年人来说，特定活动范围的运动尤为重要，可以防止肌肉痉挛和挛缩。即使使用矫形器，患者也会因丧失主动运动而出现足部跖屈挛缩。因此，对于卧床或使用轮椅的虚弱老年人，最重要的是牵伸活动和正确的体位摆放。同时，日常生活中躯干和上肢灵活性的练习更为有效。

上肢力量对于床上转移、穿脱矫形器和步行活动尤为重要。使用矫形器的患者会比正常人消耗更多的能量；因此，只要没有临床禁忌证，有氧训练是必要的。此外，加强躯干肌肉系统的锻炼可以提高稳定性，下肢的锻炼可以改善步态，从而可以有效地进行步行活动。

改善老年残疾人的平衡也很重要，可防止跌倒并保持日常功能活动的独立性。使用矫形器的患者通常会经历平衡和稳定性下降。一些环境因素例如柔软、不平坦或不稳定的地面以及不稳定的步态可能会增加跌倒风险。步行训练旨在穿戴合适的矫形器，从短距离逐渐到长距离，改善患者在平坦或不平坦的地面（例如地毯、草丛、人行道）上的步行能力。步态模式的任何偏差和不对称都应及时进行评估和纠正。

锻炼计划的一部分是针对日常生活活动（如个人卫生或独立转移）独立性的功能锻炼（如从床转移到轮椅，从轮椅转移到厕所，从坐位到站立位，有无辅助装置，反之亦然）。

阶梯训练的目的是教患者如何使用矫形器安全地上下楼梯。上下楼梯是老年人最困难的活动之一，超过10%的死亡事故是由上下楼梯跌倒所致。走楼梯时需要集中注意力，保持平衡。本体感受、躯体感觉、视觉和前庭系统通常会随着年龄的增长而衰退。因此，对于使用矫形器的老年患者而言，上下楼梯可能非常困难。在有或无使用楼梯的栏杆或辅助设备的情况下，指导性的物理治疗、转移能力和平衡训练都有助于完成这项艰巨的任务。

综上所述，我们可以得出结论，对于使用矫形器的老年患者的疾病管理，应将教育、多元化和循序渐进的个性化训练计划作为重要的一部分。

关键要点：
- 通常在康复计划中使用矫形器来纠正上肢、下肢或脊柱的功能损伤。
- 矫形器的正确选择应基于临床情况、个人功能评估和社会背景，并且要关注患者和护理人员的需求。
- 矫形器的使用结合多样化的个性化培训可以更好地改善患者的功能。
- 需要定期复查确保矫形器的适配性，避免因使用矫形器不当造成不必要的继发性损伤。

（解益　译，朱奕　伊文超　审）

原文参考

[1] http://www.iso.org/iso/catalogue_detail.htm?csnumber=15800

[2] Cifu DX, Kaelin DL, Kowalske KJ et al (2016) Braddom's physical medicine and rehabilita-tion, 5th edn. Elsevier, Amsterdam, Netherlands. Chapter 12

[3] Cifu DX, Kaelin DL, Kowalske KJ et al (2016) Braddom's physical medicine and rehabilita-tion, 5th edn. Elsevier, Amsterdam, Netherlands. Chapter 11

[4] Hijmans JM, Geertzen JH, Dijkstra PU, Postema K (2007) A systematic review of the effects of shoes and other ankle or foot appliances on balance in older people and people with periph-eral nervous system disorders. Gait Posture 25(2):316–323. Epub 2006 May 9

[5] Xing Y, Alexander M (2002) Lower limb orthotics. EMedicine Topic 172 June

[6] Pomeranz B, Adler U, Shenoy N et al (2006) Prosthetics and orthotics for the older adult with a physical disability. Clin Geriatr Med 22(2):377–394

[7] Shankman GA, Manske RC (2011) Fundamental orthopedic management for the physical therapist assistant, 3rd edn. Elsevier Saunders, pp 458–462

[8] Ferreira LA, Neto HP, Grecco LA et al (2013) Effect of ankle-foot orthosis on gait velocity and cadence of stroke patients: a systematic review. J Phys Ther Sci 25(11):1503–1508

[9] Alam M, Choudhury IA, Bin Mamat A (2014) Mechanism and design analysis of articulated ankle foot Orthosis for drop-foot. Sci World J 2014:867869

[10] Bosch PR, Harris JE, Wing K (2014) American Congress of Rehabilitation Medicine (ACRM) stroke movement interventions subcommittee. Review of therapeutic electrical stimulation for dorsiflexion assist and orthotic substitution from the American Congress of Rehabilitation Medicine stroke movement interventions subcommittee. Arch Phys Med Rehabil 95(2):390–396

[11] Tian F, Hefzy MS, Elahinia M (2015) State of the art review of knee-ankle-foot Orthosis. Ann Biomed Eng 43(2):427–441

[12] Lauweryns P (2010) Role of conservative treatment of

cervical spine injuries. Eur Spine J 19(Suppl 1):S23–S26

[13] Sandler AJ (1996) The effectiveness of various cervical Orthosis: an in vivo comparison of the mechanical stability provided by several widely used models. Spine 21(14):1624–1629

[14] Startzell JK, Owens DA, Mulfinger LM, Cavanagh PR (2000) Stair negotiation in older peo- ple: a review. J Am Geriatr Soc 48(5):567–580

[15] Hamel KA, Cavanagh PR (2004) Stair performance in people aged 75 and older. J Am Geriatr Soc 52(4):563–567

[16] Verghese J, Wang C, Xue X, Holtzer R (2008) Self-reported difficulty in climbing up or down stairs in nondisabled elderly. Arch Phys Med Rehabil 89(1):100–104

[17] Mian OS, Thom JM, Narici MV, Baltzopoulos V (2007) Kinematics of stair descent in young and older adults and the impact of exercise training. Gait Posture 25(1):9–17

[18] Cadore EL, Rodríguez-Mañas L, Sinclair A, Izquierdo M (2013) Effects of different exercise interventions on risk of falls, gait ability, and balance in physically frail older adults: a system- atic review. Rejuvenation Res 16(2):105–114. doi:10.1089/rej.2012.1397

17 下肢截肢患者的诊疗：评估措施、量表和临床方法

Marco Traballesi, Giovanni Morone, Stefano Brunelli

17.1 患者的诊疗

以患者为中心的跨学科诊疗对于截肢患者的康复是必不可少的。团队应包含医生、护士、物理治疗师、作业治疗师、假肢矫形器师、心理咨询师和营养师，帮助截肢患者恢复功能和独立性。患者和家属必须在此过程中发挥积极作用，在制定治疗处方与假肢方案时也应该征求他们的意见。

17.2 临床评估

在初次评估中，康复团队必须从以下几个方面考虑：

1. 截肢的原因：通常因血管问题而截肢者年龄较大，并伴随合并症。因外伤或肿瘤而截肢者易出现幻肢痛和心理障碍。

2. 手术前后患者卧床休息的时间。这个时期越长，由于缺乏运动和肌腱挛缩导致的并发症越严重。特别是屈髋肌群（股骨和胫骨截肢术）和屈膝肌群（胫骨截肢术）的缩短，且这种下降的状态可能会干扰锻炼情况和患者首次站立的尝试。

3. 认知能力和心脏/呼吸状况。在使用假肢进行训练前，尤其是经胫骨截肢者，要求协同性和临床状态稳定。经股骨截肢者走路所消耗的能量比健康人高得多，术后直接使用假肢可能导致患者出现呼吸困难，甚至会拒绝使用假肢。

4. 残肢状况。只有当手术伤口愈合且水肿大大减轻时，才有可能装配第一个假肢。

17.3 装配假肢前的训练

首要目标是在没有穿戴假肢的情况下提高运动能力，并提高自我意识，学习新的运动能力。

在装配假肢前的康复过程中，以下因素至关重要：

- 良好的全面恢复
- 锻炼躯干肌肉和呼吸功能
- 增加关节活动性和核心稳定性
- 通过训练掌握独立转移和姿势调整的能力

通过视诊和触诊评估残肢，记录可能出现的并发症体征和症状：皮肤破裂、残端骨并发症、近端关节挛缩、疼痛（肌肉骨骼、神经瘤或神经卡压、幻肢）、肿胀等。建议对残端及其近端关节进行X线检查。

装配假肢前的目标是良好的残端和提升整

个身体的运动能力以适应假肢穿戴。穿戴假肢前的主要步骤如下：

1. 进行运动以增加近端关节的活动范围、提高平衡能力、肌力等，通过触觉、躯体感觉和加压刺激促进本体感受恢复，从而获得新的身体模式。

2. 尽快开始在双杠辅助下的单足站立，双杠辅助下的全面的肢体步行训练和平衡训练至关重要。通过锻炼增强协调和抗阻能力，尽可能在没有手扶的情况下，增加日常生活活动的参与度。

3. 独立从床到轮椅的转移训练。

4. 使用弹性绷带治疗残端水肿。

5. 采用按摩和超声疗法治疗和预防粘连。

6. 幻肢痛的心理 / 运动想象或镜像疗法。

17.4　假肢康复

17.4.1　注意事项

假肢康复是下肢截肢者康复的关键时期。假肢种类的选择（悬挂装置、材料、锁定或未锁定的膝关节、单轴或双轴脚等）取决于患者在装配前的训练中所达到的活动水平：术后直接开具假肢处方是错误的。

向患者和护理人员传达准确的信息很重要：描述假肢的不同组成部分，明确患者接受腔的支撑承重部位是否疼痛，首次穿戴假肢后向患者提供有关残端和假肢的护理和卫生方面的指导。

由于最终目标是实现恰当的运动轨迹，因此物理治疗师的任务是训练患者形成新的运动适应性、运动能力和协调能力，使患者转变为新的独特"人 - 假肢"系统。

17.4.2　装配假肢的平衡与协调性训练

训练计划旨在运用本体感受机制，不断地提升姿势调整的协调性。

最初的练习需要使用平衡板。平衡板可提供一个不稳定且具有感觉刺激性的平面，从而提高平衡能力、本体感觉训练和主动的姿势反应。这些练习在双杠内进行。在第一阶段通过上肢支撑，之后摆脱上肢支撑，训练期间使用镜子获得反馈，有利于纠正患者姿势变化。建议尽快增加训练难度，可通过遮挡眼睛以更好地刺激本体感受系统和平衡功能。

17.5　截肢后步行能力的恢复

17.5.1　步行前的训练

对于装配假肢的患者而言，第一阶段训练计划旨在通过识别残端的支撑点和承重区域，提升残端在接受腔内的感知能力。这些训练可逐步增加患者负荷承受能力并减轻痛苦。患者对假肢的使用会更加自信，可在冠状面和矢状面上进行静态姿势控制。

训练进程由双手支撑，到单手支撑，最终达到无任何支撑下站立。在此阶段，强烈建议通过使用两个计重器对身体两侧的负重进行视觉反馈。要求患者上下台阶时先用健侧肢体然后再用假肢。达到正确的负荷分配后，可以开始更多针对步态模式的动态练习。

17.5.2　步态模式的康复

第一阶段的训练在双杠内进行，目的是减少在整个步态周期中尤其是站立期躯干姿势的代偿。此外，要注意运动模式的调整，通过额外的训练改善摆动期矢状面和冠状面的姿势控制。

助行器应严格根据患者的能力进行定制。通常训练步骤如下：

·使用带有框架和轮子的助行器

·两个四脚手杖

·两个拐杖

·一根拐杖或手杖

在假肢训练期间，医疗团队（医生、物理治疗师、假肢矫形师）必须不断地跟踪患者训练过程中的障碍和进展。随着新姿势的适应和残肢水肿的进一步减轻，通常需要在训练的最初几周中对假肢的对线进行一些调整。

17.5.3 助行器的使用

通常，在临床实践中，康复团队指导患者在假肢的对侧使用助行器。我们的经验是更倾向于在假肢一侧使用拐杖或手杖，有两个原因：

·进一步提高假肢在接受腔的负荷

·提高假肢侧的平衡

如果患者在病变对侧使用辅助工具，会不自觉地倾向于将躯干倾斜到辅助工具上，从而影响姿势对称性。

17.5.4 楼梯的使用

在截肢患者的康复回归计划中，必须使用楼梯的训练。患者上楼梯时必须先使用健侧肢体，下楼梯时先迈假肢一侧。只有具有高度灵活性的胫骨截肢者，才能自由安全地选择从哪一侧开始。

17.6 功能评估

为了使下肢截肢患者得到完善的评估，我们建议使用以下评估方法：

1. 评定日常生活活动独立性和活动能力：Barthel 指数评分表和功能独立性评定量表（Functional Independence Measures，FIM）。这些量表并非截肢者专用，但适用于没有装配假肢

前的早期康复，以及无法使用假肢的截肢者。

2. 评估活动能力和步行能力：计时起立行走测试（timed up and go test，TUG），2 分钟步行试验（2 minute walking test，2minW），运动能力指数量表 -5（locomotor capability index-5，LCI-5）和霍顿分数（houghton scale，HS）。这些评估方法易于实施，不需要太多时间。LCI-5 和 HS 专门针对假肢的使用（效果、多少、条件、地点），建议作为常规评估量表使用。

3. 假肢评估问卷（prosthetic evaluation questionaire，PEQ）和 SATPRO 是两个问卷，用于调查截肢者的生活质量及其对假肢的满意度，适用于进行研究。

（解益　译，胡筱蓉　伊文超　审）

原文参考

[1] Traballesi M, Brunelli S, Pulcini M, Pitidis A, Taggi F (2003) Trattamento riabilitativo del paziente geriatrico vasculopatico amputato di coscia: sperimentazione di un protocollo, 48 p. Rapporti ISTISAN 03/46. ISSN 1123-3117

[2] Traballesi M, Brunelli S, Pratesi L, Pulcini M, Angioni C, Paolucci S (1998) Prognostic factors in rehabilitation of above knee amputees for vascular diseases. Disabil Rehabil 20:380–384

[3] Waters RL, Perry J, Antonelli D, Hislop H (1976) Energy cost of walking of amputees: the influence of level of amputation. J Bone Joint Surg Am 58:42–46

[4] Engstrom B, Van de Ven C (1993) Physiotherapy for amputees. The Roehampton approach.Ed. Churchill Livingstone, Edinburgh

[5] Mahoney FI, Barthel D (1965) Functional evaluation: the Barthel Index. Md State Med J 14:56–61

[6] Leung EC, Rush PJ, Devlin M (1996) Predicting prosthetic rehabilitation outcome in lower limb amputee patients with the functional independence measure. Arch Phys Med Rehabil 77:605–608

[7] Schoppen T, Boonstra A, Groothoff JW, de Vries J,

Göeken LN, Eisma WH (2003) Physical, mental, and social predictors of functional outcome in unilateral lower-limb amputees. Arch Phys Med Rehabil 84:803–811

[8] Gremeaux V, Damak S, Troisgros O, Feki A, Laroche D, Perennou D, Benaim C, Casillas JM (2012) Selecting a test for the clinical assessment of balance and walking capacity at the definitive fitting state after unilateral amputation: a comparative study. Prosthetics Orthot Int 36:415–422

[9] Franchignoni F, Orlandini D, Ferriero G, Moscato TA (2004) Reliability, validity, and respon- siveness of the locomotor capabilities index in adults with lower-limb amputation undergoing prosthetic training. Arch Phys

Med Rehabil 85:743–748

[10] Devlin M, Pauley T, Head K, Garfinkel S (2004) Houghton Scale of prosthetic use in people with lower extremity amputations: reliability, validity, and responsiveness to change. Arch Phys Med Rehabil 85:1339–1344

[11] Legro MW, Reiber GD, Smith DG et al (1998) Prosthesis evaluation questionnaire for per- sons with lower limb amputations: assessing prosthesis-related quality of life. Arch Phys Med Rehabil 79:931–938

[12] Bilodeau S, Hebert R, Desrosiers J (1999) Questionnaire on the satisfaction of persons with lower-limb amputations towards their prosthesis: development and validation. Can J Occup Ther 66:23–32

18 老年人装配假肢的康复

Amedeo Amoresano, Gennaro Verni, Andrea Giovanni Cutti

在发达国家，由于久坐、高脂肪饮食的生活方式和平均寿命的增加，血管疾病的发病率越来越高。血管疾病主要影响下肢，有时可能需要进行大型手术治疗，并且大约一半的病例与糖尿病有关。

在所有下肢截肢者中，有近80%是由于血管疾病所致，最常见的截肢者是65岁以上的老年人。图18.1显示了意大利人口中股骨截肢的发病率，根据NHS数据统计：2005年，65岁以上经股骨截肢的老年人占所有截肢病例的88%以上。

截肢患者的健康状况经常受到下列因素影响：

• 心血管衰竭（80%的病例）

• 呼吸道疾病

• 糖尿病性视网膜病变和/或周围神经病变

这些因素导致患者体能下降，且只有中等偏下的功能性活动水平（K1，K2）。K等级是医疗保障条例根据个人行走和应对周围环境的能力和潜力来评定的；K0级患者不具备使用假肢的条件，K4级患者有能力或潜力进行基本动作范围外的假肢活动，儿童、活跃的成年人和运动员通常对假肢有K4级别的要求。各地医生所提供的假肢高适配率无法作为对老年人适配情况的参考，但是个别老年人可以适配到合适的假肢。根据需求提供相应的康复手段。在治疗初期，康复专业人员应根据患者的病情和入院时的功能水平进行预后评估。考虑到假肢

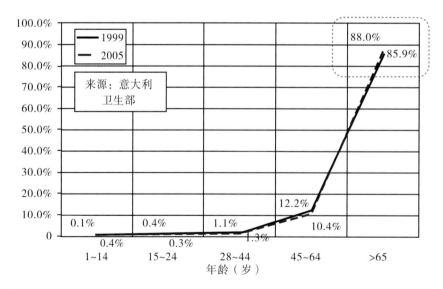

图18.1 经股骨截肢

的应用和后期的功能恢复，尽可能多地保留残肢至关重要，因此截肢要选在允许范围内的最远端肢体。综上所述，医生必须慎重考虑以下几点：

·足部截肢（跖骨、跗骨、Syme 截肢和 Pirogoff 截肢）。跖骨截肢常用于前足感染、坏死，坏疽和糖尿病神经病变的患者，通过保留中足来确保下肢良好的肢体功能。跖骨完全切除称为 Lisfranc 截肢，从中足与后足连接处切断称为 Chopart 离断：经常结合踝关节距骨关节融合术来确保残端的负重能力。Pirogoff 截肢需要用关节固定术将跟骨结节与踝关节上方的小腿骨骼稳定地固定在踝关节上方。截肢后患侧会比对侧短，但是可以在不需要假肢的情况下为身体提供足够的支撑。Syme 截肢是指在踝关节处截肢，适用于足部外伤、感染或肿瘤，此方法可在无痛的情况下重新获得下肢功能。

·如果膝关节以下残端可保留至少 4cm（从关节线开始测量），尽可能保留膝关节。

·如果可以达到完全承重的效果，从假肢角度考虑，选择膝离断截肢优于经股骨截肢。

此外，行经股骨截肢术时，尽可能长地保留残端的杠杆（残端末端），但要与对侧膝关节线相差 8~10cm 以内。这样可达到两个关键效果：

·减少能量消耗（长杠杆）。

·可最大范围地适配假肢的装配，并且还可以附加一些组件，如静态旋转器，避免坐姿下与对侧膝关节解剖结构不对称。

位于英国罗汉普顿的玛丽皇后医院的研究表明，30% 的截肢病例都在术后 3~4 年内进行了对侧截肢手术。为了确保残肢无血管损伤，及时到康复医院就诊可帮助患者更好地恢复运动功能。

根据我们的经验，即使是在老年人中，双侧胫骨截肢者装配两副假肢后，仍有很高的概率恢复行走能力。相反，对于双侧经股骨截肢者，

如果残肢较短，恢复行走能力的概率会大大降低，甚至为零。

老年患者在行胫骨截肢后有很大概率依靠假肢进行独立行走，如果未出现幻肢痛，应考虑进行假肢训练。

以上所有内容都强调了多学科团队合作对患者进行详细临床评估的重要性：首先要正确评估装配假肢后的预期效果，其次要根据患者情况制定个性化的假肢康复治疗，可与内科、心理学和心脏病学专家合作制定方案。

如果在装配假肢前进行物理治疗，可提高适配成功率，降低假肢康复治疗的时间。物理治疗旨在达到以下几个目标：

·保留残端关节的活动性。

·防止长时间卧床或长期使用轮椅（运动功能减退综合征）引起异常姿势（变形或外展的残肢），多发于老年截肢者。

·通过弹性压缩绷带单向缠绕或同类型内衬加压来减轻术后水肿（图 18.2）。

·减少患者跌倒的危险因素。

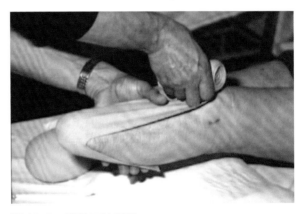

图 18.2　弹性压缩绷带

如无并发症，在术后第 8~10 周要进行第 1 个假肢的安装，确保快速地恢复步行能力，同时避免运动功能减退造成的影响。早期安装临时假肢也可达到同样的目的。临时假肢与正式假肢装置有很大差别，但是都需要考虑到悬吊系统（大腿绷带、吊带等）和接受腔，只是临时假肢几乎不需要定制。非定制假肢容易导致

控制问题,从而导致步态问题,带来疼痛、创伤、溃烂和经常性的肌肉疲劳,最终可能导致大多数患者产生抑郁、抵触情绪,放弃使用假肢。

最终(定制)的假肢安装也应谨慎对待,包括残肢稳定后接受腔的更换。为老年患者设计假肢时,必须从技术和科技的角度来考虑以下几个要素(图18.3):

· 较轻的重量,或限制重量

· 安全性,避免跌倒

· 舒适性

保持轻巧的结构可减少步行期间的能量消耗。由于高位截肢者选择范围有限,近端截肢术后应遵循此原则。可通过科学选择接受腔的材料、连接管和关节来实现限制假肢的重量。选用碳纤维代替普通材料可减少接受腔的材料厚度,从而减轻重量。与普通金属材料相比,铝合金、钛或碳纤维制成的连接管和关节(膝和踝)重量可减轻25%,且对假肢的功能和可承受的最大负荷无任何影响。硬踝软跟(solid ankle cushion heel,SACH)脚是专为老年截肢者设计的,与常用的假肢脚(约550g)相比重量更轻(350g),可进一步减轻假肢的重量。

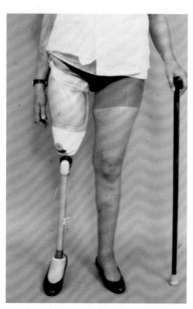

图18.3 灵活的坐骨包容式接受腔和非锁定式膝关节的老年人经股骨截肢假肢

老年人假肢脚采用低效脚长,可改善表现不佳的经胫骨截肢者的近端接受腔前侧压力,提升患者的满意度。但是,如果鞋子较重会影响上述效果。

安全的假肢应避免患者跌倒,因为跌倒会对老年人产生巨大影响。首先应通过残端与接受腔的连接、必要时通过假肢关节来实现安全性。最安全的膝关节是在行走过程中具有锁定机制,只有在坐位下才会解除锁定。与单轴功能和多轴功能假肢关节相比,由于功能简单有限,这类膝关节的重量可进一步减轻。例如,最轻的膝关节只有295g,由铝合金制成。最近,市面上(Kenevo)推出了一种适用于K2患者的可锁定或解锁关节的新型电子膝关节,此关节符合老年患者的康复目标。借助电子控制,患者可在进行有潜在风险的活动(地面不平、上升或下降的斜坡等)时使用安全系数更高的关节。但是,不可忽略膝关节的重量(约1200 g)。

接受腔对假肢的控制和步行的安全性同样重要。当接受腔和残端之间存在空隙时,尽管残端体积和患者体重保持稳定,仍会对患者的步行能力造成影响。在这种情况下,患者感觉到的假肢重量比实际重量更重。对于经胫骨和股骨截肢的患者,可选用舒适的内衬垫(苯乙烯、聚氨酯、硅凝胶等)包裹残端来解决上述问题。实际上,内衬套借助其螺栓、带子及磁性装置与接受腔相连来保护残端,也可通过一只或多只不同厚度的袜子调整残端体积。

真空吸附式系统是专为血管病导致经股骨截肢者开发的替代系统(图18.4)。应用的前提条件是整个残端表面具备承受负荷的能力。此接受腔是一个全承重(total surface bearing,TSB)接受腔,由悬吊装置向近端密封全承重接受腔。该设备实际上是安装了一台可在穿戴过程中排出残留在接受腔内气体的泵。尤其是在残端的远端,抽出的空气会在低于周围气压的情况下产生一个特定的负压,可重新激活并

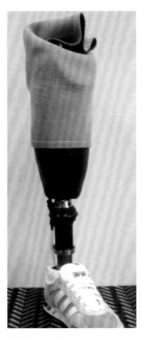

图 18.4　真空吸附式系统

维持组织液体的灌注，限制体积改变。此装置的缺点是成本高、假体重量增加（约 300g），但通过此系统可以保证高水平的悬吊装置和假肢控制。

假肢的舒适性与工艺和技术联系紧密，尤其是对负重或压力敏感的区域，局部的减压可减轻对残端的影响，避免溃烂、创伤和溃疡的发生。由于血管生成减少，老年患者的皮肤通常脆弱且干燥，且骨突处皮肤较薄，此时应保护残端，减少承重（体重），使压力均匀分布在整个残端表面。使用内衬垫（苯乙烯、聚氨酯、硅胶等）和远端连接系统（如上所述）或低压可保护残端。胫骨截肢者始终需要内衬垫保护骨突处（胫骨脊、胫骨粗隆和腓骨头）。内衬垫厚度为 15~20 mm 才能起到对残端的保护作用。

接受腔的特定形状也可实现负荷的均匀分布。在经胫骨截肢者中，应使用 TSB 接受腔，其特点是腘窝处无负荷，髌骨和肱骨髁下方承重。悬挂装置可以是主动的（真空吸附式）或被动的（单向阀门或负压系统）；主动式真空系统将真空限定在一定范围内，消除了内衬垫

和接受腔之间的大部分空气。该系统可稳定残端的体积，其高吸附力有助于提高假肢的控制能力。

大腿截肢者在可行的条件下应保有合适长度的残端，并采用具有柔韧性的坐骨包容式接受腔。此接受腔的优点是可减少坐骨负荷（代表性的有四边形接受腔），舒适度更高（由于使用了软柔性材料）。

值得注意的是，J.Sabolich 于 1980 年代初首次提出使用具有柔韧性的接受腔，特别是针对老年经股骨截肢者，与硬性接受腔相比，可提高接受腔的舒适度，并且可以让残端体积在一定程度上发生很小的改变。

总之，老年患者的假肢不应忽略现代科技的应用，这是改善生活质量的工具，所以假肢的选择、装配时间和预后应始终在专业的假肢康复团队指导下进行。

（解益　译，胡筱蓉　伊文超　审）

原文参考

[1] Fleury AM, Salih SA, Peel NM (2013) Rehabilitation of the older vascular amputee: a review of the literature. Geriatr Gerontol Int 13(2):264–273. doi:10.1111/ggi.12016. Epub 2012 Dec 26

[2] Eijk MS, van der Linde H, Buijck BI, Zuidema SU, Koopmans RT (2012) Geriatric rehabilita- tion of lower limb amputees: a multicenter study. Disabil Rehabil 34(2):145–150. doi:10.3109/09638288.2011.591888. Epub 2011 Sep 29

[3] Frieden RA (2005) The geriatric amputee. Phys Med Rehabil Clin N Am 16(1):179–195

[4] Fletcher DD, Andrews KL, Butters MA, Jacobsen SJ, Rowland CM, Hallett JW Jr (2001) Rehabilitation of the geriatric vascular amputee patient: a population-based study. Arch Phys Med Rehabil 82(6):776–779

[4] Hershkovitz A, Dudkiewicz I, Brill S (2013) Rehabilitation outcome of post-acute lower limb geriatric amputees. Disabil Rehabil 35(3):221–227. doi:10.3109/09638288.2012.690818. Epub 2012 Jun 11

[5] Adunsky A, Wershawski M, Arad M, Heruti R, Siev-

Ner I, Heim M (2001) Non-traumatic lower limb older amputees: a database survey from a geriatric centre. Disabil Rehabil 23(2):80–84

[6] Traballesi M, Brunelli S, Pratesi L, Pulcini M, Angioni C, Paolucci S (1998) Prognostic factors in rehabilitation of above knee amputees for vascular diseases. Disabil Rehabil 20(10):380–384

[7] Van Eijk MS, van der Linde H, Buijck B, Geurts A, Zuidema S, Koopmans R (2012) Predicting prosthetic use in elderly patients after major lower limb amputation. Prosthetics Orthot Int 36(1):45–52. doi:10.1177/0309364611430885. Epub 2012 Jan 17

[8] Remes L, Isoaho R, Vahlberg T, Viitanen M, Koskenvuo M, Rautava P (2010) Quality of life

[9] three years after major lower extremity amputation due to peripheral arterial disease. Aging Clin Exp Res 22(5–6):395–405. doi:10.3275/6712. Epub 2009 Dec 1

[10] Vieira ER, Freund-Heritage R, da Costa BR (2011) Risk factors for geriatric patient falls in rehabilitation hospital settings: a systematic review. Clin Rehabil 25(9):788–799.doi:10.1177/0269215511400639. Epub 2011 Apr 19

[11] Prince F, Winter DA, Sjonnensen G, Powell C, Wheeldon RK (1998) Mechanical efficiency during gait of adults with transtibial amputation: a pilot study comparing the SACH, Seattle, and Golden-Ankle prosthetic feet. J Rehabil Res Dev 35(2):177–185

[12] Bonnet X, Adde JN, Blanchard F, Gedouin-Toquet A, Eveno D (2015) Evaluation of a new geriatric foot versus the Solid Ankle Cushion Heel foot for low-activity amputees. Prosthetics Orthot Int 39(2):112–118. doi:10.1177/0309364613515492. Epub 2014 Jan 13

[13] Devlin M, Sinclair LB, Colman D, Parsons J, Nizio H, Campbell JE (2002) Patient prefer- ence and gait efficiency in a geriatric population with transfemoral amputation using a free-swinging versus a locked prosthetic knee joint. Arch Phys Med Rehabil 83(2):246–249

[14] Vivanti A, Yu L, Palmer M, Dakin L, Sun J, Campbell K (2013) Short-term body weight fluctuations in older well-hydrated hospitalised patients. J Hum Nutr Diet 26(5):429–435.doi:10.1111/jhn.12034. Epub 2013 Mar 22

[15] Trieb K, Lang T, Stulnig T, Kickinger W (1999) Silicone soft socket system: its effect on the rehabilitation of geriatric patients with transfemoral amputations. Arch Phys Med Rehabil 80(5):522–525

[16] Samitier CB, Guirao L, Costea M, Camós JM, Pleguezuelos E (2016) The benefits of using a vacuum-assisted socket system to improve balance and gait in elderly transtibial amputees.Prosthetics Orthot Int 40(1):83–88. doi:10.1177/0309364614546927. Epub 2014 Sep 26

[17] Andrews KL (1996) Rehabilitation in limb deficiency. 3. The geriatric amputee. Arch Phys Med Rehabil 77(3 Suppl):S14–S17

[18] Bilodeau S, Hébert R, Desrosiers J (2000) Lower limb prosthesis utilisation by elderly amputees. Prosthetics Orthot Int 24(2):126–132

老年人福祉科技、家居自动化和机器人技术 **19**

Patrizio Sale

19.1 引 言

人口统计学研究显示，欧洲人口和老龄化持续加剧：50 岁以上的人口已经超过 1.5 亿。截至 2015 年 1 月 1 日，欧盟 28 国的人口已达到约 5.085 亿。老年人（65 岁以上）占比为 18.9%（比上年增长 0.4%，比 10 年前增长 2.3%）。老年人独立生活的能力是人口老龄化的主要挑战之一，因为其对老年人的生活、国家卫生系统、保险公司、亲属和照料者都会产生影响。然而，老年人的生活质量取决于老年人自身独立且有尊严地生活的能力，这种尊严体现为不需要依附于为他们日常生活和社会行为提供帮助的子女、孙子、孙女或任何其他人。

老年人可能会遭受多种疾病，如心血管疾病、肺部疾病和记忆功能衰退，从而导致他们有更高的跌倒风险。这使得人们对如何让老年人能够在家里独立生活的技术越来越有兴趣。特别是随着年龄的增长，人不可避免地出现身体不适，随之而来的还有健康监测的需求，即以往只有在医疗系统中可能的需求。众所周知，老年人群在所有日常活动、记忆功能和健康监测方面都需要帮助或部分辅助，以减轻护理者的负担。老年人日常生活活动（ADL）一般分为基础性日常生活活动和工具性日常生活活动。

1. 基础性日常生活活动能力包括这些自我护理任务：洗澡、穿脱衣服、吃饭、床椅转移、自主控制排尿排便、使用厕所和步行（不卧床）。

2. 工具性日常生活活动能力对基本功能来说不是必要的，但能使个体在社区内独立的生活（包括进行轻量家务、准备饭菜、吃药、购买日用品或衣物、使用电话、理财）。

健康和慢性病管理方面当前和未来的挑战之一是公民和患者自己积极参与医疗管理过程。患者参与管理自己的健康，并增强他们自己在协作和持续护理实践框架中的角色认知是非常重要的。目前，为了实现这些目标，我们可以使用基于监控系统的新技术，包括在物联网模式下，将所有必需的传感器连接到系统，以及将信息发送到通信层，该通信层将所有这些信号分发到相应的系统组件以进行适当处理。

当前电子革命发展的驱动因素之一是计算机技术不断渗透入我们的生活环境当中。在我们日常生活中任何有意义的设备或物体都将能进行计算；同时，还可以与其他计算设备进行透明的通信传输，这些计算设备可能是在其物理环境中或是远程连接的设备。

19.2 老年人福祉科技

老年人福祉科技是将老年学和健康及社会

领域相结合而衍生的新兴辅助技术。主要应用涉及老年人的健康、居住、活动、交流、休闲和工作的技术环境等领域。特别是老年人福祉科技也可以帮助老年人识别和减缓与年龄有关的神经和肌肉骨骼系统的改变所产生的影响。

对于长期和连续性护理的管理可以利用诸如远程医疗、远程保健和基于更广泛的信息和通信技术（Information and communication technology，ICT）等创新技术，运用联网运作模式来确保为慢性病患者提供全面和持续性的护理。由于传感器系统和智能设备等各个领域的最新进展，数据可以实时分析，使得这些新方法成为可能。随着大量新技术，诸如低成本的惯性传感器和视频技术，在最近的测试中与某些情况结合起来，为康复领域的相关应用开辟了新的前景。

这些领域中生物工程研究的目的是为了开发新的评估学科局限性的方法，并为医生提供可适应、可改进的运动康复和认知康复干预工具。同时，根据收集到的结果，虽然不能取消医务人员的定期家访次数，但可以尽量减少次数。

健康扶持技术和智能家居技术是缓解人口变化对社会影响的潜在方法。这些技术提供了"患者自主"方面的支持，比如在个人的健康管理中，有比以往任何时候更多的健康相关数据可用。

19.3　家居自动化

到 1990 年代末，"家居自动化"一词通常指的是将信息技术和远程处理技术结合以支持室内活动的系统。"Domotics"是由"domus"（拉丁语，意思是房屋、住宅）和"informatics"（信息学）组合而来的。因此，它具体指的是计算机和机器人技术在家用电器中的应用。

智能住宅（或家居）有很多名称，包括智能住宅、家庭网络化住宅、家居自动化住宅、传感器嵌入式住宅和自适应住宅等。智能家居技术是指安装家庭监控系统（包括传感器、执行器和生物医学监视器等）和特殊线路，使得居住者能够自由编程、控制和操作各种家用电器和家庭设施。智能家居的定义是通过家庭网络将技术和服务相结合，以获得更好的生活质量的整合载体。监控设备如传感器，体积很小且可以安装在任何地方——家里或家外，或个人佩戴。

自 1980 年代以来，这项技术的优势主要集中于它的便捷性、舒适性、安全性和节能等。虽然智能家居技术侧重点在于方便和节能，但这项技术也越来越有针对性地关注如何给残疾人带来更好的使用感受，如何为年老体弱者提供安全、有保障的和易于自我管理的护理模式，以及提供现场、远程监控和医疗保健服务。

最近对于这项技术的兴趣的增加与下列因素有关：

1. 它的实用性：帮助老年人和残疾人在自己家中能够长时间的独立生活和进行自我管理，支持所有人在自己选择的生活环境中完成"原地养老"的偏好。

2. 这项技术可以辅助家庭照护者尽到其最大的努力。

3. 它的成本节约性：减少昂贵的个人援助的需要，减少对个人医疗护理的需要，以及推迟或避免昂贵的机构性护理。

特别要指出的是，我们可以使用传感器的信号：不同频率的特定设备捕捉人体信号，以达到连续的实时测量。惯性传感器（如睡眠传感器、皮肤电活动等）可以提供身体活动信息；测量生命指标的传感器（如动脉压、温度、心率、出汗、体温、心电图信号、外周血氧饱和度、血糖水平）；环境传感器（室内湿度如垃圾场、室温、空气质量、食品传感器）等；Kinect 传感器或摄像机，这种运动捕捉可以用在神经康复或日常生活活动期间检测错误的运动表现，或者虚拟符号传感器。此外，社交网络活动还提供数据用于监测个人的情绪状态及其与社区的关系等（图19.1）。

智能家居技术同时也有助于疾病预防，例如，提供不显眼的记忆辅助如药物提醒，或者可以评估内容物、提供菜单建议、健康选择、需要购买食品清单的冰箱等。振动手环或声音提示器可以提醒人们何时去吃饭或何时去厕所，其他腕部设备可以监测脉搏和皮肤温度。传感器和无线设备可以用于在家中监测个人的生命体征和服药情况，通过无线发送的信息，通过家里或个人身上的传感器将数据传给医生或家人，这对那些只能在家、生活在更偏远的农村地区或者无法立即获得医疗保健渠道的人来说是一个额外的好处。

已有一些有关设备定位的出版物：

1.社会隔离 [视频语音通讯，情感矫正设备或伴侣型机器人，个人应急系统（安全）]

2.自主性丧失（在日常生活活动中维持自主性的技术）

3.认知障碍（认知矫正设备、漫游管理系统、远程监控）

为了分析和使用这些数据，我们可以利用人工智能，特别是决策支持系统（decision support systems，DSS）和智能决策支持系统（intelligent decision support systems，IDSS），专注于开发可分析的，包括特定领域知识和自动推理能力的数据，并为用户提供相关决策问题答案的交互式软件，从而促成一个人或一个团体做出更好的决定。创造性地使用信息技术应该有助于这些信息的组织、呈现和整合，以获得根据患者优先权预测的个性化和系统化的临床决策。提供远程服务的能力有望消除目前阻碍"传统"住院康复服务进一步普及的障碍（如后勤、地理、行政等）（图19.2）。

信息和通信技术以及多学科的普遍使用正在改变这一模式，在不受限制的情况下扩大了覆盖范围，从而实现了强大的规模经济。阻碍电子健康模式传播的一个障碍是数字鸿沟，因为难以 / 无法接入网络（在本例中，我们谈论的是"绝对的"数字鸿沟），以及缺乏能够使

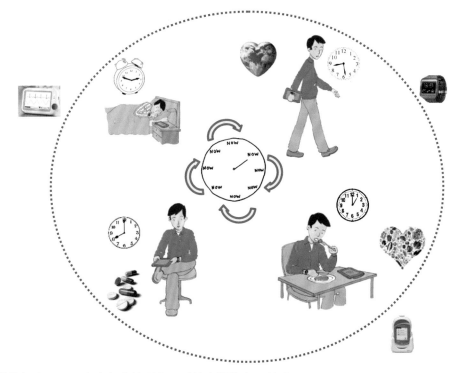

图19.1　系统的概念图和平台中包含的所有子系统之间的交互关系

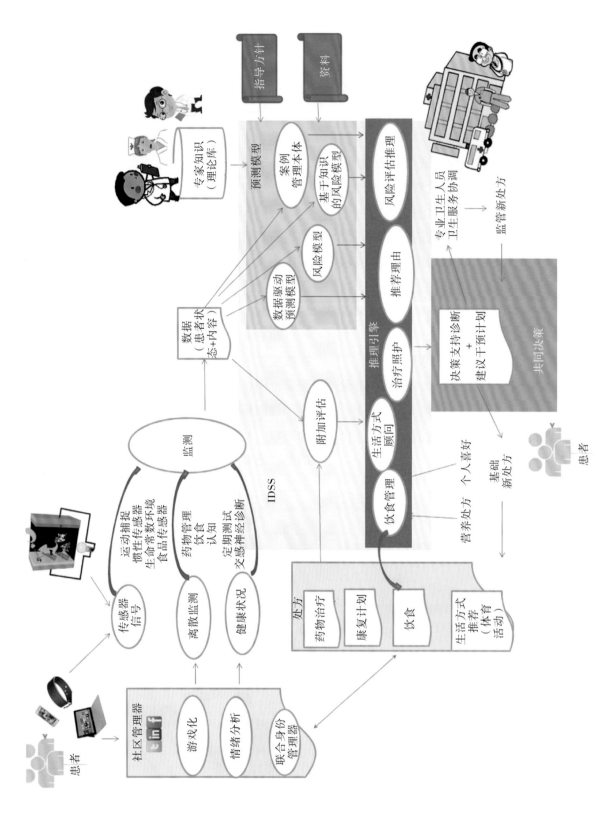

图19.2 智能决策支持系统（IDSS）概念设计

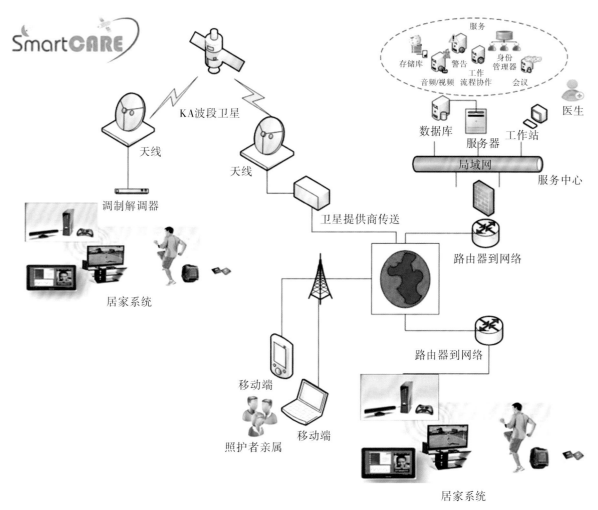

图 19.3　SmartCare 项目架构

用数字技术的基本知识。这些资源和卫星电信服务可以填补宽带传播的空白及延迟：一方面，它们是解决绝对数字鸿沟（纯景卫星）的唯一可能办法；另一方面，已经提供数字地面服务的地方（地面和卫星混合场景），它们可以提高电信质量（图 19.3）。

19.4　康复机器人

在远程医疗领域，机器人设备用来帮助和改善老年人的运动功能。康复机器人学（rehabilitation robotics，RR）和辅助机器人学（assistive robotics，AR）是机器人学的两个分支，它们专注于帮助残疾人康复并在严重残疾或身体创伤时提供支持的设备或机器。目前还不清楚这个专业是什么时候诞生的，但第一个临床机器人应用是在 1960 年代提供动力的人体外骨骼设备。

康复机器人学和辅助机器人学设备可分为外骨骼、末端效应器和可穿戴设备。所有这些机器人都是基于人体功能和体型设计的，而人能够控制机器人的肢体。

在过去的 20 年中，已经开发了许多不同级别复杂性和功能的上肢、下肢和手功能机器人装置。在这一领域中，临床医生、治疗师和工程师将合作帮助患者。该领域的重要目标包括开发可实现的技术，使患者、治疗师和临床医生易于使用，提高临床工作者的治疗效果，提高患者日常活动的便利性。

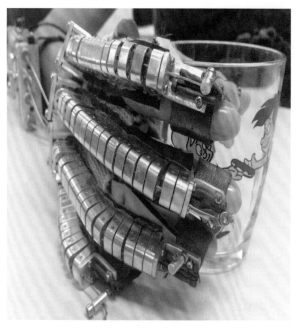

图 19.4 用于康复和恢复手指灵活性的手指伸展外骨骼机器人（FEX）（专利：PCT/IB2015/059313）

考虑到机器人辅具的高度康复与辅助的潜力，未来机器人辅具在老年康复的发展将是令人振奋的。所有机器人辅助治疗的主要特点是可以进行高强度和重复性康复治疗。事实上，慢性病患者通过强化机器人辅助训练可以在运动功能上有显著的改善，正如我们的研究所证明的那样，这可能是对标准的多学科康复计划的补充。特别地，在过去的 10 年中，已经开发了各种各样的具有不同级别复杂性和功能的机器人装置，用于辅助和训练上肢及手功能。这些设备，包括从支持单关节运动训练的简单机械，到支持手腕和手指多关节运动的 18 个自由度的复杂机械都有。

第一个临床研究结果表明，运用机器人辅助手功能康复可以减少患侧手及上肢的运动损伤，同时提高患侧手功能。不同类型的手运动损伤可以视为是运动执行或运动规划/学习的问题。运动执行缺陷是由于腕/指伸肌无力、腕/指屈肌过度活跃（张力和痉挛增加）、共同收缩、手指独立性受损、握力和负荷力之间

的协调性差、握力和峰值孔径的缩放效率低下、物品抓握时的准备、启动和终止延迟（图19.4）。

已有文献描述了各种装置，并且这些装置可用于手腕/前臂运动、单个手指运动、手指和拇指同步运动（如手掌或精确抓握动作）或这些运动组合的训练。

机器人步态训练运用多种装置来帮助患者移动及保持平衡。手杖、拐杖、步行器和平台作为简单的移动辅助设备，可以改变患者的独立性和提高功能性移动。机器人辅助行走和可穿戴的外骨骼机器人是一种很有前景的工具，可以用于各类疾病的步态康复。

已经研发出来的机器人设备，用于帮助物理治疗师从繁重的且不符合人体工程学的纯体力承重方式的工作中解放出来。此外，目前建议使用机器人设备来防止跌倒风险，提高步速，确保患者安全。机器人机械装置既可以使用外骨骼式，也可以使用末端驱动式，且每次训练能达到 1000 步。目前，利用机器人的任务特异性重复训练法，如复杂步态的大量练习，是神经科或骨科疾病后恢复运动功能最有效的方法。此外，外骨骼装置可用于住院患者的复杂步态周期的强化训练（多次重复），并可以室外使用。

总　结

智能家居、机器人技术和信息通信技术的创新为应对老龄人口的可持续社会服务提供了有效解决方案。最新的可穿戴技术的引入为高级老年人福祉科技服务开辟了新的机会，这样的技术基于多个连接机器人、智能环境和其他设备的协作。

关键要点：

· 新设备的开发，用以帮助在日常生活活动和记忆功能受限的老年人，同时提供健康监测以减轻照护负担。

· 智能家居定义为通过家庭网络将技术和服务结合起来，以获得更好生活质量的家居方式。

· 术语"家居自动化"通常用于描述将信息学和远程信息处理相结合以支持家庭活动的任何系统。这个词是专门指计算机和机器人技术在家用电器中的应用。

· 康复机器人学和辅助机器人学是机器人学的分支，它们专注于研发能够帮助残疾人康复或帮助他们进行日常生活活动的设备或装置。

· 目前认为机器人辅助行走和可穿戴的外骨骼机器人是一种有前景的步态康复工具。

（吴希希　译，卢茜　伊文超　审）

原文参考

[1] Short analytical webnote 3/2015—Demography Report. http://ec.europa.eu/eurostat/statisticsexplained/index.php/Population_structure_and_ageing#Further_Eurostat_information

[2] Piau A, Campo E, Rumeau P et al (2014) Aging society and gerontechnology: a solution for an independent living? J Nutr Health Aging 18:97–112. doi:10.1007/s12603-013-0356-5

[3] Micera S, Bonato P, Tamura T (2008) Gerontechnology. IEEE Eng Med Biol Mag 27(4):10. doi:10.1109/MEMB.2008.925213

[4] Marschollek L (2012) Decision support at home (DS@HOME) – system architectures and requirements. BMC Med Inform Decis Mak 12:43

[5] Arnrich B, Mayora O, Bardram J (2010) Pervasive or ubiquitous healthcare? Methods Inf Med 49:65–66. PubMed PMID: 20062946

[6] Tiresias.org: http://www.tiresias.org/research/guidelines/smart_home.htm, quoting Smart Homes Association, i.bierhoff@smart-homes.nl, Eindhoven, The Netherlands

[7] Kinsella A (1998) Home telecare in the United States. J Telemed Telecare 4:195–200

[8] Ruggiero C, Sacile R, Giacomini M (1999) Home telecare. J Telemed Telecare 5:11–17

[9] Bharucha AJ, Anand V, Forlizzi J et al (2009) Intelligent assistive technology applications to dementia care: current capabilities, limitations, and future challenges. Am J Geriatr Psychiatr 17:88–104. doi:10.1097/JGP.0b013e318187dde5

[10] Adinolfi F, Caggianese G, Gallo L, Grosso J et al (2016) Smart care—an ICT platform in the domain of stroke pathology to manage rehabilitation treatment and telemonitoring at home. In: Proceedings of the Ninth International KES Conference on Intelligent Interactive Multimedia: Systems and Services, IIMSS 2016, Intelligent Interactive Multimedia Systems and Services, vol 55. Springer International Publishing, pp 39–49. doi:10.1007/978-3-319-39345-2_4

[11] Marakas GM (1999) Decision support systems in the twenty-first century. Prentice Hall, Upper Saddle River, NJ

[12] Tinetti ME, Fried T (2004) The end of the disease era. Am J Med 116:179–185

[13] Sale P, Franceschini M, Mazzoleni S, Palma E et al (2014) Effects of upper limb robotassisted therapy on motor recovery in subacute stroke patients. J Neuroeng Rehabil 11:104. doi:10.1186/1743-0003-11-104

[14] Sale P, Mazzoleni S, Lombardi V, Galafate D, Massimiani MP et al (2014) Recovery of hand function with robot-assisted therapy in acute stroke patients: a randomized-controlled trial. Int J Rehabil Res 37:236–242. doi:10.1097/MRR.0000000000000059

[15] Nijenhuis SM, Prange GB, Amirabdollahian F, Sale P et al (2015) Feasibility study into selfadministered training at home using an arm and hand device with motivational gaming environment in chronic stroke. J Neuroeng Rehabil 12:89. doi:10.1186/s12984-015-0080-y

[16] Sale P, Franceschini M, Waldner A, Hesse S (2012) Use of the robot assisted gait therapy in rehabilitation of patients with stroke and spinal cord injury. Eur J Phys Rehabil Med 48:111–121

[17] Sale P, Russo EF, Russo M, Masiero S, Piccione F et al (2016) Effects on mobility training and de-adaptations in subjects with spinal cord injury due to a wearable robot: a preliminary report. BMC Neurol 16:12. doi:10.1186/s12883-016-0536-0.

[18] Gwynne P (2013) Technology: mobility machines. Nature 503:S16–S17. doi:10.1038/503S16a

[19] Stanford V (2002) Using pervasive computing to deliver elder care. IEEE Pervas Comput 1:10–13

20 远程医疗和物理治疗

P. Rumeau

20.1 重要性

远程医疗是一种使用信息和交流技术（information and communication technologies, ICTs）来远距离进行医疗的方式。

在家中，家庭医生给老年康复专家转介往往因为距离远受到限制。在机构中，住院患者通常能够获得优质的服务（包括物理治疗、作业治疗和言语治疗、心理治疗和护理），但是物理医学和老年医学专科医疗却很难获得。

老年康复医学需要多学科的合作。但是实际的交流却很困难。患者住院所在医院的工作人员和远距离的会诊专家无法在一起讨论病例。远程医疗是应运而生的协作；老年医学、物理医学和照护专业的会诊专家的高学术水平能够通过家庭照护专家和家庭照护者丰富实践知识，更好地了解患者的生活方式，能够根据患者的生态学需求来进行诊断和治疗。

20.2 定 义

远程医疗：美国远程医疗协会（American Telemedicine Association，ATA）将远程医疗定义为一种旨在直接改善患者功能的临床活动。

远程医疗技术（Telehealth）：指技术问题，主要指网络和组织。

远程照护（Telecare）：强调居住地。

数字医疗记录：远程医疗中需要的独立的方面。

E-Health：WHA 的定义为 E-Health 是指采用节约成本和保证安全的信息和交流技术来支持健康和健康相关领域，如健康服务、健康监督、健康文献、健康教育、知识和研究等。

远程通信：如果没有"信号"，就没有远程医疗，因此"没电"意味着"没有远程医疗"。

带宽：是指上传和下载信息的流量。我们必须确保信息短时间内完全交换，如果接口良好，ADSL 宽带是可接受的，否则需要一定的带宽。

数据：这些包括医疗信息和随访信息，也称为"日志"（例如谁、何时连接了记录、做了什么等）。申请者和会诊者都能够获得医疗信息，他们都有权修改自己的信息。

服务器：数据服务器必须遵守个人信息保护规则，避免干扰，保证安全对话。云应用目前还不符合要求。

会议室或视频会议（电话会议）的点对点连接：点对点的电话，类似于打电话，不需要任何预约。使用会议室，每个参与者呼叫服务器上的同一个地址。允许普通电话接入，但需要记录、技术监督和支持以及提前预约。

　　PiP："图像中的人"是屏幕角落里的一个小图像，使另一方可以看到反馈信息。将患者置于光线合适的镜头视野内对于检查来说最为有用。这使患者感觉到他能够控制正在显示的图像。

20.3　法律和伦理问题

　　大多数国家在远程医疗中采用常用的医疗规则。2004 年的法国合法定义强调了"完全尊重道义论（伦理学的一个分支）实施远程医疗行为"。远程医疗中主要的常用法律问题在于"医疗"的本质以及信息和交流技术的使用。重要的是，在远程医疗中应用的法规都来自希波克拉底誓言：

　　1. 实施远程医疗的人应当完全符合患者所在地实施医疗活动的资质。例如，在美国，只有来自军队的医生能够在军人身上进行医疗行为，而普通医生只能在他们注册的州工作。

　　2. 远程医疗只有在医生认为远程医疗是某个患者目前最有效或最容易接受的选择时才应当实施，且作为独立的治疗或治疗过程中的一部分。

　　3. 患者有权就医疗行为本身以及医疗数据的传输和储存给予、拒绝或撤回知情同意。

　　4. 远程医疗活动应记录到患者的医疗记录中。

　　鉴于信息和交流技术的应用，医生应当确保医疗技术适用于远程医疗，且服务提供者允许使用。技术服务的主要问题是数据传输的质量（不能丢失或改动信息）和有效保障医疗隐私的安全水平。另一个问题是法医学责任：患者的数据是否有效和自然保存？出现问题的时候，是否可能了解谁什么时候做了什么，根据什么信息来知道？每个参与者都要承担他所负责工作的全部责任。

　　责任问题可能看起来令人却步，但实际上与会诊同事转介的患者或开具康复处方并无区别。在日常的实践中由于交流充分，法律风险很小。

　　患者自己的医生负责组织治疗。日常工作显示，患者的医生至少应当被通知参加远程医疗，如果能参加的话远程医疗会更有效率。

　　由于远程医疗具有多学科合作和高效沟通的特点，它也常被尝试用于患者教育。这种情况自然出现，但却带来了伦理问题。提供病例的人可能由于教育需求而脱离实际病例本身，导致照护过程的混淆。如果现场使用了真实的病例，学习的人也存在没有得到患者本人同意的情况下了解到病例信息的风险。

20.4　远程医疗在老年康复中的应用

　　患者出席远程医疗，并被检查或治疗。

　　诊断或治疗决定基于医疗记录，而非通过检查患者。针对患者的健康情况，远程医疗中讨论的同时可能会产生决定。另外，也可能通过将记录发送给会诊专家来间接获得建议。

　　详情参照表 20.1。

20.5　远程医疗活动的过程

　　远程医疗活动是一系列活动。我们将描述在法国 Gérontopôle Toulouse 为远程医疗项目的护理院的合作伙伴的患者实施的过程（图 20.1）。

　　护理院要求给 Gérontopôle 的一名随访患者或首次会诊患者进行远程医疗预约。患者可能是护理院转介的（如护理院工作人员和患者的家庭医生达成一致，和负责慢性伤口、行为

表 20.1 与老年康复相关的不同远程医疗的类型

申请者	会诊者	活动类型	举例	活动名称
患者 ± 医疗人员 ± 医疗相关人员	医疗人员 ± 医疗相关人员	检查	脑卒中诊断	会诊
患者 ± 医疗人员或医疗相关人员	医疗人员 ± 医疗相关人员	指导当地人员进行治疗或诊断	换药	医疗协助
患者 ± 医疗人员或医疗相关人员	医疗相关人员	指导当地人员进行治疗或评估	与当地心理医生一起诊断痴呆	医疗相关辅助
医疗人员 ± 医疗相关人员	医疗人员 ± 医疗相关人员	医疗记录和决定的讨论	在姑息治疗中进行康复干预	当时给出专家建议，工作人员、多学科会议
患者 ± 医疗相关人员	医疗人员	医疗记录和建议的回答	给会诊者熟悉的患者调整抗栓治疗	随后给出专家建议
患者 ± 医疗相关人员	康复人员	康复治疗	当地没有言语治疗师，进行言语治疗	康复
伴随患者的医疗记录仪器	医疗人员	一个参数或者生命体征的远程随访	监控心衰患者的体重	监控

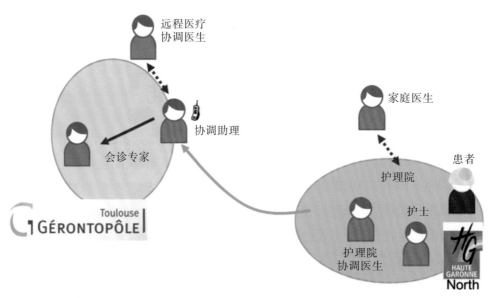

图 20.1 由 Gérontopôle 实施的 Hante Garonne 北部护理院的远程医疗规则 UML 流程图

问题等专业的医生合作），也可能是患者的医生转介的（为了明确不同诊断）。申请者通过电话或邮件联系协调助理（coordination assistant，CA），CA 负责组织所有参与者空出时间，确认医疗记录传输适当，安排可以使用的"会议室"，邮件通知预约的时间和连接的说明。如果医生建议为某个患者找到最合适的会诊专家，CA 会请负责的医生参与远程医疗的协调以找到最合适的会诊专家。

到了预约的时间，参与远程医疗的人员连接上网。所有且只有与患者相关的人员出席。准时是最重要的。双方确认能够看清和听清楚对方（PIP），每个人互相打招呼，患者在场的话先介绍患者。会诊者记录所有的参会者的岗位或角色，远程医疗由此开始。远程医疗过程中可能会讨论患者的录像、图片和 X 线结果。如果参与者对诊断和治疗达成一致，会诊者在远程医疗记录（telemedicine medical records，TMR）上写报告，作为对申请者的回复。申请者在 TMR 上获得报告，将其加入患者的医疗记录中。

20.6 病例 1：姑息治疗中的康复干预

B 先生，88 岁，有糖尿病病史并接受胰岛素治疗，粥样硬化斑块广泛形成，合并血管性痴呆。患者的家庭医生因为其脚趾有 45 天的慢性伤口而将患者转介过来。他的主管护士组织了第一个远程会诊。通过 TMR 看到的图片，讨论确定诊断为足远端坏疽（左侧Ⅰ和Ⅱ期，右侧Ⅱ和Ⅲ期）合并混合的压力性和缺血性的Ⅳ期压疮（右侧第 5 跖骨基底部），脚趾僵化，并同意在第 5 跖骨长期创面上覆盖水凝胶。换药前使用吗啡，医嘱装配矫形鞋。1 个月后，伤口按照预期改善了。患者能够在无痛下站立和迈出两步。然而 2 周后，家属说他们不希望患者步行，这导致患者能力的大幅退步，趾屈肌退化。因此，我们同意辅助站立，减轻患者下肢缺血肌肉的疼痛。

1 个月后，物理治疗师参与会议，患者能够在无痛下独立站立。但不幸的是，趾屈肌不可避免地限制了步行。患者最终因心脏并发症死亡。

患者无法耐受多次转院。通过患者的家庭医生组织的远程医疗，他能够通过全球多学科的处理获得恰当的治疗而不需要改变居住地点。这减少了他的疼痛，使他能够享受站立和少量的步行。

20.7 病例 2：为一名认知和运动退化的居家患者开具电动轮椅处方

C 女士，75 岁，居住在家，3 年前诊断为额颞叶退化，伴有失语和运动控制障碍（右侧偏瘫）。痴呆居家康复团队的作业治疗师转介了这名患者。患者女儿询问是否可以使用电动

轮椅来帮助患者获得更好的室内自主活动以及更容易出门参与社交。C 女士住在一楼的平层公寓，由于疲劳她无法使用手动轮椅外出，物理治疗师的测试显示患者上肢控制不良和部分失用，步行大部分失用。言语治疗师的评估显示患者为前额叶的失语症，而工作记忆和程序记忆保留，学习能力也是正常的。

转介的作业治疗师和患者的女儿参加了远程医疗，提供了电动轮椅试用评估的视频：室内驾驶、转移、避开障碍物、观察患者执行双任务时的策略。讨论之后，医生开具了电动轮椅处方，随后这被证明是一个成功的策略。

在这一病例中，远程医疗使作业治疗师和医生联合起来完成了家庭评估。

20.8 病例 3：压疮愈合及更多

T 女士，90 岁，住在一个偏远的护理院，她最先因卧床和出现骶部压疮被转介到我们的日间医疗部。我们发现她存在整体下肢非痉挛性的失能，多处关节炎，痴呆和可疑甲状腺功能亢进。她的主诉是疼痛，运动计划明显受到干扰，极为恐惧步行，且情绪很差。

物理治疗的目标是下肢力量训练和闭链下坐位训练以改善本体感觉、避免关节疼痛。

2 周之后，在远程专家评估时，她的营养状况改善，确诊甲状腺功能亢进并开始治疗。

1 个月后，患者能够在轻辅助下短时间站立。她因肩膀和膝关节疼痛而活动受限。

下 1 个月，物理治疗师参与了远程医疗，发现患者力量改善了，但其存在远端腘绳肌腱炎和胫股关节炎。这次，患者接受了膝关节外侧局部抗炎治疗并转介到日间医院。

关节内利多卡因注射试验证实了患者的疼痛来自关节内，麻醉后仍旧存在力量不足（股四头肌 3-/5 级）。由于日间医院的规定，她接

受了一所独立门诊的预约（透明质酸钠 10mg，共 2mL 的补充注射）。

患者本人、她的物理治疗师、协调医生和护理院的护士长参加了下一次远程医疗：患者通过每周次数逐渐增加的物理治疗获益，现在使用助行器能够步行 10 米，轻辅助下可以在浴室洗澡（而非床上），需要帮助进行转移，甲状腺功能亢进得到控制后，营养状况改善。最终，她的痴呆诊断被否定了：她不再抑郁，认知恢复正常，压疮也完全愈合。

20.9　临床应用

虽然技术不再是问题，但是远程医疗仍旧罕有使用：医疗实践的变动通常是很复杂的。

在这一章中，我们提出了一个"计划清单"，旨在帮助想要发展远程医疗活动的人：

· 联系具有实践经验的同事。

· 根据医疗需求，而不是跟风追逐新技术。

· 将利益相关者纳入早期的应用中（找到有动力、有想法的领导者），并得到需要的政策支持。

· 另外，不要高估使用水平。最初你需要增加工作来解决出现的问题，然后只有使用会推动医疗水平发展。

· 另外，不要低估远程医疗的影响：监督效果能够传播知识和好的实践经验。另一个好处是改善照护能够减轻员工的压力。

· 确信你能得到合适的工作人员，包括个人的支持和医疗的服务（具有专门时间空当的医疗和医疗相关的志愿人员）。

· 获得合适的流程和允许以整合远程医疗进入医疗系统，使监管追踪更容易。

· 不要忘记患者信息和知情同意，包括涉及的患者家庭或法定代理人。

· 在最初利益成为现实之前，考虑远程医疗需要的资金支持。考虑你所提供的服务类型，证明你的工作是值得投资的。

总　结

远程医疗发展的主要限制还是整体市场较差。在具有全民医保的国家，问题在于资金的优先权和照护的可及性。在主要是私有医疗的国家，问题是患者怎么付钱和付多少钱。在这些遵循 Bismarck 模型的国家，保险公司需要根据它们期待的利益，或者说能够节约花费及能够负担这些技术的基础设施来做出决定。

远程医疗完全应该在医疗服务行列中占有一席之地。它促进多学科团队合作，且与住在护理院或接受家庭医疗服务的患者和残疾老年人的照护、康复密切相关。根据我们的经验，远程医疗作为老年人照护的一部分是非常有益和值得努力的。

到目前为止，远程医疗的研究逐渐从服务的接受度和可及性向提供医疗的效果转化，然而这一领域的研究工作仍旧很少。原因包括科学、伦理和实践等很多方面。方法受限，而循证医学证据花费很高，需要标准化的人群（与我们治疗的人群有很多不同）。难道我们不应当用详细记录的医疗病历和相关文献的讨论来证实其效果吗？而且，当我们具有足够实践来比较数据的时候，我们是否能够使用适当的相关选择性的标准和分值来提高证据水平？

关键要点：
· 远程医疗属于医疗活动。
· 常规医疗法医学和规则适用于远程医疗。
· 远程医疗促进多学科合作。
· 远程医疗活动需要适当的记录。

- 医生应当在只有专有技术/适合技术的情况下进行远程医疗。
- 远程医疗实施旨在优化照护过程：它必须尊重医疗用途和医疗习惯。
- 资金是主要问题。

（朱奕 译，胡筱蓉 伊文超 审）

原文参考

[1] http://www.americantelemed.org/about-telemedicine/what-is-telemedicine. Last accessed 18/07/2016

[2] WHA58.28 eHealth, Ninth plenary meeting, 25 May 2005 – Committee A, seventh report, http://apps.who.int/iris/bitstream/10665/20378/1/WHA58_28-en.pdf?ua=1. Last accessed 06.09.2016

[3] LOI n° 2004-810 du 13 août 2004 relative à l'assurance maladie. JORF n°190 du 17 août 2004 page 14598, texte n° 2

21 营养在老年人康复中的作用

Cornel C. Sieber

21.1 引　言

进行骨科手术的老年患者是老年康复单元中最常见的患者群体之一，其与脑卒中后吞咽困难的患者经常面临营养问题。根据筛选和评估，营养不良风险的比率为38%~68%，严重营养不良的患病率为9%~37%。营养不良本身已经是跌倒和骨折的危险因素。重要的是，骨科手术后老年患者的营养不良对康复效果及生活质量都有负面影响。相反，人们对这些康复机构中衰弱患者群体营养问题的认识还很少。

营养问题的管理包括充足的宏量和微量营养素的定性和定量摄入，患者的喜好以及足够的液体摄入。事实上，由于口渴感觉通常随着年龄的增长而减少，老年人往往液体摄入量较少。此外，他们经常减少液体的摄入量以降低尿液的产生；因此，上厕所的次数也减少（有或没有帮助）。所有这些因素都增加了脱水的可能性。另外，脱水还会导致便秘、肾衰竭、跌倒和精神错乱。

在骨科手术后的老年患者中，发生明显营养不良的风险很高。尤其是在康复中心，患者在被转移到康复中心之前往往吃得不够。营养不良与不良预后甚至与死亡率密切相关。有营养不良的患者需要经历较长时间的康复以恢复功能独立。

21.1.1　肌少症、衰弱和恶病质

21.1.1.1　肌少症

当特定年龄、性别和种族的个体肌肉量低于预期时，就会出现肌少症。肌少症已经成为一个核心概念，可以了解老年人的功能独立性。由于肌肉量约占身体总量的40%，随着年龄的增长，肌肉量的下降不仅仅是衰老的一部分。在肌少症中，肌肉被其他类型的组织所取代，特别是脂肪。50岁以后，每年大约有1%~2%的肌肉量损失。此外，随着年龄的增长，肌肉力量下降得更快，这表明在老年时，肌肉量只对肌肉力量和功能起部分作用。

虽然肌少症的研究重点主要集中在运动（如步速、跌倒），但肌肉组织在其他身体组织中含量也非常丰富且很重要，这些器官肌肉量的减少也会妨碍患者的功能。至于衰弱（见下文），肌少症可能对疾病的进展产生不利影响，加重疾病的预后。这些疾病包括充血性心力衰竭、慢性阻塞性肺病、糖尿病、慢性肾病、糖尿病甚至是脑卒中和痴呆，所有这些疾病都是康复患者多病的一部分。

国际共识会议已就肌少症的定义达成共识。它总是包含肌肉量的测量 [主要通过密度测量法（DXA）或生物阻抗分析法（BIA）]（表21.1）。此外——这与诊断骨质疏松不同——还需要诊断功能下降，肌少症常常使用步速或

表 21.1　根据欧洲工作组定义的肌少症

| 肌肉量减少（主要由 DXA 或 BIA 测定仪测量） |
| 加上 |
| 步速 (0.8 m/s) 和 / 或握力降低 |

握力。更多的细节，请参阅本书相关章节。

一个即将到来的挑战是快速增长的超重或肥胖人口，老年人中也很常见。即使他们的身体体重指数可能很高，这并不排除这些人患有肌少症，甚至使功能出现更严重的后果。这种不健康的组合被称为肌少性肥胖。即使我们对肌少症的病理生理机制有越来越多的了解，但如何诊断老年肌少症仍存在争议。肌少症甚至可以合并骨质疏松，称其为骨骼肌肉减少症。

21.1.1.2　衰弱

衰弱可被视为一种储备下降和对应激的抵抗力下降的老年综合征，由多种生理系统的功能累积下降引起，导致跌倒、住院和死亡在内的不良健康结果。衰弱综合征病理生理的变化主要集中在炎症过程、激素变化和身体组成。

然而，虚弱的一些特征与正常的衰老类似，如生理储备减少，器官功能和功能储备下降，复杂性丧失。因此，根据一些作者的观点，我们可能无法明确地将虚弱与衰老晚期区分开来。

目前衰弱的定义应用最广泛的两种是 Fried 及其同事基于心血管健康调查（Cardiovascular Health Survey）制定的衰弱表型以及 Rockwood 及其同事开发的衰弱指数（Frailty Index）。Fried 的定义提出了 5 个项目：体重减轻、疲劳、虚弱、步速减慢和低水平的身体活动。当至少满足以上 5 项中的 3 项时，可以诊断为衰弱。如果满足 1~2 项时，可以诊断为衰弱前期。

一系列的研究聚焦于营养和衰弱之间的关系。研究表明，身体衰弱与每日能量摄入低于 21kcal/kg 以及低蛋白摄入显著相关。在衰弱前期和衰弱的个体中，同时存在一种以上维生素缺乏的患病率也明显增高。

根据最近的一些研究结果，体重减轻的标准可能会被视为一个重要的因素。肥胖人群体重减少在发病率和死亡率方面可能产生和正常老年人甚至是低体重老年人不同的后果。此外，在社区老年人进行的一项研究显示，Fried 标准中给出的体重减轻的阈值可能对欧洲人群来说显得过高。

计算 Rockwood 开发的衰弱指数时，有必要预先指出个体存在的缺陷。对于这个问题展开了广泛研究，Rockwood 及其同事已经发表了用于评估的 70 个缺陷，包括活动性疾病、日常生活活动能力以及临床和神经检查的体征。存在 1 项缺陷得 1 分。理论上最大得分可以为 70 分，衰弱指数是所得分数除以 70。作者发现最高的缺陷分数是 47。Fried 和 Rockwood 的衰弱标准在近期的研究中都被证明与社区居民和养老院居民的残疾和死亡密切相关。

21.1.1.3　恶病质

随着对病理生理学背景知识理解的加深，蛋白质能量营养不良（Protein-energy malnutrition，PEM）在 1980 年代和 1990 年代被描述为一个严重的临床问题。对这个问题的深入研究来自肿瘤学，肿瘤相关的 PEM 是与炎症密切相关的（如肿瘤坏死因子 - α 的增加）。更重要的是，众所周知，这种高炎症状态导致的营养治疗非常困难。恶病质被定义为疾病相关的身体细胞群的丢失，不一定并发体重减轻。相反，不考虑对身体构成的影响的体重减轻被称为消瘦，而非自愿的与年龄有关的非疾病相关的体重减轻被称为消瘦症。

21.2　营养和液体需求

21.2.1　营养需求

平均来说，一个成年人大概每天需要

25~30 kcal/kg，这个需要量可能在分解代谢状态下（如感染、压疮）还要增加。在多动性痴呆患者中，热量需求也可能显著增加。

衰弱的老年人，蛋白质的需求也显著增加，超过 WHO 建议的年轻健康成人的蛋白需求。所以，通常建议蛋白质的摄入由 0.8g/（kg·d）增加到 1.0~1.2 g/（kg·d）。在经过较长分解代谢期之后的康复中，这些需求甚至可能达到 1.5 g/（kg·d）。老年人髋部骨折后营养不良确实是影响生存的不良预后因素。老年人仍然有很好的合成代谢能力，但蛋白质摄入量和身体蛋白合成代谢的比例显示了一个更快的天花板效应。这就是为什么蛋白质摄入量必须分布在全天，至少是在两顿主餐之间。如果不能通过正常饮食（即使在强化后）获得足够的蛋白质，建议加用口服补充剂，其积极作用是有据可查的。最近的研究报道，肌少症患者即使不参加额外的体育锻炼，仅仅加用特定口服补充剂就不仅使肌肉量增加，还增强了肌肉功能。

在日常饮食中，微量营养素的需要通常是可以满足的。按照惯例，如果一个人长期进食的热量少于每天 1200 kcal，可能存在微量营养素缺乏，这可能是在严重的急性疾病以及随后几周的康复期。只有在这种情况下微量元素需要被更换。

21.2.2 液体需求

总体而言，每日应该摄入 1500~2000mL 的液体。然而，许多老年人尤其是老年女性在他们以前的成年时期都从来没有喝到这个量。所以，应该执行个人"液体摄入量"。在正常老化的过程中，口渴的感觉减退，应该告知老年人摄入足够液体量的重要性，让他们尽可能地多喝点液体。

利尿剂尤其是氢氯噻嗪，经常被用于治疗收缩期高血压和外周水肿，而且如果需要长期使用，一般也不会重新评估患者的适应性。利尿剂除了经常引起低钠血症外，当液体摄入特别重要的时候，如在炎热的夏日，会加重脱水。脱水的风险也不仅仅是增加跌倒风险，在急性情况下，液体限制和脱水是发生谵妄的重要危险因素，尤其是有认知功能障碍的患者。

21.3 营养不良和液体摄入量的评估

21.3.1 总论

在急性病以及急性病后的康复阶段，老年人营养素和体液摄入不足是非常常见的。因此，从入院第一天开始，在老年人的康复过程中，两种成分的摄入应记录在案。此外，应在住院期间尽早进行营养不良风险的筛查。

21.3.2 微型营养评估和营养风险筛查

微型营养评估（mini nutritional assessment，MNAR）是针对营养不良尤其是老年人/患者群体的营养不良唯一的筛查和评估试验。MNAR 包括一个完整评估和一个简明评估（MNAR-SF），筛查大约需要 5min（可在 www.mna-olders.com 上免费获得）。它的实用性在全球都有据可查，尤其是身体质量指数（BMI）不可用时，其接受程度就更加广泛；可用小腿围代替（表 21.2）。使用这种筛查评估，明显的营养不良以及最高患病风险率是在康复人群中发现的，说明对于急性发病期后的老年人的营养补充尤其重要。如果筛查结果呈阳性，就需要对营养不良可能的原因进行深入评估。

营养风险筛查（NRS 2002）是针对那些在住院期间有急性疾病的患者，他们将从营养

表 21.2　简明微型营养评估 (MNAR-SF)

该营养评估包括 6 项内容：
·过去 3 个月内减少了营养摄入
·过去 3 个月内体重下降
·过去 3 个月内减少了活动量
·过去 3 个月内发生急性疾病或心理压力
·过去 3 个月内出现神经心理问题（抑郁 / 痴呆）
·目前的 BMI 或小腿围（CC<31 cm）

干预中获益。这个筛查也只需要几分钟。尽管 MNAR 更适合老年人，但患者可能是从急症护理环境转介而来，已经有了 NRS 2002 的结果，这取决于当地机构的偏好。这并不排除 MNAR 可以在患者进入康复中心后不久就进行，因为该测试包括 6 个问题，1 个关于活动能力，1 个关于情绪变化（抑郁和 / 或痴呆）。事实上，当比较同一人群中的两组患者时，MNAR 似乎能更好地发现老年患者的问题。

总结老年人营养不良筛查的简单参数如下：

·在过去 3 个月内体重意外下降 5%，或者在过去 6 个月内体重下降 >10%

·身体质量明显减少（脂肪和肌肉）：BMI<20 kg/m^2（请注意，老年人的临界值比年轻人更高，数值是 <18.5 kg/m^2）

·MNA^R-SF<8 分（在 14 个可能的选项中）

因此，在寻找营养不足或液体摄入不足时，使用清单是有帮助的（表 21.3）。

21.4　干　预

21.4.1　正常营养摄入

在急性期和康复期，应根据患者的需求适当增加其口服营养和液体摄入。详见表 21.4。

通常，患者在进入康复中心时已经有营养不良的风险或表现出明显的营养不良。在至关重要的康复阶段，除了健康锻炼，食物和液体

表 21.3　诊断潜在食物或液体摄入不足和营养不良的检查表

生理限制
·食欲和渴觉下降
·咀嚼问题
·吞咽困难
·牙科问题
·由于上肢限制存在吃或喝的问题
·严重疲劳
·严重视力下降
心理问题
·认知能力下降 / 痴呆
·抑郁
·谵妄
影响食欲和 / 或新陈代谢的疾病
·胃肠道疾病
·食物不耐受
·增加热量需求的疾病（癌症、外科疾病、压力性溃疡、多动性痴呆、甲状腺疾病、艾滋病）
药物摄入
·每天 > 5 种药物
·与进食有关的药物副作用（食欲降低、嗅觉变化、恶心、口干、严重疲劳、头晕）
其他因素
·担心尿失禁加重
·上厕所的问题
·接受提供的食物（文化或宗教背景）
·不正常的进餐时间
·吃饭时间紧迫
·进食环境不佳（在吃饭时间调查、气味、噪声）
·食物选择不足
·想保持苗条

摄入是康复治疗计划的基石。因此，在查房或探访时不要中断用餐是很重要的。如果是额外增加的食物，给予的时间是可以计划的。如果可能的话，每个患者都应该尽可能长时间地使

表21.4 促进液体和能量（营养）摄入的策略总结

- 患者可随时获得饮料；如有必要，对行动受限的患者，应提供打开瓶盖并将其放在患者能够到的地方
- 应提供不同类型的饮料（水、软饮料、果汁、茶等）
- 必须反复鼓励患者喝水
- 必须向患者和护理人员告知缺水的风险
- 确保患者坐着喝水，优先在餐桌旁
- 必须告知患者和护理人员营养不良的风险
- 鼓励患者进食
- 准备食物（尽可能地美观，把食物切成小块）
- 帮助患者进食；如有必要，喂养患者
- 提供足够的用餐时间
- 用餐时不要打扰患者
- 在正餐之间提供食物；刺激患者进食并在必要时提供帮助

用同一名护士，因为这位护士了解患者在饮食方面的需求和愿望，这是所有人的生物特性的一部分。们如果在一个群体里，人是会进食更多的。因此如果可能的话，应该在餐厅给患者提供食物。食物摄入本身也可以用来作为训练任务，有时可以借助治疗师的帮助。食物摄入可能非常耗时，需要大量使用手，有时候可以寻求志愿者的帮助。

食物的种类提供也是一个需要考虑的重要问题。应注意以下几点：

- 总体来说，考虑患者的饮食偏好，提供一个完整的饮食记录。
- 应避免或停止限制性饮食，即使是超重的老年人；因为老年人节食时主要损失的是肌肉而不是脂肪。
- 应考虑特定饮食（暂时性）的需求（富含蛋白质，因过敏、严重肝脏和肾脏疾病而适应的饮食）。
- 如果有咀嚼和吞咽问题，应该改造食品来适应这一问题。

21.4.2 出院后营养摄入管理

出院小结里应该以标准化的方式记录体重下降，入院和出院的体重，BMI（或小腿周长），以及营养不良风险的筛查（MNAR-SF 和/或 NRS 2002）和营养评估。对于有营养不良风险的患者以及热量和液体摄入减少的患者，出院小结中也应该包括具体建议，并且应包括导致营养不良的问题的治疗建议（如牙医或营养补充剂、手指食物、蛋白质强化、吞咽问题严重时的食物加工、存在运动障碍时的进食帮助等）。

此外，全科医生或护理人员应在出院3个月和6个月后对患者的营养状况进行重新评估。考虑到护理人员经常看不到主治医生写的出院小结（特别是当患者改变自己的生活条件，如从社区到疗养院），上述因素也应该由不同机构的护理人员记录在文档中。

关键要点：

- 为了改善干预前后的营养管理（最常与老年人骨科手术相关），首先重要的是寻找营养问题，并尽可能早的开始治疗。
- 在康复治疗的早期，应该对营养不良的风险、明显的营养不良和液体摄入不足进行筛查。
- 当筛查显示有营养不良风险时，应进行彻底评估，寻找可治疗的原因并观察患者的需求。
- 一旦发现有营养不良的情况，就应采取适当的干预措施——添加富含蛋白质的口服补充剂。
- 肌肉减少通常在急性疾病前出现，例如脆弱性骨折，因此，从康复中心出院后应该继续营养支持。

（吕珊 译，张爱森 审）

原文参考

[1] Nuotio M, Tuominen P, Luukkaala T (2016) Association of nutritional status as measured by the Mini-Nutritional Assessment Short Form with changes in mobility, institutionalization and death after hip fracture. Eur J Clin Nutr 70:393–398

[2] Goisser S, Schrader E, Singler K et al (2015) Malnutrition according to Mini Nutritional Assessment (MNA) is associated with severe functional impairment in geriatric patients before and up to 6 months after hip fracture. J Am Med Dir Assoc 16:661–667

[3] Drevet S, Bioteau C, Mazière S et al (2014) Prevalence of protein-energy malnutrition in hospital patients over 75 years of age admitted for hip fracture. Orthop Traumatol Surg Res 100:669–674

[4] Kaiser MJ et al; MNA-International Group (2009) Validation of the Mini Nutritional Assessment short-form (MNA-SF): a practical tool for identification of nutritional status. J Nutr Health Aging 13:782–788

[5] Hooper L et al (2014) Water-loss dehydration and aging. Mech Ageing Dev 136–137:50–58

[6] Koren-Hakim T et al (2012) The relationship between nutritional status of hip fracture operated elderly patients and their functioning, comorbidity and outcome. Clin Nutr 31:917–921

[7] Rosenberg IH (1997) Sarcopenia: origins and clinical relevance. J Nutr 127(5 Suppl):990S–991S

[8] Baumgartner R, Koehler KM, Gallagher D, Romero L, Heymsfield SB, Ross RR, Garry PJ, Lindeman RD (1998) Epidemiology of sarcopenia among the elderly in New Mexico. Am J Epidemiol 147:755–763

[9] Janssen I, Heymsfield SB, Robert R (2002) Low relative skeletal muscle mass (sarcopenia) in older persons is associated with functional impairment and physical disability. J Am Geriatr Soc 50:889–896

[10] Cruz-Jentoft A, Baeyens JP, Bauer J et al (2010) Sarcopenia: European consensus on definition and diagnosis. Age Ageing 39:412–423

[11] Muscaritoli M, Anker SD, Argiles J et al (2010) Consensus definition of sarcopenia, cachexia and pre-cachexia: joint document elaborated by Special Interest Groups (SIG) "cachexiaanorexia in chronic wasting diseases" and "nutrition in geriatrics". Clin Nutr 29:154–159

[12] Zamboni M, Mazzali G, Fantin F et al (2008) Sarcopenic obesity: a new category of obesity in the elderly. Nutr Metab Cardiovasc Dis 18:388–395

[13] Goisser S, Kemmler W, Porzel S et al (2015) Sarcopenic obesity and complex interventions with nutrition and exercise in community-dwelling older persons–a narrative review. Clin Interv Aging 10:1267–1282

[14] Drey M, Sieber CC, Bertsch T et al (2016) Osteosarcopenia is more than sarcopenia and osteoporosis alone. Aging Clin Exp Res 28:895–899

[15] Fried LP, Tangen CM, Walston J et al; Cardiovascular Health Study Collaborative Research Group (2001) J Gerontol A Biol Sci Med Sci 56:M146–M156

[16] Rockwood K, Mogilner A, Mitnitski A (2004) Changes with age in the distribution of a frailty index. Mech Ageing Dev 125:517–519

[17] Bartali B, Frongillo EA, Bandinelli S et al (2006) Low nutrient intake is an essential component of frailty in older persons. J Gerontol Med Sci 61A:589–593

[18] Drey M, Wehr H, Wehr G et al (2011) The frailty syndrome in general practitioner care: a pilot study. Z Gerontol Ger 44:48–54

[19] Rockwood K, Andrew M, Mitnitski A (2007) A comparison of two approaches to measuring frailty in elderly people. J Gerontol A Biol Sci Med Sci 62(7):738–743

[20] Evans WJ, Morley JE, Argiles J et al (2008) Cachexia: a new definition. Clin Nutr 27:793–799

[21] Bauer J, Biolo G, Cederholm T et al (2013) Evidence-based recommendations for optimal dietary protein intake in older people: a position paper from the PROT-AGE Study Group. J Am Med Dir Assoc 14:542–549

[22] Goisser S, Schrader E, Singler K et al (2015) Low postoperative intake is associated with worse functional course in geriatric patients up to 6 months after hip fracture. Br J Nutr 113:1940–1950

[23] Paddon-Jones D, Rasmussen HH (2009) Dietary protein recommendations and the prevention of sarcopenia. Curr Opin Clin Nutr Metab 12:86–90

[24] Milne AC, Potter J, Vivanti A et al (2009) Protein and energy supplementation in elderly people at risk from malnutrition. Cochrane Database Syst Rev 2:CD003288

[25] Bauer JM, Verlaan S, Bautmans I et al (2015) Effects of a vitamin D and leucine-enriched whey protein nutritional supplement on measures of sarcopenia in older adults, the PROVIDE study: a randomized, double-blind, placebo-controlled trial. J Am Med Dir Assoc 16:740–747

[26] Kondrup J, Rasmussen HH, Hamberg O et al (2003) Nutritional risk screening (NRS 2002): a new method based on an analysis of controlled clinical trials. Clin Nutr 22:321–336

[27] Cederholm T, Barazzoni R, Austin P et al (2016) ESPEN guidelines on definitions and terminology in clinical nutrition. Clin Nutr 36(1):49–64. pii: S0251-5614(16)31242-0

[28] Volkert D et al (2013) Leitlinie der Deutschen Gesellschaft für Ernährungsmedizin (DGEM) in Zusammenarbeit mit der GESKES, der AKE und der DG: Klinische Ernährung in der Geriatrie. Aktuell Ernährungsmedizin 38:e1–e48

[29] Huxtable S, Palmer M (2013) The efficacy of protected mealtimes in reducing mealtime interruptions and improving mealtime assistance in adult inpatients in an Australian hospital. Eur J Clin Nutr 67:904–910

老年人康复：临床和药物相关建议

22

Giulia Bellon, Marina De Rui, Nicola Veronese, Enzo Manzato, Giuseppe Sergi

22.1 引 言

大多数收住康复病房的老年人是因创伤、慢性退行性或炎性疾病而接受了大型骨科手术的患者。其他的还包括患有神经系统疾病或发生急性脑血管事件，例如缺血性或出血性脑卒中，以及神经外科手术后的患者。所有这些患者的神经系统或关节功能都或多或少地出现了严重问题，从而导致其日常生活能力受到损害。术后老年患者的早期活动或长期制动患者恢复活动可以改善衰老所特有的器官功能不稳定，包括心血管、呼吸道和肌肉骨骼疾病的风险。在这种情况下，康复者需要考虑与衰老相关的众多因素，尤其是老年患者典型的高发病率、多重用药、机体储备功能受限以及获得社会支持的可能性。

22.2 入住康复病房老年人的特点

虽然入住康复病房的骨科和神经科患者可能具有相似点，但两组患者之间存在一定的差异性，康复医生应该认识到这些差异，并在设计康复方案时考虑到病种及用药的不同。

康复师必须根据老年人的特殊情况来调整治疗方法。从神经科病房转来的患者可能患有新诊断的疾病，从而导致急性病症。TIA 和缺血性卒中会导致脑缺氧，而脑内动脉或颈动脉粥样硬化以及心律失常导致的心源性脑栓塞是最常见的病因；80 岁以上人群中心房颤动是最常见的心律失常，约占 9%，而这些患者通常服用抗血小板药物 [乙酰水杨酸（acetylsalicylic acid，ASA），氯吡格雷] 或抗凝剂（华法林，新型口服抗凝剂）。

另一方面，出血性卒中是由脑动静脉畸形，动脉瘤，未经治疗、治疗不当或难治性高血压引起的高血压危象，或抗凝药物使用不当引起的。硬膜下血肿可能需要神经外科手术和更好地控制血压 [使用 ACE 抑制剂、血管紧张素 Ⅱ 受体阻滞剂（angiotensin Ⅱ receptor blockers，ARB）、β 受体阻滞剂或钙通道阻滞剂]。

急性事件可导致不同的并发症，中枢性缺氧常损害病灶半球对侧肢体的各种功能，引起运动障碍（偏瘫）、肌张力亢进或低下、感觉减退，言语障碍、平衡障碍和协调障碍以及其他后遗症。累及脑干的损伤可能导致脑神经功能紊乱，伴有复视、视物模糊、延髓无力、吞咽困难或面神经损伤。

神经系统疾病患者的预后取决于他们的具体临床情况，膈肌或声带麻痹可损害呼吸功能，进而发生缺氧症状；偏瘫会增加褥疮的风险；吞咽困难可引起吸入性肺炎。

康复医生应考虑到神经系统疾病患者可能面临的所有临床问题，并尝试优化治疗，使治疗策略尽量适应于患者不同的情况。

从骨科病房转来的患者特点是手术的并发症和已存在的慢性病。如在跌倒后骨折的情况下，康复医生应关注骨折诱发疾病（营养不良、脱水、电解质失衡、骨质疏松、肌肉减少），这样做不仅可以优化患者的治疗，还可以防止进一步急性事件的发生。

营养不良是由于功能障碍（食欲不振）或器官功能失调而引起的基础营养素和微量营养素（蛋白质、维生素和矿物质）摄入不足，但也可能与食物或环境因素有关，20%~30%的老年人患有营养不良。

肌少症的特征是肌肉量下降、肌肉无力或身体功能下降。据报道，在 65 岁以上的人群中，肌少症的患病率在 10%~50%。随着年龄增长，肌肉量逐渐减少，导致肌肉力量每年下降1%~3%。

骨质疏松是老年人骨折风险增加的另一个重要因素，可能是由于环境因素（缺乏阳光照射）或饮食因素（动物脂肪摄入不足）导致维生素 D 缺乏。在 70 岁以上的人群中，维生素 D 缺乏（<50nmol/L）的患病率高达 100%，尤其是在女性人群中。

此外，在进入康复病房时，接受大手术的老年人中大约 45% 出现贫血。任何不能归因于出血或造血系统疾病的血红蛋白水平下降都有可能是由于铁、叶酸或维生素 B12 水平下降所致。

低钠血症发生在 7%~10% 的老年人身上，并且通常是导致跌倒风险增加易被忽视的因素。

高钠血症可出现在 1% 的老年人中，尽管发病率低——但不应被忽视；一旦排除了所有可能导致高钠血症的器质性疾病，就可能是由于严重脱水状态所导致的。

衰老与心血管系统的变化关系密切。高血压、2 型糖尿病、血脂异常是冠心病发病的主要危险因素，而冠心病是老年人的第一位死因。为了使这些疾病得到适当治疗，老年人往往需要多种治疗。为了一级预防的目的，老年人服用抗高血压药物（ACE 抑制剂、ARBs、β 受体阻滞剂、钙通道阻滞剂）、抗糖尿病药物（口服降糖药或胰岛素）和降胆固醇药物（他汀类药物、植物固醇）以控制各种危险因素。缺血性心脏病或外周动脉疾病的老年患者还会使用抗血小板药物，有时会合用硝酸酯类药物。

充血性心力衰竭会影响 10% 的 65 岁以上的人，可能由原发性心脏事件（冠状动脉疾病、高血压、瓣膜疾病）或继发性心脏事件（心律失常、贫血、甲亢）引起。这些患者使用 β 受体阻滞剂、ACE 抑制剂、抗醛固酮药物、袢利尿剂和地高辛等。

衰老与呼吸系统的生理性变化也关系密切，肺弹性下降，肺泡表面积减少，胸壁硬度增加伴随肺气肿的发生和呼气流速的减慢。这些情况导致气体交换受损，氧合障碍和缺氧，并且在卧床或自主性受限的个体中情况更加糟糕。

随着年龄增长，人体的主要防御系统也在逐渐衰退，气道容易出现器质性或功能性异常，导致一种称为咽前症的复杂情况，这种情况可能导致吸入性肺炎或营养不良。

最后，接受康复治疗的老年患者可能患有某种程度的痴呆，需要使用乙酰胆碱酯酶（acetylcholinesterase，AChE）抑制剂治疗。在这些患者住院期间，有一些因素可能会引发谵妄状态；在这种情况下，他们需要用抗精神病药物治疗。

22.3 康复期老年人心血管系统功能变化及能量需求

表 22.1 显示了在手术、制动和康复后不同系统的功能变化。老年人机体在康复训练室进行的低至中等强度（VO₂ 25%~50%）有氧运动的方式与年轻人几乎相同。但刚刚接受手术或卧床一段时间后被转诊进行康复治疗的老年患者，其身体的储备功能有着一定程度的损失。

为了对运动做出相应的反应，心血管系统生理性地增加心输出量、加快心率和提高左心室流出量，同时升高血压并重新分配血流量，以有利于正在进行体力活动的肌肉得到足够血供。

在运动过程中，老年人的心率通常较低（220– 患者的年龄），而血压较高，因此心脏负荷较大。此外，随着年龄的增长，心脏收缩力和外周动脉舒张功能下降。

手术和长时间的制动导致了心血管系统的许多改变。例如，直立性低血压（由于近期的镇静治疗或压力感受器敏感性受抑制）是常见的。低血容量（由于液体流失或摄入减少）导致低血压和心动过速。镇静的残余效应降低了压力感受器的敏感性，导致低血压和心动过缓。疼痛控制不足会导致心动过速和高血压。

在康复治疗计划的早期，患者可能因此存在许多医疗情况。例如，直立性低血压很常见，出现在约 50% 接受 PTA 的患者中；而高血压危象可能在康复治疗期间发生。

虽然呼吸系统的年龄相关性退变不被认为是限制运动能力的因素，氧分压仍然可以维持最大运动能力，但经历全麻手术或卧床一段时间的老年患者的残余肺功能较低，并伴有较高的气流阻力。这意味着患者的最大 VO2（最大耗氧量），即他/她的最大有氧活动能力降低，因此可能无法供应更大的肌肉锻炼的氧需求，

表 22.1　老年人手术后/静止期及康复期的生理和临床变化

系统	老年人手术后/静止期及康复期的生理改变	临床变化
心血管系统	↓心率 ↓心脏收缩力 ↑心脏工作负荷 ↑血压	·直立性低血压 ·高血压危象 ·心动过速
呼吸系统	↓呼吸储存功能 ↑气流阻力 ↓最大耗氧量 ↓最大无氧能力	·↓疲劳阈值
骨骼和肌肉系统	↓外周动脉舒张功能 ↓氧摄取功能 ↓肌肉功能 ↓无氧运动阈值 ↑乳酸产生	·易疲劳 ·肌肉痉挛/疼痛 ·出现、
代谢系统	低强度延长的运动/中等强度运动（50%~60% 最大耗氧量）→血糖、肝糖原及肌肉糖原的代谢 ↓ ↑葡萄糖消耗 ↑肌肉胰岛素敏感性	·↑低血糖风险
水/电解质平衡	↑体温 ↑出汗 ↑电解质丢失	·↑脱水 ·↑低钠血症/低钾血症

这意味着肌肉的疲劳阈值将降低。

运动时，肌肉通过扩张血管来增加流向自身的血量（在剧烈运动中，流向肌肉的血流量可达到机体总血供的 80%），从血液中摄取氧气的能力同时也增加了。在老年人中，这些能力均有下降，如 a-VO$_2$ 差异值所示。此外，与年轻人相比，老年人在同样的耗能情况下肌肉产功更少，也降低了肌肉的氧阈值。

由于所有的这些原因，乳酸产生阈值下降，清除功能障碍的个体很可能发生肌肉痉挛，这将限制他们的体力活动。为了缓解酸中毒，机体可能需要增加肺负荷。

运动恢复期间肌肉的并发症通常很轻微，通常与热身不足或过度的治疗方案有关。运动也可暴露出先前就存在的病症，如肌腱炎、关节炎、拇趾关节炎和神经根炎，或引起新的情况如肌肉劳损。

疼痛是康复运动中出现的最重要的并发症。它主要取决于患者的疼痛阈值，并可能导致治疗的终止。可由上述乳酸中毒，已有骨关节疾病急性加重，先前手术（骨科患者）所涉及肢体的运动，肌肉纤维化和肌腱收缩（轻瘫或瘫痪患者），以及受骨科或神经疾病（如截肢者的幻肢疼痛）损伤的根神经沿线的感觉异常或感觉障碍等因素所导致。

另一个随着运动而变化的关键因素是新陈代谢。与长期卧床的人相比，经常从事体力活动的人的基础代谢增加。在康复中心，训练强度较低（达最大耗氧量的 25%~30%）时，血液中或脂肪组织释放的脂肪和甘油三酯的代谢就可以供给所需的能量。低强度长时间训练（约 1h）或中等强度的运动（达最大耗氧量的 50%~60%）就需要增加肌糖原或肝糖原及血糖的消耗。

运动通常与静息时糖代谢的改善相关，短期内是由于持续的有氧运动可消耗更多的葡萄糖，长期是由于运动可以改善肌肉的胰岛素敏

感性。肌肉组织的代谢可以通过运动锻炼来改变，并取决于锻炼的类型。使用胰岛素或口服降糖药的患者在运动时发生低血糖的风险更大。

患者的水化状态也容易因出汗和运动中相关的电解质损失而发生改变，在没有足够补偿的情况下可能发生脱水。服用利尿剂、降压药或安眠药的老年人其直立性低血压的发生风险也会升高。

电解质流失可能导致低钾和低钠血症，临床表现为肌肉无力、抽筋或影响康复计划的肌痛。

22.4 物理治疗小组的建议

考虑到大多数老年患者的脆弱性，康复医生及其团队不仅要考虑康复的目标，还要考虑可能使康复实施复杂化的所有方面（多重治疗、共患病、器官功能储备），以便调整他们的康复方案。

需要康复的老年患者的复杂性可能来自急性事件发生之前就存在的功能损害，或由急性事件本身所致的后果，包括手术、长期制动和住院。

需要考虑的主要问题涉及机体重要器官系统功能。为了在运动中适当控制血压，需要治疗高血压，但同时也需要预防直立性低血压。有时需要调整或停用部分降压药，但并非所有的抗高血压药都能立即停止：例如，在使用 β 受体阻滞剂和 α-2 肾上腺素能药物的情况下，立即停药可能会引发反弹效应。还应特别注意糖尿病患者或血糖控制不佳的患者，因为运动锻炼可以改善葡萄糖耐量，从而诱发低血糖。

患者的营养状况也不能被忽视，因为适当的饮食对康复计划的成功或保持体重，或者说更重要的——防止体重下降至关重要。所以肝肾功能正常的患者每天应该摄入 1~1.2g/kg 的蛋白质作为日常饮食的一部分。镁和维生素 D 的

水平也会影响身体运动功能；因此，补充这些营养元素也很重要。

康复治疗，特别是骨科患者的康复治疗，也为评估患者骨折风险提供了一个良好机会；在适当的情况下，应对骨质疏松进行适当的治疗（维生素 D、钙、抗骨吸收药物），如进行骨折的二级预防，或咨询相关专家。

疼痛是影响康复计划的重要因素，必须得到适当的处置。尽管过度止痛治疗存在副作用，但疼痛控制不足会严重延缓患者的功能恢复，有时甚至会阻碍患者的完全恢复。在康复训练中让患者忍受疼痛是没有必要的，需要在疼痛变成慢性前进行诊察并给予治疗。

为患者提供充分的止痛治疗是必须的，以便他们可以在康复训练室进行锻炼。用于治疗炎症性疼痛的药物通常是对乙酰氨基酚或非甾体消炎药，但必须注意患者是否有出血征象以及监测肝肾功能。如果这些药物不足以缓解疼痛，可能需要使用阿片类药物；但使用阿片类药物必须严格监测，某些药物过量或者快速转化为吗啡，会导致出现恶心、便秘及其他毒性的风险。一些特殊药物，如普瑞巴林、加巴喷丁和阿米替林可以用于治疗神经源性疼痛。

在老年患者康复管理中还有一个常见的问题，涉及认知行为能力的下降，这些问题有时会在各个阶段干扰康复计划的施行。在这种情况下，建议使用低剂量的抗精神病药物（除了喹硫平，其他的都没有抗多巴胺作用），并避免使用苯二氮䓬类药物，这类药物可能会导致谵妄、丧失警觉和肌肉松弛，从而导致康复治疗的失败。

（张爱森 译，朱奕 祁寒梅 审）

原文参考

[1] Robert-Ebadi H, Le Gal G, Righini M (2009) Use of anticoagulants in elderly patients: practical recommendations. Clin Interv Aging 4:165–177

[2] Sergi G, Trevisan C, Veronese N, Lucato P, Manzato E (2016) Imaging of sarcopenia. Eur J Radiol 85(8):1519–1524. doi:10.1016/j.ejrad.2016.04.009

[3] Adami S, Romagnoli E, Carnevale V, Scillitani A, Giusti A, Rossini M, Gatti D, Nuti R, Minisola S (2011) Linee guida su prevenzione e trattamento dell'ipovitaminosi D con colecalciferolo. Reumatismo 63(3):129–147

[4] Pioli G, Giusti A, Barone A (2008) Orthogeriatric care for elderly with hip fractures: where are we? Aging Clin Exp Res 20:113–122

[5] Andreucci VE, Russo D, Cianciaruso B, Andreucci M (1996) Some sodium, potassium and water changes in the elderly and their treatment. Nephrol Dial Transplant 11(Suppl 9):9–17

[6] Chodzko-Zajko WJ, Proctor DN, Fiatarone Singh MA, Minson CT, Nigg CR, Salem GJ, Skinner JS (2009) Exercise and physical activity for older adults. Med Sci Sports Exerc 41(7):1510–1530. doi:10.1249/MSS.0b013e3181a0c95c

[7] Jans O, Bundgaard-Nielsen M, Solgaard S, Johansson PI, Kehlet H (2012) Orthostatic intolerance during early mobilization after fast-track hip arthroplasty. Br J Anaesth 108(3):436–443. doi:10.1093/bja/aer403

[8] Vitulli P, Femminella GD, Ciccarelli AL, Rengo F, Lombardi A, Cellurale M, Aruta SF, Kamici K, Allocca E, De Lucia C, Rengo F (2012) Exercise training and aging. G Gerontol 60(3):172–181

[9] Landi F, Calvani R, Tosato M, Martone AM, Ortolani E, Savera G, D'Angelo E, Sisto A, Marzetti E (2016) Protein intake and muscle health in old age: from biological plausibility to clinical evidence. Forum Nutr 8(5):295. http://doi.org/10.3390/nu8050295

[10] Veronese N, Berton L, Carraro S, Bolzetta F, De Rui M, Perissinotto E, Toffanello ED, Bano G, Pizzato S, Miotto F, Coin A, Manzato E, Sergi G (2014) Effect of oral magnesium supplementation on physical performance in healthy elderly women involved in a weekly exercise program: a randomized controlled trial. Am J Clin Nutr 100:974–981

[11] Tofanello ED, Perisinotto E, Sergi G, Zambon S, Musacchio E, Maggi S, Coin A, Sartori L, Corti MC, Baggio G, Crepaldi G, Manzato E (2012) Vitamin D and physical performance in elderly subjects: the Pro. V.A. Study. PLoS One 7(4):e34950

23 老年患者康复医疗中的临床评估工具

Jean-Paul Steinmetz, Elisabeth Bourkel

23.1 引 言

　　康复是一个需要多学科康复团队指导和支持患者的长期过程。适合患者需求的个体化的干预方案对有效康复尤其关键。这些个体化设计的康复方案是通过对患者的身体、心理和情绪状态持续客观、可信和综合的观察后设计的。在本章中我们将介绍和讨论用于评测老年人认知、活动和情绪状态相关障碍的工具。我们根据以下两个主要标准来选择适合的工具：①较短的评估时间；②临床信度高和结果适用于临床。总体来说，临床评估工具需要很多不同的资源（如时间、资金），而这些资源常常由于各种原因（如临床医生的时间、经费缩减、患者的临床状况等）无法获得。虽然文献中有大量的临床评估工具，我们本章能够选择介绍的工具数量有限。在活动方面，本章讨论了身体功能的障碍和筛查工具例如握力、功能独立性评估和起立－走测试，后者特别关注步态的时空参数分析。本章第二部分综述了心理评估工具，用于分析患者的认知能力和情绪状态。

23.2 活动评估

　　老年人的功能受限是主要的情况，且常常不被发现或很少提及。使用目前的工具重复评估对监督康复反应很有价值，能够为临床医生提供预后信息以调整治疗。

23.2.1 握力

　　握力是评定手部和前臂肌肉等长收缩力量的一种定量的、客观的方法。握力评估被认为是最简单的肌力评估方法，而且，它是活动能力差的一个临床标志。研究显示，通过握力评估肌肉力量能够预测肌肉减少及其后果（例如跌倒、生活质量低下、住院率和死亡率）。在多种能够测试握力的仪器中，Jamar® 测力计能够最准确地测出握力。在康复过程中，使用标准化的测试方案比选择测定握力的工具更为重要。标准化的测试过程保证了使用不同工具测试的重复性和可比性，因此能够监控患者在康复过程中的肌肉力量变化。应当强调严格遵照标准化测试方案的重要性，因为研究显示不同的体位会影响握力的结果。研究发现使用标准化方案评估握力能有效确定功能水平，显示了很好的重测信度。临床环境下握力的测试时间通常在5min之内。

23.2.2　起立－走测试

起立－走测试（timed get up and go test，TUGT）是一个筛查老年人步行能力、平衡、跌倒风险的步态和动态平衡的工具。TUGT测试时间很短（短于5min），不需要特殊设备。测试时，患者靠坐在靠背椅上。听到开始的命令，患者必须站起来（不使用椅子扶手），用正常速度步行3米，转身，走回椅子并坐下来。研究发现TUGT和患者的总体运动状态相关，能够预测日常步行能力。研究证实了TUGT是一个可信和有效的工具，对预测老年人的跌倒风险有足够的敏感性和特异性。然而，最新的研究不建议在社区环境下老年人中单独使用TUGT来预测社区内的跌倒风险，而建议采用更为综合的方式来预测跌倒。

23.2.3　步态分析

定量步态分析能获得步态相关参数，有助于更好地了解步态异常的机制和设计合适的康复干预方案。使用电子系统获得定量时空步态参数能够发现细微的步态不稳，有助于设计合适的干预和监控康复进程。本章节我们介绍GAITRite®系统作为分析患者步态的工具。GAITRite®系统的一大优点是使用方便，不需要使用功能测试来确定关节中心和旋转轴，以确定患者的关节角度，也不需要在患者皮肤上放置反光标记球。GAITRite®系统由一条从518~884cm长不等的电子步道组成。该系统大部分时候都能为医生提供标准、可信的步行能力分析。测试患者步态的时间通常需要5~20min，取决于以下几点：①临床团队确定的

步行方案（单一方案，或者多个不同步行状态，例如快走、慢走，双任务步行等），②患者的整体状态或身体能力。我们强烈推荐采用标准化方案来使用GAITRite®系统评估步态。十多年前，一批重要的研究者共同制定了步态数据收集的主要说明和指南，以提高步态参数的重复性和保证结局的可比性。研究发现步态主要参数（例如节律、时相、步频、支撑面的大小和变异性）有助于从临床的角度理解和应用步态表现。近来，现已有研究完善了步态的定量参考值（图23.1）。

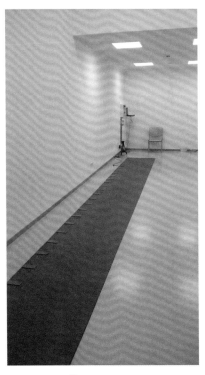

图23.1　GAITRite®
白金＋版包含一个长610cm的活动垫和两端延长的非活动垫。垫子和一台个人手提电脑连接。保持房间安静，以减少外界干扰对患者步行表现的影响。来源：Centre for Memory and Mobility. ZithaSenior

在临床上，步态分析的时空参数可用于诊断和评估患者疾病损伤的严重程度。甚至对于康复过程非常重要，对步态参数的持续测定能够评估干预的有效性。更有意思的是，亚临床的步态变化已被认为是预测未来跌倒、残疾或患病的代表性标志。

23.2.4 功能独立性评定

功能独立性评定（functional independence measure，FIM）用于评定康复患者的身体和认知功能。其心理测量属性如区分效度和内在一致性已被评估（见文献9中的举例）。需要经过培训的评估者根据从完全依赖到完全独立的7个级别来给18个项目打分（13个运动任务，5个认知任务）。总体来说，FIM在康复过程中需要多次使用来追踪患者的功能障碍和恢复的详细情况，以确定患者需要多大的辅助来进行日常生活活动。评估的质量直接依赖于获得信息的量。因此，患者的功能障碍应当由一个多学科团队来分级。

23.2.5 简易机体功能评估法

简易机体功能评估组合（short physical performance batter，SPPB）包含下肢不同功能的评估。使用3个简易测试来进行步态、力量、平衡和耐力测试：①站立平衡，包括两足前后站、两足半前后站和两足左右分开站；②步行8英尺的步行速度；③5次重复坐站（使用椅子）。上述3个测试时间根据患者的身体情况需要约10~20min。研究发现这一评定能够预测运动功能、影响日常生活活动的功能受限、死亡率和住院率。SPPB在社区老年人中使用的信度和效度良好。研究证实了SPPB在急性住院患者中的可信度。

23.2.6 Tinetti 测试

Tinette 测试也叫"表现导向的运动测试（performance-oriented mobility assessment，POMA）"，是 Mary E. Tinetti 于 1986 年设计的。Tinette 测试通过多种不同任务来评估平衡（例如站立平衡，转身 360°）和步态（例如步

行对称性和连续性）。根据任务进行评分并相加，分数较低提示更高的活动障碍和跌倒风险。这一测试临床使用广泛，不需要特殊测试设备。测试时间通常需要 10~15min。Tinette 测试的不同版本具有不同的测试任务和评分系统。绝大多数研究显示不同版本的测试均是评估不同医疗状态的患者（例如帕金森病）活动水平的可信和有效的工具。然而，当使用 Tinette 测试的任何版本时，治疗师应在测试过程中高度关注相应版本使用的心理测量属性。

23.3 认知和情绪障碍的评估

本章介绍能够经济有效地评估老年人认知和情感的心理评估工具。总体来说，用于快速了解认知情况的筛查工具和用于详细评估不同认知功能的神经心理学测试是不同的。住院的老年人应当筛查可能存在的认知障碍以使康复干预和整体治疗与患者的认知状况相适应。同样的，评估患者的情感状况也很重要，这样能够发现可能存在的抑郁并进行适当的治疗。而且，临床评估的工具在轻微的认知障碍（例如轻度认知障碍）和较为严重的认知障碍（例如痴呆）和情感障碍的鉴别中非常重要。这些情况的症状重叠容易导致误诊的风险。总之，神经心理学评估（例如记忆评估）应当通过详细的临床面谈来完成，这样能够评估与患者有关系的人及其家属。

23.3.1 整体认知功能的评估

由于临床上时间有限，患者开始康复的时候需要一个对患者认知缺陷和认知能力进行相对快速和总体评定的工具。认知评估对于存在认知障碍的患者来说通常是复杂的（也可能是恐惧的）。这提示临床医生应当对患者可能存

在的焦虑进行处理，并消除患者在评估中的疑虑。而且，应当向患者解释评估的相应目的，以提高配合和减少患者的挫败感。理想的评估应当有纸质的记录，并给予患者口头反馈。

所谓的筛查测试是能在相对短时间内快速得到认知功能的整体情况。绝大多数认知筛查工具包含一组不同的任务（例如记忆任务，言语流畅度任务等），这些任务的评分加起来能够得出整体的总分。总分与相应正常人的分数比较，或和临界值比较来确定患者认知功能或认知障碍的程度。

23.3.2 简易认知状况/简易认知状况评估

医疗上一个最常用的神经认知障碍评估工具是简易认知状况（mini-mental state，MMS)或简易认知状况评估（mini-mental state examination，MMSE）。MMSE 包含记忆、定向、注意，完成书面指令和口头指令、命名、书写句子和临摹多边形。在临床实践中，原始分根据参考的临界值来进行解释。Perneczky 及其同事总结了 MMSE 分值（最高 30 分）结果代表如下：30 分为无痴呆，26~29 分为可疑痴呆，21~25 分为轻度痴呆，11~20 分为中度痴呆，0~10 分为严重痴呆。总体来说，MMSE 应用简便、快速，多种语言均可使用。然而随着临床实践增多，MMS 分值的解释也在变化，因为要考虑根据不同的年龄、教育水平调整的正常值。众所周知年龄和其他因素例如并存心理问题可能会影响结果。而且，MMSE 在高教育水平的患者中具有天花板效应，且敏感性很差，很难发现轻度认知障碍（mild cognitive impairment，MCI）。因此，研究者们将 MMSE 改进为 MMSE-2。除了这些补充版本，我们应当注意还有其他筛查工具能够更敏感地发现轻度认知障碍。

23.3.3 蒙特利尔认知评估

蒙特利尔认知评估（montreal cognitive assessment，MoCA）是一种简短的筛查量表，具有检测轻度认知障碍的高度敏感性和特异性。与 MMSE 相比，MoCA 能够更敏感地从正常人群中区分 MCI。评定 MoCA 需要 10min，包含了 5 个名词学习两遍之后的短期回忆任务和 5min 后的延迟回忆。还有视空间和执行功能，言语流畅度测试和两个词语抽象概念任务，另外还有注意、专注力、工作记忆评估，最后评估时间和空间定向。MoCA 的最高分是 30 分。近来一项研究发现 MoCA 准确诊断病理性的痴呆患者的临界值是 23 分（其特异性为 96%，敏感性为 95%）。19 分是有效区分 MCI 和阿尔茨海默病患者的临界值，其特异性为 77%~80%，敏感性为 77%~87%。

23.3.4 Dem 测试

Dem 测试作为对 MoCA 的补充（最先是在德国提出），也是一个发现 MCI 和痴呆早期患者的高敏感性的工具。Dem 测试非常简短（测试时间 8~10min），包括 5 个分项：单词排列任务、数字变换任务、言语流畅度测试、逆向数字序列任务和对于之前学习的排列的单词的延迟回忆任务。Dem 测试不受年龄和教育的影响，总分介于 0~18 分之间。得分 13~18 分为正常，9~12 分可能为 MCI，低于 8 分需要进行进一步评估患有痴呆的可能。Dem 测试-B 作为 Dem 测试的平行版，其任务难度和 Deam 测试相同，可用于随访患者的评估。

23.3.5 画钟测试

另一个非常简单有效的测试是画钟测试（clock-drawing test，CDT）。要求患者手工画一个钟表表面，根据所画钟表的错误来评分。画钟试验是认知障碍的标志，常用于认知障碍的筛查。研究显示 CDT 与执行功能、整体认知状况、视空间处理和语义知识相关。研究显示临床使用 CDT 从正常老年人中鉴别诊断 MCI 的敏感性和特异性约 75%（图 23.2）。

23.3.6 专项认知功能的评估

作为对整体认知功能量表在临床筛查的补充，专项认知功能需要更详细的评估。这些评估可以集中于注意、学习或记忆（如 Rey 听觉语词测试或者韦氏记忆量表第 4 版）、空间构建、（如 Rey-Osterrieth 复杂图形测试）、执行功能（如 Stroop 测试）、言语（如波士顿命名测试）或者认知运动功能（如连线测试）。

23.3.7 Alters-Konzentrations 测试

如果怀疑患者存在注意缺陷，评完整体认知筛查量表后可以增加（根据年龄调整的）注意力测试。研究发现老年人专用的非语言注意 测 试（Alters-Konzentrations test，AKT）在老年人群中实用且有效。AKT 评估个体选择性注意某些刺激特征和抑制干扰的特征。患者需要在一共 55 个黑白两种颜色的图像中找出刺激图像。刺激图像和干扰图像仅在涂色模式和二维定向上存在不同。一共有 20 幅正确的图。因变量是测试的时间（单位是秒）以及错误的比率。AKT 和具有非常好的心理测量学属性，其 Spearman-Brown 分半信度的 γ 值范围 0.89~0.99。因变量是总体表现（通过增加正确认出的图像减去错误来计算），错误率（划出的干扰图像的错误比率）和完成测试的时间（单位是秒）。

23.3.8 连线测试

连线测试（trail making test，TMT)A 和 B 两个版本是临床最为常用的测试。测试 A 评估的主要的视觉寻找和认知运动速度，而测试 B 需要注意处理，认知灵活性以及执行功能。完成两个测试的时间以及标准化 TMT 时间 [（B-A）/A）] 均可进行分析，后者可用于独立分析 TMT 中的执行功能成分。

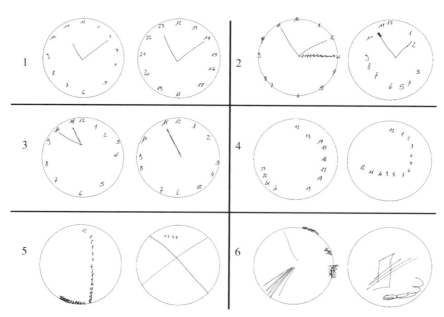

图 23.2 不同画钟表现和相应评分的例子（源自 Centre for Memory and Mobility，ZithaSenior）

23.4　抑郁和神经心理行为评估

近 10 年来提出的几个量表均可进行老年人抑郁分级。

23.4.1　老年抑郁量表

老年抑郁量表（geriatric depression scale，GDS）是最广为人知的用于老年人抑郁分级的量表。最初的版本是 Yesavage 及其同事设计的，包含 30 个项目，提问后回答"是"或"否"（例如，你基本满意自己的生活吗），总分为 30 分。得分 0~10 分代表不存在抑郁，得分 11 以上考虑存在抑郁。GDS 可以由患者自己完成或由健康工作者访谈患者完成。也可以使用项目更少更短的版本。15 个项目的版本中，得分 ≥ 5 分考虑为可疑抑郁，而得分 ≥ 10 分提示抑郁。研究显示 15 项的 GDS 评估能可靠反映老年人存在抑郁症状。还有人提出了一个只有 4 个项目的更为简短的版本（mini-GDS）。重要的是，更简短的版本重测信度较低，发现疾病的严重性欠准确。然而简短版的好处是节约时间，更容易分级，因此在临床更容易应用。GDS 无法完成抑郁诊断，但能够可靠提示患者的情绪状态。与前文所述评估认知的心理学工具类似，单纯使用 GDS 无法做出诊断。应当注意的是，不建议在具有严重认知障碍的患者中使用 GDS 自评方式，因为患者可能无法准确理解相应的条目。

23.4.2　Cornell 抑郁量表

Cornell 痴呆抑郁量表（cornell depression scale，CSDD）是一个有 19 个条目、评估时间约 20min 的评估工具。CSDD 专用于评估痴呆患者的抑郁。由于严重认知障碍的患者提供的信息可信度较低，CSDD 结合了从患者和信息提供者的访谈获得的信息。研究发现这一量表的评分者间信度和内部一致性信度均很高（α 系数为 0.84）。大多数条目均可访谈患者之后填完。CSDD 是根据评估者对患者的印象而非回答（患者或信息提供者）来分级的。每一个条目根据严重程度分级（0= 正常，1= 轻或中度，2= 重度），然后每一项分数相加。得分超过 10 分与可能的重度抑郁相关。得分超过 18 分和明确的重度抑郁相关。得分低于 6 分显示不存在显著的抑郁症状。

CSDD 和 GDS 在老年人筛查抑郁中效度都很高，然而，只有 CSDD 在痴呆患者和非认知障碍患者中同样有效。作为筛查痴呆患者抑郁的工具，CSDD 保持了其特异性和有效性，而不同版本的 GDS 效度均下降。

23.4.3　神经精神症状问卷

临床用于评估神经精神异常的另一个常用工具是神经精神症状问卷（neuropsychiatric inventory，NPI）。可以使用两个版本的 NPI，即 10 项 NPI 和 12 项 NPI（表 23.1）。两个版本都能够用于老年人群，评估在痴呆患者中常见的行为障碍。两个版本均具有较好的内容效度，并行效度，评分者信度（不同行为的数值为 93.6%~100%），且 3 周重测信度较好（频率的相关系数为 0.79，严重分级相关系数为 0.86）。NPI 评估对象是详细了解患者行为的人。先使用初筛问题来确定患者是否存在特定的行为异常。如果信息提供者认为相应的行为异常并不存在，就省略该部分的详细评估。如果信息提供者确认患者存在该行为异常，就评估相应的子问题。接下来要求信息提供者给严重程度分级和给该行为的发生频率分级。最后，信息提供者（照护者）要求对她 / 他自己对患者这些行为异常给自己带来的痛苦分级。

NPI 问卷（NPI–Q）是 NPI 的缩减版，以更快地获得信息。NPI–Q 是临床医生访谈患者的照护者来完成的，这一版本只包含了原版中的筛查问题、严重程度分级、照护者的痛苦程度分级。一项近来的研究显示 NPI–Q 是一个筛查脑卒中和短暂性脑缺血发作患者神经精神症状可信和有效的工具。

表 23.1　NPI 的行为领域

幻觉
妄想
激惹 / 攻击行为
烦躁 / 抑郁
焦虑
易怒
去抑制
欣快
淡漠
反常的运动行为
睡眠及夜间行为变化（只在 12 项评估版中有）
胃口和饮食改变（只在 12 项评估版中有）

23.5　讨论和结论

本章的主要目的是编辑整理一组帮助临床医生监测康复过程中患者的认知障碍、情感状态和活动相关障碍的工具。我们阐述了在康复过程中最为有用、且评估时间短、临床效度高的评估工具。临床医生需要根据患者的需求从上述工具中选择合适的评估工具。而这一选择应基于患者的病史和患者以前在康复过程中的测试结果（例如 GDS 不应当用于那些评估发现存在严重认知障碍的患者的抑郁状态）。为了充分满足患者的需求，临床医生应当考虑是否可以通过进一步评估工具来评估生活质量或日常生活活动等。在使用临床评估或工具来诊断

或监测患者认知或活动相关的参数之前，我们推荐搜索该评估最新的方案和信度、效度的研究。应当始终使用能够获得的最新（针对相应的患者人群）和最有代表性的标准来解释获得的评分。最重要的是，应当始终根据临床需求来选择评估工具、解释结果和获得结论。

（朱奕　译，张爱森　胡筱蓉　审）

原文参考

[1] Roberts HC, Denison HJ, Martin HJ, Patel HP, Syddall H, Cooper C, Sayer AA (2011) A review of the measurement of grip strength in clinical and epidemiological studies: towards a standardised approach. Age Ageing 40:423–429. doi:10.1093/ageing/afr051

[2] Abizanda P, Navarro JL, García-Tomás MI, López-Jiménez E, Martínez-Sánchez E, Paterna G (2012) Validity and usefulness of hand-held dynamometry for measuring muscle strength in community-dwelling older persons. Arch Gerontol Geriatr 54:21–27. doi:10.1016/j.archger.2011.02.006

[3] Podsiadlo D, Richardson S (1991) The timed "Up & Go": a test of basic functional mobility for frail elderly persons. J Am Geriatr Soc 39:142–148

[4] Shumway-Cook A, Brauer S, Woollacott M (2000) Predicting the probability for falls in community-dwelling older adults using the Timed Up & Go Test. Phys Ther 80:896–903

[5] Barry E, Galvin R, Keogh C, Horgan F, Fahey T (2014) Is the Timed Up and Go test a useful predictor of risk of falls in community dwelling older adults: a systematic review and metaanalysis. BMC Geriatr 14:14. doi:10.1186/1471-2318-14-14

[6] Kressig RW, Beauchet O, European GAITRite Network Group (2006) Guidelines for clinical applications of spatio-temporal gait analysis in older adults. Aging Clin Exp Res 18:174–176

[7] Hollman JH, McDade EM, Petersen RC (2011) Normative spatiotemporal gait parameters in older adults. Gait Posture 34:111–118. doi:10.1016/j.gaitpost.2011.03.024

[8] Allali G, Annweiler C, Blumen HM, Callisaya ML, De Cock A-M, Kressig RW, Srikanth V, Steinmetz J-P, Verghese J, Beauchet O (2015) Gait phenotype from mild cognitive impairment to moderate dementia:

results from the GOOD initiative. Eur J Neurol. doi:10.1111/ene.12882

[9] Glenny C, Stolee P (2009) Comparing the functional independence measure and the interRAI/MDS for use in the functional assessment of older adults: a review of the literature. BMC Geriatr 9:52. doi:10.1186/1471-2318-9-52

[10] Volpato S, Cavalieri M, Guerra G, Sioulis F, Ranzini M, Maraldi C, Fellin R, Guralnik JM (2008) Performance-based functional assessment in older hospitalized patients: feasibility and clinical correlates. J Gerontol A Biol Sci Med Sci 63:1393–1398

[11] Kegelmeyer DA, Kloos AD, Thomas KM, Kostyk SK (2007) Reliability and validity of the Tinetti Mobility Test for individuals with Parkinson disease. Phys Ther 87:1369–1378. doi:10.2522/ptj.20070007

[12] Jahn T, Werheid K (2015) Demenzen [Dementias]. Hogrefe Verlag, Göttingen

[13] Perneczky R, Wagenpfeil S, Komossa K, Grimmer T, Diehl J, Kurz A (2006) Mapping scores onto stages: mini-mental state examination and clinical dementia rating. Am JGeriatr Psychiatry Off J Am Assoc Geriatr Psychiatry 14:139–144. doi:10.1097/01.JGP.0000192478.82189.a8

[14] Folstein MF, Folstein SE, White T, Messer MA (2010) MMSE-2: Mini-mental state examination 2nd Edition. Psychological Assessment Resources, Inc., Lutz, FL

[15] Roalf DR, Moberg PJ, Xie SX, Wolk DA, Moelter ST, Arnold SE (2013) Comparative accuracies of two common screening instruments for the classification of Alzheimer's disease, mild cognitive impairment and healthy aging. Alzheimers Dement J Alzheimers Assoc 9:529–537. doi:10.1016/j.jalz.2012.10.001

[16] Trzepacz PT, Hochstetler H, Wang S, Walker B, Saykin AJ, Alzheimer's Disease Neuroimaging Initiative (2015) Relationship between the Montreal Cognitive Assessment and Mini-mental State Examination for assessment of mild cognitive impairment in older adults. BMC Geriatr 15:107. doi:10.1186/s12877-015-0103-3

[17] Kessler J, Calabrese P, Kalbe E (2010) DemTect-B: ein Äquivalenztest zum kognitiven Screening DemTect-A® [DemTect-B: A parallel test version to the cognitive screening instrument DemTect-A®]. Fortschritte Neurol Psychiatr 78:532–535. doi:10.1055/s-0029-1245452

[18] de JJ P, de DM M, de EN M, Malloy-Diniz LF (2013) Mapping the clockworks: what does the Clock Drawing Test assess in normal and pathological aging? Arq Neuropsiquiatr 71:763–768. doi:10.1590/0004-282X20130118

[19] Yamamoto S, Mogi N, Umegaki H, Suzuki Y, Ando F, Shimokata H, Iguchi A (2004) The clock drawing test as a valid screening method for mild cognitive impairment. Dement Geriatr Cogn Disord 18:172–179. doi:10.1159/000079198

[20] Gatterer G (2007) Alters-Konzentrations-Test [Test of concentration for older adults], 2nd edn. Hogrefe, Göttingen

[21] Ashendorf L, Jefferson AL, O'Connor MK, Chaisson C, Green RC, Stern RA (2008) Trail Making Test errors in normal aging, mild cognitive impairment, and dementia. Arch Clin Neuropsychol 23:129–137. doi:10.1016/j.acn.2007.11.005

[22] Yesavage JA, Brink TL, Rose TL, Lum O, Huang V, Adey M, Leirer VO (1983) Development and validation of a geriatric depression screening scale: a preliminary report. J Psychiatr Res 17:37–49

[23] D'Ath P, Katona P, Mullan E, Evans S, Katona C (1994) Screening, detection and management of depression in elderly primary care attenders. I: the acceptability and performance of the 15 item Geriatric Depression Scale (GDS15) and the development of short versions. Fam Pract 11:260–266

[24] Alexopoulos GS, Abrams RC, Young RC, Shamoian CA (1988) Cornell Scale for Depression in Dementia. Biol Psychiatry 23:271–284

[25] Kørner A, Lauritzen L, Abelskov K, Gulmann N, Marie Brodersen A, Wedervang-Jensen T, Marie Kjeldgaard K (2006) The Geriatric Depression Scale and the Cornell Scale for Depression in Dementia. A validity study. Nord J Psychiatry 60:360–364. doi:10.1080/08039480600937066

[26] Cummings JL, Mega M, Gray K, Rosenberg-Thompson S, Carusi DA, Gornbein J (1994) The Neuropsychiatric Inventory: comprehensive assessment of psychopathology in dementia. Neurology 44:2308–2314

[27] Kaufer DI, Cummings JL, Ketchel P, Smith V, MacMillan A, Shelley T, Lopez OL, DeKosky ST (2000) Validation of the NPI-Q, a brief clinical form of the Neuropsychiatric Inventory. J Neuropsychiatry Clin Neurosci 12:233–239. doi:10.1176/jnp.12.2.233

[28] Wong A, Cheng S-T, Lo ESK, Kwan PWL, Law LSN, Chan AYY, Wong LK-S, Mok V (2014) Validity and reliability of the neuropsychiatric inventory questionnaire version in patients with stroke or transient ischemic attack having cognitive impairment. J Geriatr Psychiatry Neurol 27:247–252. doi:10.1177/0891988714532017

24 基于三维建模和软组织 CT 成像的肌肉评估

Paolo Gargiulo, Kyle J. Edmunds, Iris D. Arnadottir,
Ugo Carraro, Magnus K. Gislason

24.1 引言：转化肌病学与医学影像学

转化肌病学的发展领域不断寻求通过优化各种肌肉研究评估模式的转变来定义和促进肌肉研究向临床实践的推广。医学影像学在这方面越来越引起人们的兴趣，现在有大量文献着重于利用各种影像学技术来无创地分析和量化肌肉的各种内部和外部组织形态。在临床上，医学影像学依然是诊断、研究和评估的重要领域。在医学成像的众多方面中，目前的研究主要集中在仪器设计、图像处理软件、数据采集方法和计算建模等方面。特别是，使内部解剖三维可视化的方法可以为优化病理学的治疗提供有价值的信息，但每种方法都有其固有的局限性。为了临床评估的目的，特别是视觉上简化的成像方法，包括用于评估病变或损伤组织的无创、高分辨率的方法，已经很自然地被确定为转化肌病学研究的优先事项。尽管在转化肌病学的背景下有许多的成像模式可以详细讨论，但本章概述的方法都与基于 X 线的计算机断层扫描（computed tomography，CT）相关。

在深入研究复杂的 CT 之前，首先要对转化肌病学领域多一点了解。虽然研究人员主要关注与肌肉自然和 / 或病理变化相关的疾病和共患病，但肌肉退行性变，一直被认为是一种特殊且有趣的现象。肌肉退行性变的特征是肌肉质量、力量和 / 或功能的逐渐丧失，长期以来被认为是老年人群、神经肌肉疾病或损伤患者死亡率增高的独立危险因素。当与衰老相关时，这种现象被定义为肌肉减少，其确切的病因仍有争议；当与严重的慢性疾病相关时，肌肉退行性变，连同其他形式的萎缩或虚弱，被定义为恶病质。肌肉退行性变是脊髓损伤的常见后遗症。总的来说，任何原因的肌肉退行性变都会导致肌肉量的损失，同时肌肉中脂肪组织和不可收缩组织的增加，导致虚弱、残疾、活动能力降低和最终住院的风险增加。本章的重点将是利用现代 CT 成像技术更好地评估肌肉退行性变和临床干预的效果。

24.2 软组织 CT 扫描定量评估肌肉减少性肌肉退行性变

无论是肌肉减少，恶病质或其他创伤，肌

肉退行性变的特点是肌肉中脂肪的增加和平均 CT 值的降低。在本节中，我们将讨论如何分析这些 CT 值的分布，以了解软组织成分随年龄和性别的变化。

CT 图像基本上由 X 射线衰减值的大矩阵组成。这些值通常用 Hounsfield 单位（Hounsfield units，HU）表示，其中零 HU 代表了水的吸收值。从临床应用角度出发，可以认为 HU 值直接表示组织密度，这一概念在评估肌肉和周围软组织时非常重要。事实上，通过 HU 图像矩阵的线性变换对 3D CT 图像进行处理，可以分辨不同的组织类型，从而清楚地区分肌肉内和肌肉外软组织的状态。最简单的情形，就是可以应用于脂肪和肌肉的区别，因为脂肪的 HU 值在 −200~−10HU 之间，而肌肉的 HU 值在 41~200HU。在这之间区分组织类型要困难得多，因为这些通常代表许多不同组织元素的平均值。

为了量化，HU 值从 −10~41 被定义为"松散结缔组织或水当量组织"。

图 24.1a 显示了一例受试者代表股骨中部的 CT 切片，图 24.1b 显示了 3 种组织每一种 HU 的分布模式。此外，图 24.1c 详细显示了来自这位老年受试者的 CT 扫描截面的平均 HU 分布，以及来自 3000 多名 66~86 岁健康老年受试者的平均 HU 分布模式。

很明显，3 种组织类型中的每一种都会产生三峰分布或被称为高斯分布的曲线。最左边的峰代表脂肪（以 −90HU 为中心），最右边的峰代表肌肉（以 65HU 为中心），而中间较小且宽的峰代表松散的结缔组织（以 −10HU 为中心）。每个单独的峰值可以由两个非常有用的高斯分布参数定义：曲线的振幅 N 和曲线的平均值 μ 的位置。峰的振幅只与组织类型的相对体积有关，而位置项代表组织密度。一般来说，健康肌肉的峰值密度较高，而肌内脂肪（存在于退行性肌肉中增加的脂肪）的峰值密度较低。

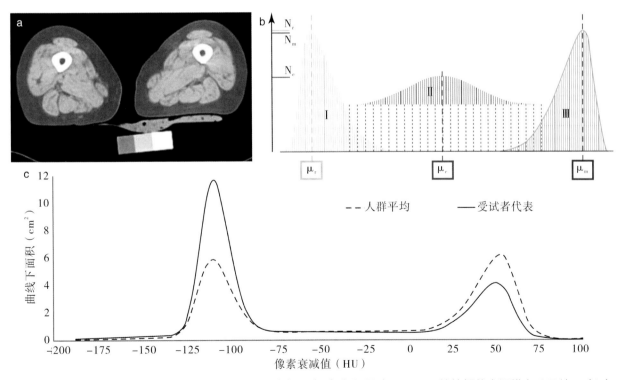

图 24.1　受试者代表大腿 CT 片的 Hounsfield 分布。（a）在股骨头下 20cm 处拍摄的大腿横向 CT 片。（b）HU 三峰分布群表示（I）脂肪峰，（II）结缔组织峰和（III）肌肉峰。其中，N 表示这些峰值的振幅，μ 表示高斯平均值的位置。（c）与 3000 多名老年受试者的平均分布相比，具有代表性的老年患者的 HU 分布。注意其中相对较大的脂肪峰、较小的肌肉峰，以及结缔组织峰向较低密度 HU 值的明显移动

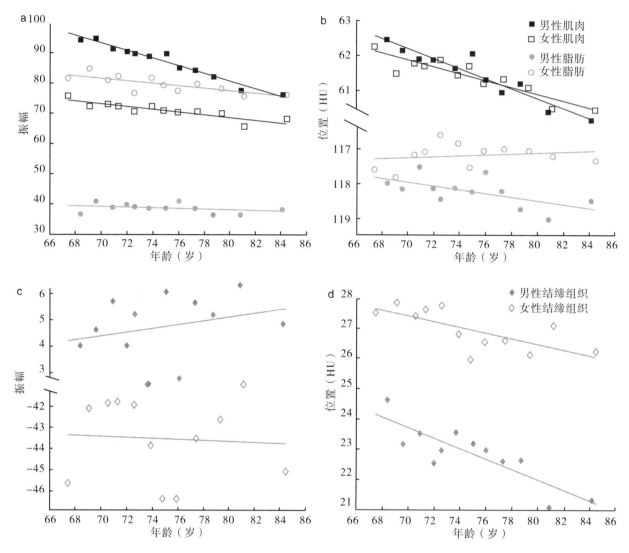

图 24.2　3000 多名健康老年人的 HU 分布分析结果。进行了以下几组与年龄相关的线性回归分析（a）肌肉和脂肪振幅，（b）肌肉和脂肪位置，（c）结缔组织振幅和（d）结缔组织位置

结缔组织峰值的密度也可能随着肌肉的肥胖程度而改变，但这个概念仍然不清楚。

当对大量老年人口进行分析并将其作年龄和性别进行函数比较时，这些峰值振幅和位置的线性趋势变得明显。图 24.2 显示了该分析的结果。

图 24.2 显示了男性和女性在参数分布上的明显差异，但这些参数如何变化以及它们与年龄线性相关的程度取决于组织类型。随着年龄的增长，男性和女性的脂肪和肌肉振幅都易降低，但男性的肌肉振幅和脂肪振幅明显高于女性。有趣的是，男性和女性的肌肉峰位置几乎相同，并且随着年龄的增长而减少；但随年龄增加，女性的脂肪峰位置增加而男性减少。正

如临床证据所显示，即尽管两种性别人群的软组织体积随着年龄的增长而减小，但相比男性，女性的脂肪体积增加及肌肉体积减小更加明显。此外，男女的肌肉密度随着年龄的增长而降低，这表明男女性肥胖程度的增加趋势相似。女性脂肪组织密度的增加也可以作为脂肪组织浸润的进一步指标，但这一结论不太确定。

结缔组织波幅和位置的线性相关程度远低于脂肪和肌肉。结合年龄因素，女性和男性在这些相似的参数上表现出显著的差异。男性结缔组织的波幅随年龄增加而增加，女性则下降，而男女结缔组织位置都随着年龄的增加而减少。这可能表明，随着年龄的增长，由肌肉减少性

退行性变引起的肌肉密度降低（肌肉脂肪含量增加）可能会增加，但由于线性相关性低下使我们无法得出任何明确的结论。

24.3　三维建模：肌肉的形态和成分变化

如前所述，最近的许多研究已经认识到 CT 图像分析在肌肉成分和质量方面量化的潜力，尤其在分析肌肉退行变性方面的应用，一直是研究的热点。因此，许多研究者已经评估了骨骼肌密度的变化与罹患各种疾病患者的肌肉体积和功能变化的相关性。我们已经看到 HU 分布在肌肉退行性病变量化中的应用。本节着重介绍这些 CT 衍生的密度值在临床中的另一个用途：使用基于密度的组织分割和三维建模来清楚地显示肌肉量和质量的变化。

图 24.3 显示了三个有代表性的受试者胫骨前肌是如何通过先前定义的三种组织类型中的

每一种相关像素着色进行三维重组的，这些组织的成分也同样被计算出来。从这些值可以明显看出，与对照者相比，老年人和病理受试者（因盆腔包块浸润坐骨神经而患有不对称下肢麻痹）的脂肪和疏松结缔组织量增加。同样，病理受试者的左腿脂肪含量明显高于右腿，表明变性的严重性。

三维分割和建模的使用同样可以用于显示治疗期间肌肉体积及密度的变化。图 24.4 描述了这样一个例子，一名脊髓损伤后完全失运动神经元的患者接受了 5 年的功能性电刺激（FES）治疗，随后 5 年不依从治疗。很明显，股直肌的体积和密度的增加表明了治疗的重要性，这也同样显示出三维分割的实用性。

24.4　全髋关节置换患者肌肉不对称及康复治疗

通过分析接受全髋关节置换术（total hip

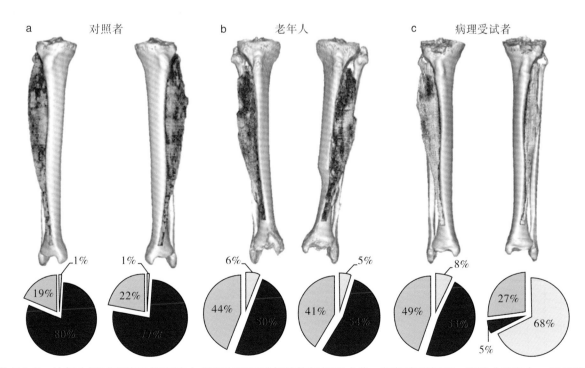

图 24.3　从每个受试者的三维下肢中分离出胫骨前部的软组织和成分。组织类型如下：脂肪（黄色）、结缔组织（青色）和肌肉（红色）。（a）对照者的主要成分是肌肉，（b）老年人的脂肪和结缔组织明显增多，肌肉受损。（c）病理受试者的健康腿部成分类似于老年人，但病理腿部几乎均由脂肪和结缔组织组成。

arthroplasty，THA）患者术前和术后 1 年的肌肉振幅，可以明确这段时间内受试者肌肉状态的进展，并监测其表现。对 16 例计划进行全髋关节置换术患者进行了分析，并以上面提到的股直肌来量化肌肉体积和密度的任何变化。结果显示，就平均而言，患者的肌肉振幅在手术腿上是增加的，而在健康腿上的增加幅度要小得多。

观察 1 年康复期后受试者肌肉的特定进展，很明显，大多数患者的肌肉振幅增加，其中许多患者的脂肪振幅也减少，意味着肌肉质量改善（图 24.5）。这表明，只有以这种方式分析肌肉，才有可能严格量化全髋关节置换术前后肌肉体积和密度的变化。

使用这种评估技术有助于发现有肌肉减少风险的患者，并制定适当的康复方法来强化腿

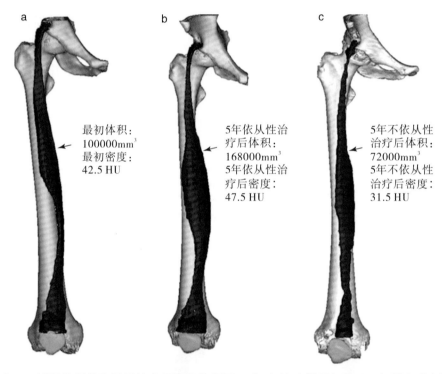

图 24.4　一个不可逆转的圆锥和马尾综合征患者的例子，（a）治疗前最初的 CT 扫描和分割，（b）5 年的家庭 FES 治疗，（c）随后 5 年的 FES 不依从性治疗。如上所述，研究期间股直肌的三维体积和密度分析的变化。以上是从 Edmunds 等人处获得的数据

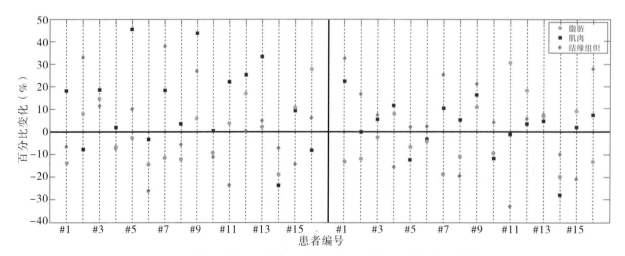

图 24.5　全髋关节置换患者 1 年恢复期模型参数的百分比变化。正值表示组织体积增大，负值表示组织体积减小

部肌肉。人工髋关节置换术的成功取决于患者的活动能力和髋关节的负重能力。这将最终维持假体的强度，进而提高植入物的寿命和患者的生活质量。

结　语

在这一章中，我们展示了不同的基于 CT 成像的软组织分析方法。对脂肪、肌肉和疏松结缔组织分布的分析可以确定老年男性和女性肌肉减少的主要差异。我们还展示了如何根据这三种组织类型进行三维建模和 CT 图像分割，从临床角度充分显示骨骼肌密度和体积变化的程度。软组织分布的分析和三维模型的使用同样有助于量化和评价接受过临床治疗，如 FES 和 THA 的活动障碍患者。在未来，通过应用这些数学模型，将肌肉病变特征与更多疾病联系起来有着更大的潜在价值。

关键要点：

· 从 CT 图像中提取的软组织分布特征可以确定肌肉减少对老年男性和女性的影响存在明显差异。

· 三维建模和 CT 图像分割可以充分显示骨骼肌质量和体积变化的临床意义。

· 软组织分布的分析和三维建模的使用都有助于量化和评价接受临床治疗的运动障碍患者。

（张爱森　译，朱奕　祁寒梅　审）

原文参考

[1] Edmunds KJ, Gargiulo P (2015) Imaging approaches in functional assessment of implantable myogenic biomaterials and engineered muscle tissue. Eur J Transl Myol 25(2):4847. doi:10.4081/ejtm.2015.4847

[2] Metter EJ, Talbot LA, Schrager M, Conwit R (2002) Skeletal muscle strength as a predictor of all-cause mortality in healthy men. J Gerontol A Biol Sci Med Sci 57(10):B359–B365

[3] Rantanen T (2000) Muscle strength and body mass index as long-term predictors of mortality in initialle healthy men. J Gerontol 55A(3):168–173

[4] Newman AB, Kupelian V, Visser M, Simonsick EM, Goodpaster BH, Kritchevsky SB, Harris TB (2006) Strength, but not muscle mass, is associated with mortality in the health, aging and body composition study cohort. J Gerontol A Biol Sci Med Sci 61(1):72–77

[5] Goodpaster BH, Carlson CL, Visser M, Kelley DE, Scherzinger A, Harris TB, Stamm E, Newman AB (2001) Attenuation of skeletal muscle and strength in the elderly: the Health ABC Study. J Appl Physiol 90:2157–2165

[6] Baumgartner RN, Koehler KM, Gallagher D, Romero L, Heymsfield SB, Ross RR, Garry PJ, Lindeman RD (1998) Epidemiology of sarcopenia among the elderly in New Mexico. Am J Epidemiol 147(8):755–763

[7] Janssen I, Heymsfield SB, Ross R (2002) Low relative skeletal muscle mass (sarcopenia) in older persons is associated with functional impairment and physical disability. J Am Geriatr Soc 50(5):889–896

[8] Newman AB, Kupelian V, Visser M, Simonsick E, Goodpaster B, Nevitt M, Kritchevsky SB, Tylavsky FA, Rubin SM, Harris TB (2003) Sarcopenia: alternative definitions and associations with lower extremity function. J Am Geriatr Soc 51:1602–1609. doi:10.1046/j.1532-5415.2003.51534.x

[9] Janssen I, Shepard DS, Katzmarzyk PT, Roubenoff R (2004) The healthcare costs of sarcopenia in the United States. J Am Geriatr Soc. doi:10.1111/j.1532-5415.2004.52014.x

[10] Helgason T, Gargiulo P, Jóhannesdóttir F, Ingvarsson P, Knútsdóttir S, Gudmundsdóttir V, Yngvason S (2005) Monitoring muscle growth and tissue changes induced by electrical stimulation of denervated degenerated muscles with CT and stereolithographic 3D modeling. Artif Organs 29:440–443. doi:10.1111/j.1525-

1594.2005.29073.x

[11] Carraro U, Edmunds KJ, Gargiulo P (2015) 3D false color computed tomography for diagnosis and follow-up of permanently denervated human femoral muscles submitted to functional electrical stimulation. Eur J Transl Myol 25(2):129–140

[12] Edmunds KJ, Gíslason MK, Arnadottir ID, Marcante A, Piccione F, Gargiulo P (2016) Quantitative computed tomography and image analysis for advanced muscle assessment. Eur J Transl Myol 26(2):6015. doi:10.4081/ejtm.2016.6015

[13] Magnússon B, Pétursson Þ, Edmunds K et al (2015) Improving planning and post-operative assessment for total hip arthroplasty. Eur J Transl Myol 25(2):4913. doi:10.4081/ejtm.2015.4913

[14] Pétursson Þ, Edmunds KJ, Gíslason MK et al (2015) Bone mineral density and fracture risk assessment to optimize prosthesis selection in total hip replacement. Comput Math Methods Med 2015:162481. doi:10.1155/2015/162481

[15] Gargiulo P, Péturssone T et al (2003) Assessment of total hip arthroplasty by means of computed tomography 3D models and fracture risk evaluation. Artif Organs 37(6):567–573

第二部分

老年人常见疾病的康复治疗

25 老年人风湿性疾病的康复

Kerstin Mattukat, Christoph Schäfer, Inge Ehlebracht-König,
Juliane Lamprecht

25.1 引 言

老年风湿病学是研究老年人群风湿性疾病的发病特征、病程和治疗的学科。老年人风湿性疾病最初的表现常常与年轻患者不同：非特异性的疾病症状，例如非特异性主诉、体力下降和精神混乱，可能会影响 60 岁以上老年人风湿性疾病的初步诊断。本章讨论了最重要的疾病及其处理策略。当没有老年人风湿病的治疗指南时，使用总体指南来处理老年人可能存在的挑战。

25.2 老年人风湿病的康复

风湿性疾病药物治疗常常是风湿病患者进行非药物治疗的前提。药物控制疼痛和炎症对于开始增强活动的训练等积极的治疗非常关键。原则上，所有疾病特异性药物、免疫抑制剂和生物制剂都能够用于老年人的风湿性疾病的治疗。然而，考虑到年龄特异性的器官功能和代谢能力，谨慎选择药物剂量非常必要。与年轻患者达到完全临床缓解的治疗目标不同，老年人的治疗更注重缓解疼痛，保护功能和避免治疗相关的不良反应。

风湿性疾病患者的康复可以用近来由 Netherlands 的一个工作组提出的构架来描述（图 25.1）。根据不同国家康复服务形式，共同的框架可以促进跨国和不同照护水平的康复方案的比较。

康复目标 老年医学旨在改善功能障碍而避免残疾，尽量延长和延迟长期护理的时间。患者教育和患者训练对于增加对疾病知识的了解和良好管理疾病非常重要。由于这类疾病是慢性的，患者常有多种合并疾病，而且患者存活时间有限，因此缓解的目标定为"恢复原状"是不现实的。

学科间康复团队 主治医师（例如风湿病专家、老年病专家或骨科医生）应当与整个学科间康复团队的医疗专家和非医疗专家一起合作来评估老年患者，制定综合的治疗方案，旨在保护和恢复患者的功能。这样的方案给老年患者提供了最佳的增加身体技能和功能的机会。

术前干预 老年骨科患者应当告知需进行呼吸训练来预防肺部并发症，积极下肢运动来保持良好的血液循环和关节活动度，以便完成床上及离床的功能性活动。

术后干预 学科间康复团队必须推进术后早期开始积极活动和自我照料任务，以减少长

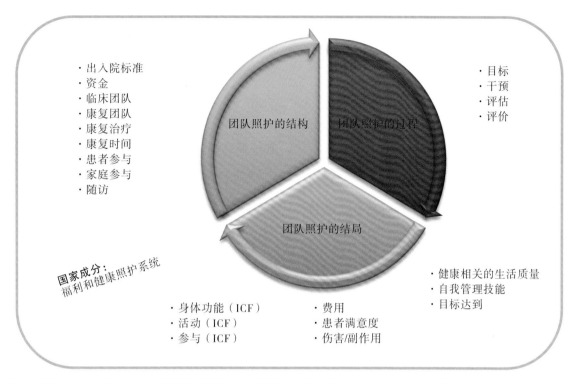

- 出入院标准
- 资金
- 临床团队
- 康复团队
- 康复治疗
- 康复时间
- 患者参与
- 家庭参与
- 随访

团队照护的结构

团队照护的过程

- 目标
- 干预
- 评估
- 评价

团队照护的结局

国家成分：
福利和健康照护系统

- 身体功能（ICF）
- 活动（ICF）
- 参与（ICF）

- 费用
- 患者满意度
- 伤害/副作用

- 健康相关的生活质量
- 自我管理技能
- 目标达到

图 25.1　The Scandinavian 关节注册团队 – 欧洲照护原始团队（STAR-ETIC）根据 Klokkerud 等针对关节炎康复的构架

期卧床（"卧床不好"）和减少对护理人员和家庭成员的依赖。给患者提供物理治疗和作业治疗以恢复活动和自我照料能力。物理治疗（例如电疗、水疗、热疗、按摩和淋巴引流）有助于显著降低患者需要的药物剂量，从而避免严重的副作用。作业治疗旨在训练积极日常生活活动（例如洗脸、穿衣和吃饭），包含提高手部良好运动技巧的训练、力量训练、敏感性训练，关节保护和提供辅助具。计划出院时，应当评估家庭环境并进行改造，以减少跌倒风险，保证尽可能的功能独立。一旦康复目标达到，患者应当从医院出院，患者还可能需要家庭或门诊的额外康复治疗，也叫病后康复治疗。

治疗地点　康复干预不仅仅在临床环境下进行（门诊和住院），也可以在患者家中或护理院中进行。近年来的研究发现，与门诊机构相比，家庭环境下的康复提供了同样的甚至更好的功能、认知、生活质量和患者满意度。

评估　老年综合评估包含了患者身体、认知、情绪和社会资源以及功能障碍的评估。一个患有风湿性疾病的老年患者的基线状态评估应当尽量详细。该评估可能包含医疗检查、实验室检测、关节透视/摄片、病史询问、运动能力测试、日常生活活动能力评估、生活质量评估、社会人口学和生活背景的了解。评估重点不同，有多个评估和患者问卷可供选择。

疼痛、疲劳、日常活动、身体功能、生活质量、适应性、动机、目标维持、心理健康和参与度都是评估康复效果的关键。

治疗风险和障碍　合并症，例如心血管疾病、运动和认知功能受损，老年性问题，例如肌肉减少症或疲劳，社会支持和收入下降以及应对疾病的资源减少会使疾病治疗策略复杂化，限制老年人的康复治疗目标。因此，治疗性干预应当确认高龄患者是否合适，并应根据患者的个体认知和健康状况以及生活背景来调整。

25.3 康复干预：部分风湿性疾病的研究现状

老年人最常见的风湿性疾病包括骨性关节炎，类风湿性关节炎，风湿性多肌痛，巨细胞性动脉炎（颞动脉炎），结晶性关节炎（痛风和假性痛风），纤维肌痛，干燥综合征，系统性红斑狼疮和强直性脊柱炎。

25.3.1 骨性关节炎

骨性关节炎（osteoarthritis，OA）是最常见的风湿性疾病，通常累及膝关节。根据 EULAR 推荐，OA 的治疗应当根据 OA 的部位和危险因素（年龄、性别、合并症和肥胖）来选择。炎症是否存在，关节结构改变的严重性，疼痛水平和日常生活活动受限均和干预的计划制定相关。

运动是无症状 OA 重要的非药物治疗，且对于治疗疼痛和维持功能均有效。尤其是有氧训练、力量训练和体重控制可以改善身体功能，减少 OA 患者膝关节的疼痛。另外，近来的研究显示了本体感觉训练和平衡训练的积极作用。手法治疗结合运动也是 OA 患者疾病管理的推荐治疗。药物治疗包括非甾体类消炎药物（non-steroidal anti-inflammatory drugs，NSAIDs），环氧化酶 -2 抑制剂（COX-2 inhibitors），局部使用 NSAIDs，局部使用辣椒素和硫酸软骨素。除了运动和药物之外，辅助治疗包括温度治疗（例如热疗、冷疗和超声治疗），经皮神经电刺激（transcutaneous electrical nerve stimulation，TENS），脉冲电磁治疗、激光治疗和电刺激。研究报道，中等强度证据支持针灸、TENS 和低能量激光治疗能够缓解疼痛。除了增强功能水平外，心理结局的改善也是 OA 治疗的关键因素。行为干预，例

如患者教育和行为改变技术，能改善心理结局并适度减轻疼痛。考虑到局部生物社会心理学模型，应当考虑步行辅助具（例如拐杖、步行架）、辅助技术和家庭改造（如楼梯扶手、步入式淋浴间，加高的座椅、床和厕所坐垫）来增加患者的独立性和参与度。

25.3.2 痛风

由于高龄所致的多种并发症和合并症、药物之间的相互作用和难治性皮脂腺病，现在的痛风患者比过去临床情况更为复杂。痛风的特点是尿酸单钠晶体在关节内、关节周围和软组织内的沉积，导致患者的痛性炎症。越来越多的证据显示痛风和老年人显著的关节内和关节外并发症的发生率和死亡率相关。老年患者的临床表现和青年患者不同，摄片有助于确认诊断。

根据循证医学推荐，痛风治疗应当考虑到特定的危险因素、临床分期和总体的危险因素。痛风的治疗需要将非药物治疗和药物治疗综合起来。痛风管理的核心包括患者教育和适当的生活方式、超重的患者需减轻体重、低动物嘌呤饮食和减少饮酒。饮食干预是指包含脱脂牛奶和 / 或低脂酸奶，大豆和植物来源的蛋白，限制摄入高嘌呤食物和红肉，避免进食肝、肾、甲壳类和酵母提取物，限制总体蛋白摄入量。有尿结石的痛风患者应当每天喝 2L 以上的水以避免脱水，这一点对老年患者来说尤其重要。至于体育运动，应避免关节外伤和高强度体育运动，而应鼓励中等强度体育运动。推荐使用黄嘌呤氧化酶抑制剂如别嘌呤醇或非布司他作为慢性痛风患者的一线降尿酸治疗方案。急性痛风治疗的常用药物包括非甾体消炎药（NSAIDs）、秋水仙碱、口服糖皮质激素和受累关节内的糖皮质激素注射。急性期除了药物治疗以外，冰袋、抬高和制动受累关节也是缓解疼痛的推荐方法。

25.3.3 类风湿性关节炎

类风湿性关节炎（rheumatoid arthritis，RA）是一种慢性自身免疫性炎症性疾病。典型症状是关节肿胀、僵硬和滑膜关节的破坏（图25.2），常导致严重残疾和过早死亡。新诊断RA的患者应根据欧洲提出的类风湿性关节炎以"患者为中心"的照护标准来治疗，尤其是65岁以上老年人迟发性类风湿性关节炎（大约占30%的RA）的治疗。

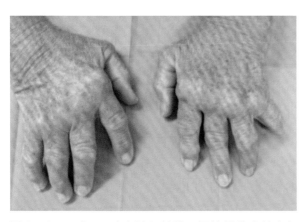

图25.2 一名70岁血清阳性类风湿性关节炎的老年女性的手，显示掌指关节严重尺偏畸形

美国风湿病学会（American College of Rheumatology，ACR）指南的RA治疗包括早期（<6个月）和稳定期（≥6个月）使用传统的抗风湿药物（disease-modifying antirheumatic drugs，DMARDs），生物制剂和糖皮质激素。药物治疗的同时，规律运动是RA治疗的基石。体力活动和运动对于RA患者的健康有很多好处，例如，改善关节健康、身体功能、活动能力和良好心理状态，降低类风湿所致的消瘦、疲劳而不会加重症状或导致关节损伤。根据最近的一篇综述，长期基础的中等或高强度的有氧训练（如踩功率车、骑自行车或慢跑）和肌肉力量训练（如橡胶扩胸器、循环间歇训练）能够降低活动受限和改善心肺健康（如摄氧量）和肌肉力量，而短期的有氧训练只能改善心肺健康。近年来的一篇康复效果的综述指出物理

治疗和作业治疗显著缓解RA患者的疼痛。而且，通过手部运动训练（包括抗阻训练和/或主动的关节活动范围训练）改善多种不同的手部抓握力量（握力、钥匙捏、精细抓握和三指捏）而不会导致疼痛或疾病活动的副作用。关于干预的内容，有证据支持较长的治疗时间和较高的治疗强度。基于一项Cochrane综述，身体活动和心理干预对于RA患者的自我报告的疲劳感有益。

25.3.4 风湿性多肌痛和巨细胞性动脉炎

风湿性多肌痛（polymyalgia rheumatica，PMR）和巨细胞性动脉炎（giant cell arthritis，GCA）几乎只发生于年龄 ≥ 50岁的人。至少15%的PMR患者会出现GCA，而大约40%的GCA患者表现出PMR的症状。PMR近端关节的疼痛（如髋和/或肩关节）及僵硬的症状在老年人的其他风湿性炎症性疾病中也可出现，例如迟发性RA和强直性脊柱炎。GCA是成年人中最常见的系统性血管炎。新发的GCA典型症状是双颞部头疼、咀嚼困难、头皮压痛、视觉受损，以及全身性症状，如萎靡不振、发热、体重减轻和多肌痛。

根据2015年EULAR/ACR对于PMR治疗的推荐，药物治疗选择使用糖皮质激素（glucocorticoid，GC），虽然该药物常见问题有复发、长期依赖和副作用（50%）。另外，患者应当能参加针对PMR的影响和治疗的教育（包括合并症和疾病预测），并参与个体化的运动方案以维持肌肉体积和功能，降低跌倒风险（尤其在衰弱的患者中）。目前还没有研究探索其他非药物治疗在PMR中的价值（例如物理治疗、放松技术、饮食等），由于临床经验不足，这方面还没有明确的推荐意见。

GCA的诊断性评估包括实验室测试（红细

胞沉降率、C反应蛋白），影像学研究（双功超声检查、高清磁共振、正电子成像术）和颞动脉活检。标准的药物治疗是糖皮质激素（副作用包括糖尿病、骨性关节炎、白内障、血压升高）。由于在多病并存的老年人中使用高剂量激素治疗具有严重的风险（例如血栓），导致糖皮质激素相关并发症发生率极高（10年随访发生率为86%），因此，采用免疫抑制剂（如氨甲喋呤）作为糖皮质激素减量疗法的方案。根据EULAR针对大血管血管炎治疗的推荐，GCA患者发生心血管疾病和脑血管意外的风险增高，在无禁忌证的患者中应当使用低剂量阿司匹林间断性治疗（如急性期的前3个月）。Fraser等强调了患者教育在GCA治疗中的角色：GCA患者必须被告知长期使用糖皮质激素的风险和益处，应当告诉患者虽然GCA的糖皮质激素常规治疗需持续1~3年，疗程可以更久。而且因为GCA可能在缓解期中复发，建议患者在GCA症状复发时立即就医，尤其是如果发生了新的视觉受损或失明。关于GCA的非药物治疗几乎没有报道（如运动、物理和作业治疗）。

25.3.5 干燥综合征

干燥综合征（Sjögren syndrome，SS）是一个常累及老年人的多系统自身免疫疾病，其特征为唾液腺和泪腺的分泌功能下降。这一情况通常和其他自身免疫状态相关，如红斑狼疮或类风湿性关节炎。SS的诊断和治疗需要三个方面的干预：风湿病学、眼科学和口服药物。

干眼的SS患者应当避免使得疾病进展的环境因素，如低湿度（过度使用空调和乘坐飞机），限制导致泪液膜不稳定的活动（如长时间阅读或使用电脑）和避免使用减少泪液生成的药物。市场上有多种人工泪液能替代眼泪，帮助减轻干眼症状。可以在夜间使用眼药膏作为替代治疗，因为白天使用可能会出现视野模糊。另外，

既往的研究显示局部短期使用糖皮质激素制剂和环孢素眼药膏具有积极治疗作用。

有慢性口干的SS患者应当保持良好的牙齿健康以预防常见的口腔并发症（例如龋齿，牙龈疾病和牙齿酸蚀症）。不推荐给这类老年人使用药物，原因是效果不佳或副作用明显。

25.3.6 强直性脊柱炎

强直性脊柱炎（ankylosing spondylitis，AS）是一种慢性、炎症风湿性疾病，其特点为骶髂关节炎、脊柱炎和骨桥形成导致脊柱强直，产生背部疼痛（见图25.3），常与外周关节炎、肌腱炎和急性前房炎相关。大约1/3的患者主诉外周关节受累，其中大多数为髋关节、肩关节和膝关节，同时脊柱外表现包括影响排便或心脏功能。而且，AS常伴随心血管病患病风险的增高。AS在北欧白种人群中的患病率约为0.9%，对社会是一个显著的健康负担。AS的症状常在青春期后期或成年早期开始，而由于医疗条件的改善，患者能够在进入老年时保持较好的健康状况。

EULAR最初推荐运动和NSAIDs用于症状控制。治疗方案的制定应考虑疾病的临床表现、症状的严重程度、临床检查结果、预后预测因素、总体临床情况和患者的愿望和期望等因素。药物干预包含NSAIDs，环氧化酶2抑制剂，镇痛药（对乙酰氨基酚、阿片类药物）和在骨骼肌局部炎症处注射糖皮质激素。尚无证据支持传统的抗风湿药物，例如柳氮磺胺嘧啶和氨甲喋呤对脊柱炎的治疗作用。而生物制剂能够缓解疼痛和炎症，改善脊柱受累患者的生理功能。

AS患者治疗中运动治疗至关重要，通过活动度训练、肌力训练、特定肌群的训练和心肺功能训练来改善和保持身体功能和姿势。另外，研究显示温泉治疗和患者教育对于AS有短期的效果。运动治疗无法阻止强直的进程，但能

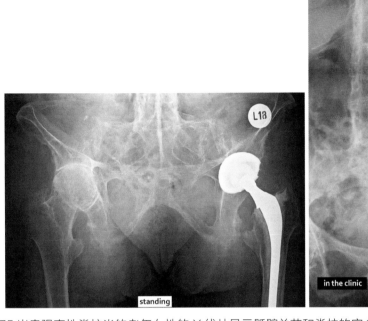

图 25.3　1 名 75 岁患强直性脊柱炎的老年女性的 X 线片显示骶髂关节和脊柱的完全强直，左侧髋关节炎后行关节置换，右侧髋关节间隙狭窄

够避免脊柱屈曲位的僵硬。然而，老年人由于疾病的炎症过程通常在 40 岁之前就发生了，以上的治疗目标并不是很重要了。

25.4　讨　论

老年风湿性疾病患者的数量在未来几年中将持续增长。因此，为老年风湿性疾病患者准备好健康照护体系以面对这一挑战是必要的。最重要的两个方面是多病共存和预防残疾。这些问题可以通过促进学科间照护体系来应对，例如，为风湿性疾病老年人提供康复服务的机构，这可以在门诊或住院情况下实现。在学科间合作门诊和风湿病专病医院工作的风湿科医生，对照护患有风湿病老年人有关键作用，风湿病学专科培训的护士能够辅助他们的工作。根据具体的治疗程序，药物治疗是风湿性疾病患者康复治疗的支柱，其作用已有广泛研究，且在不断改进。然而，患多种疾病的老年患者由于多种治疗药物之间的相互作用，非常难以管理。

最终，药物治疗应尽量减少，而非药物干预应当增加。

为了预防残疾，有必要鼓励患者最大限度地活动。这对于经过手术治疗的患者尤其重要：他们应当减少卧床时间。通过规律的物理治疗和作业治疗就能够达到鼓励患者活动的目的。在急性发作和疾病活动的病例中，可被动活动和放松关节，物理治疗可缓解疼痛。在疾病缓解的时期，运动治疗可帮助维持关节的柔韧性和增强肌力，从整体上稳定患者。最后，多种辅助具和辅助策略能显著提高患者的日常生活独立程度，从而改善他们的生活质量。

关键要点：

- 老年人风湿性疾病的治疗目标是缓解疼痛，重建和保护关节功能以及维持日常生活独立的程度。
- 尽量减少药物治疗剂量，以尽可能减少药物相互作用和副反应。
- 应强调非药物治疗，例如物理治疗、作业治疗、运动治疗以及辅助具和补偿策略的使用。
- 家庭成员或其他帮助者的参与对于康复过程非常重要，尤其当患者由于功能或认知障碍限制了自我照料能力时。

（朱奕　译，张爱森　审）

原文参考

[1] Wollenhaupt J (2009) Gerontorheumatology. Aspects of diagnosis, course and therapy of inflammatory rheumatic disease in advanced age. Z Rheumatol 68:397–403; quiz 404

[2] Michet CJ Jr, Evans JM, Fleming KC et al (1995) Common rheumatologic diseases in elderly patients. Mayo Clin Proc 70:1205–1214

[3] Klokkerud M, Hagen KB, Kjeken I et al (2012) Development of a framework identifying domains and elements of importance for arthritis rehabilitation. J Rehabil Med 44:406–413

[4] Behringer W, Vogel W (2012) Geriatric treatment of rheumatic patients. Akt Rheumatol 37:52–56

[5] Flanagan SR, Ragnarsson KT, Ross MK et al (1995) Rehabilitation of the geriatric orthopaedic patient. Clin Orthop Relat Res 316:80–92

[6] Fernandes L, Hagen KB, Bijlsma JWJ et al (2013) EULAR recommendations for the non-pharmacological core management of hip and knee osteoarthritis. Ann Rheum Dis 72:1125–1135

[7] Sarzi-Puttini P, Cimmino MA, Scarpa R et al (2005) Osteoarthritis: an overview of the disease and its treatment strategies. Semin Arthritis Rheum 35:1–10

[8] Jamtvedt G, Dahm KT, Christie A et al (2008) Physical therapy interventions for patients with osteoarthritis of the knee: an overview of systematic reviews. Phys Ther 88:123–136

[9] Al-Khlaifat L, Herrington LC, Tyson SF et al (2016) The effectiveness of an exercise programme on dynamic balance in patients with medial knee osteoarthritis: a pilot study. Knee 23:849–856

[10] Gout TR (2009) Novel therapies for treatment of gout and hyperuricemia. Arthritis Res Ther 11:236

[11] van Echteld I, Wechalekar MD, Schlesinger N et al (2014) Colchicine for acute gout. Cochrane Database Syst Rev 18(4):CD006190. doi:10.1002/14651858. CD006190.pub2: CD006190

[12] Zhang W, Doherty M, Bardin T et al (2006) EULAR evidence based recommendations for gout. Part II: management. Report of a task force of the EULAR Standing Committee for International Clinical Studies Including Therapeutics (ESCISIT). Ann Rheum Dis 65:1312–1324

[13] Jordan KM, Cameron JS, Snaith M et al (2007) British Society for Rheumatology and British Health Professionals in Rheumatology guideline for the management of gout. Rheumatology 46:1372–1374

[14] Aletaha D, Neogi T, Silman AJ et al (2010) Rheumatoid arthritis classification criteria: an American College of Rheumatology/European League Against Rheumatism collaborative initiative. Ann Rheum Dis 69:1580–1588

[15] Stoffer MA, Smolen JS, Woolf A et al (2014) Development of patient-centred standards of care for rheumatoid arthritis in Europe: the eumusc.net project. Ann Rheum Dis 73:902–905

[16] Singh JA, Saag KG, Bridges SL Jr et al (2016) 2015 American College of Rheumatology guideline for the treatment of rheumatoid arthritis. Arthritis Rheumatol 68:1–26

[17] Swardh E, Brodin N (2016) Effects of aerobic and muscle strengthening exercise in adults with rheumatoid arthritis: a narrative review summarising a chapter in Physical activity in the prevention and treatment of disease (FYSS 2016). Br J Sports Med 50:362–367

[18] Bergstra SA, Murgia A, Te Velde AF et al (2014) A systematic review into the effectiveness of hand exercise therapy in the treatment of rheumatoid arthritis. Clin Rheumatol 33:1539–1548

[19] Cramp F, Hewlett S, Almeida C et al (2013) Non-pharmacological interventions for fatigue in rheumatoid arthritis. Cochrane Database Syst Rev 23(8):CD008322. doi:10.1002/14651858. CD008322.pub2

[20] Schmidt WA (2011) Polymyalgia rheumatica and giant cell arteritis in the elderly. In: Nakasato Y, Yung RL (eds) Geriatric rheumatology: a comprehensive approach. Springer, New York

[21] Ness T, Bley TA, Schmidt WA et al (2013) The diagnosis and treatment of giant cell arteritis. Dtsch

Arztebl Int 110:376–385; quiz 386

[22] Dejaco C, Singh YP, Perel P et al (2015) 2015 recommendations for the management of polymyalgia rheumatica: a European League Against Rheumatism/ American College of Rheumatology collaborative initiative. Arthritis Rheumatol 67:2569–2580

[23] Mukhtyar C, Guillevin L, Cid MC et al (2009) EULAR recommendations for the management of large vessel vasculitis. Ann Rheum Dis 68:318–323

[24] Fraser JA, Weyand CM, Newman NJ et al (2008) The treatment of giant cell arteritis. Rev Neurol Dis 5:140–152

[25] Shiboski SC, Shiboski CH, Criswell L et al (2012) American College of Rheumatology classification criteria for Sjogren's syndrome: a data-driven, expert consensus approach in the Sjogren's International Collaborative Clinical Alliance cohort. Arthritis Care Res (Hoboken) 64:475–487

[26] Yung RL, Francis S (2011) Sjögren's syndrome in the elderly. In: Nakasato Y, Yung RL (eds) Geriatric rheumatology: a comprehensive approach. Springer, New York

[27] Zochling J, van der Heijde D, Burgos-Vargas R et al (2006) ASAS/EULAR recommendations for the management of ankylosing spondylitis. Ann Rheum Dis 65:442–452

[28] Dagfinrud H, Halvorsen S, Vollestad NK et al (2011) Exercise programs in trials for patients with ankylosing spondylitis: do they really have the potential for effectiveness? Arthritis Care Res 63:597–603

[29] Millner JR, Barron JS, Beinke KM et al (2016) Exercise for ankylosing spondylitis: an evidence-based consensus statement. Semin Arthritis Rheum 45:411–427

[30] Fiehn C (2014) Which kind of structures and facilities are needed for the care of elderly patients with rheumatic diseases? Z Rheumatol 73:217–224

26 颈痛、腰痛与坐骨神经痛

Andrea Furlan, Miriam Duso

26.1 引 言

由于脊柱结构的复杂性，我们并不总能准确判定颈痛（neck pain，NP）和下腰痛（low back pain，LBP）的病因。在绝大部分60岁以上的老年人中发现与年龄相关的退变影响了脊柱功能，这可能引起颈腰痛等症状（伴或不伴神经根症状），也可能不会。这些改变也可以引起椎管狭窄和与之相关的症状。然而，颈痛和腰痛也可以是其他疾病的特点，包括各种严重疾病，比如癌症、感染、骨折以及风湿病。

颈腰痛的高龄患者相比无痛的同龄人，体力活动表现更低下、总体健康状况更差，因为他们更易受其他疾病的影响，特别是骨关节疾病、偏头痛以及心血管、肺部和胃部疾病。

26.2 老年人颈痛

26.2.1 流行病学

颈痛每年大约影响16%~20%的老年人。许多疾病能够导致颈痛，在老年人中颈椎骨性关节炎是最主要的引发因素。然而，并不是所有受颈椎骨性关节炎影响的个体都会有临床表现和疼痛。临床医生需要明白可能也会有其他疾病引起颈痛，包括颈椎不稳、骨折、肿瘤、血管损伤、胸廓出口综合征以及颈部肌肉组织的影响，比如肌筋膜疼痛综合征、斜颈和挥鞭样损伤。

颈痛可以是暂时的（小于7天）、短期的（7天到3个月）或是长期的（超过3个月）。它被分为：①没有疑似潜在的严重病理症状，不会或极少地妨碍日常生活；②没有疑似潜在的严重病理症状，但是极大地妨碍日常生活；③没有疑似潜在的严重病理症状，但是伴有神经功能损害（运动、感觉、无力）；④疑似潜在的严重病理症状。

26.2.2 症状

疼痛部位不定：患者仅有轴性痛，或同时具有轴性痛和放射痛。轴性痛位于颈椎后部，它可以放射至头颅区域（通常是枕部）、上斜方肌区域或是肩胛间区域。如果存在神经根病变，疼痛会沿特定神经根的分布放射至上肢，在特定的肌节和皮节区域产生感觉和运动症状，比如感觉异常、感觉迟钝、麻木以及无力。排除严重的潜在疾病（常称之为"高危因素"）是很重要的（表26.1）。例如，颈椎脊髓病变的高危因素包括由于肢体感觉和运动障碍（麻木、感觉异常、本体感觉受损、无力继而难以完成精细运动、反射亢进）导致的步态异常、神经源性膀胱、神经源性肠道或性功能障碍。

26.2.3 体格检查

主诉颈痛患者的检查应包括：颈椎活动度评估（屈伸、旋转、侧屈），颈胸段活动性测试，颅颈屈曲试验以及颈屈肌耐力试验。对于伴有神经根症状的患者，检查还应该包含：上肢张力试验、椎间孔挤压试验、牵拉试验以及Valsalva试验。对于根性疼痛的患者，精确的检查有助于确定受损的神经根，这意味着需要精确的感觉测试、运动测试以及深反射检查（表26.2）。

颈椎小关节可以通过手法触诊脊柱节段来检查：压迫受累的小关节可使普通症状加重。评估还包括触诊颈部肌肉的紧张度、压痛和挛缩。步态评估是很重要的，如果存在脊髓相关病变，步态也许会有异常。可靠的量表和工具能够让我们评估出影响日常生活活动的疼痛程度，比如颈椎功能障碍指数和患者特定功能量表。如果颈痛存在高危因素，那么外科医生和风湿科医生的会诊可能都是有必要的。

26.2.4 影像学

颈椎成像如有必要，X线片伴有颈痛的老年患者首选的检查，最终要和动态下的X线片相联系。更高级的成像系统如CT、MRI和骨扫描不是常规检查，但也需要根据实际情况作为考量，因为异常发现和具体症状的关联性缺乏文献依据。对于有上肢疼痛的患者，肌电图检查能够有效鉴别是周围神经卡压综合征还是颈椎神经根病变。

26.2.5 药物治疗

肌肉松弛剂是现有证据中仅有的用于治疗暂时性和短期性颈痛的药物。非甾体消炎药可用于缓解长期性颈痛，但由于附带多种副作用，规定只能短期内服用。没有证据表明对乙酰氨

表 26.1 高危因素（针对颈痛和下腰痛）

潜在因素	高危因素
癌症	癌症史 不明原因的体重下降 治疗无效的进展性疼痛 夜间痛，休息痛
椎体感染	感染史 发热 静脉注射毒品 免疫抑制 全身症状，如伴有寒战的发热，高炎症指标
骨折	外伤史 骨质疏松 使用类固醇 畸形 脊柱中线压痛
脊髓病变	肢体疼痛 肢体无力 肢体感觉障碍和 / 或肌肉萎缩 反射亢进
马尾综合征	神经源性膀胱 神经源性肠道 鞍区感觉缺失 下肢无力 步行功能障碍
炎症因素（风湿病）	休息时疼痛和僵硬加重 晨僵（>30min） 可变的炎性标志物 累及多个关节

引自 Chou et al., Côté et al., Dagenais et al., Van Tulder et al.

基酚有效。

26.2.6 非药物治疗

1. 加强宣教。对于没有高危因素的患者，临床医生必须对他们进行颈痛的相关教育，让他们相信这种情况通常预后良好，并建议他们尽快恢复正常生活。

2. 合适的枕头似乎有助于减轻疼痛，建议作为非药物治疗的一部分。

3. 认知行为疗法也许可以在短期内减轻慢性疼痛患者的疼痛和功能障碍程度，但仍需要进行进一步的相关论证。

表 26.2　颈椎根性疼痛的特点

神经根平面	感觉障碍 / 疼痛部位	肌肉无力	反射
C2	枕部，眼睛		
C3	颈部，斜方肌		
C4	颈部，斜方肌		
C5	肩部，上臂外侧	三角肌，肱二头肌	肱二头肌反射
C6	前臂桡侧，第 1、2 指	肱二头肌，腕背伸肌	桡骨膜反射，肱二头肌反射
C7	第 3 指	肱三头肌，腕掌屈肌	肱三头肌反射
C8	前臂尺侧，第 4、5 指	指屈肌	
T1	上臂内侧	手固有肌	

引自 Frontera and Silver，Hoppenfeld，and Iyer

4. 运动疗法常被用于治疗颈痛。建议颈痛和颈部相关头痛的患者进行力量训练、协调训练和耐力训练，也可进行斜角肌、斜方肌、肩胛提肌以及胸大肌、胸小肌的牵伸训练。不推荐中心化训练。运动后的不良反应具有自限性，包括头痛、颈肩部或胸部痛，甚至症状加重。

5. 物理因子治疗：低强度激光疗法（LLLT）可用于治疗慢性颈痛，不推荐用于急性疼痛。脉冲电磁场（PEMF）、重复性磁刺激（RMS）和经皮神经电刺激（TENS）可能有助于减轻疼痛（低强度证据），而直流电、药物离子导入以及肌肉电刺激和静磁场似乎无效。

6. 按摩可以在一定程度上缓解慢性疼痛，但似乎不能减轻急性疼痛。

7. 颈椎关节松动 / 整脊治疗似乎可以缓解慢性疼痛和急性疼痛两者的症状，尤其是与运动疗法结合使用时。Maiers 等人建议：在老年人群中，与单独进行运动疗法相比，结合家庭性训练的整脊治疗可以在短期内更有效地减轻疼痛和功能障碍。关节松动 / 整脊治疗的潜在危险因素有局部或广泛不适、头痛、疲劳，甚至头晕和呕吐（罕见），然而这些症状通常都是短暂的。目前尚无确凿证据表明颈部整脊会导致颈动脉夹层。颈椎松动的禁忌证包括：骨质疏松、脊柱炎、脊柱转移瘤或者其他脊柱恶

化的情况。

8. 胸椎关节松动 / 整脊治疗可以减轻疼痛和功能障碍。

9. 针刺疗法似乎可以减轻颈痛。不论是用干针还是湿针（使用利多卡因或其他局部麻醉剂）进行肌筋膜触发点针刺，两者都能有效减轻颈肩部的肌筋膜疼痛，不过湿针的效果似乎更好。

10. 不推荐颈托、热疗和颈椎牵引，因为它们似乎没有带来任何益处。

26.3　老年人下腰痛

26.3.1　流行病学

老年人 LBP 的患病率大约是 25%。13% 的老年男性和 20% 的老年女性似乎每年至少有 30 天受到严重 LBP 的折磨。

LBP 按照时间可分为：急性（<6 周）、亚急性（6~12 周）和慢性（>12 周）。90% 的急性 LBP 患者可在 6 周内恢复，然而 2%~7% 患者的症状会持续 12 周以上。按照病因可分为：①机械性或非特异性；②神经根性；③潜在的严重病理性；④涉及内脏性疾病。

26.3.2　症状

LBP 通常被定义为背部下方（介于后部肋下缘和臀下皱襞或大腿之间）的疼痛，可沿神经根分布区放射到下肢，引起或不引起相关的感觉、运动症状（如坐骨神经痛）。

26.3.3　评估

在有限的病例中，严重的疾病可能会导致 LBP。因此，评估的要点在于识别那些警示医生的患者的体征、症状和特点（高危因素）。特别需要注意的是，LBP 的患者如果有恶性肿瘤病史、夜间痛、休息时的症状治疗无效或与体重下降有关，则医生需要怀疑患者是否有癌症。另一方面，近期的外伤史、骨质疏松及近期使用类固醇等情况可能与椎体骨折、特别是与存在明显的脊柱结构畸形相关。检查马尾和感染情况也很重要（表 26.1）。

LBP 的产生也可源自内脏或非脊柱等因素，如动脉（主动脉瘤）、肾脏、胃肠道或盆腔。不良因素是与慢性疼痛相关的情绪和行为因素，如焦虑、抑郁，因害怕疼痛加剧而避免正常活动。患者应始终寻求心理社会的支持干预和策略调整。

体格检查包括双下肢的感觉检查、肌力检查和深反射检查（表 26.3）。特殊检查可以帮助区分不同的疼痛来源，例如直腿抬高试验通常用于检查神经根激惹，其敏感性高但特异性低。当椎间盘突出或膨出时，疼痛会放射到下肢特定的神经根支配皮节区，但若疼痛源于肌筋膜或椎管狭窄，则不会有根性分布。

可靠的评价量表和工具可以帮助临床医生评估 LBP 的严重性以及影响日常生活的程度，如 Roland-Morris 功能障碍问卷表和 Oswestry 腰痛功能障碍评价表。

26.3.4　影像学

如果没有潜在严重疾病的迹象或症状，影像学研究不应常规用于急性 LBP，因为检查结果并不总是和症状相关。如果怀疑有骨折，建议进行 X 线片检查。如果怀疑有癌症，建议在腰椎 X 线片的基础上追加 MRI 检查。如果有新发腰痛、恶性肿瘤病史、疑似椎体感染、椎管狭窄、马尾综合征、椎间盘突出等情况，应立即行 MRI 或 CT 检查。

26.3.5　LBP 的预防

鼓励老年人进行诸如园艺、步行、骑行（>30min/d）、运动或跳舞等体力活动；每周至少一次的中等到高等强度的体力活动可以预防 LBP。

26.3.6　药物治疗

对乙酰氨基酚治疗急性 LBP 的作用并不优

表 26.3　腰椎根性疼痛的特点

神经根平面	感觉障碍 / 疼痛部位	肌肉无力	反射	筛查试验
L4	大腿前侧，小腿内侧，足内侧	股四头肌，胫前肌	膝跳反射	蹲下站立
L5	大腿外侧，小腿外侧，足背侧	踇长伸肌，胫前肌	内侧腘后肌群反射	足跟步行
S1	大腿后侧，小腿后侧，足外侧	腓骨长短肌	跟腱反射	提踵步行

引自 Hoppenfeld，Manchikanti et al

于安慰剂。非甾体消炎药比对乙酰氨基酚更有效，但副作用也更多。肌肉松弛剂如环苯扎林或美索巴莫也可应用，特别是对于肌筋膜疼痛综合征的患者。在存在更严重疼痛的情况下，其他药物如阿片类药物或曲马朵可用于短期治疗（少于4周），但需要监测患者的镇静、过量和异常行为。三环类抗抑郁药有助于减轻慢性LBP，特别是存在合并神经病理性疼痛（如神经根病变）、纤维肌痛综合征以及肌筋膜疼痛综合征的情况下。加巴喷丁可以在短期内缓解少许根性症状。

26.3.7　非药物治疗

实践中有许多保守治疗和介入治疗的方法，科学文献中也有描述。以下列举了目前证据最充分、日常练习中最常用到的治疗方法：

·急性LBP：

在没有高危因素的情况下，必须消除患者的顾虑，并鼓励他们尽快恢复日常活动。不推荐卧床休息；如若卧床，则不应超过2天。没有证据支持LBP急性期的患者可以进行运动疗法。脊柱手法可以考虑，牵引似乎无效。不推荐超声、TENS或激光等物理因子治疗。按摩似乎可以控制疼痛，热疗也可以短期缓解症状。

·慢性LBP

1. 认知行为疗法可能比较有效，建议用于改善慢性腰痛患者的疼痛和功能状态。

2. 冥想可能在一定程度上提高患者的疼痛耐受度。

3. 运动疗法被推荐为慢性LBP患者的首选治疗方法，因为它似乎可以有效减轻疼痛、改善功能。几乎没有证据表明到底哪种运动方式最适合老年患者。因此，目前最实用的方法就是制定一个综合的运动方式，具体包括四种类型：力量训练、牵伸训练、有氧训练以及放松训练（strengthening, stretching, aerobic and

relaxation，SSAR）。

4. 学校或团体教育教授自我管理策略，在短期内可以考虑用于提高患者对疼痛和功能的认识。

5. 按摩至少可以在短期内有助于控制疼痛、提高功能状态，但相较于其他治疗方法，在身体功能方面似乎没有任何好处。

6. 脊柱手法可能有助于改善疼痛。

7. 针刺疗法可以适度减轻疼痛。

8. 物理因子治疗的有效性证据有限，如干扰电、治疗性超声波、激光疗法、温热疗法、短波透热疗法以及TENS。

9. 没有证据表明腰围有效。

10. 不推荐牵引。没有任何证据支持何种类型（机械、电动、徒手或自体）牵引有效。

以上保守干预也可以相互结合使用，目前还没有首先尝试哪种方式的建议。因此，重要的是我们要与患者讨论、并根据他/她的喜好面和适用性来确定治疗方式。在任何情况下都得用充足的试验和观察时间来判定治疗是否有效，这是很重要的。

26.4　NP和LBP的介入和手术治疗

对于那些渐进性症状不能通过保守治疗而得到改善的NP或LBP患者，建议进行侵入性治疗。

颈椎间硬膜外注射局麻药（最终与类固醇相关）治疗继发于椎间盘突出或神经根炎疼痛的疗效已有充分证据；而对于椎间盘源性疼痛、椎管狭窄和术后疼痛综合征，却是一般证据。腰椎间硬膜外注射类固醇和局麻药治疗腰椎间盘突出或神经根炎疼痛的疗效也有充分的证据；而对于无突出的轴性或椎间盘源性病痛、椎管狭窄、小关节疼痛和术后疼痛综合征，却是一般证据。

如怀疑马尾损伤，康复医生应立即寻求脊柱外科会诊。对于所有保守治疗无效的患者，建议转诊外科医生或介入性疼痛专家。对于合并严重损伤的颈神经根疼痛患者，手术可能是一个合理的选择。通常手术后立即就能观察到疼痛缓解，但是手术的长期效果是否优于保守治疗尚未可知。目前也没有证据显示哪种手术方式最好，对于难治性和严重致残性 LBP，主要的手术方式有椎体融合、器械固定和椎体减压。虽然文献中没有明确的论证表明手术和保守治疗在处理长期疼痛方面谁更有效，但手术似乎对腰椎退行性滑脱和症状性腰椎管狭窄有益。老年患者的外科手术存在许多风险，特别是对于存在多种合并症的患者而言。

关键要点：
- 颈痛和腰背痛常见于老年群体。
- 完善的病史搜集和细致的体格检查至关重要，通常这也是获取正确诊断所需的唯一措施。
- 排除严重疾病的高危因素是很重要的。
- 慎重进行 X 线和 MRI 等检查，除非怀疑存在高危因素或手术指征。
- 一些保守治疗可能对处理颈痛和腰背痛有效。
- 只有在严重疾病（如癌症、感染）或保守治疗无效的情况下，NP 和 LBP 才需要手术介入。

（李健　译，刘守国　胡筱蓉　审）

原文参考

[1] Frontera WR, Silver JK (2015) Essentials of physical medicine and rehabilitation

[2] Hartvigsen J, Frederiksen H, Christensen K (2006) Back and neck pain in seniors-prevalence and impact. Eur Spine J 15(6):802–806

[3] Hartvigsen J, Christensen K, Frederiksen H (2003) Back pain remains a common symptom in old age. A population-based study of 4486 Danish twins aged 70–102. Eur Spine J 12:528–534

[4] Childs JD, Cleland JA, Elliott JM et al (2008) Neck pain: clinical practice guidelines linked to the International Classification of Functioning, Disability, and Health from the Orthopedic Section of the American Physical Therapy Association. J Orthop Sports Phys Ther 38(9):A1–A34. Epub 2008 Sep 1

[5] Guzman J, Hurwitz EL, Carroll LJ et al (2008) A new conceptual model of neck pain: linking onset, course, and care: the bone and joint decade 2000–2010 task force on neck pain and its associated disorders. Spine (Phila Pa 1976) 33(4 Suppl):S14–S23

[6] Chou R, Qaseem A, Snow V et al (2007) Diagnosis and treatment of low back pain: a joint clinical practice guideline from the American College of Physicians and the American Pain Society. Ann Intern Med 147(7):478–491

[7] Côté P, Wong JJ, Sutton D et al (2016) Management of neck pain and associated disorders: a clinical practice guideline from the Ontario Protocol for Traffic Injury Management (OPTIMa) Collaboration. Eur Spine J 25(7):2000–2022. doi:10.1007/s00586-016-4467-7. Epub 2016 Mar

[8] Dagenais S, Tricco AC, Haldeman S (2010) Synthesis of recommendations for the assessment and management of low back pain from recent clinical practice guidelines. Spine J 10:514–529

[9] Van Tulder M, Becker A, Bekkering T et al (2006) Chapter 3. European guidelines for the management of acute nonspecific low back pain in primary care. COST B13 Working Group. Eur Spine J 15(Suppl 2):S169–S191

[10] Hoppenfeld S (1976) Physical examination of the spine and extremities. Appleton Century- Crofts, East Norwalk, CT

[11] Iyer S, Kim HJ (2016) Cervical radiculopathy. Curr Rev Musculoskelet Med 9(3):272–280

[12] Jamal AN, Feldman BM, Pullenayegum E (2016) The use of neck support pillows and postural exercises in the management of chronic neck pain. J Rheumatol. pii: jrheum.151368. [Epub ahead of print]

[13] Monticone M, Cedraschi C, Ambrosini E et al (2015) Cognitive-behavioural treatment for subacute and chronic neck pain. Cochrane Database Syst Rev 5:CD010664

[14] Gross AR, Paquin JP, Dupont G et al (2016) Exercises for mechanical neck disorders: a Cochrane review

update. Man Ther 24:25–45

[15] Kroeling P, Gross A, Graham N et al (2013) Electrotherapy for neck pain. Cochrane Database Syst Rev (8)

[16] Maiers M, Bronfort G, Evans R et al (2014) Spinal manipulative therapy and exercise for seniors with chronic neck pain. Spine J 14(9):1879–1889

[17] Biller J, Sacco RL, Albuquerque FC et al (2014) Cervical arterial dissections and association with cervical manipulative therapy: a statement for healthcare professionals from the American Heart Association/American Stroke Association. Stroke 45(10):3155–3174

[18] Trinh K, Graham N, Irnich D et al (2016) Cochrane acupuncture for neck disorders. Database Syst Rev 5:CD004870

[19] Liu L, Huang QM, Liu QG et al (2015) Effectiveness of dry needling for myofascial trigger points associated with neck and shoulderpain: a systematic review and meta-analysis. Arch Phys Med Rehabil 96(5):944–955. doi:10.1016/j.apmr.2014.12.015. Epub 2015 Jan 7

[20] Leopoldino AA, Diz JB, Martins VT et al (2016) Prevalence of low back pain in older Brazilians: a systematic review with meta-analysis. Rev Bras Reumatol (Rio J) 56(3):258–269

[21] Burton AK, Balagué F, Cardon G et al (2006) Chapter 2. European guidelines for prevention in low back pain. COST B13 Working Group. 2004: 1–53. Eur Spine J 15(Suppl 2):S136–S168

[22] Deyo RA, Weinstein JN (2001) Low back pain. N Engl J Med 344(5):363–370

[23] Manchikanti L, Abdi S, Atluri S et al (2013) An update of comprehensive evidence-based guidelines for interventional techniques in chronic spinal pain. Part II: guidance and recommendations. Pain Physician 16:S49–S283

[24] Chou R, Fu R, Carrino JA, Deyo RA (2009) Imaging strategies for low-back pain: systematic review and meta-analysis. Lancet 373(9662):463–472

[25] Hartvigsen J, Christensen K (2007) Active lifestyle protects against incident low back pain in seniors: a population-based 2-year prospective study of 1387 Danish twins aged 70–100 years. Spine (Phila Pa 1976) 32(1):76–81

[26] Airaksinen O, Brox JI, Cedraschi C et al (2006) Chapter 4. European guidelines for the management of chronic nonspecific low back pain. Eur Spine J 15(Suppl 2):S192–S300

[27] Cramer H, Haller H, Lauche R, Dobos G (2012) Mindfulness-based stress reduction for low back pain. A systematic review. BMC Complement Altern Med 12:162

[28] Henchoz Y, Kai-Lik SA et al (2008) Exercise and nonspecific low back pain: a literature review. Joint Bone Spine 75:533–539

[29] Furlan AD, Giraldo M, Baskwill A et al (2015) Massage for low-back pain. Cochrane Database Syst Rev 9:CD001929

[30] Wegner I, Widyahening IS, van Tulder MW et al (2013) Traction for low-back pain with or without sciatica. Cochrane Database Syst Rev 8:CD003010

[31] Carragee EJ, Hurwitz EL, Cheng I et al (2008) Treatment of neck pain. Injections and surgical interventions: results of the bone and joint decade 2000–2010 task force on neck pain and its associated disorders. Spine 33(4s):S153–S169

[32] Jones LD, Hemandt P, Lavy C (2014) Back pain in the elderly: a review. Maturitas 78(4):258–262

老年骨代谢疾病患者的康复治疗　27

Giovanni Iolascon, Francesca Gimigliano, Antimo Moretti,
Emanuela Covella, Raffaele Gimigliano

27.1　骨骼生理和衰老相关的骨骼变化

27.1.1　老年人骨组织代谢

人的一生中，骨组织都在不断地进行重建，骨吸收和骨形成交替发生。从生物力学角度看，骨重建的目的是修复微裂隙，使骨骼的形状和密度适应骨骼承受的机械负荷。骨组织也用来储存各种物质，特别是钙和磷，它们可以被释放到血液中，以维持其血清浓度的稳定。

成年人骨骼每年有 5%~10% 通过骨重建被替换。骨重建受到成骨细胞和破骨细胞偶联作用的严格调控，这两种细胞构成骨骼的基本多细胞单位（basic multicellular units，BMUs），其活性受多种激素和生长因子的调控。

在骨骼的生长过程中，骨形成超过骨吸收，导致骨量不断增加，在 20~25 岁达到峰值骨量。在 30~40 岁，骨形成和骨吸收维持平衡。40 岁以后，骨量开始下降，所以到 80 岁左右，骨量会减少至峰值骨量的 50%。事实上，老年人骨重建的特点是骨吸收增加、骨形成减少，导

致骨量下降。在骨骼老化的发病机制中，研究已发现，慢性炎症（炎性老化）通过前炎症因子作用于骨重建过程，在骨骼老化的过程中发挥了重要作用。多项研究表明，白细胞介素 6（interleukin-6，IL-6）、肿瘤坏死因子 α（tumor necrosis factor alpha，TNF-α）和白细胞介素 1（interleukin-1，IL-1）的水平在老年人群升高，抑制了新成骨细胞的生成并诱导其凋亡。此外，衰老时，血中生长激素（growth hormone，GH）和胰岛素样生长因子 -1（insulin- like growth factor-1，IGF-1）的水平发生改变，GH 分泌逐渐减少，随之 IGF-1 水平降低；同时，血清 IGF 结合蛋白的增加，进一步降低了 IGF-1 的生物活性。IGF 结合蛋白是一种强大的合成代谢因子，可以增加成骨细胞的数量和活性。

衰老的另一个问题是体力活动的减少。事实上，众所周知，运动通过增加机械负荷，对骨骼产生有利作用。

骨组织可以根据日常生活时承受的机械压力动态调整自己的量和结构。骨细胞被认为是一种机械感受器，可以感知机械传入并将其转化为生化信息。在生理情况下，骨细胞网络控制破骨细胞生成且抑制成骨细胞功能，从而增加骨吸收、抑制骨形成。无负重条件能够促进

骨细胞产生因子，从而刺激破骨细胞生成，而体力活动通过减少破骨细胞生成同时刺激成骨细胞功能来抵消这一功能[11]。最近有研究表明，骨细胞在受到机械刺激时会产生一些分子：除了胶原和碱性磷酸酶（alkaline phosphatase，ALP），还产生牙本质基质蛋白1（dentin matrix protein 1，DMP1）、X染色体磷酸调节中性内肽酶（phosphate-regulating neutral endopeptidase on chromosome X，PHEX）、细胞外基质磷酸糖蛋白（matrix extracellular phosphoglycoprotein，MEPE）、成纤维生长因子23（fibroblast growth factor 23，FGF-23）、骨钙素（osteocalcin，OCN）、骨保护素（osteoprotegerin，OPG）以及硬骨素（sclerostin）。硬骨素是一种主要由骨细胞分泌的190个氨基酸组成的酸性糖蛋白，其作用是拮抗Wnt信号通路，从而抑制成骨细胞活性，下调骨转换。Wnt信号通路参与骨骼对机械负荷的反应。

充足的营养和体力活动是达到遗传决定的峰值骨量的必要条件，而峰值骨量又是影响老年骨量最重要的因素之一。

27.1.2 年轻人和老年人的钙、磷和维生素D代谢

骨骼老化的特征是骨组织的矿化不足，它主要是由饮食中的钙在肠道吸收受损造成的。钙的吸收活性由1,25（OH）$_2$D调节，1,25（OH）$_2$D诱导钙结合蛋白（calcium-binding protein，CBP或calbindin）的合成，促进细胞内钙向基底外侧膜和细胞外液扩散。不同数量的维生素D被运送到储存部位，主要是脂肪和肌肉组织，在那里它被不断地动员。数项研究表明，随着年龄的增长，男性和女性血浆中25-OH-D3（通常在血液中检测到的维生素D代谢物）及其生物活性形式（骨化三醇）的水平均降低约50%。在老年人中，由于阳光照射减少、皮肤合成维生素D能力下降、肠道维生素D吸收减少，以及1-α-羟化酶活性下降，维生素D缺乏是一个非常普遍的情况。

老年人由于缺乏维生素D而引起的钙吸收减少，导致骨组织的钙化异常，称为骨软化症；同时，老年人血清PTH水平增加，导致血钙增加，激活破骨细胞，引起皮质骨和小梁骨过度吸收，导致骨质疏松。这两种病理状态的并存导致了所谓的骨质疏松-骨质软化症，应视为典型的老年性骨病。

27.1.3 骨和其他组织的相互作用

骨骼可以被认为是一种内分泌器官，因为它可以分泌因子，不仅作用于骨骼本身，还作用于其他组织和器官。另一方面，骨骼也是其他组织产生的一些因子的靶器官，这些相互作用在调节相关的代谢活动中起着关键作用。

27.1.4 骨和性腺

性激素会影响骨骼和肌肉的生长，有助于维持这些组织在成年期间的稳态，因此，它们的缺乏会导致男性和女性骨质疏松和肌少症的发生。在老年女性，绝经后雌激素的主要来源是脂肪组织，它将来自脱氢表雄酮的雄烯二酮转化为雌酮，雌酮对骨骼的作用与雌二醇不同，因此，它不能抵消女性骨骼的随龄变化，这就是老年女性会发生骨量丢失、骨微结构完整性破坏以及骨强度下降的原因。在老年男性，由于睾丸间质细胞丢失，随之睾酮水平降低，其性腺功能下降，骨量随之下降。然而，在老年男性中，雄激素在维持骨骼健康方面似乎不如雌激素重要。

27.1.5 骨、肌肉和脂肪组织

骨、肌肉和脂肪组织参与了复杂的能量代

谢过程。这些组织具有相同的中胚层起源，并通过产生具有旁分泌和内分泌活性的一些因子相互影响。成骨细胞和肌纤维都表达脂肪组织产生的两种激素的受体，这两种激素分别是瘦素（leptin）和脂联素（adiponectin），它们具有直接的成骨作用，能够促进小鼠骨髓间充质干细胞向成骨细胞分化。在肌肉中，脂联素增加线粒体数量，改善组织有氧代谢。

骨/肌肉/脂肪相互作用的另一个因子是骨钙素，这是一种由成骨细胞产生的蛋白质，通常作为骨形成的标志。骨钙素能够刺激脂肪细胞合成脂联素，增加肌肉的胰岛素敏感性，促进男性睾酮的释放。

27.1.6 骨和神经系统

骨骼是一个代谢非常活跃的组织。因为它不断地重建自己，需要大量的能量和肌肉活动。脂肪组织为这些复杂的代谢过程提供能量。下丘脑通过调节食欲的机制来控制脂肪组织的数量。下丘脑也调节生殖机制，体现了能量代谢、生殖、骨代谢三者之间的联系，骨钙素是这些相互作用的调节因子。下丘脑细胞产生的瘦素受体通过成骨细胞的肾上腺素能受体刺激交感神经活性，诱导 RANKL 编码基因的过度表达，从而促进骨吸收。因此，瘦素抑制食欲，促进生殖、能量消耗和骨吸收。

在中枢神经系统（central nervous system，CNS）中很可能存在骨-肌-脂能量代谢综合管理的"控制室"。最近，已经确定了这些复杂机制有四个阶段。在第一阶段，骨组织感知能量需求，脂肪沉积物向下丘脑发送传入信号。在第二阶段，下丘脑和其他复杂的神经网络被激活，促进肾上腺素能活性，通过成骨细胞表达的 β-肾上腺素能受体，调节骨代谢（第三阶段）。这些细胞通过调节脂肪细胞脂联素的合成，完成骨组织与中枢神经系统之间相互作用的循环（第四阶段）。

由于单个组成部分（骨骼、肌肉和脂肪）以及中枢神经系统"控制室"的变化，这些复杂的机制很可能会随着年龄的增长而改变（图 27.1）。

27.2 老年人骨代谢疾病：骨质疏松和骨软化症

27.2.1 骨质疏松

27.2.1.1 定义

骨质疏松是一种全身性骨病，其特征是骨量下降、骨组织微结构破坏，导致骨脆性增加，骨折风险增加。

从临床诊疗角度，WHO 根据双能 X 线吸收检测仪测定的骨密度（bone mineral density，BMD），将骨质疏松定义为 BMD 小于健康年轻人平均峰值骨量的 2.5 个标准差。T 值 ≥ -1 为 BMD 正常，T 值在 -1~-2.5 定义为骨量低下，T 值 ≤ -2.5 为骨质疏松，T 值 ≤ -2.5 且伴有脆性骨折为严重骨质疏松。

27.2.1.2 流行病学

骨质疏松的发病率随着年龄的增长而增加，大多数 80 岁以上的老年人存在骨质疏松。据估计，在 50 岁以上的女性中，每两个人中就会有一个人发生脆性骨折。在意大利 50 岁以上的人群中，髋部骨折的发生超过 90000 例，而在 65 岁以上的人群中（无论男性还是女性），20% 以上发生了椎体骨折。

27.2.1.3 病理生理

原发性或特发性骨质疏松包括青少年骨质疏松、绝经后骨质疏松和老年性骨质疏松。继发性骨质疏松是指由其他原发疾病或药物治疗引起的骨质疏松，尤其是使用糖皮质激素治疗。

绝经后骨质疏松的主要病因是雌激素水平

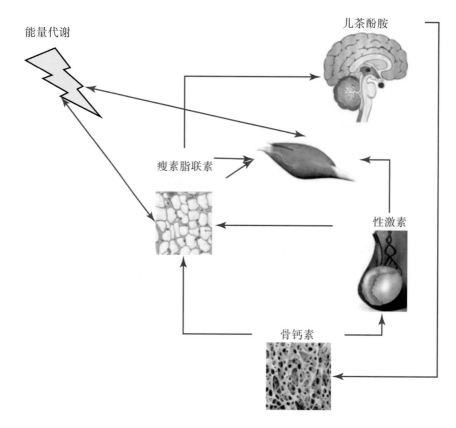

图 27.1　中枢神经系统、脂肪组织、骨、骨骼肌之间的相互作用

的降低，雌激素水平的降低加重了 40 岁以后与年龄相关的骨丢失。老年性骨质疏松是多种因素综合作用的结果：组织老化、激素缺乏、营养失调以及体力活动减少。

继发性骨质疏松是由多种疾病引起的，如内分泌紊乱、血液系统疾病、胃肠疾病、风湿病、肾脏疾病，或使用糖皮质激素、抗凝药等药物引起。

男性骨质疏松仅在 40% 的病例中被认为是原发性的，而最常见的是继发性的，如性腺功能减退、酗酒、多发性骨髓瘤、甲状旁腺功能亢进、吸收不良、使用类固醇皮质激素，以及前列腺癌的雄激素去势治疗。

27.2.1.4　老年人跌倒和脆性骨折的风险

跌倒是脆性骨折最重要的危险因素，随年龄增长，跌倒风险呈指数级增加。跌倒的危险因素可分为内源性和外源性。内源性因素包括与年龄相关的姿势控制机制和四肢肌肉力量的生理衰退、药物治疗（利尿剂、抗心律失常药、

抗抑郁药）、直立性低血压和共存病。神经系统疾病如帕金森病、小脑疾病、周围神经病变、继发于颈椎病、癫痫和脑卒中的脊髓病，都会增加跌倒的风险。

外源性因素包括环境问题，如低矮或柔软的椅子、地毯、光滑的表面、凸起的门槛、楼梯（尤其是第一级和最后一级）、日晒不足、不合适的鞋子、杂物和电线。降低跌倒风险是非药物方法预防骨质疏松性骨折的主要目标。

当施加在骨头上的机械应力超过其强度时，脆性骨折就会发生。它们是由一种"低能"的创伤造成的，这种创伤的机械力量相当于从站立高度或更低的高度跌落，在一般情况下不会导致骨折。

27.2.1.5　原发性和继发性骨质疏松的治疗

为了降低脆性骨折的风险，可以采取基于锻炼和生活方式的预防策略。美国国家骨质疏松 基 金 会（National Osteoporosis Foundation,

NOF）建议采取不同的预防措施，包括充足的钙和维生素 D 摄入、经常和有规律的体育活动、戒烟、酗酒识别和治疗以及预防跌倒。基于体育活动对骨骼、肌肉的有利作用及降低跌倒风险，强烈推荐将其作为一种有效的策略来降低骨质疏松和骨折的风险。

建立药物干预阈值所需的风险评估是基于骨密度和临床骨折风险。可以通过经过验证的演算法如 FRAX® 对多种危险因素进行综合评估。

治疗骨质疏松的常用药物及其相关证据见表 27.1 和表 27.2。

表 27.1　绝经后骨质疏松药物治疗的证据等级

药物	治疗目标			
	髋部骨折	椎体骨折	非椎体骨折	BMD
阿仑膦酸钠	1	1	1	1
伊班膦酸钠		1	1	1
利塞膦酸钠	1	1	1	1
唑来膦酸	1	1	1	1
特立帕肽		1	1	1
雷洛昔芬		1		1
巴多昔芬		1		1
狄诺塞麦	1	1	1	1

表 27.2　男性骨质疏松药物治疗的证据等级

药物	治疗目标			
	髋部骨折	椎体骨折	非椎体骨折	BMD
阿仑膦酸钠		2		1
利塞膦酸钠		2		1
唑来膦酸	2	1	2	1
特立帕肽		1		1
狄诺塞麦		1		1

27.2.2　骨软化症

27.2.2.1　定义

骨软化症是一种代谢性骨病。其特征是骨量正常，但由于骨有机质矿化不足而导致骨矿物质含量下降。骨软化症患者可能会出现骨痛和肌无力症状，并出现椎体畸形和 / 或假性骨折（Looser-Milkman 纹）。

27.2.2.2　流行病学

如今，骨软化症是一种相当罕见的疾病。根据美国国立卫生研究院（National Institutes of Health，NIH）的数据，它的发病率低于 1/1000。

27.2.2.3　病理生理

骨软化症与维生素 D 的活性降低或代谢改变有关，或与肾小管对磷的重吸收改变有关。骨软化症最常见的原因见表 27.3。

由于维生素 D 缺乏，骨软化症在老年人中很常见。维生素 D 缺乏在深肤色人种、肥胖、胃切除或肝硬化患者中也很常见。

表 27.3　骨软化症的常见原因

维生素 D 缺乏	口服摄入不足 日晒不足 肠道吸收障碍
维生素 D 代谢异常	肝脏疾病 肾脏疾病 药物
低磷血症	磷摄入减少 肾排磷过多
矿化抑制	双磷酸盐 铝 氟化物
低磷酸酯酶症	常染色体遗传病

27.2.2.4　治疗

对于骨软化症的治疗，非常重要的一点就是及时发现和治疗潜在的病因，以防止骨折的发生；此外，有必要采取简单的纠正措施如营养和阳光照射。我们应该鼓励患者摄入更高的营养（多脂鱼、鱼肝油、蛋黄、蘑菇、谷类和富含维生素 D 的人造奶油）。早期药物治疗是强制性的，包括开始 1~2 个月每天 50~125 μg

骨化二醇或每天 5000~10000IU 的维生素 D3，之后每天 20μg 骨化二醇或每天 800IU 的维生素 D3 维持治疗。

27.3 老年骨代谢疾病患者的物理治疗

27.3.1 背景

从预防阶段到脆性骨折后功能恢复，全球康复方法在这些疾病的所有阶段都具有关键作用。康复的关键是治疗性的运动。数项研究和国际指南建议，治疗性运动在增加骨骼生长期间的骨量、维持成年期骨量、减少老年人骨丢失和降低骨折风险方面是有效的。

在老年人中，运动可以增加承重骨的皮质厚度和强度，这可能是由于皮质内骨丢失的减缓和/或骨密度的增加，而不是骨形状大小的增加，虽然在老年人中也会发生外径的逐渐扩大。这些几何学改变能够增加对压缩负荷的机械抵抗力。

有两种运动适合老年人：有氧运动（步行、爬楼梯、慢跑、网球、太极、体操、舞蹈）和抗阻运动（对抗重物、器械或自身体重力量的关节运动）。

老年人最常见的有氧运动是步行，结合高强度的运动如慢跑或踏步，可以有效地保持 BMD。

治疗性运动通过改善肌肉功能，对骨骼健康产生间接影响。然而，衰老的特征是有氧运动能力的逐渐下降，原因是衰老引起线粒体数量和活性减少，导致老年人心血管功能和骨骼肌功能降低。有氧运动刺激骨骼肌线粒体的合成，从而减少氧化应激，增强肌肉运动能力。

一些研究表明，肌肉力量增加可显著增加股骨颈 BMD。此外，抗阻运动增加肌肉力量和

功能，可能会降低跌倒风险。

在细胞水平，力量训练增加 I 型和 II 型肌纤维的横径和整个肌肉的横径，肌肉力量相对增加。研究已发现，快速抗阻运动（如快速做一个向心收缩，接着做 2 秒的离心收缩）可引起 II 型肌纤维运动单元的增加，以抵消衰老时的肌萎缩。

人们普遍认为，老年人应该进行至少每周 5 天、每次 30min 的中等强度有氧运动，或至少每周 3 天、每次 20min 的高强度有氧运动。从绝对值来看，中等强度有氧运动相当于休息强度的 3.0~5.9 倍，从相对值来看，根据个人的能力（从 0~10），中等强度有氧运动相当于休息强度的 5 或 6 倍。高强度有氧运动是指强度的绝对值至少是休息强度的 6 倍、相对值是休息强度的 7~8 倍的运动。有氧运动应至少连续进行 10min。

自重训练或器械训练也是有用的，但应缓慢进行，每一种类型的训练做 1~3 组，间隔 1~3min 的休息，每周 2~3 天。力量训练是安全、可行、有效的，可以引起肌肉肥大，增加肌力，且应尽早进行，以防止骨骼变脆和肌少症进展。NOF 特别工作组提出了骨质疏松患者治疗性运动处方的一般原则（表 27.4）。

27.3.1.1 老年骨质疏松但不伴有脆性骨折患者的康复治疗及跌倒风险的预防

老年骨质疏松伴有脆性骨折风险患者的康复治疗旨在对抗渐进性骨质疏松性骨软化，降低跌倒的风险。2012 年的一篇 Cochrane 综述，建议在家中采取安全措施，纠正可改变的内在因素，如视觉障碍、病态窦房结综合征患者植入起搏器以及逐渐减少精神药物的使用。

NICE 指南（2013）支持多学科评估和综合干预，以改善身体和心理健康。研究表明，平衡训练和肌肉力量训练相结合的治疗方案对预防社区老年居民跌倒是有效的。另一方面，没

表27.4　骨质疏松患者运动治疗的一般原则

个体化	个体化针对每一个患者，针对一个或多个生理目标（骨强度、肌力、柔韧性、心血管健康），针对解剖部位
渐进性	持续时间、强度和频率逐渐增加，施加的负荷必须低于骨和结缔组织的损伤阈值，但要足以对器官系统（肌肉、心脏或结缔组织）产生比当前运动更大的刺激
可逆性	如果这个运动项目停止了，运动的有利作用就会慢慢消失
初始值	最初运动能力低，功能改善最大
效果减弱	运动导致的功能改善在生物学上是有上限的，接近这个极限意味着将付出更大的努力来获得最小的效果

有科学证据支持快走作为减少跌倒风险的预防措施。

最近，Cochrane的一篇综述强调，如果正确佩戴髋关节护具，可能会降低老年人髋部骨折的风险，以及其发病率和死亡率，尤其是在住院患者中。

27.3.1.2　老年脆性骨折患者的康复治疗

骨质疏松性骨折最常见的部位是脊柱、髋部、肱骨近端和桡骨远端，但实际上其他部位的骨折也有可能是骨质疏松性骨折。在许多情况下，为了改善患者的身体活动能力和社会参与，从而提高其生活质量，必须采用手术方法，然后进行康复治疗。尽管目前许多作者更倾向于内固定，但大多数桡骨远端骨折采用保守治疗，即闭合复位和石膏/夹板固定4~6周。康复治疗一般在石膏移除后开始，包括关节活动度（range-of-motion，ROM）训练以及与作业疗法相关的阻力训练。

临床椎体骨折通常采用休息和/或脊柱支撑治疗。手术适应证因年龄、一般情况、骨折类型和脊柱稳定性、脊髓受累、骨质量和骨折时间而不同。手术方案通常是椎体成形术和椎体后凸成形术，很少采用融合或不融合的脊柱稳定手术。

手术后应立即开始康复治疗，以恢复肌肉力量和脊柱的灵活性，并增强平衡能力，特别是在体位改变和行走时。然而，增加后伸肌力量是首要任务。

老年人肱骨近端骨折通常采取保守治疗，有不稳定或移位的四部分骨折则需要手术治疗，包括切开复位内固定或在某些情况下行关节成形术。石膏摘除后或手术治疗后即开始康复治疗，目的是减轻ADL疼痛，恢复ADL能力。

髋部骨折无疑是老年人骨质疏松最常见的并发症。物理治疗师主要的职责是制定个人康复计划（individual rehabilitation plan，IRP），旨在降低死亡率和残疾。髋部骨折通常在受伤后24~48h内进行手术治疗。对于髋部囊内骨折，手术干预包括半人工关节置换术或全髋关节置换术，而股骨粗隆间骨折则首选接骨术（钢板螺丝钉或髓内钉）。考虑到患者的临床情况和合并症的存在，术后立即开始康复治疗。为了决定手术肢体开始负重的时间，需要考虑几个因素（表27.5）。

局部负重的基本原理是基于这样一种假设，即手术肢体的早期过度负重可能会导致骨-植入物交界面的微小移动，破坏植入物的初始稳定性，从而影响骨愈合，并导致植入物的无菌性松动。另一方面，全髋关节置换术（total hip arthroplasty，THA）后早期负重可能有潜在

表27.5　影响手术肢体负重时间的因素

	早期负重	晚期负重
固定的方式	骨水泥假体	非骨水泥假体
手术方式	微创	传统手术或转子截骨术
骨移植	否	是
骨质量低下	否	是

的好处，特别是可以抵消骨丢失，促进肢体功能早日恢复。应重视患者教育，通过具体的预防措施，防止植入假体脱位。由治疗师提出的IRP应该包括几个必须通过康复项目来解决的目标，如表27.6所示。

在手术后2~3周开始家庭训练计划，包括一些特殊的训练，旨在提高肌肉功能和耐力、平衡能力以及独立进行ADLs的能力。ADL期间采取的预防措施应至少持续12周。在门诊患者中提出的康复计划见表27.7。

27.3.1.3 老年骨软化症患者的康复治疗

骨软化症的特征是骨骼脆弱和肌肉无力，这可能会影响ADL的表现。康复治疗的目标应该是通过低强度的活动如步态训练，避免可能导致微骨折或影响骨愈合过程的高强度运动，来提高肌肉力量和肌肉功能。在骨软化症的晚期，下肢近端肌肉力量明显下降，导致平衡障碍，从而增加跌倒的风险。在这种情况下，抗阻运动可以显著提高肌肉力量，降低跌倒风险。此外，职业疗法可以提供应对策略，以更好地完成ADL。

（祁寒梅 译，张爱森 审）

原文参考

[1] Parfitt AM (1982) The coupling of bone formation to bone resorption: a critical analysis of the concept and its relevance to the pathogenesis of osteoporosis. Metab Bone Dis Relat Res 4:1–6

[2] Lee CA, Einhorn TA (2001) The bone organ system: form and function. In: Marcus R, Feldman D, Kelsey J (eds) Osteoporosis, 2nd edn. Academic Press, Salt Lake City, pp 2–20

[3] Duque G, Troen BR (2008) Understanding the mechanisms of senile osteoporosis: new facts for a major geriatric syndrome. J Am Geriatr Soc 56(5):935–941

[4] De Martinis M, Franceschi C, Monti D et al (2005) Inflammation-ageing and lifelong antigenic load as major determinants of ageing rate and longevity. FEBS Lett 579:2035–2039

表27.6 IRP和康复项目

目标	康复项目
预防血管并发症（静脉血液停滞、血栓形成和肺栓塞）	踝泵运动
预防肺部并发症（肺不张或术后肺炎），特别是卧床患者	呼吸训练和支气管卫生疗法
预防THA后全髋关节脱位	对患者/护理员进行移动策略教育，以减少ADLs期间脱位的风险
在出院前达到功能独立	教育患者改变和移动体位、使用行走辅助工具
保持上肢和非手术肢体肌肉力量和耐力的最佳水平	有氧运动和抗阻运动
对比手术肢体肌肉萎缩、肌肉功能恢复情况	渐进性抗阻运动

表27.7 门诊患者中期和晚期康复的计划

目标	康复项目
提高肌肉力量和耐力	轻微阻力的开链运动，闭链运动中轻微阻力的对称动作训练，闭链运动中的单侧动作训练如爬楼梯，肌肉耐力运动锻炼身体的其余部分
提高心肺耐力	低强度有氧运动，如骑自行车、渐进式阻力训练、游泳或水中体操
软组织收缩力的降低	拉伸技术
改善姿势稳定性和步态，逐步掌握生理步态模式	在最初阶段通过助步器（如拐杖）保护承重，此后，即使在长途旅行中也应建议使用拐杖，以减少肌肉疲劳
使患者做好充分活动的准备	锻炼肌肉力量、耐力和平衡训练，逐渐增加低强度步行计划的时间和距离

[5] Nanes MSL (2003) Tumor necrosis factor-alpha: molecular and cellular mechanisms in skeletal pathology. Gene 4:1–15

[6] Freemont AJ, Hoyland AJ (2007) Morphology, mechanisms and pathology of musculoskeletal ageing. J Pathol 21:252–259

[7] Frystyk J (2005) Aging somatotropic axis: mechanisms and implications of insulin-like growth factor-related binding protein adaptation. Endocrinol Metab Clin North Am 34:865–876

[8] Zofkova I (2003) Pathophysiological and clinical importance of insulin-like growth factor-I with respect to bone metabolism. Physiol Res 52:657–679

[9] Sinaki M (1998) Musculoskeletal challenges of osteoporosis. Aging Clin Exp Res 10:249–262

[10] Felsing NE, Brasel JA, Cooper DM (1992) Effect of low and high intensity exercise on circulating growth hormone in men. J Clin Endocrinol Metab 75:157–162

[11] Iolascon G, Resmini G, Tarantino U (2013) Mechanobiology of bone. Aging Clin Exp Res 25(Suppl 1):S3–S7

[12] Seeman E (2006) Osteocytes—martyrs for integrity of bone strength. Osteoporos Int 17: 1443–1448

[13] Winkler D, Sutherland MK, Geoghegan JC, Yu C, Hayes T, Skonier JE, Shpektor D, Jonas M, Kovacevich BR, Staehling-Hampton K, Appleby M (2003) Osteocyte control of bone formation via sclerostin, a novel BMP antagonist. EMBO J 22(23):6267–6276

[14] Weaver CM, Gordon CM, Janz KF, Kalkwarf HJ, Lappe JM, Lewis R, O'Karma M, Wallace TC, Zemel BS (2016) The National Osteoporosis Foundation's position statement on peak bone mass development and lifestyle factors: a systematic review and implementation recommendations. Osteoporos Int 27:1281–1386

[15] Rayal-Pandya M, Porta A et al (1998) Mechanism of action of 1,25 (OH)2 D3 on intestinal calcium absorption and renal calcium transportation. In: Holick MF (ed) Vitamin D physiology, molecular biology and clinical applications. Humana Press, Totowa, pp 163–173

[16] Ireland P, Fordtran JS (1973) Effect of dietary calcium and age on jejunal calcium absorption in humans studied by intestinal perfusion. J Clin Invest 52:2672–2681

[17] Orwoll ES, Bilezikian JP, Vaneerschueren D (eds) (2010) Osteoporosis in men: the effects of gender on skeletal health. Elsevier, Boston

[18] Manolagas SC, O'Brien CA, Almeida M (2013) The role of estrogen and androgen receptors in bone health and disease. Nat Rev Endocrinol 9:699–712

[19] Reid IR (2008) Relationships between fat and bone. Osteoporos Int 19:595–606

[20] Sáinz N, Rodríguez A, Catalán V, Becerril S, Ramírez B, Gómez-Ambrosi J, Frühbeck G (2009) Leptin administration favors muscle mass accretion by decreasing FoxO3a and increasing PGC-1alpha in ob/ob mice. PLoS One 4(9):e6808

[21] Oshima K, Nampei A, Matsuda M, Iwaki M, Fukuhara A, Hashimoto J, Yoshikawa H, Shimomura I (2005) Adiponectin increases bone mass by suppressing osteoclast and activating osteoblast. Biochem Biophys Res Commun 331:520–526

[22] Williams GA, Wang Y, Callon KE, Watson M, Lin JM, Lam JB, Costa JL, Orpe A, Broom N, Naot D, Reid IR, Cornish J (2009) In vitro and in vivo effects of adiponectin on bone. Endocrinology 150:3603–3610

[23] Lee B, Shao J (2012) Adiponectin and lipid metabolism in skeletal muscle. Acta Pharm Sin B:335–434

[24] Lee NK, Karsenty G (2008) Reciprocal regulation of bone and energy metabolism. Trends Endocrinol Metab 19:161–166

[25] Buday B, Pach FP, Literati-Nagy B, Vitai M, Vecsei Z, Koranyi L (2013) Serum osteocalcin is associated with improved metabolic state via adiponectin in females versus testosterone in males. Gender specific nature of the bone-energy homeostasis axis. Bone 57(1):98–104

[26] Gonzalez-Rozas M, Dueñas-Laita A, Perez-Castrillon JL (2015) The β-adrenergic system and bone mineral remodeling. Clin Rev Bone Miner Metab 13:114–124

[27] World Health Organization Study Group (1994) Assessment of fracture risk and its application to screening for postmenopausal osteoporosis. Report of a WHO Study Group. World Health Organ Tech Rep Ser 843:1–129

[28] National Osteoporosis Foundation (2013) Clinician's guide to prevention and treatment of osteoporosis. National Osteoporosis Foundation, Washington. Available at: http://nof.org/

[29] Tarantino U, Capone A, Planta M, D'Arienzo M, Letizia Mauro G, Impagliazzo A, Formica A, Pallotta F, Patella V, Spinarelli A, Pazzaglia U, Zarattini G, Roselli M, Montanari G, Sessa G, Privitera M, Verdoia C, Corradini C, Feola M, Padolino A, Saturnino L, Scialdoni A, Rao C, Iolascon G, Brandi ML, Piscitelli P (2010) The incidence of hip, forearm, humeral, ankle, and vertebral fragility fractures in Italy: results from a 3-year multicenter study. Arthritis Res Ther 12(6):R226

[30] Ahlborg HG, Johnell O, Turner CH, Rannevik G, Karlsson MK (2003) Bone loss and bone size after menopause. N Engl J Med 349(4):327–334

[31] Riggs BL, Melton LJ 3rd (1983) Evidence for two distinct syndromes of involutional osteoporosis. Am J

Med 75(6):899–901

[32] Khosla S (2010) Update in male osteoporosis. J Clin Endocrinol Metab 95(1):3–10

[33] Fitzpatrick LA (2002) Secondary causes of osteoporosis. Mayo Clin Proc 77:453–468

[34] Adler RA, Hastings FW, Petkov VI (2010) Treatment thresholds for osteoporosis in men on androgen deprivation therapy: T-score versus FRAX. Osteoporos Int 21(4):647–653

[35] Tinetti ME, Speechley M, Ginter SF (1988) Risk factors for falls among elderly persons living in the community. N Engl J Med 319:1701–1707

[36] Tinetti ME, Doucette J, Claus E, Marottoli R (1995) Risk factors for serious injury during falls by older persons in the community. J Am Geriatr Soc 43:1214–1221

[37] Yates CJ, Chauchard MA, Liew D, Bucknill A, Wark JD (2015) Bridging the osteoporosis treatment gap: performance and cost-effectiveness of a fracture liaison service. J Clin Densitom 18(2):150–156

[38] Cosman F, de Beur SJ, LeBoff MS, Lewiecki EM, Tanner B, Randall S, Lindsay R, National Osteoporosis Foundation (2014) Clinician's guide to prevention and treatment of osteoporosis. Osteoporos Int 25(10):2359–2381

[39] Whyte MP, Thakker RV (2009) Rickets and osteomalacia. Medicine 37:483–488

[40] Field M, Burnett L, Sullivan D et al (2014) Clinical biochemistry and metabolism. In: Walker B, Colledge N, Raiston S et al (eds) Davidson's principles and practice of medicine, 22nd edn. Churchill Livingstone Elsevier, Edinburgh

[41] Pearce S, Cheetham T (2010) Diagnosis and management of vitamin D deficiency. BMJ 340:B3664

[42] Holick M (2004) Sunlight and vitamin D for bone health and prevention of autoimmune diseases, cancers, and cardiovascular disease. Am J Clin Nutr 80(6 Suppl):1678S–1688S

[43] Collier J (2007) Bone disorders in chronic liver disease. Hepatology 46:1271–1278

[44] Nikander R, Sievänen H, Heinonen A, Daly RM, Uusi-Rasi K, Kannus P (2010) Targeted exercise against osteoporosis: a systematic review and meta-analysis for optimising bone strength throughout life. BMC Med 8:47

[45] Nelson ME, Rejeski WJ, Blair SN, Duncan PW, Judge JO, King AC, Macera CA, Castaneda-Sceppa C, American College of Sports Medicine, American Heart Association (2007) Physical activity and public health in older adults: recommendation from the American College of Sports Medicine and the American Heart Association. Circulation 116(9):1094–1105

[46] Staunton L, O'Connell K, Ohlendieck K (2011) Proteomic profiling of mitochondrial enzymes during skeletal muscle aging. J Aging Res. doi:10.4061/2011/908035

[47] Forbes SC, Little JP, Candow DG (2012) Exercise and nutritional interventions for improving aging muscle health. Endocrine 42:29–38

[48] Howe TE, Shea B, Dawson LJ, Downie F, Murray A, Ross C, Harbour RT, Caldwell LM, Creed G (2011) Exercise for preventing and treating osteoporosis in postmenopausal women. Cochrane Database Syst Rev (7):CD000333

[49] Mero AA, Hulmi JJ, Salmijärvi H, Katajavuori M, Haverinen M, Holviala J, Ridanpää T, Häkkinen K, Kovanen V, Ahtiainen JP, Selänne H (2013) Resistance training induced increase in muscle fiber size in young and older men. Eur J Appl Physiol 113(3):641–650

[50] Sayers SP (2007) High-speed power training: a novel approach to resistance training in older men and women. A brief review and pilot study. J Strength Cond Res 21:518–526

[51] Bottaro M, Machado SN, Nogueira W, Scales R, Veloso J (2007) Effect of high versus low- velocity resistance training on muscular fitness and functional performance in older men. Eur J Appl Physiol 99(3):257–264

[52] Global recommendations on physical activity for health. World Health Organization, 2011

[53] Bonner FJ Jr, Sinaki M, Grabois M, Shipp KM, Lane JM, Lindsay R, Gold DT, Cosman F, Bouxsein ML, Weinstein JN, Gallagher RM, Melton LJ III, Salcido RS, Gordon SL (2003) Health professional's guide to rehabilitation of the patient with osteoporosis. Osteoporos Int 14(Suppl 2):S1–22

[54] Cameron ID, Gillespie LD, Robertson MC, Murray GR, Hill KD, Cumming RG, Kerse N (2012) Interventions for preventing falls in older people in care facilities and hospitals. Cochrane Database Syst Rev 12:12

[55] NICE clinical guideline – June 2013 Falls: assessment and prevention of falls in older people

[56] Santesso N, Carrasco-Labra A, Brignardello-Petersen R (2014) Hip protectors for preventing hip fractures in older people. Cochrane Database Syst Rev 3:CD001255

[57] Pietri M, Lucarini S (2007) The orthopaedic treatment of fragility fractures. Clin Cases Miner Bone Metab 4(2):108–116

[58] Iolascon G, Gimigliano F, Piscitelli P et al (2007) Hip fracture in Italy: analysis of DRG data. Aging Clin Exp Res 19(3 Suppl):2–4

[59] Walker J (2014) Pathogenesis, diagnosis and management of osteomalacia. Nurs Older People 26(6):32–37

老年骨科患者的康复 **28**

Antonio Frizziero, Giuseppe Gasparre, Filippo Vittadini, Andrea Pignataro, Marko Bonjako, Marta Valente, Valentina Copetti, Stefano Masiero

28.1 老年人肌腱疾病和代谢疾病

肌腱是一种由胶原蛋白组成的特殊组织，成线性纤维排列，将肌肉和骨骼连接起来（图28.1，图28.2）。肌腱的固有力学特性使肌腱细胞能够适应和响应机械刺激的负荷。腱细胞参与胶原蛋白、基质蛋白多糖与修复蛋白的产生，并且凭借重建细胞外基质（ECM）的能力对维持肌腱特性起到重要作用。

几项研究表明，16%的普通人群和大约20%的住院老人与社区老人受肌腱疼痛的影响。肌腱病最常见的症状是疼痛和功能丧失。

组织病理学上肌腱病与愈合反应不良有关，以改变的肌腱细胞增殖、胶原纤维的破坏和组织受损、非胶原基质及新生血管增多为代表。在肌腱病的慢性阶段，炎症反应较小或消退；这些发现可能表明炎症在疾病开始时起作用，但在进展过程中不起作用。

在衰老过程中，内外因素都影响生物环境和肌腱自身对机械刺激的适应能力。因此，肌腱在宏观和微观的典型表现可以在老年人的主要关节周围结构观察到，如肩、髋、膝和足。

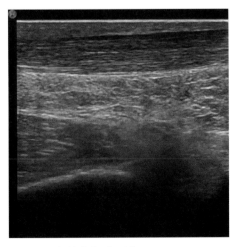

图 28.1 跟腱变性的超声影像

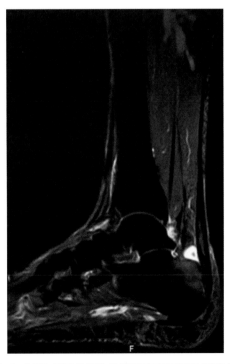

图 28.2 MRI显示非插入性跟腱病变和跟骨骨髓水肿

特别需要注意的是，衰老往往与绝经后妇女雌激素缺乏、肥胖、糖尿病、甲状腺功能失调、高胆固醇血症、高尿酸血症和其他常涉及肌腱退变的罕见先天性代谢疾病有关。雌激素受体在腱细胞中的存在已被人类和动物试验证实，并且这些发现表明腱细胞受循环雌激素水平的影响。绝经后血液雌激素的减少与肌腱抗牵拉强度的降低、胶原合成、纤维直径和密度的减少以及肌腱的降解增加有关。外源性雌激素替代疗法（HRT）可通过保留胶原纤维直径来改善肌腱结构。此外雌激素对绝经后妇女肌腱的形态学和生物力学特性有积极的影响。另一方面，年轻女性雌激素刺激似乎对肌腱有负面作用。在一项针对年轻女性的研究中，口服避孕药群体的胶原合成率较同龄对照组更低。

如上文所述，2型糖尿病常与衰老有关。糖尿病引起的肌腱改变是由于过度的晚期糖基化终末产物（AGEs）在胶原纤维中形成共价交联，从而改变它们的结构，最终改变它们对机械刺激的反应能力。

肥胖人群，尤其是老年人和久坐不动的人，脂肪堆积相关的高负荷使承重肌腱过度使用。脂肪组织是一种内分泌和信号器官，能够释放直接改变肌腱结构的激素和多肽，特别是脂肪因子调节细胞因子、类前列腺素和金属蛋白酶的产生会导致持续的低水平炎症反应，这会加重过度使用对肌腱的有害影响。

甲状腺激素的调节异常是老年人另一种常见的疾病，也是造成肌肉骨骼疾病的原因之一。甲状腺功能减退可能与钙化性肌腱病的发生有关，因为氧合减少相关的化生可能导致钙沉积，尤其是对于肩袖肌腱。

体育活动、体力负荷、职业和环境等外在因素会影响肌腱的解剖生理和生物学特性。

适当的机械负荷有助于刺激肌腱的合成过程，并抵消老化的影响。另一方面，极端的机械负荷、固定和失用会刺激分解过程如基质降解以及通过改变胶原的合成、胶原的组织、细胞、血管、蛋白多糖含量、撕裂密度和机械性能对肌腱造成损害。

临床前研究和临床研究表明，活动停止会对肌腱的形态和结构产生负面影响，无论训练方案、研究设计、肌腱类型、受试者或相关实验环境是否不同。因此，学者们建议在突然停止锻炼一段时间后（如受伤后），应谨慎地重新开始体力活动，并制定适当的康复方案。

在受肌腱病影响的人群中，离心运动被广泛应用于跟腱中段和髌腱损伤的康复，并取得了较好的效果。特别是在老年人中，与向心收缩训练相比，一般离心收缩训练效果更好。高强度的抗阻训练（包括离心训练）可以让肌肉收缩的质量和力量比传统训练方案的效果更好。

因此，适宜的离心运动方案在老年人肌腱疾病的治疗和预防中是很可行的。

28.2 老年人肩痛

肩痛是基层医生门诊中第三大常见的肌肉骨骼疾病。在40~60岁人群的发病率很高。

根据人口调查，18%~26%的成年人患有肩痛，最常见的是区域性疼痛综合征。肩痛的症状可能是持续的，并使个体进行家居和工作方面的日常生活能力下降，还会导致巨大的经济损失、医疗保健需求增加、工作绩效受损，大量病假、个体提前退休，甚至失业。

老年患者常见的肩关节疾病包括肩袖肌腱病、肩袖撕裂、粘连性关节囊炎（"冻结肩"）和盂肱关节炎。

肩痛的诊断以临床诊断为主。X线片一般是正常的。磁共振和超声是最常用的诊断方法。保守治疗包括休息、冰敷、局部止痛药、短期服用非甾体消炎药（NSAIDs）、肩峰下皮质类固醇注射、关节内透明质酸（anti-inflammatory drugs，HA）注射。HA 是滑膜液的组成部分，对滑膜液和关节的软骨保护非常重要。有学者认为关节内注射透明质酸可以减轻炎症和疼痛、改善关节功能。此外，HA 刺激 B 型滑膜细胞产生内源性HA对整个关节具有软骨保护作用。

老年人肩痛最常见的原因是肩关节炎。它是关节软骨和其他关节组织（包括骨和关节囊）的渐进性、机械性、生化性破坏。导致肩关节炎的危险因素有年龄、遗传、性别、体重、关节感染、肩关节脱位史和既往损伤史等。肩关节功能丧失会导致抑郁、活动受限和工作表现问题。

典型的肩痛症状发生在关节深层，是进行性的、活动相关的疼痛，往往定位于三角肌区及其后方。随着疾病的发展，夜间疼痛会更常见。患者抱怨肩关节活动度减小，在主动和被动活动中失去附属的旋转和外展功能。

因此，康复的目标是恢复上胸段、颈和上肢的肩部肌肉力量和灵活性，还包括肩袖、上臂、前臂、腕部和手。肩关节正常运动范围内的等长收缩训练在康复中非常重要，因为这些训练不仅会增加肩部稳定肌群的力量，也有助于减轻关节损伤、减少炎症和疼痛。肱盂关节的畸形和骨赘导致的肩关节运动过程中机械卡锁的减轻可以证实肩关节柔韧性训练的效果是令人满意的。

骨关节炎可能导致肩袖肌腱病。然而，肩袖肌腱病变可能是由多种因素引起的，例如肌腱结构的改变与负荷过重或负荷不足、荷尔蒙和／或代谢障碍、肩峰下间隙缩小、肱骨头不稳定等有关。肩袖在肩上抬、屈曲和外展运动中保持正常的肱骨头位置是至关重要的，整个肩袖在肩关节上抬、前屈和外展活动中至关重要，肩袖产生的压缩力可以让肱骨头保持在关节窝内的正常位置，使盂肱关节保持动态稳定。在慢性肩袖肌腱病中，由于疼痛和失用，肩袖的肌肉可能会变弱和过早疲劳，以致肩关节运动学的改变。肩袖肌群的无力，特别是冈下肌的无力，会减少这种压缩力，从而造成肩关节的不稳定。这种不稳定可能导致肱骨头运动偏离关节盂中心，造成撞击和肌腱病变。

患者在受损的一侧侧卧或做肩部上举动作伴有肩外展超过 90° 时，疼痛一般发生在后外侧和三角肌区，特别是在进行离心收缩运动时。激发性被动运动会增加疼痛，如 Neer 试验和 Hawkins-Kennedy 试验。肩部肌肉的平衡是柔韧性和力量的基础。因此，主动肌的柔韧性或力量不足必须由拮抗肌来弥补，从而导致功能障碍。因此，在肩关节康复中恢复适当的主动肌及拮抗肌的肌肉力量和柔韧性非常重要。

在第一阶段，康复应是温和地和被动地增加肌肉的延展性，以恢复后侧关节囊的延展性、肌肉平衡和肩胛胸壁关节及盂肱关节周围肌肉的控制及稳定性。患者应接受良好的教育，防止不正确的姿势和动作，以避免可能带来恶化的活动。钟摆运动、爬墙运动或毛巾练习对改善运动范围和促进最佳运动模式都是非常有效的。我们建议对关节囊和胸部肌肉进行牵伸，以及减少上斜方肌的活动，来缓解软组织紧张，因为这会导致肱骨头向前上方移动而造成撞击。在这个早期阶段，非常重要的是利用推墙练习和生物反馈练习来恢复肩部运动模式，因为运动的改变可能导致盂肱关节不稳定。

下一个治疗阶段是增强肌肉力量。此阶段应在无痛运动范围内进行。在开始强化计划之前，要确定紧张或短缩的肌肉以及柔韧性是否恢复。力量训练应该从支撑肩部的肌肉开始。我们可以使用耸肩、划船运动和俯卧撑来加强主动肌和拮抗肌肉力量，因为只有这两组肌肉力量的平衡才能帮助恢复运动范围以及肩胛骨和盂肱关节之间正常的运动模式。在这一阶段的早期，对前锯肌进行特定的强化训练，通常包括仰卧位肩前伸和推墙练习，而动态拥抱和不同俯卧撑训练通常用于后期。肩袖肌腱病的力量练习应开始于低负荷活动，并在患者舒适的情况下进行。离心训练也是强化肌腱的有效治疗策略。

最后一个阶段是本体感觉训练。这个阶段最重要的是恢复肌肉的神经肌肉协调、提供肌肉的协同激活。训练应从闭链运动开始。

通常，老年人的肩部疼痛也与关节囊粘连有关。这是一种常见的疾病，其特征是自发性疼痛、肩部运动逐渐受限和日常生活、工作和休闲活动受限。该病有三个阶段，包括疼痛期、冻结期/粘连期和愈合期。这种情况在 50 岁以后的妇女中更为常见，并且也涉及非利手侧的肩膀。原发性病因仍不得而知，但有部分次要原因与其相关，如固定制动、糖尿病、甲状腺功能减退、自身免疫性疾病和乳腺癌等。在正常的肩部运动范围内的牵伸，关节囊的收缩和纤维化会导致关节的疼痛和僵硬。治疗目标的重点通常是减少疼痛和炎症以及增加肩部运动范围。康复方案包括拉伸、力量、强化、钟摆、滑轮、肩轮、爬墙练习、过头顶的伸展和受影响手臂的交替内收。必须尽快开始康复练习，因为它有助于减少疼痛、改善无痛运动范围，并防止关节囊进一步挛缩。下一步治疗是渐进锻炼计划，使肩袖肌和肩胛周围肌稳定性加强。为保持足够的运动范围和防止复发，每个患者应该在家里坚持锻炼。

过度驼背也被认为是肩部疼痛的诱发因素，但到目前为止这两种情况之间的关系并不确定。有研究证明胸椎严重后凸的老年人手臂抬高受限，但还需要进一步研究肩部疼痛和胸椎位置之间的联系，并验证胸椎康复对于肩部疼痛人群的具体价值。

28.3 骨关节炎

骨关节炎（osteoarthritis，OA）是一种慢性疾病，可引起疼痛和严重残疾，主要影响髋部，膝盖和手（也包括肩膀和脊柱）。在工业化国家，OA 带来的症状极大地限制了人群的日常活动和生活质量。大约有 2000 万的美国人受到 OA 的影响，且这个数字预计在未来 20 年内将增长一倍。髋关节和膝关节 OA 是导致全球老年人群健康状况不佳的主要原因，也是最严重的肌肉骨骼疾病。

因此，有效地治疗髋关节和膝关节 OA 是 WHO 的一项重要工作。

OA 是全关节紊乱的疾病，影响软骨、滑膜组织、软骨下骨、韧带和肌肉。其中关键是软骨的损伤，这主要是由 II 型胶原的降解造成的。在细胞水平上，该过程是通过释放和响应炎症介质介导的。OA 的发展通常需要数十年，同时有一系列相关危险因素，我们可以将其分为一般危险因素和局部危险因素。一般危险因素包括年龄偏大、女性、肥胖（尤其是对于髋关节和膝关节 OA）、遗传和肌无力。局部危险因素包括关节表面应力分布的改变（如膝内翻/膝外翻、先天性髋关节发育不良、髋关节撞击综合征等）、关节损伤史，以及由炎症性或感染性关节炎引起的关节病变。

临床患者抱怨关节疼痛，这些疼痛与活动、僵硬和在严重 OA 中的关节畸形有关。

特发性骨关节炎有遗传倾向，是老年人的典型特征。然而，OA 也可以影响有继发性创伤、畸形、代谢和风湿病、重复工作（使用振动工具，在负载下重复操作，或没有生理位置）的年轻人。

诊断主要基于临床症状和仪器评估。迄今为止，最常用的髋关节和膝关节 OA 的分类是 Kellgren–Lawrence 等级量表（图 28.3，图 28.4），虽然这两个量表存在一些争论，OA 的放射学征象并不总是与疼痛密切相关。除了正确的临床分期外，评估 OA 患者的功能水平和生活质量也很重要。美国风湿病学院建议使用更多的量表，以便更好地管理病理分期，如 Harris 髋关节评分、牛津髋关节评分、

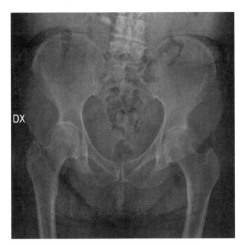

图28.3　骨盆标准正位片显示双侧髋关节间隙减小合并软骨下硬化和股骨头初始畸形

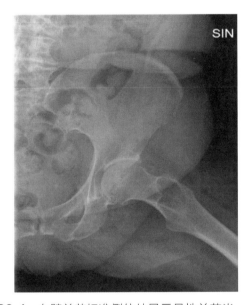

图28.4　左髋关节标准侧位片显示骨性关节炎

WOMAC、髋关节残疾和骨关节炎结果评分（HOOS），以及膝关节损伤和骨关节炎结果评分（KOOS）。

OA的治疗仍然是因人而异的。

OA治疗的选择包括保守治疗和手术干预。保守治疗旨在防止关节炎进展和减少症状，如关节疼痛和功能损伤。药物治疗和非药物治疗通常用于OA的初始治疗。药物治疗包括对乙酰氨基酚、局部和口服NSAIDs。虽然NSAIDs在缓解疼痛和改善功能方面有效，但由于存在副作用，它们只在短期内使用。局部和全身皮质类固醇、阿片类药物和关节内药物注射可能

有效。随着时间的推移，皮质类固醇关节内注射的效果在减少关节疼痛方面比透明质酸注射效果差。迄今为止，关于关节内注射富血小板血浆（platelet-rich plasma，PRP）有效性的证据有所增加。非药物治疗可以包括减肥、有氧运动、肌肉强化运动、神经肌肉教育、膳食补充剂、助行器、支具和物理因子治疗。

在受膝关节或髋关节OA影响的老年人中，首选的治疗措施是进行定期的有氧运动以减轻体重以及佩戴关节保护支具，旨在减轻下肢关节的负荷。主要建议应该是避免长时间姿势保持和关节的过度活动。手杖或助行器等步行辅助工具可以减少受累关节的负荷，并且简单的手杖可使髋关节负荷降低20%~30%。

临床指南建议髋关节和膝关节OA患者穿合适的鞋子，尽管没有证据支持。在设置功能性腿长差异时，增高脚跟可以用来实现骨盆倾斜和改善关节一致性。在膝关节OA和轻度/中度膝关节内翻或外翻不稳定性患者中，膝关节支具可以减轻疼痛、提高稳定性和降低跌倒风险。

锻炼是临床指南普遍推荐的OA保守治疗的重要方法。锻炼应在OA的早期阶段或作为预防性治疗进行。越来越多的证据表明，OA的病理过程可能导致关节周围肌肉而非软骨的功能障碍。此外，术前神经肌肉锻炼可能在髋关节或膝关节置换术中作为一种可行的辅助疗法。事实上，一些研究表明，术前神经肌肉训练使得术后自我报告的ADL恢复更早。文献证明，运动训练在膝关节OA比髋关节OA更有效。没有证据表明某些类型的练习比其他运动有更好的结果。一般来说，肌肉增强、有氧修复、关节运动、肌肉伸展、协调和本体感觉训练是常规治疗。建议老年人和慢性病患者的运动剂量是中等有氧强度训练，每天至少30min或最多60min，每周至少2天的中等至高等强度涉及主要肌肉群的渐进力量训练。但是，慢性病

患者未达到推荐水平，应在其能力和条件允许的情况下进行训练。不幸的是，医生并不向每个患者推荐理疗或运动计划。此外，患者、特别是老年人往往不听从他人进行体力活动，缺乏活动往往会增加患病的风险。

水疗被推荐为髋关节 OA 患者的一种治疗选择，因为在水中下肢支撑体重的比例更低。有强有力的证据表明，与地面运动相比，水疗对于肥胖或神经肌肉骨骼紊乱的患者疗效更佳。

物理因子治疗如超声、电磁场和低水平激光治疗在临床实践中的应用是有争议的，各国之间也存在差异。然而，美国风湿病学会临床指南建议指导患者使用热疗。

只有在保守治疗效果不理想的情况下，才应考虑手术。

我们在这部分也不得不讨论手部 OA，因为它在人群中的发病率很高，超过膝关节 / 髋关节 OA。由于拇指具有重要的功能意义，因此拇指腕掌关节（trapeziometacarpal，TM）OA 导致的功能障碍实际上比其他手指 OA 更显著。

一般来说，TMOA 在女性中比男性更常见，但是随着年龄的增长，男性和女性的发病率都明显增高。TMOA 患者报告拇指根部持续疼痛，这限制了手功能，减少了拇指的活动性和力量，影响了日常活动（握物、做饭、写字），导致生活质量大幅下降，特别是对于老年人而言。虽然外科手术的结果已经得到了很好的研究支持，但对于保守治疗有效性的研究仍然不足。TMOA 的治疗包括关节保护、教育、辅助设备、手锻炼、药物治疗、皮质类固醇 / 透明质酸注射、矫形器和物理因子治疗。

到目前为止，一些研究表明透明质酸注射可以减少疼痛、改善功能，而且在中长期内也能保持效果。因此，透明质酸可能是一种安全有效的治疗方式，当其他保守治疗（如 NSAIDs）在手术前无效或禁忌时，应予以考虑。

28.4　全关节置换术

根据国家和国际指南和 2014 年骨关节炎国际研究学会（OARSI）的建议，康复被认为是 OA 的核心治疗，并在初级医疗机构中得到广泛应用。如果保守治疗不能减轻疼痛和改善生活质量，或 OA 到了晚期，建议进行关节置换。全世界每年每 10 万人中大约有 119 人行全髋关节置换术（total hip arthroplasty，THA），行全膝关节置换术（total knee arthroplasty，TKA）的人数略少。

28.4.1　全膝关节置换术（TKA）后的康复

TKA 被认为是缓解疼痛、改善功能、改善终末期 OA 患者生活质量的有效医疗措施之一。这些患者由于疼痛而表现出步态模式改变，步速和步长降低，双下肢站立时间延长。

TKA 术后的结果取决于手术技术和假体的寿命，术前膝关节疼痛、力量、灵活性和功能水平，还取决于手术后康复的充分性。

在过去的十年里，几位作者争论术前物理治疗和术前运动训练（术前康复）是否能够减少关节置换患者的康复时间和住院时间，因为物理治疗有可能改善患者术后早期疼痛。术前康复的项目通常包括热身、下肢伸展和力量训练、有氧训练，在某些方案中还包括台阶训练。一些研究也提出了本体感觉训练与平衡训练或家庭训练。Villadsen 等人在他们的报告中强调神经肌肉康复方案作为一种可行治疗的重要性，并与其他术前运动相结合，以优化和加快术后恢复，直至 TKA 术后 3 个月。

然而到目前为止，由于文献的研究数量有限、样本量小、异质性控制不良以及结果相互矛盾等因素，术前康复的作用仍然有待商榷。TKA 术后的标准康复是减少肿胀、恢复膝关节活动度（KROM）、增强下肢肌肉的控制和力量以及改善患者在日常生活中的独立性。

有几种恢复 TKA 术后力量和运动范围的康复方法，重点是运动疗法、平衡训练、水疗、持续被动运动、冷疗和压迫以及神经肌肉电刺激和经皮神经电刺激。

致力于康复训练可以帮助患者达到并超过其术前活动水平。研究表明，膝关节置换术后 24h 内的早期活动，可以缩短住院时间，限制并发症的发生。

全关节置换术后的康复在地点、方式和手术的时间上各不相同。从急性处理医院出院后，曾接受全膝关节置换术的患者可选择接受住院康复治疗或门诊康复治疗。住院康复在康复医院或专科医院进行。门诊康复可在门诊（以诊所为基础）或在家（以家庭为基础）进行。康复方案可在手术后即刻（前 5 天内）和出院后的早期恢复阶段（前 3 个月内）实施。

康复计划通常包括在保持无损伤最大负重的同时，以最少的帮助进行床上活动和转移，使用辅助设备行走 8~30 米，爬楼梯以独立进行家庭活动。在最初的几天，患者至少可以恢复 80° 的被动和主动的膝关节运动范围，并以最小的代偿活动进行坐站转移。接下来患者可考虑将膝关节屈曲主动活动度（AROM）从 0° 提高到 110°，使膝关节伸展小于或等于 −10°。患者也可以独立进行直腿抬高（SLR）运动，并牢记建议 / 注意事项，包括适当的下肢定位、活动范围和加强整个下肢的运动，特别是膝关节伸肌和屈肌群。

可以根据外科医生的偏好或在翻修或重建术后出现严重的疼痛、肢体围度和 / 或水肿而严重限制术后膝关节活动范围（range of motion，ROM）的情况下使用连续被动运动（CPM）机器。

有必要排除任何深静脉血栓（DVT）的迹象：肿胀、发红和小腿疼痛增加。

使用视觉模拟评分评估患者的疼痛很重要，如若需要可以在治疗前 30~60min 使用镇痛或抗炎药物。建议在物理治疗后进行冷疗，以减轻膝关节疼痛、不适和肿胀。

对股四头肌的神经肌肉电刺激（NMES）可在肌肉张力和肌肉容量显著减少的情况下使用。

最后一步的康复方案是在平面和楼梯上进行步态训练和本体感觉训练，以提高下肢和全身在功能活动上的空间意识。鼓励患者在术后第 2 周结束时抛弃拐杖。美国运动医学会指南建议进行有氧训练、肌肉力量训练和柔韧性训练，以改善老年人的整体健康状况。

28.4.2　全髋关节置换术后的康复

由于老龄化和预期寿命增加，为提高老年人生活质量而进行髋关节置换术的需求越来越多。

临床路径倾向于减少术后急性期的住院时间。因此，患者的术前康复已成为一个备受关注的科学课题。

术前的宣教和物理治疗具有较低的副作用风险，尤其是针对有抑郁、焦虑或不现实期望的患者可能是有用的辅助手段，这些患者会在生理、心理和社会需要等方面对术前教育有很好的反应。

此外，手术入路（后切口、前外侧切口或外侧切口）也影响治疗师进行术后康复治疗。

THA 术后 3 个月期间（图 28.5），患者应避免髋关节屈曲超过 90°；避免下肢内旋，避免患肢越过身体中线；避免坐在低而柔软的表面；使用高座位马桶。

全关节置换术后的术后康复对于确保关节无疼痛功能、提高患者生活质量是必不可少的。

康复方案将包括被动和主动髋关节屈曲、伸展和外展以及力量训练。力量训练的重点是等长和功能性训练，包括髋关节屈肌和股四头

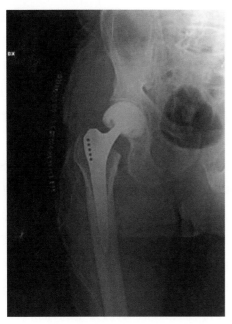

图 28.5　全髋关节置换术后右髋关节标准正位片视图

肌、腘绳肌、髋关节外展肌、内收肌和臀肌的控制。此外，推荐进行深呼吸、咳嗽等心肺功能训练和踝泵运动。当患者表现出良好的疼痛控制、肌肉力量和平衡时，可以开始闭链运动。股四头肌和腘绳肌的抗阻练习一般不用于康复的急性期，通常在术后 2 个月内开始。

步态训练在平坦的地面上进行，也推荐楼梯训练、平衡和协调活动以及姿势练习。

神经肌肉训练可作为骨关节炎患者的辅助治疗，它既可用于术前康复，也可用于术后早期康复。

如果没有术前或术后的某些原因延长住院时间，患者也可以从由治疗师监督的家庭康复计划中获益。

然而，因缺乏论据，目前无法制定 THA 术后详细的循证康复治疗方案。

28.5　髋部骨折后康复

髋部骨折是指股骨头边缘与小转子下方 5cm 处发生的骨折。它们可分为囊内骨折和囊外骨折（图 28.6）。大多数髋部骨折发生在平

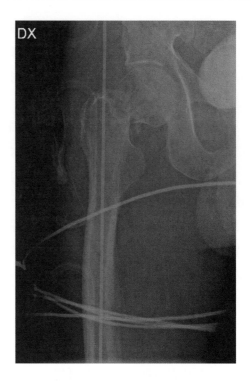

图 28.6　右髋关节标准正位片显示股骨颈骨折

均年龄在 80 岁左右的老年人，男女比例为 1∶4。其由多种危险因素导致，如年龄增加、骨质疏松、骨软化、转移性疾病、跌倒、轻微创伤（继发于不稳定、缺乏核心力量、步态紊乱、感觉障碍）。临床上的髋部骨折患者抱怨疼痛、腿屈曲、内收和过度旋转以及无法负重。

影像学诊断包括：髋关节 X 线片、MRI 或 CT。囊内骨折包括股骨头骨折、股骨颈骨折和未移位或移位骨折（Garden 分类）。囊外骨折包括股骨粗隆间骨折和股骨粗隆下骨折，最好按粉碎程度再细分。手术是最好的治疗方法，可以让患者早日活动起来。未移位的囊内骨折应采用内固定；在移位的囊内骨折中，内固定手术和人工关节置换术导致的结果类似，第一种方法手术死亡率略低，但增加了再手术率。髋关节置换术有不同类型：半髋关节置换术和全髋关节置换术（total hip replacement, THR）。半髋关节置换术的效果最初较好，但如果患者存活 3~5 年以上，则功能会退化。全髋关节置换术 3 年后的效果可能优于半髋关节置换术，但早期脱位的发生率较高。因此，在

决定手术入路和种植类型时，除了骨折类型外，还必须考虑许多因素：年龄、先前的身体活动能力、先前的精神状态以及骨和关节的状态。对于移位型髋关节囊内骨折，首次人工关节置换术优于内固定。越来越多的证据支持 THR 优于半髋关节置换术。已有关节疾病、进行中等/高等强度活动和期望合理寿命（年龄小于 75 岁）的患者应采用 THR 而不是半髋人工关节成形术作为主要治疗手段。由于痴呆患者脱位率高，THR 并不适合他们。内固定的并发症取决于复位的质量（内固定后 20%~36%、半髋关节置换术后 6%~18%）。髋关节囊内骨折半髋关节置换术的常用手术路径为前外侧或后侧入路。囊外骨折的手术治疗包括复位内固定（髓外滑动螺钉和钢板或髓内 γ 钉）。髋部骨折后死亡率高：约 10% 在 1 个月内死亡，1/3 在 12 个月内死亡。老年患者并发症发生率较高，可分为早期并发症（神经血管损伤、失血、室间隔综合征、感染）和晚期并发症（脂肪栓塞、深静脉血栓形成、肺栓塞、感染、缩短、角化、排列失调、缺血性坏死、延迟愈合和骨不连、老年和女性患者的高再手术率）。康复的目的是提高灵敏度、能力、力量、耐力和 ROM，以恢复到骨折前的功能水平，并增强患者的 ADL。正确的康复计划目的是疼痛的药理学控制，使用抗凝血剂预防静脉血栓栓塞，以及对在实验室检查中发现缺钙和维生素 D 的患者进行相应补充；早期活动、ROM 和各部分肌肉力量的恢复；训练髋伸肌和外展肌、膝伸肌及踝跖屈肌，这些肌肉在步行和转移中起关键作用；以及为恢复平衡而进行的本体感觉训练(牵拉和牵张、Freeman 平板、稳定性平台)。步态恢复要求选择使用辅助器具，如拐杖或其他辅助装置，以减少患者的恐惧和跌倒的风险，并加快移动自主性。髋部骨折手术后的各种术后治疗方案已被采用：早期阶段包括卧床休息和限制负重。术后尽快开始康复，通常在 1 天内，初步的目标是帮助患者保持骨折前的力量水平，并防止制动带来的问题。鼓励患者尽快坐在椅子上，以降低压疮和血栓的风险，并促进向站立的过渡。指导患者每天做运动，加强躯干和手臂的力量。在 4~8 天后，患者伤侧下肢可以完全负重时，其可以在治疗师参与下开始进行低负荷步行训练。爬楼梯训练在恢复行走不久后开始。运动训练和肌肉刺激会尽量减少损伤带来的步行能力降低。多学科治疗计划的目的是加强患者日常生活活动、增加训练项目，以对其身体功能产生积极的影响。告知患者不能举起或推重物、不能长时间坐在椅子上；坐位下不能弯腰超过 90°、不能向前伸手够物或跳跃；不能交叉双腿。作业治疗师教他们如何在髋恢复期间安全地进行日常活动，可以使用长柄的装置（够物和长柄鞋拔）以免髋过度屈曲。

总之，股骨骨折后的康复对引导患者经过不同的治疗阶段恢复到骨折前的功能水平是非常重要的。多学科医疗包括的不同角色可以帮助患者恢复。为防止并发症和加快愈合，患者必须尽快在手术后开始活动。

28.5.1 腰椎椎管狭窄症

由于年龄的增长，脊椎疾病变得非常多见，它们通常由椎间盘、椎体和邻近结构的退变导致。这些退变的共同后果是椎管狭窄（spinal stenosis，SS）。

SS 可能由多种疾病引起，如脊柱关节炎、椎间盘突出、脊柱肿瘤、Paget 病和脊柱损伤。椎管狭窄通常发生在颈段或腰段。腰椎管狭窄（lumbar spinal stenosis，LSS）在普通人群中的患病率约为 19%，在 60 岁以上的人群中却高达 47%。这是 65.3 岁以上患者行脊柱手术最常见的原因。从解剖学上来说，退变 LSS 可累及中央管、侧隐窝或椎间孔。椎管或椎间孔的解剖狭窄是 LSS 的中心组成成分，但不足以产生症状。事实上，对无症状人群的研究发现，多达 20% 的人群 CT 表现为椎管狭窄。若要引起症状，由退行性改变引起的椎管狭窄必须引起马尾神经血管压迫或增加神经根的压力。

如今，椎管狭窄的本质在很大程度上仍然是未知的。LSS 最常见的症状是神经源性跛行，也称为伪跛足症。神经源性跛行是指累及腹股沟、臀部、大腿前侧、腿后部和足的一系列症状，腿部症状可能包括疼痛、疲劳、虚弱、感觉异常和夜间腿部抽筋。症状可以是单侧的，不过更常见于双侧。下背痛常伴随着其他症状。此外，神经源性膀胱功能障碍也有报道。

神经源性跛行的特点如下：

1. 腰部伸展疼痛加重，腰椎屈曲疼痛减轻。

2. 站立或步行可加重症状，坐着可缓解症状；而非特异性的下背痛，久坐通常会加重症状。

3. 侧卧（允许腰屈）对患者来说更舒适。

4. 在症状出现之前，步行距离可通过脊柱前屈来增加。

5. 患者倾向于采用髋和膝轻微弯曲的体位。

6. 上坡比下坡更能忍受。

7. 与血管性跛行患者不同，神经源性跛行患者久坐而不站立可缓解症状。

对于 LSS 的诊断，目前尚无公认的诊断或分类标准。椎管狭窄的诊断是复杂的，通常从病史和体格检查开始。X 线片和 MRI 扫描确定 SS 的范围和位置。MRI 已成为诊断椎管狭窄症的首选检查手段。对于 MRI 检查有禁忌的患者，CT 也是一种有效的无创检查。

当考虑周围神经病变等额外的神经疾病时，电诊断研究可能会有所帮助。

正确的治疗必须基于疼痛和功能障碍，而不是狭窄的严重程度。

保守疗法适用于症状患者的一线治疗，包括药物、生活方式的改变、物理治疗和鞘内注射。止痛药、NSAIDs、肌肉松弛剂和阿片类药物常用于 LSS 患者。几乎没有证据显示鼻内降钙素、肌内降钙素、甲钴胺或静脉注射前列腺素 E1 有长效作用。

一些研究表明，与健康受试者相比，LSS 患者可能更喜欢久坐和不活动，这对患者整体健康和不活动而发生疾病的风险带来许多负面影响。因此，干预的一个重要目标应该是增加日常生活中的体力活动和减重，这有助于预防因缺乏活动而产生的疾病，但也能有效地改善疼痛和功能。最初的目标是适当的增加低强度活动，建议进行有氧运动，如骑自行车或游泳。使用腰围可以增加步行距离、减少疼痛，尽管没有证据表明移除腰围后治疗效果还会持续。

尽管几乎没有随机研究证实对 LSS 患者进行腰椎和髋部的伸展和牵伸训练的效果如何，但它们仍然得到了支持。牵引、电刺激或 TENS 治疗腰椎管狭窄症疗效不佳。

无论是否在放射学指导下进行硬膜外皮质类固醇注射，LSS 症状可能都会有短期（2~3 周）缓解，有时可永久缓解。

经非手术治疗后症状没有好转的 LSS 患者通常会接受手术治疗。

28.5.2　小关节综合征

小关节综合征（face joint syndrome，FJS）是一种由小关节引起的腰痛综合征，虽然它的存在一直受到质疑，不过现在却是一个公认的临床症候群。

报告的患病率在不同的研究中根据使用的诊断标准差异很大。此外，一些研究估计 5%~15% 的慢性下背痛是由椎间关节引起的。

FJS 被认为是椎间关节重复应力刺激和累积性微创伤的结果。这导致关节的炎症状态，造成小关节充满液体、关节囊拉伸、并产生随后的疼痛。小关节周围炎性改变还可导致椎间孔狭窄刺激脊髓神经。但产生疼痛的确切机制尚不清楚。FJS 疼痛的易感因素包括腰椎滑脱、椎间盘退行性疾病和高龄。

小关节综合征是根据临床特点和排除引起下背痛的其他原因诊断的。在鉴别诊断中，腰痛的其他可能原因包括椎间盘源性疼痛，骶髂关节病化、韧带损伤和肌筋膜疼痛。

没有任何体格检查能用于诊断。受影响的人通常会在颈椎或腰椎感觉到隐痛，这种疼痛会放射到臀部和腿部。因为上身的体重以及高强度活动，症状主要表现在腰椎。疼痛因小关节的压力而加重，如侧弯、长时间站立或步行。

X线片可用来确定脊柱是否有异常，CT扫描能够显示更多小关节表面的细节。局部麻醉剂注射内侧神经支的诊断性阻滞是确定小关节是否是疼痛来源的金标准。

此外，小关节注射也常用于缓解背痛。由于每个小关节接受相邻水平的双重神经支配，通常需要对几个层面进行治疗。注射通常在X线透视（FS）、CT或超声引导下进行。

超声引导比其他两种方案更快速、安全、容易执行，前两种方案使患者暴露于电离辐射，并且只能在配备专门设施的疼痛诊所才能进行。超声引导注射是治疗下腰椎小关节综合征的良好选择。脊神经后支射频热凝术是治疗小关节综合征的另一种方法。

关键要点：
- 合适的离心运动方案在老年人肌腱病防治方面可能有很好的应用前景。
- 肩部康复方案的基础是牵伸、力量训练、钟摆运动、滑轮运动、肩关节活动轮运动、爬墙练习、头顶牵伸和受累侧上肢的交叉内收。
- 运动是骨关节炎保守治疗非常重要的方法，也是临床指南普遍推荐的。运动应在OA的早期阶段进行，或作为预防措施。

- 术前物理治疗被称为术前康复。这是一种有效的治疗手段，因为其有可能改善术后早期疼痛和功能，从而缩短关节置换患者的康复时间和住院时间。
- 全关节置换术后必须进行术后康复，以保证关节无痛范围的功能，提高患者的生活质量。
- 股骨骨折后康复是引导患者回归骨折前状态的重要环节。术后必须尽快开始活动，以防止并发症的发生、加快愈合速度。

（刘守国　译，朱奕　李健　审）

原文参考

[1] Abate M, Schiavone C, Salini V et al (2013) Occurrence of tendon pathologies in metabolic disorders. Rheumatology (Oxford) 52:599–608

[2] Narici MV, Maffulli N, Maganaris CN (2008) Ageing of human muscles and tendons. Disabil Rehabil 30(20–22):1548–1554. doi:10.1080/09638280701831058

[3] Frizziero A, Vittadini F, Gasparre G, Masiero S (2014) Impact of oestrogen deficiency and aging on tendon: concise review. Muscles Ligaments Tendons J 4:324–328. doi:10.11138/mltj/2014.4.3.324

[4] Burgess KE, Pearson SJ, Onambèlè GL (2010) Patellar tendon properties with fluctuating menstrual cycle hormones. J Strength Cond Res 24(8):2088–2095

[5] Kubo K, Ikebukuro T, Maki A, Yata H, Tsunoda N (2012) Time course of changes in the human Achilles tendon properties and metabolism during training and detraining in vivo. Eur J Appl Physiol 112:2679–2691. doi:10.1007/s00421-011-2248-x

[6] Frizziero A, Salamanna F, Della Bella E, Vittadini F, Gasparre G, Nicoli Aldini N, Masiero S, Fini M (2016) The role of detraining in tendon mechanobiology. Front Aging Neurosci 8:43. doi:10.3389/fnagi.2016.00043. eCollection 2016. Review

[7] Frizziero A, Trainito S, Oliva F, Nicoli Aldini N, Masiero S, Maffulli N (2014) The role of eccentric exercise in sport injuries. Rehabilitation. Br Med Bull 110(1):47–75

[8] Mitchell C, Adebajo A, Hay E, Carr A (2005) Shoulder pain: diagnosis and management in primary care. BMJ

331:1124

[9] Holmes RE, Barfield WR, Woolf SK (2015) Clinical evaluation of nonarthritic shoulder pain: diagnosis and treatment. Phys Sportsmed 43(3):262–268

[10] Frizziero A, Maffulli N, Masiero S, Frizziero L (2014) Six-months pain relief and functional recovery after intra-articular injections with hyaluronic acid (mw 500–730 kDa) in trapeziometacarpal osteoarthritis. Muscles Ligaments Tendons J 4(2):256–261

[11] Porcellini G, Merolla G, Giordan N et al (2015) Intra-articular glenohumeral injections of HYADD®4-G for the treatment of painful shoulder osteoarthritis: a prospective multicenter, open-label trial. Joints 3(3):116–121. doi:10.11138/jts/2015.3.3.116

[12] Guo J, Wu K, Guan H, Zhang L, Ji C, Yang H, Tang T (2016) Three-year follow-up of conservative treatments of shoulder osteoarthritis in older patients. Orthopedics 39:e634–e641

[13] Millett PJ, Gobezie R, Boykin RE (2008) Shoulder osteoarthritis: diagnosis and management. Am Fam Physician 78(5):605–611

[14] Osborne JD, Gowda AL, Wiater B, Wiater JM (2016) Rotator cuff rehabilitation: current theories and practice. Phys Sportsmed 44(1):85–92

[15] Littlewood C, Ashton J, Chance-Larsen K, May S, Sturrock B (2012) Exercise for rotator cuff tendinopathy: a systematic review. Physiotherapy 98:101–109

[16] Page MJ, Green S, McBain B, Surace SJ, Deitch J, Lyttle N, Mrocki MA, Buchbinder R (2016) Manual therapy and exercise for rotator cuff disease. Cochrane Database Syst Rev

[17] Camargo PR, Alburquerque-Sendín F, Salvini TF (2014) Eccentric training as a new approach for rotator cuff tendinopathy: review and perspectives. World J Orthoped 5(5):634–644

[18] Seah KTM, Chee YH, Hindle P, Murray IR, Robinson CM (2012) Frozen shoulder. Bone Joint J 94-B(1):1–9

[19] Escamilla RF, Hooks TR, Wilk KE (2014) Optimal management of shoulder impingement syndrome. Open Access J Sports Med 5:13–24

[20] Page MJ, Green S, Kramer S, Johnston RV, McBain B, Chau M, Buchbinder R (2014) Manual therapy and exercise for adhesive capsulitis (frozen shoulder). Cochrane Database Syst Rev (8)

[21] A National Public Health Agenda for Osteoarthritis 2010. Centers for Disease Control and Prevention. www.cdc.gov/arthritis/docs/OAagenda.pdf. Accessed 24 Aug 2012

[22] United States Senate Committee on Health, Education, Labor and Pensions, Subcommittee on Aging (2004) Center for Disease Control's role in combating the burden of arthritis. Department of Health and Human Services, Washington

[23] WHO (2003) The burden of musculoskeletal conditions at the start of the new millennium. World Health Organ Tech Rep Ser 919:i–x, 1–218

[24] Bijlsma JWJ, Knahr K (2007) Strategies for the prevention and management of osteoarthritis of the hip and knee. Best Pract Res Clin Rheumatol 21:59–76

[25] Dawson J, Linsell L, Zondervan K et al (2004) Epidemiology of hip and knee pain and its impact on overall health status in older adults. Rheumatology 43:497–504

[26] Goldring MB, Otero M (2011) Inflammation in osteoarthritis. Curr Opin Rheumatol 23:471–478

[27] Bijlsma JW, Berenbaum F, Lafeber FP (2011) Osteoarthritis: an update with relevance for clinical practice. Lancet 377:2115–2126

[28] Reijman M, Hazes JM, Koes BW, Verhagen AP, Bierma-Zeinstra SM (2004) Validity, reliability, and applicability of seven definitions of hip osteoarthritis used in epidemiological studies: a systematic appraisal. Ann Rheum Dis 63:226–232

[29] Nieuwenhuijse MJ, Nelissen RG (2015) Hip pain and radiographic signs of osteoarthritis. BMJ 351:h6262

[30] van den Ende CHM, Bierma-Zeinstra SMA, Vliet Vlieland TPM, Swierstra BA, Voorn en Joost Dekker TB (2010) Conservatieve behandeling van heup- en knieartrose. Ned tijdschr geneeskd 154:a1574

[31] Pencharz JN, Grigoriadis E, Jansz GF et al (2002) A critical appraisal of clinical practice guidelines for the treatment of lower-limb osteoarthritis. Arthritis Res 4(1):36–44

[32] Zhang W, Moskowitz RW, Nuki G et al (2013) OARSI recommendations for the management of hip and knee osteoarthritis, Part II: OARSI evidence-based, expert consensus guidelines. Ann Rheum Dis 72(7):1125–1135

[33] Fernandes L, Hagen KB, Bijlsma JW, Andreassen O, Christensen P, Conaghan PG et al (2013) EULAR recommendations for the non-pharmacological core management of hip and knee osteoarthritis. Ann Rheum Dis 72:1125–1135

[34] Mistry JB, Elmallah RD, Bhave A, Chughtai M, Cherian JJ, McGinn T, Harwin SF, Mont MA (2016) Rehabilitative guidelines after total knee arthroplasty: a review. J Knee Surg

[35] Wang L, Lee M, Zhang Z, Moodie J, Cheng D, Martin J (2016) Does preoperative rehabilitation for patients planning to undergo joint replacement surgery improve outcomes? A systematic review and meta-analysis of randomised controlled trials. BMJ Open

[36] Villadsen A (2016) Neuromuscular exercise prior to

joint arthroplasty in patients with osteoarthritis of the hip or knee. Dan Med J

[37] Guerra ML, Singh PJ, Taylor NF (2015) Early mobilization of patients who have had a hip or knee joint replacement reduces length of stay in hospital: a systematic review. Clin Rehabil 29

[38] Health Quality Ontario (2005) Physiotherapy rehabilitation after total knee or hip replacement: an evidence-based analysis. Ont Health Technol Assess Ser 5

[39] Khan F, Ng L, Gonzalez S, Hale T, Turner-Stokes L Multidisciplinary rehabilitation programmes following joint replacement at the hip and knee in chronic arthropathy (Review). Cochrane Database Syst Rev

[40] Jansen E, Brienza S, Gierasimowicz-Fontana A, Matos C, Reynders-Frederix-Dobre C, HateM SM (2015) Rehabilitation after total knee arthroplasty of hip and knee. Rev Med Brux

[41] McDonald S, Page MJ, Beringer K, Wasiak J, Sprowson A (2014) Preoperative education for hip or knee replacement. Cochrane Database Syst Rev

[42] Di Monaco M, Castiglioni C (2013) Which type of exercise therapy is effective after hip arthroplasty? A systematic review of randomized controlled trials. Eur J Phys Rehabil Med

[43] NICE Guidelines, Clinical guideline, Hip fracture: management, 2011

[44] Parker MJ, Gurusamy KS, Azegami S (2010) Arthroplasties (with and without bone cement) for proximal femoral fractures in adults. Cochrane Database Syst Rev (6). Art. No.: CD001706. doi:10.1002/14651858.CD001706.pub4

[45] Marya SKS, Thukral R, Singh C (2008) Prosthetic replacement in femoral neck fracture in the elderly: results and review of the literature. Indian J Orthop 42(1):61–67

[46] Hopley C, Stengel D, Ekkernkamp A, Wich M (2010) Primary total hip arthroplasty versus hemiarthroplasty for displaced intracapsular hip fractures in older patients: systematic review. BMJ 340:c2332

[47] Mendelsohn ME, Overend TJ, Petrella RJ (2004) Effect of rehabilitation on hip and knee proprioception in older adults after hip fracture: a pilot study. Am J Phys Med Rehabil 83(8):624–632

[48] Martimbianco A, Polachini L, Chamlian TR, Masiero D (2008) Effects of proprioception in the rehabilitation process of hip fractures. Acta Ortop Bras 16:2

[49] Ishii Y, Terajima K, Terashima S, Matsueda M Joint proprioception in the elderly with and without hip fracture. J Orthop Trauma 14(8):542–545

[50] Ferrarese N, Romeo A et al (2008) Surgical rehabilitation of femur fractures. literature review and therapeutic rationale. Scienza riabilitativa 10(2):19–27

[51] Auais M, Eilayyan O, Mayo N (2012) Extended exercise rehabilitation after hip fracture improves patients' physical function: a systematic review and meta-analysis. Am Phys Ther Assoc 92(11):1437–1451

[52] Moroz A Rehabilitation after a hip fracture; Merck manual

[53] Maxey L, Magnusson J (2007) Rehabilitation for the postsurgical orthopedic patient, 2nd edn. Mosby

[54] Handoll HHG, Sherrington C, Mak JC (2011) Interventions for improving mobility after hip fracture surgery in adults. Cochrane Database Syst Rev (3):CD001704. doi:10.1002/14651858. CD001704.pub4

[55] Conway J, Tomkins CC, Haig AJ (2011) Walking assessment in people with lumbar spinal stenosis: capacity, performance, and self-report measures. Spine J 11:816–823

[56] Kalichman L, Cole R, Kim DH, Li L, Suri P, Guermazi A et al (2009) Spinal stenosis prevalence and association with symptoms: the Framingham Study. Spine J 9:545–550

[57] Deyo RA, Gray DT, Kreuter W, Mirza S, Martin BI (2005) United States trends in lumbar fusion surgery for degenerative conditions. Spine 30:1441–1445-1447

[58] Jarvik JG, Deyo RA (2002) Diagnostic evaluation of low back pain with emphasis on imaging. Ann Intern Med 137(7):586–597

[59] Johnsson KE, Rosen I, Uden A (1992) The natural course of lumbar spinal stenosis. Clin Orthop Relat Res (279):82–86

[60] Watters WC 3rd, Baisden J, Gilbert TJ, Kreiner S et al (2008) Degenerative lumbar spinal stenosis: an evidence-based clinical guideline for the diagnosis and treatment of degenerative lumbar spinal stenosis. Spine J 8(2):305–310. Epub 2007 Dec 21

[61] Manchikanti L, Pampati V, Fellows B, Bakhit CE (1999) Prevalence of lumbar facet joint pain in chronic low back pain. Pain Physician 2:59–64

[62] Datta S, Lee M, Falco FJ, Bryce DA, Hayek SM (2009) Systematic assessment of diagnostic accuracy and therapeutic utility of lumbar facet joint interventions. Pain Physician 12:437–460

[63] Dong Hwan Yun MD, Hee-Sang Kim MD, Seung Don Yoo MD et al (2012) Efficacy of ultrasonography-guided injections in patients with facet syndrome of the low lumbar spine. Ann Rehabil Med 36:66–71

29 老年肌肉骨骼肿瘤患者的康复

G. Trovarelli, P. Ruggieri

29.1 引 言

如果医务人员（骨科医生、康复医生、物理治疗师和康复护士）之间的合作对于骨科患者的康复计划至关重要，那么多学科团队合作对于骨肿瘤患者是必不可少的。肿瘤患者的康复应放在肿瘤治疗（化学疗法和放射疗法）里，并进行随访复查。此外，尽管癌症患者的治疗目前取得了进展，但考虑这些患者和亲属及医疗保健专业人员的心理影响仍然极其重要。

29.2 恶性骨肿瘤

骨转移瘤、骨髓瘤和软骨肉瘤是老年患者（>50 岁）中最常见的恶性骨病变。骨骼是继肺和肝之后恶性肿瘤第三常见的转移部位，而骨转移最常见于内脏癌症，如乳腺癌、肺癌、前列腺癌和肾癌，其次是消化系统肿瘤、膀胱肿瘤、甲状腺癌和子宫癌。临床上，所有癌症中约有 15%～20% 出现骨转移。在过去的几十年中，由于早期诊断使得癌症患者数量增加，外科手术和药物治疗的改进让癌症患者的存活率有所提高，骨转移瘤的发生率也有所增加。

任何部位的骨都能发生肿瘤转移，但最常见的部位是脊柱、骨盆、股骨近端和肱骨近端。

骨髓瘤是一种血液系统的恶性骨髓肿瘤。其肿瘤细胞起源于 B 淋巴样细胞，后在浆细胞中分化产生特异性的单克隆蛋白。骨髓瘤可以是多发性，也可以是单发性（如浆细胞瘤），多发生于 60 岁以上的患者，且好发于脊椎、头骨、肋骨和四肢长骨（特别是股骨近端和肱骨近端）的骨骺。

软骨肉瘤是成人最常见的原发性恶性骨肿瘤，发病年龄为 40～70 岁。主要见于肢带和膝关节，常累及长骨骨干或干骺端，如股骨近端、肱骨近端、股骨远端和胫骨近端。

骨转移瘤和骨髓瘤患者的手术治疗及康复治疗相似，而软骨肉瘤患者因治愈机会更高而需要采取不同的策略。

外科手术治疗，包括切除病变骨和用模块化假体进行重建（可以修复任何骨缺损）。骨转移瘤、骨髓瘤及骨质疏松，可以使用骨水泥；原发性骨肿瘤则使用压配型假体。如今，也可使用定制的 3D 打印假体来重建骨盆缺损，以确保更好的解剖学重建；肱骨近端肿瘤切除后也可以使用模块化反置式全肩假体（前提是保留三角肌及其神经支配），以获得更好的功能效果。

29.3　骨肿瘤切除及重建后的康复治疗

康复计划旨在缩短骨转移瘤和骨髓瘤患者的康复时间。鉴于软骨肉瘤患者大约有 90% 的治愈机会，因此应该可以获得稳定的长期疗效。

29.3.1　肱骨近端肿瘤切除和标准模块化假体重建后的康复计划

标准模块化肩关节假体可保留肘部、腕部和手的活动，而肩部的活动范围仅在几个对位处受到限制。为了保证残余软组织的愈合，避免假体脱位，患者必须佩戴 Velpeau 支架 4 周，但肘部、腕部和手可以立即活动。

29.3.2　肱骨近端肿瘤切除和模块化反置式全肩假体重建后的康复计划

患者必须佩戴肩关节支具（使肩关节维持在外展 30°~45° 的角度）4 周，之后立即开始渐进式肩关节活动训练。首先是持续 4 周的被动环绕训练和限制在 30° 以内的摆动训练，然后是全关节活动范围的运动训练，最后是抗阻训练。三角肌再植入患者需要肩部制动 4~6 周（仍鼓励肘部、腕部和手的活动）。

29.3.3　髋臼或股骨近端肿瘤切除和模块化假体重建后的康复计划

患者必须穿戴一个骨盆 - 大腿支具（髋关节限制在后伸、轻度外展位）4 周，然后将支具调整为髋关节前屈不超过 90° 再穿戴 4 周，以使残余软组织愈合，避免假体脱位。

29.3.4　股骨远端肿瘤切除和模块化假体重建后的康复计划

患者术后第 2 天可以使用助行器或拐杖进行活动：如果是骨水泥型假体，可以在 1 周后进行完全负重；如果是压配型假体，可以在 3 周后进行完全负重。术后第 2 天即允许行关节活动度训练，鼓励患者在出院前屈膝达到 90°。

29.3.5　胫骨近端肿瘤切除和模块化假体重建后的康复计划

在胫骨近端重建中，旋转腓肠肌瓣与增强人工韧带相结合实现了覆盖创面和重建伸肌装置。术后第 2 天允许使用助行器或拐杖进行活动：如果是骨水泥型假体，则可在 1 周后进行完全负重；如果是压配型假体，则可在 3 周后进行完全负重。患者必须穿戴直腿支具 6 周后才可以开始行关节活动度训练，以恢复伸肌装置。

> **关键要点：**
> - 多学科治疗团队对于骨恶性肿瘤患者至关重要。
> - 老年患者最常见的恶性骨病变是骨转移瘤，骨髓瘤和软骨肉瘤。
> - 康复计划旨在降低骨转移瘤和骨髓瘤患者的康复时间，并为术后更稳定的软骨肉瘤患者的争取长期功能疗效。

（方露　译，胡筱蓉　戴文骏　审）

原文参考

[1] Campanacci M (1999) Bone and soft tissue tumors: clinical features, imaging, pathology and treatment. Springer, New York

[2] G G (2016) Results of the treatment of bone metastases with modular prosthetic replacement—analysis of 67 patients. J Orthop Surg Res 11:20

[3] Henrichs MP, Krebs J, Gosheger G, Streitbuerger A et al (2014) Modular tumor endoprostheses in surgical palliation of long-bone metastases: a reduction in tumor burden and a durable reconstruction. World J Surg Oncol 12:330

[4] Wedin R, Hansen BH, Laitinen M, Trovik C et al (2012) Complications and survival after surgical treatment of 214 metastatic lesions of the humerus. J Shoulder Elb Surg 21(8):1049–1055

[5] Guzik G (2016) Treatment of metastatic lesions localized in the acetabulum. J Orthop Surg Res 11(1):54

[6] Calabró T, Van Rooyen R, Piraino I, Pala E et al (2016) Reconstruction of the proximal femur with a modular resection prosthesis. Eur J Orthop Surg Traumatol 26(4):415–421

[7] Guzik G (2015) The use of LUMIC prosthesis for the treatment of periacetabular metastases. Ortop Traumatol Rehabil 17(6):593–602

[8] Chen X, Xu L, Wang Y, Hao Y, Wang L (2016) Image-guided installation of 3D-printed patient-specific implant and its application in pelvic tumor resection and reconstruction surgery. Comput Methods Prog Biomed 125:66–78

[9] Angelini A, Drago G, Trovarelli G, Calabró T, Ruggieri P (2014) Infection after surgical resection for pelvic bone tumors: an analysis of 270 patients from one institution. Clin Orthop Relat Res 472(1):349–359

[10] Angelini A, Calabró T, Pala E, Trovarelli G et al (2015) Resection and reconstruction of pelvic bone tumors. Orthopedics 38(2):87–93

[11] Pala E, Trovarelli G, Calabró T, Angelini A et al (2015) Survival of modern knee tumor megaprostheses: failures, functional results, and a comparative statistical analysis. Clin Orthop Relat Res 473(3):891–899

[12] Grimer RJ, Aydin BK, Wafa H, Carter SR et al (2016) Very long-term outcomes after endoprosthetic replacement for malignant tumours of bone. Bone Joint J 98-B(6):857–864

[13] Dieckmann R, Liem D, Gosheger G, Henrichs MP et al (2013) Evaluation of a reconstruction reverse shoulder for tumour surgery and tribological comparision with an anatomical shoulder arthroplasty. Int Orthop 37(3):451–456

[14] Griffiths D, Gikas PD, Jowett C, Bayliss L et al (2011) Proximal humeral replacement using a fixed-fulcrum endoprosthesis. J Bone Joint Surg Br 93(3):399–403

[15] Streitbuerger A, Henrichs M, Gosheger G, Ahrens H et al (2015) Improvement of the shoulder function after large segment resection of the proximal humerus with the use of an inverse tumour prosthesis. Int Orthop 39(2):355–361

[16] Guven MF, Aslan L, Botanlioglu H, Kaynak G et al (2016) Functional outcome of reverse shoulder tumor prosthesis in the treatment of proximal humerus tumors. J Shoulder Elb Surg 25(1):e1–e6

[17] Kapur RA, McCann PA, Sarangi PP (2014) Reverse geometry shoulder replacement for proximal humeral metastases. Ann R Coll Surg Engl 96(7):e32–e35

[18] Bonnevialle N, Mansat P, Lebon J, Laffosse JM, Bonnevialle P (2015) Reverse shoulder arthroplasty for malignant tumors of proximal humerus. J Shoulder Elb Surg 24(1):36–44

[19] Teunis T, Nota SP, Hornicek FJ, Schwab JH et al (2014) Outcome after reconstruction of the proximal humerus for tumor resection: a systematic review. Clin Orthop Relat Res 472(7):2245–2253

[20] Kaa AK, Jørgensen PH, Søjbjerg JO, Johannsen HV (2013) Reverse shoulder replacement after resection of the proximal humerus for bone tumours. Bone Joint J 95-B(11):1551–1555

[21] Hobusch GM, Bollmann J, Puchner SE, Lang NW et al (2016) What sport activity levels are achieved in patients after resection and endoprosthetic reconstruction for a proximal femur bone sarcoma? Clin Orthop Relat Res Mar 28. [Epub ahead of print]

[22] Bus MP, van de Sande MA, Fiocco M, Schaap GR et al (2015) What are the long-term results of MUTARS® modular endoprostheses for reconstruction of tumor resection of the distal femur and proximal tibia? Clin Orthop Relat Res Dec 9. [Epub ahead of print]

[23] Zimel MN, Farfalli GL, Zindman AM, Riedel ER et al (2016) Revision distal femoral arthroplasty with the compress(®) prosthesis has a low rate of mechanical failure at 10 years. Clin Orthop Relat Res 474(2):528–536

[24] Pala E, Trovarelli G, Angelini A, Ruggieri P (2016) Distal femur reconstruction with modular tumour prostheses: a single institution analysis of implant survival comparing fixed versus rotating hinge knee prostheses. Int Orthop 40(10):2171–2180

[25] Capanna R, Ruggieri P, Biagini R, Ferraro A et al (1991) The effect of quadriceps excision on functional results after distal femoral resection and prosthetic replacement of bone tumors. Clin Orthop Relat Res (267):186–196

[26] Mittermayer F, Krepler P, Dominkus M, Schwameis E et al (2001) Long-term followup of uncemented tumor endoprostheses for the lower extremity. Clin Orthop Relat Res 388:167–177

年龄相关的黄斑退变：预防失明和低视力康复 **30**

Edoardo Midena, Elisabetta Pilotto, Enrica Convento

30.1 引　言

年龄相关的黄斑变性（macular degeneration，AMD）是视觉损伤和失明的常见病因，影响全球大约9%的人口。WHO认为失明是最影响老年人完成日常活动能力的残障之一，严重影响了他们独立生活的能力。这一能力的丧失会大大降低个人独立感和幸福感。在一项人口调查中发现，生存能力降低也与视觉障碍有关。重要的是，视觉丧失一直是最令人害怕的慢性疾病之一。

1973年，WHO认为消除可避免的失明不仅仅是从人道主义的角度考虑，也是从社会和经济角度考虑。据估，基于1993年的患病率、国内生产总值和人口的数据，全球失明的年度生产损耗达168亿美元。这些消耗未来将随着人口老龄化增长显著增加。视力降低不仅会导致职业改变、错失工作时间，也会增加对患者照护者的需求（如家人、朋友、雇佣人员）。

大约0.4%的普通人口会有晚期或进展期老年AMD，75岁以上老年人老年AMD的患病率升至8%。虽然因医疗预防和治疗选择的强化，所有类型的AMD患病率在过去几十年略有降低，但所有类型AMD的人数将会因老年人群的快速和持续增长而增加。近期推测预估至2020年，全球AMD的人数将达196亿，2040年达288亿。

这一章描述了AMD的症状和体征、因中央盲点的出现而造成的功能性视野损伤以及低视力康复策略，以改善受晚期AMD影响的患者的视力表现。

30.2 年龄相关的黄斑变性

AMD的症状主要因中心视力丧失导致，中心视力是阅读、驾驶和辨认面孔等活动所必需的。并且，AMD导致的视力障碍的常见后果是增加了功能性的残疾，使AMD患者发生精神健康问题的风险增加，比如高水平的临床焦虑和抑郁。在所有视力障碍的老年人中，AMD的老人似乎比其他眼部疾患的老人有更高的抑郁风险。

AMD临床上分两种不同形式：干性和渗出性。视网膜下沉积（玻璃疣）和视网膜色素上皮细胞（retinal pigment epithelium，RPE）色素过度沉着或色素减退区出现是干性AMD的早期临床表现，继而伴视网膜变薄。视网膜结构性的改变会导致视觉功能减退，但未必伴有视敏度降低。视网膜敏感性障碍出现比视敏度改变早，仅短时间出现。

干性 AMD 萎缩后期的特征性表现是地图样萎缩（geographic atrophy，GA）。GA 常见于双侧，以视网膜萎缩区域的出现为特征，并随时间缓慢进展。GA 区功能上的特点是一个密集型的盲点，延伸开来对应的就是萎缩区。因此，GA 的进展与渐进式的视觉功能丧失相关。但萎缩区一开始时并不累及黄斑中央区——中央凹，患者并不会意识到他们的功能已经开始出现问题。因为只要中央凹区域尚未受累，视网膜注视就仍稳定在中央。也就是说，即便尚有很小的视网膜敏感性残余区也会对注视有帮助，所以，因 AMD 导致的渐进性萎缩损伤的患者尚可具备好的视觉敏感度。当 GA 进展到涉及中央凹区域，注视便会移动。因此，中央凹外优选注视点 [也称优选视网膜位点（preferred retinal locus，PRL）] 便会出现，通常位于萎缩区的边缘，靠近中央凹的区域，故而能够保障最佳的功能结果。

渗出性（或新生血管性或湿性）AMD 约占所有导致的严重视觉丧失的 AMD 的 90%。它的主要特点是脉络膜新血管生成（choroidal neovascularization，CNV）的出现，渗出后出血，逐渐变成黄斑瘢痕，中央视觉丧失。CNV 的视觉障碍通常伴有早期渐进性退化，不仅是视敏度，也包括视网膜注视和黄斑敏感性。这一功能性退化表现为注视稳定性降低、中央注视丧失、视网膜敏感性损伤同时伴有盲点出现。眼部渐进性退化到无法维持 PRL 在小凹内的情况逐渐进展，直到完全丧失中央凹视觉感知能力，PRL 最终完全离心。离心注视出现在早期渗出性 AMD 中，与 GA 功能上不同的是，只要中央凹次级中心未萎缩，注视区将保持稳定于中央位。

目前 AMD 的治疗包括针对新生血管（或渗出性 AMD）的药物治疗 [眼内注射抗血管内皮生长因子（抗 - VEGF）] 和维生素治疗（针对早期 AMD）。然而，对很多患者来说，药物治疗要么没有指征（比如，抗 VEGF 治疗对干性 AMD 无效），要么，当有指征时很多患者可能会持续经历心理压力或视觉功能的减退。低视力康复旨在最大化残余视觉功能以降低视觉相关的障碍，通过训练视觉和使用辅助工具、定向和移动技巧以及通用代偿策略来实现。此外，一些研究已表明低视力治疗后可改善抑郁。

30.3 低视力康复

1986 年，美国盲人基金会资助了第一个全球低视力康复（low-vision rehabilitation，LVR）会议。在这次会议上，不同领域的 LVR 研究人员分享了他们的临床、科研和与针对视觉障碍人群的实践经验。现代 LVR 的定义是：一个多学科的专业服务，通过提供方法和途径实现最优化残余视觉功能，训练残余视觉相关技能，使其重新融入社会。这一定义随后于 2007 年被其他代表视觉障碍人群的组织广泛宣传。

晚期 AMD 患者视觉敏感性降低导致阅读能力的丧失。因此，阅读能力恢复是低视力康复的主要目标之一。为降低视觉丧失导致残疾的影响，适应性策略自然而然很早就发展出来了。AMD 患者其中一个策略就是尝试减少盲点对中央视野的影响，发展盲点意识和移位的能力。为了完成这一目的，便要使进入眼睛的影像投在离心的 PRL 上，因为这里拥有超级视觉功能，能够承担盲区丢失的功能。

现代 LVR 最基本的原则之一便是 PRL 承担中央视觉丧失后的"黄斑功能"这一概念。然而，约 25% 的案例中，PRL 发生在一个"不合适的"视网膜区域，因此便没法利用。除了传统的低视力辅助具和阅读康复训练，还有一个新的 PRL 康复的方法——生物反馈训练，也就是使用黄斑微视野仪。这些可以使用微视野

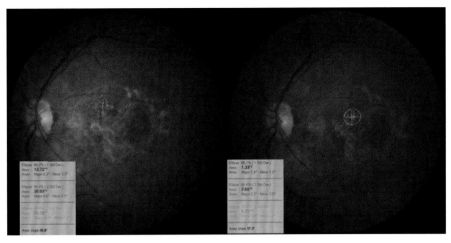

图 30.1 微视野仪注视评估一位左眼晚期渗出性年龄相关黄斑疾病的患者，使用 MP-1 生物反馈训练之前（左）和之后（右）。康复后，黄斑区用来注视的部分变小。因此，注视更加稳定，视觉表现有所改善

仪 MP-1 的生物反馈技术可以为 PRL 康复提供一个有效的方法，通过训练注视准确性和稳定性，重塑精密的视觉技能。

黄斑微视野仪是一项诊断技术，不仅可以实时精准将视网膜的每一个点的敏感性阈值与临床表现相关联，还可以记录注视的位置和稳定性。因此，微视野仪可以探索 PRL 的位点和特点。通过使用黄斑微视野仪观察 AMD 患者的眼睛发现，PRL 和最高敏感性的视网膜位点是两个独立的没有明确物理位置的实体。低视力康复干预的目的应该是重新定位 PRL，将它与通过微视野仪鉴别出来的视网膜最高敏感性位点吻合，一旦在一个新的更适合阅读的区域重新建立了 PRL，阅读速度将会改善（图30.1）。

此外，微视野仪在康复前后评估 PRL 的位点和特点也很有用。视觉康复后期较好的 PRL 以及较大的注视稳定性，解释了视觉搜寻效率的改善。

过往研究显示，使用 MP-1 微视野仪听觉反馈技术治疗黄斑疾病的患者，有改善视觉表现的可能，比如近视力和远视力、阅读速度、阅读理解、稳定注视行为或／和重新定位 PRL 等。并且，MP-1 微视野仪提供了一个不同的生物反馈策略，使用结构性的光学刺激（闪烁模式）结合听觉生物反馈。两种方法似乎都可以改善视觉功能。但是，闪烁模式生物反馈训练似乎对晚期 AMD 低视力患者的康复更加有用，它不仅可以增加注视稳定性和阅读速度，还可以提高视网膜敏感性和视敏度。

总　结

渗出性 AMD 的新型治疗策略已经减少了视觉敏度下降的患病率，预防或减缓了黄斑盲点的发展。然而，由于人群老龄化的原因，AMD 始终是导致老年人常规失明的主要原因。因此，低视力治疗在晚期 AMD 导致的中央盲区的患者康复中扮演了重要角色。在现代低视力治疗中，评估残余视觉功能成分，比如视网膜敏感性和功能性视觉，如 PRL 和注视稳定性，旨在充分训练视网膜残余区功能来修复和改善视觉表现。

关键要点：

- 年龄相关的黄斑退化是老年人常规失明的主要原因之一。
- 视觉功能的丧失会降低一个人的独立性和幸福感。
- 低视力康复是一个多学科的专业服务，提供优化使用残余视觉功能的方法和手段，训练残余视觉相关技能，使其重新融入社会。

（方露　译，胡筱蓉　戴文骏　审）

原文参考

[1] Rubin GS, Roche KB, Prasada-Rao P et al (1994) Visual impairment and disability in older adults. Optom Vis Sci 71:750–760

[2] Smith AF, Smith JG (1996) The economic burden of global blindness: a price too high. Br J Ophthalmol 80:276–277

[3] Meads C, Hyde C (2003) What is the cost of blindness? Br J Ophthalmol 87:1201–1204

[4] Klein R, Peto T, Bird A et al (2004) The epidemiology of age-related macular degeneration. Am J Ophthalmol 137:486–495

[5] Wong WL, Su X, Li X et al (2014) Global prevalence of age-related macular degeneration and disease burden projection for 2020 and 2040: a systematic review and meta-analysis. Lancet Glob Health 2(2):e106–e116

[6] Horowitz A, Reinhardt JP, Boerner K (2005) The effect of rehabilitation on depression among visually disabled older adults. Aging Ment Health 9(6):563–570

[7] Midena E, Vujosevic S, Convento E, Manfrè A, Cavarzeran F, Pilotto E (2007) Microperimetry and fundus autofluorescence in patients with early age-related macular degeneration. Br J Ophthalmol 91:499–503

[8] Pilotto E, Convento E, Guidolin F, Abalsamo CK, Longhin E, Parrozzani R et al (2016) Microperimetry features of geographic atrophy identified with en face optical coherence tomography. JAMA Ophthalmol 134:873. doi:10.1001/jamaophthalmol.2016.1535

[9] Sunness JS, Applegate CA, Haselwood D, Rubin GS (1996) Fixation patterns and reading rates in eyes with central scotomas from advanced atrophic age-related macular degeneration and stargardt disease. Ophthalmology 103:1458–1466

[10] Midena E, Radin PP, Pilotto E et al (2004) Fixation pattern and macular sensitivity in eyes with subfoveal choroidal neovascularization secondary to age-related macular degeneration. A microperimetry study. Semin Ophthalmol 19:55–61

[11] Markowitz SN (2016) State-of-the art: low vision rehabilitation. Can J Ophthalmol 51:59–66

[12] Mandelcom MS, Podbielski DW, Mandelcorn ED (2013) Fixation stability as a goal in the treatment of macular disease. Can J Ophthalmol 48:364–367

[13] Amore FM, Paliotta S, Silvestri V et al (2013) Biofeedback stimulation in patients with agerelated macular degeneration: comparison between 2 different methods. Can J Ophthalmol 48:431–437

老年人感觉器官疾病的康复：听力与平衡 31

Roberto Bovo, Alessandro Castiglione, Alessandro Martini

31.1 引 言

31.1.1 听力障碍

超过 40% 的 65 岁以上老年人患有听力障碍。而这个年龄段，老年痴呆的患病率超过 10%，由此出现许多研究听力丧失与认知能力下降之间的相关性研究。实际上，正如文献中广泛报道的那样，有强有力的证据表明，老年人的听力下降与认知障碍和衰老有关。严重的听力障碍会导致在未来几年内患老年痴呆症的风险增加大约 5 倍。因此，老年人的听觉康复不应该局限于恢复听力功能，还应该仔细考虑感觉缺失后，在言语感知和生活质量等中枢环节方面的影响，原因及后果。

迄今为止，最适合的听力测试是进行适应性测试，进行耳内镜、音调和语音测听，二项测验以及在噪声（开放或封闭环境）中进行语音测听。伴随着数字助听器临床指征的不断扩展，听力康复的临床实践得到了良好的结果。另外，即使是超龄老人也可以与年轻患者一样，从手术中受益，例如人工耳蜗植入。

人们认为听觉康复可以减少认知"负荷"（完成一项任务所需的神经活动，尤其是理解 / 识别口语），减少社交孤立，焦虑和沮丧。最近的研究表明，老年患者的听觉反应受耳蜗螺旋神经节细胞（数量、效率、突触、连接和同步性），中枢的可塑性（阳性与阴性或适应性与"适应性不良"），中枢听觉处理障碍以及神经系统疾病（包括神经退行性疾病）的影响。已有报道证实听觉训练对短期记忆有影响，但是令人惊讶的是，要达到明显改善的目的并不一定强调训练时间。换句话说，相较于没有助听器的患者，助听器使用者也可能会表现出认知功能的衰减。另外，在嘈杂环境中，工作记忆对于理解口语具有至关重要的作用。因此，短期记忆评估可能是康复结果的预测因素之一。

31.1.2 使用助听器进行听觉康复

长久以来，助听器的拥有率和使用比例都很低。实际上，据统计、只有 1/5 的佩戴助听器的患者真正从中受益了。原因有以下几点：助听器较难佩戴，几乎没有与他人交谈的机会，难以插入耳膜，难以应对噪声，缺乏对听力丧失的识别，高龄，健康状况差以及佩戴不理想等情况都是制约因素。与传统助听器相比，现有的数字助听器具有许多优势，包括音质的改善，舒适度的提高，数字反馈的减少，数字噪声的减少，数字语音的增强，针对不同的收听环境自动切换收听程序，增加了定向麦克风，遥控设置，较小的尺寸，开放式设计，以及内置更灵活的换频变压功能，费用更实惠。希望通过现代化的数字设备可以实现双侧／双耳修复。但是不幸的是，有部分患者在使用电子设备后情况仍出现恶化，这些患者应避免使用。尽管助听器功能上有了许多改进，但老年人的使用不足仍然是一个令人关注的问题。明确影响助听器使用的原因至关重要，可以为设计合适的康复用具提供依据，以确保更多患者使用助听器。就目前的实践而言，单纯依靠外围补偿，改善丧失的听力功能是远远不够的，因为患者中还存在"不能理解单词，甚至听不懂"的情况。尽管助听器实现了充分的声音扩放，但患者仍然很难理解或者辨别噪声中的语义。在所有可能的情况下启用／确保患者有足够和有效的沟通技巧仍然需要进一步研究。

31.1.3　人工耳蜗的听觉康复

约有 1％ 的 65 岁以上老年人有严重的听力障碍，无法使用助听器。80 岁以上老年人中这个比例达到 16％，并且在未来 40 年中可能会增长两倍以上。对于大多数老年患者而言，人工耳蜗植入（Cochlear implantation，CI）是一种安全有效的方法。实际上，只要在手术前进行全面的多学科评估，麻醉和手术并发症的风险很低。此外，对于 70 岁以上的患者，其成本效益可以接受，虽然医疗保健成本很高，但是间接成本和生活质量（Quality of life，QoL）方面的改善也很明显。人工耳蜗可极大地改善听觉功能和言语感知能力，并且对老年患者的社交生活，活动和自尊心具有显著影响。将患者的术前与术后健康状况进行比较，与健康相关的生活质量问卷显示出统计学上的显著优势。此外，一些作者观察到，与年轻的成年患者相比，年龄在 65 岁以上的人工耳蜗接受者显示出相似的受益效果。另外，在植入前有严重耳鸣的患者中，观察到约 70％ 的病例耳鸣状况有部分或完全改善。

31.1.4　头晕

头晕是老年人的主要问题，是 75 岁以上老年人最常见的需要就医的问题。头晕一词经常被误用，包括了眩晕，不平衡性和头昏眼花等多种感觉。目前已知产生这几种感觉有多种不同的原因。最常见的是心血管疾病，神经系统性疾病或运动系统性疾病，感觉器官恶化，前庭功能障碍和药物的不良反应。就前庭系统而言，衰老与主要受体结构的功能性变性有关，老年患者可能会存在神经退行性病变。该问题具有较大的临床意义，同时具有平衡，视觉和听觉障碍的患者，比没有这 3 种感觉障碍的人的跌倒风险高八倍。

31.1.5　头晕、眩晕和不平衡性的康复

患有前庭系统功能障碍的患者可以通过前庭康复（Vestibular rehabilitation，VR）进行有效治疗，包括"通用"类型的常规治疗方法和更具体的康复方案。在普通 VR 方案中，患者需要执行一系列任务，这些任务要求他们在头部移动的同时眼睛也跟随身体的移动而转动。Cawthorne 和 Cooksey 最初提出了一些特定的治疗方案，随后几十年又提出了许多其他方案。表 31.1 显示了一种常用方案。VR 重要的是要从简单的练习开始，然后再进行难度更大的练习。当然，锻炼需要具有一定的挑战性，但又要足够安全，以确保患者在锻炼时不会跌倒。

事实表明，VR 可以促进患者在平衡能力

表 31.1 一种每天至少进行 60min 训练的方案

视线固定在一物体上，上下左右移动头部（每次 20 次）
站立时耸肩并旋转肩关节
坐位下体前屈，并将一个物体放在地面上（20 次）
视线固定于一物体上，从单侧臂长的位置移动到距面部约 15 cm 的位置
睁眼或闭眼下坐位到站位转移
双手转换抛接球，球扔到高于视线水平的位置（20 次），膝盖下方位置（10 次）
睁眼 / 闭眼单脚站立（每只脚 3 次，持续 10 s）
坐站转移，转身（10 次）
脚跟碰脚尖直线步行（5 次，每次 10 步）

上有多个方面的显著改善，包括头部运动过程中的前庭视觉交互，在相互影响的感官信息条件下的静态和动态姿势稳定性，以及个体对头部运动的敏感性。一些业余活动也是很好的 VR 训练方法，具体活动是头部和身体运动的同时视线随之运动。当然最适合老年人的业余活动，有跳舞、瑜伽、太极拳、高尔夫和网球等。当然只是简单地从一边走到另一边，视线随路径改变，也是一个有用的训练方式。对于年龄较大的患者，应该找到一个有趣，安全并且具有一定刺激性的 VR 运动方式。尽管大多数关于 VR 的研究都是针对患有双侧前庭丢失（bilateral vestibular loss，BVL）的患者，但是目前有越来越多的单侧前庭丢失（unilateral vestibular loss，UVL）的患者也出现了相关症状，关于这些患者的康复结局目前仍不确定，可以纳入研究。最近有一项关于 BVL 的研究显示，在不考虑年龄、性别、疾病病程和严重程度的前提下，大约 80% 的患者未有明显改善，预后似乎不如先前的假设。这些患者患有"视觉依赖性"，他们有屈光障碍，尤其是在开放空间中，应避免在黑暗中或不戴矫正镜下行走。相反，有中度到强烈的证据表明 VR 对 UVL 患者是一种有效的治疗方法，并且在随访评估研究中（3~12

个月）取得了积极的效果。

良性阵发性位置性眩晕（benign paroxysmal positional vertigo，BPPV）是老年人中最常见的周围性眩晕类型，但仍未被广泛认识。甚至在具体询问时，患有 BPPV 的患者通常也没有报告位置性眩晕。相反，他们抱怨头晕，头昏眼花或不平衡。这可能是由于无意识，以及没有考虑引起眩晕的运动和姿势。因此，除了有脊柱禁忌证，如椎间盘突出症或其他脊柱严重病变的患者外，对于患有头晕或眩晕的老年人，应进行诊断性定位测试。大多数关于 BPPV 的研究表明，与一般人群相比，老年患者的治疗成功率低，复发率更高。在最近的一项 Cochrane 荟萃分析中得出的结论是，尽管有证据表明 Epley 手法治疗是针对后管 BPPV 的有效治疗（基于相对较短随访的对照试验结果），但尚无充分证据表明这种治疗可以长期缓解症状。接受治疗的老年患者中，BPPV 的复发率估算为 30% ~50%，未经治疗患者的自然缓解率约为 20% ~30%。该手法操作是将头部按顺序移动到 4 个位置，在每个位置停留约 30 s，目的是将碎屑或"耳石"从耳朵的敏感部位（后耳道）移出至较不敏感的部位。

人工耳蜗（cochlear implant，CI）对治疗头晕和降低跌倒风险可能有双重积极作用。一方面，CI 可以提高运动活动能力，增强听觉场景分析并减轻认知负担，从而改善平衡功能并降低跌倒的风险。另一方面，由于术后迷路炎和随后的纤维化会造成前庭系统的损害，在半规管中约占 3% ~4%，在球囊中约占 31%。因此，对于单侧平衡能力下降的耳朵接受植入 CI 的患者，应考虑迷路损伤的风险并与患者讨论：当所有其他因素均相等时，应植入"平衡性能更差的耳朵"。

总之，对于许多患有多种缺陷的老年人来说，综合治疗方法可能是最好的解决方案。需要针对每位患者量身定制干预措施，针对患有各种类型缺陷的患者设计不同的锻炼方法，以取得最大的效果。一些业余活动也可能会改善患者的平衡功能。一些研究表明，如果老年人仍然不改变以前的生活方式，例如久坐或活动量有限，那么很快就会失去所取得的成果。避免这种情况的一种方法是在可行的情况下建议老年人继续在家中进行训练，设计一些更直接的训练方法，以帮助患者维持最小量但持续性的运动能力。

关键要点：

· 老年人的听力障碍问题与认知功能和老龄化有相关性。听力康复可以降低认知功能的"负担"，减少社交孤立，焦虑和沮丧。

· 眩晕的老年人常伴有多种功能障碍，多途径治疗方案可能是最好的解决方法。需要针对每一个患者量身定制其干预措施，以期获得最大的效果，针对患者各种类型的障碍设计不同的锻炼方法。

（周蕴弢 译，朱奕 俞静 审）

原文参考

[1] Martini A, Castiglione A, Bovo R, Vallesi A, Gabelli C (2014) Aging, cognitive load, dementia and hearing loss. Audiol Neurootol 19(Suppl 1):2–5

[2] Perez E, Edmonds BA (2012) A systematic review of studies measuring and reporting hearing aid usage in older adults since 1999: a descriptive summary of measurement tools. PLoS One 7(3):e31831

[3] Orabi AA, Mawman D, Al-Zoubi F, Saeed SR, Ramsden RT (2006) Cochlear implant outcomes and quality of life in the elderly: Manchester experience over 13 years. Clin Otolaryngol 31:116–122

[4] Bovo R, Faccioli C, Martini A (2014) Dizziness in the elderly. Hearing Balance Commun 12:54–65

[5] Jenstad L, Moon J (2011) Systematic review of barriers and facilitators to hearing-aid uptake in older adults. Audiol Res 1:91–96

[6] Cooksey FS (1946) Rehabilitation in vestibular injuries. Proc R Soc Med 39:273–275

[7] Hall CD, Herdman SJ, Whitney SL, Cass SP, Clendaniel RA, Fife TD, Furman JM, Getchius TS et al (2016) Vestibular rehabilitation for peripheral vestibular hypofunction: an evidencebased clinical practice guideline. J Neurol Phys Ther 40:124–155

[8] Zingler VC, Weintz E, Jahn K, Mike A, Huppert D, Rettinger N et al (2008) Follow-up of vestibular function in bilateral vestibulopathy. J Neurol Neurosurg Psychiatry 79:284–288

[9] Batuecas-Caletrio A, Trinidad-Ruiz G, Zschaeck C, Del Pozo de Dios JC, de Toro GL, MartinSanchez V et al (2013) Benign paroxysmal positional vertigo in the elderly. Gerontology 15:408–412

[10] Hilton MP, Pinder DK (2004) The Epley (canalith repositioning) maneuver for benign paroxysmal positional vertigo. Cochrane Database Syst Rev 2:CD003162

[11] Brandt T, Huppert T, Hüfner K, Zingler VC, Dieterich M, Strupp M (2010) Long-term course and relapses of vestibular and balance disorders. Restor Neurol Neurosci 28:69–82

老年神经系统疾病的康复 32

Alessandra Del Felice, Leonora Castiglia, Elena Demertzis,
Laura Bernardi, Marie Ursin, Håkon Ihle-Hansen, Guri Hagberg,
Ragnhild Munthe-Kaas, Hege Ihle-Hansen

32.1　老年神经系统疾病的流行病学

神经系统疾病是引起老年人严重残疾的常见原因，对医疗保健和社会服务造成了沉重的负担。

根据 WHO 的数据，全球每年有 1500 万脑卒中患者。其中，近 600 万患者死亡，另有 500 万患者终身残疾。2015 年欧洲约有 47 万脑卒中患者死亡。

在许多发达国家，由于人口老龄化，脑卒中的总比率很高，但其发病率正在下降。然而，在发展中国家，脑卒中的发病率却在上升。脑卒中是导致残疾的第二大原因，仅次于痴呆，并且是导致 60 岁以上老年人死亡的第二大原因。

在工业化国家和发展中国家，创伤性脑损伤（traumatic brain injury，TBI）是造成长期残疾的主要原因。据估计，每年有约 1000 万人受到 TBI 的影响，到 2020 年，它将超过许多疾病，成为导致死亡和残疾的主要原因。

TBI 在全世界范围内都造成了明显的负担，尤其是在低收入和中等收入的国家，这些国家面临着更高比例的 TBI 危险因素，而且卫生系统没有能力应对由此造成的残疾。拉丁美洲和非洲撒哈拉以南的 TBI 发病率最高，每 10 万人中有 150~170 人不等，而全球的发病率仅为每 10 万人中有 106 人。有两个高风险年龄段的人群，其一是年轻人，主要与道路交通事故有关；其二是老年人，主要与意外跌倒有关，且这一类人群在西方国家的影响越来越大。

全球大约有 250 万人患有多发性硬化（multiple sclerosis，MS）。多发性硬化一般发病年龄为 20~30 岁。由于医疗和护理的改善，越来越多的 MS 患者正在进入老年阶段或已经处于老年阶段。此外，还有另外一组老年 MS 患者，即迟发 MS 患者。据统计，65 岁以上 MS 患者的比例在 9%~14%。

周围神经病变是导致老年人残疾的另一个常见原因。2009 年，全球周围神经病变的患病率约占总人口的 2%~8%。在 50 岁以上的人群中，小纤维神经病变是最常见的一种神经病变。吉兰 – 巴雷综合征（Guillain–Barré syndrome，GBS）是一种最为常见的急性炎症性神经病变，65 岁患有神经疾病的人群中有 11% 的患者由此原因引起。

在工业化国家，帕金森病的患病率约为总人口的 0.3%，在 60 岁以上的人群中占 1%，与年龄和性别有关（即老年人和男性患病率较高）。暴露在有毒环境（如农药和重金属）中的职业和遗传因素被认为是潜在的致病因素。疾病进展可导致皮质下痴呆。疾病晚期出现吞咽困难会增加吸入性肺部并发症的风险。帕金森病会随着疾病的进展而对生活质量产生负面影响，并增加跌倒的风险，降低日常生活活动（activities of daily life，ADL）的自主性，最终导致社交回避。

2015 年，70 岁以上人群失能所致生命年损失（years of life lost to disability，YLDs）的所有原因中，WHO 将神经系统疾病排在第 5 位，仅次于其他非传染性疾病、肌肉骨骼疾病、糖尿病 / 泌尿妇科疾病 / 血液病 / 内分泌疾病和心血管疾病。

从 1990—2015 年，与神经系统疾病相关的失能所致生命年损失率增加，女性阿尔茨海默病和 MS 的患病率更高，男性帕金森病、癫痫和运动神经元疾病的患病率更高（表 32.1，图 32.1）。

32.2　脑储备与神经可塑性

脑储备是大脑对病理损伤或变化的恢复能力。脑储备越大，个体就越不会出现与中枢神经系统（central nervous system，CNS）损伤相关的紊乱。大多数研究集中在认知性脑储备的概念上，表明教育水平和认知技能（即双语、多种爱好等）可以延缓痴呆或认知障碍的发生。一个新兴的概念是运动脑储备，在运动脑储备中，通过测定神经生理 / 神经影像学或结构标记，以预测谁在中枢神经系统受损后在运动方面恢复得更好。

运动储备与大脑运动网络的强度或模块性有关：受损后参与运动行为的大脑皮质区域的相互联系和保持联络越好，运动功能恢复也就越好。这些评估需要检测高密度脑电图（EEG）或功能性磁共振（fMRI），不仅耗时而且需要高技术的团队。另一种替代方法是测量运动区域的皮质厚度，或者测量把手大小覆盖的皮质范围：这两个参数只需要简单的结构磁共振成

表 32.1　2015 年 70 岁及以上人群中与神经系统疾病（不包括脑血管病）相关的失能所致生命年损失（YLDs）和残疾调整生命年（DALYs）

失能所致生命年损失	失能所致生命年损失的百分比	失能所致生命年损失（10 万人口）	伤残调整生命年	伤残调整生命年的百分比	伤残调整生命年（10 万人口）
8170557.87	8.51%	2052.34	23817243.48	6.62%	5982.59

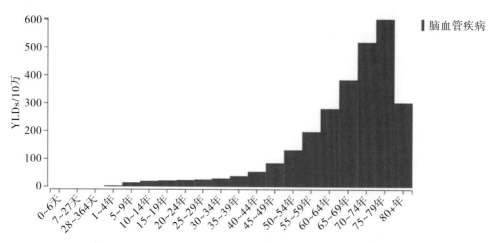

图 32.1　全世界老年人与脑血管疾病相关的失能所致生命年损失（YLDs），以及不同年龄，每 10 万人中与神经疾病相关的 YLDs。源自 https://vizhub.healthdata.org/gbd-compare/

像，并且可以通过特殊软件来确定。

神经可塑性与脑储备相似，因为具有更高功能的大脑可能具有更高的神经可塑性的潜力。神经可塑性指的是大脑重新排列和重新连接的潜能；它是生理过程的一部分，如在成长过程中，也可能是在对中枢神经系统损伤做出反应的过程中。它会影响微观层面，例如通过改变神经递质的释放或调节突触的表达，通过改变神经元群的相互作用来影响中观层面，以及在皮质重新排列和改变其结构时影响宏观层面。

我们推荐读者参考第 2 章相关内容，其对老年人的神经可塑性做出更详细的解释。

32.3 功能性损伤的康复

根据 WHO，康复的目的是最大限度地发挥功能和减少由活动和潜在损害或疾病引起的参与限制，促进创新的康复模式。WHO 的国际功能、残疾和健康分类（WHO's International Classifcation of Functioning, Disability, and Health, ICF）包括残疾的医疗、生物学和社会方面，可作为一个框架来记录康复中的所有要素和目标。

康复应促进残存功能，而不是关注丧失的功能。患者也许不可能恢复到最初的运动表现，但个人和心理资源以及残存功能会是良好康复的基础。

康复通常是一个周期性的过程，包括表 32.2 详述的 4 个步骤。

表 32.2 康复过程的 4 个步骤

1	评估	明确及量化患者的需求
2	目标设定	明确需要提升的实际的、可达到的目标
3	干预	帮助实现目标
4	再评估	将获得的进步与实际目标对比

改编自 Langhorne 等

从事神经康复工作的医疗专业人员需要了解被康复者的社会、心理和文化背景，确定期望值和价值观，并在整个康复过程中与每个患者商定目标。越来越多的文献强调自我管理计划提供的优势，包括除其他干预措施外，让康复对象参与决策，强调解决问题，促进健康的生活方式，教育康复对象如何自我管理。制定协商的计划，跟踪实现目标的程度是这些计划中最有效的干预措施，强调需要适当的目标设定范例。

考虑到老年神经功能障碍的复杂性，提倡多学科团队合作。强烈推荐神经科医生、老年医学科医生、康复医生、物理治疗师和作业治疗师、神经心理学医生、言语治疗师以及社会工作者的参与。

32.3.1 脑卒中、创伤性脑损伤和多发性硬化的临床表现和功能损害

32.3.1.1 脑卒中

脑卒中是由于大脑区域供氧减少导致。如果供血不足，栓子阻塞血管或动脉壁增厚或灌注减少，则可能是缺血性卒中；如果血管破裂影响脑血流，则可能是出血性卒中。在后一种情况下，缺氧的不利影响与血红蛋白衍生物对脑组织的刺激作用相结合。根据受损脑区或受损脑网络的不同，临床表现也是各异的。运动和语言障碍是大脑中动脉阻塞后的常见症状，但症状范围包含从感觉和视觉障碍到全面的神经心理障碍。由于脑卒中后第 1 天出现离散（希腊语为断开）现象，当远处区域之间的神经连接恢复或产生替代性连接时，一些缺陷会自动消失。

近年来，脑卒中的治疗进展显著。缺血半暗带即缺血核心区周围的脑组织，如果能够恢复足够的血流，仍然可以存活，为脑卒中治疗模式的转变提供了概念基础。溶栓和动脉内介

入治疗的证据、多学科卒中单元的有效性以及注重将卒中患者尽快转移到医院等已经改变了传统的治疗方法。这一改变挽救了患者的生命并改善了预后。然而，只有一小部分脑卒中患者将从溶栓或机械取栓中获益。大部分脑卒中患者仍需要多学科小组从卒中单元到社区提供的康复服务。

许多脑卒中患者都遗留有严重的功能残障，22% 的患者不能再行走，24%~53% 的患者需要日常生活活动的帮助。功能预后与临床症状 [躯干控制和下肢（lower-limb，LL）力量]、皮质脊髓束完整性以及神经元重组和皮质连接性有关。

32.3.1.2 创伤性脑损伤

创伤性脑损伤（traumatic brain injury，TBI）是指由外力引起的脑损伤。老年人脑损伤的主要原因是跌倒。高龄、合并症、药物（包括血液稀释剂）都是加重病情的危险因素。作为诊断流程，建议在急性期和发病数月后进行 CT 扫描以排除硬膜下血肿。神经重症监护室中的患者通常与脑卒中患者接受相同的功能评估。

闭合性颅脑损伤是由于头部受到打击或高速移动后头部突然停止造成的。这会导致大脑前后或左右移动，从而与周围的骨骼结构发生碰撞。这种震动会挫伤脑组织，损伤轴突并撕裂血管。继而常常伴发水肿，颅内压增高，通过阻止血液流向组织而对大脑造成进一步的损伤。因此，闭合性颅脑损伤可能发生在特定的脑区（局部损伤）或整个大脑（弥漫性轴索损伤）。评估损伤严重程度的工具性研究包括神经电生理记录 [脑电图（EEG），体感诱发电位（somatosensory evoked potentials，SSEPs）]，弥散张量神经成像（diffusion tensor imaging，DTI）和弥散加权成像（diffusion weighted imaging，DWI）以及颅内压升高的测量。

急性期治疗的目的是防止大脑进一步或继发性损伤。降低和控制颅内压是创伤后早期治疗的主要目标。根据 TBI 的严重程度和残余功能，康复医生所面临的问题各不相同。较轻的病例可出现轻微运动障碍或无运动障碍，但会表现出多种认知障碍，如果患者仍处于工作年龄，建议进行认知和职业康复。更多严重的病例通常表现为运动和感觉障碍以及痉挛，往往病情严重，需要强效的药物治疗；认知障碍包括意识的持续改变。在这些情况下，需要对患者及其家庭采取全面的治疗方案，为家庭成员提供充分的心理支持。

32.3.1.3 多发性硬化

多发性硬化（multiple sclerosis，MS）是一种中枢神经系统的炎症性疾病，MS 通常发生在20~50 岁，有多种分型，包括在两次发作之间可恢复的相对良性的复发 – 缓解型，以及在发病早期导致严重残疾的侵袭性的原发 – 进展型。MS 导致预期寿命略有下降（法国患者中寿命减少了 6~7 年）。MS 的老年患者通常会经历与年龄相关的功能变化以及与 MS 进展相关的功能变化。中枢神经系统的任何部位都有可能受累；这意味着会表现出多种症状和体征，包括运动和感觉障碍、小脑功能障碍、括约肌障碍、吞咽困难。认知障碍通常在疾病的晚期发生。因此，根据神经症状和疾病进展的严重程度，功能损害也会有所不同。随着疾病的进展，残疾也会不断加重，病程开始往后的 45 年期间需要助行器的患者百分比从患病后的 15% 增加到 76%，63% 的患者在发病时能独立进行日常生活活动，而随年龄增长，仅有 8% 能独立进行日常生活活动。在疾病改良疗法出现后，这种进展率显著降低。

32.3.2 中枢神经系统损伤的康复治疗

神经康复基于恢复和代偿的理念。

急性损伤发生的早期更容易恢复。邻近和 / 或远端损伤的脑组织可塑性是恢复的基础，包括轴突的再生、先前未连接脑区的重新连接，以及调节大脑兴奋 / 抑制以提高行为表现。这些变化可以通过重复性的特定任务训练来促进，在运动障碍中，大量的重复运动为神经元重排提供了最强的刺激。过度或不正确的定向训练确实会对可塑性产生不利影响，可能会产生所谓的不适应可塑性，即大脑功能的改变导致大脑皮质区域功能失调的相互作用，从而导致行为缺陷。

相反，代偿是基于将残余功能纳入功能性运动计划，可以使用不同的运动策略或装置，以便为患者提供以替代方式执行任务的方法。

32.3.2.1 脑卒中

从急性卒中单元出院后，需要标准化路径指导康复过程，多学科护理，优化神经康复单元的住院时间，并为早期支持性出院提供框架。早期支持性出院是一种在患者和照料者获得适当支持后，尽快出院到社区康复的方法。

越来越多的证据表明，康复的治疗量会对结果产生影响，而任务导向训练尤其有效。5周内 300h 的治疗和同期提供 75h 的标准治疗相比，结果显示 Fugl-Meyer 评分增加了 8~11 分。

短时间和频繁的早期康复治疗被证明能提高发病 3 个月后运动功能改善的概率。早期阶段家庭成员的参与可以部分地替代康复资源并对康复需求有帮助。

干预措施旨在恢复步态和转移中的运动控制，改善上肢活动，协助应对日常生活活动（ADL），并提高患者参与度。向康复主体、家庭成员及跨学科脑卒中小组的其他成员提供有关治疗和预防并发症（如肩痛、静脉血栓形成和跌倒）的建议和指导。

脑卒中后体力活动的最佳时间窗、活动强度、活动类型和最佳脑修复持续时间尚未完全

阐明；事实上，我们知道，神经恢复时间一般在病发后 3 个月内，在恢复的早期阶段过度的身体劳累可能会适得其反。然而，适度的强迫运动可能会减少病灶体积并保护周围组织免受进一步氧化损伤的影响，并且在短期内（4 周）对卒中后患者治疗有改善。

不同的治疗方法已被测试以改善功能。

Cochrane 最近的一篇综述表明强制性运动疗法（constraint-induced movement therapy，CIMT）、心理训练、镜像治疗、感官损伤干预、虚拟现实和相对高剂量的重复性任务训练对上肢功能恢复有益，说明这些方法是有效的干预措施。也认为单侧手臂训练可能比双侧手臂训练更有效。作者还提供了更多需要研究的康复方法，如无创性脑刺激、手法治疗、音乐治疗、药理学干预；以及最新的关于生物反馈、Bobath 疗法、电刺激、伸手抓握运动、重复性任务训练、力量训练、牵伸和良肢位摆放等疗效的综述。

对于上肢康复，CIMT 是将机器人技术和伴有运动想象疗法的心智训练相结合，被证明有助于改善上肢功能。CIMT 包括强制性不使用健侧上肢（戴手套），从而强制性使用受累侧上肢。从 CIMT 中获益更多的是那些受累侧上肢具有主动腕背伸和手指伸展能力的患者。然而，关于 CIMT 的适用性仍然存在一些悬而未决的问题，从每天所需的小时数（在大多数研究中非常长）到其长期疗效，再到由于受累侧手几乎没有功能性使用因而感到沮丧，同时对健侧手的使用又形成了阻碍而导致严重受损患者的不利心理后果。

镜像治疗建立在镜像神经元的概念之上，即当一个人观察到一个相似物种的个体执行一项运动任务时，会触发神经元集合。在临床实践中，这已经被转化为使用一个装有内置镜子的盒子，将受累侧上肢放置其中，健侧肢体进行活动：最终效果是患者观察他 / 她的健侧肢体在镜子里移动，就好像观察受累侧上肢一样，从而促进

镜像神经元的功能和感觉运动区（sensory motor areas，SM）的重新连接。运动表象基于相同的神经生理学原理：运动表象对 SM 的重新连接得利于神经生理学和神经影像学的支持，这为伴有主动、被动和想象运动的感觉运动皮质的交叉激活提供了证据。因此，进行心理练习会促进与主动训练相同的机制，这也是专业音乐家和体育运动员常使用的一种技巧。

针对感觉障碍有多种干预措施，例如，不同表面的刺激、肢体空间位置的调节等，都是基于对本体感觉传入信息的恢复或对中枢感觉区传入的恢复。

鉴于机器人能够为受损肢体提供高强度、重复性、特定任务的交互式治疗（被动和 / 或主动辅助训练），机器人装置在康复中越来越被重视。此外，它们还可以监测患者的运动恢复，测量力和运动学的变化。这些机器人装置可改善运动功能，在少数研究中，也能提高上肢力量。但总的来说，没有改善日常生活活动能力，这就提出了关于这种训练可推广性的问题。目前，还没有关于上肢机器人训练的指南；最近的修订的指南表明机器人治疗不能被认为是一种独立的方法，而是需要与常规疗法结合。此外，通常情况下，年龄较大的患者对机器人不熟悉，因此也就从这种训练中获益的可能性相对较小。

在改善日常生活活动（activities of daily living，ADL）或上肢运动功能方面，双侧上肢同时进行训练可能不如其他上肢干预措施更有效，但针对此研究的方法学质量受到质疑。其他作者证明基于上肢功能偏侧化差异的双侧训练对功能预后更有益。

物理治疗对下肢运动功能的恢复、姿势控制和步行能力的恢复是有效的，尤其是在脑卒中早期。目前已证实，处于急性期的非卧床患者，进行步行机电辅助训练可以提高患者独立步行的可能性。

促进坐位平衡和站立平衡的干预措施包括重复性特定任务训练和移动平台的生物反馈训练。特定任务训练可以改善坐 - 站功能和站立平衡，结合生物反馈的测力板或移动平台仅对对称性站立有所改善。目前仍然缺乏关于脑卒中后平衡恢复的最佳方法的明确指南。

心肺体能训练是唯一一种有充分证据表明能提高步行能力（从步行速度方面衡量）的干预措施；高强度物理治疗、重复性任务训练和外骨骼机器人或机器人末端执行器的机电式辅助步行训练也有一定疗效。脑卒中后进行有体重支持的平板步行训练能更好且更早的提高步行独立性。

在临床康复中，虽然虚拟现实（一种模拟功能性任务训练的新方法）的应用尚未普及，但如果与常规康复治疗结合，应该有效。

踝足矫形器可以改善持续性足下垂患者的步行表现，并降低步行能量消耗。

如果患者关节活动范围（range of motion，ROM）可保持，那么上述方法通常是可行的，力量不是一个先决条件。限制关节活动度的主要原因是肌肉痉挛，速度依赖性肌张力增高，从长远来看可导致软组织的流变学改变和挛缩。药物干预包括口服抗痉挛药物（巴氯芬、苯二氮䓬类、丹曲林、α2 受体激动剂），在受累肌肉局部进行肉毒素注射，或进行神经阻滞。治疗后通常建议使用夹板固定。

32.3.2.2 创伤性脑损伤

创伤性脑损伤（traumatic brain injury，TBI）患者的康复通常分为急性期和非急性期两个阶段。

TBI 患者通常会被送入重症监护室进行密切观察和医疗干预。

重症监护室可能会采取一些预防性的康复措施，如良肢位摆放和早期活动，以预防继发性损伤，如肺炎、挛缩或压疮。

脑损伤患者应尽早开始强化康复。

重点在于患者日常生活活动的维持，疼痛管理，认知和行为治疗，医疗问题或痉挛的药物管理，可选择通过植入式泵鞘内注射巴氯芬，辅助技术（如轮椅和步态辅助设备），环境管理（如安装电梯、坡道、栏杆，浴室改造），以及进行家庭教育和咨询。

社区康复在住院康复出院后进行。帮助一名 TBI 患者最大限度地获得独立性并回归社区是一项极其困难的任务。家庭支持、教育和咨询至关重要，而且可能需要很长一段时间。

32.3.2.3 多发性硬化

虽然康复对疾病的进展没有直接影响，但它已经被证明可以通过提高自我功能和独立性来缓解 MS 的症状。无论前期病情如何，早期适应性活动对于避免功能的进一步丧失至关重要。由于 MS 会导致长期残疾，所以建立社区服务也极为重要。

MS 的物理治疗可能包括体育锻炼计划、运动和感觉平衡训练、步态训练和使用助行器（手杖、拐杖、轮椅）的训练以及其他辅助设备。有氧训练有助于提高有氧能力和等长肌力，并有助于缓解心理障碍（焦虑、抑郁）和疲劳。呼吸训练可以有效地改善呼吸功能和咳嗽反射。物理治疗还包括盆底训练，这可能有助于解决尿 / 膀胱症状（尿频、尿急、尿失禁）。

痉挛最初可通过日常生活活动的改变或物理治疗来控制。如果这些方法不成功，那么药物治疗可以有助于减轻痉挛。药物治疗应始终结合物理治疗。

触发反射的吞咽训练、吞咽过程的训练、补偿措施以及食物和液体适当的稠度，都有助于改善吞咽并降低误吸的风险。

作业治疗能够训练患者的能量节约技术，以及使用适应性工具和设备简化家居及工作任务。建议对家庭和工作环境进行战略性改造，以确保无障碍的环境。

32.3.3 神经病变的临床表现和功能损害

神经病变是指周围神经损伤，以髓鞘或轴突损害，导致感觉或运动神经的传导改变为特征，典型症状包括疼痛、感觉异常、感觉减退和 / 或感觉过敏。更严重的还包括营养症状和 / 或营养变化。目前已发现 100 多种神经病变类型。老年人常见类型是慢性脱髓鞘性病变，常伴有血液学改变，同时伴有运动和感觉症状。有些类型与副肿瘤综合征相关（可能与肿瘤抗原发生交叉反应有关），可与潜在疾病同步进展。小纤维神经性病变在老年人中也很常见，会引起烧灼样疼痛和不适感。

急性炎症性病变属于致残程度最高的神经病变之一，在临床和病理生理上均有多种表现。吉兰 - 巴雷综合征（Guillain–Barré syndrom，GBS）是一种由不同亚型组成的急性多发性神经病。在多达 2/3 的 GBS 患者中，在上呼吸道感染、胃肠道感染或接种疫苗 1~3 周后发病。北半球该病的发病率为每年每 10 万人中 1.1 例。GBS 的治疗方法包括血浆置换和静脉注射免疫球蛋白。典型的临床表现为弥漫性、进行性的四肢无力，严重时可累及呼吸肌，而感觉受累较为少见。

GBS 和其他炎症性多发性神经病变均会导致严重的长期功能障碍，除了运动或呼吸功能障碍外，患者还会出现社会心理问题，从而导致复杂的残疾，为此可能需要接受专业的康复治疗。然而，与其他神经系统疾病（如脑损伤、脑卒中或多发性硬化症）相比，相关康复治疗和预后的研究相对较少。需要进一步的研究来确定治疗方法，以防止 20% 的患者留下持续性和显著性残疾。GBS 应进行多学科治疗，但其有效性的证据基础尚不清楚。

32.3.3.1 周围神经源性衰弱的康复方法

许多衰弱患者在经历了长时间的不活动后，

会面临与体位相关的神经压迫、皮肤溃疡和挛缩的风险。插管或使用镇静剂的患者，以及感觉完全丧失的患者不容易注意相关症状。所以正确的良肢位摆放、适当的支撑、压力点填充，和频繁的体位变换都是必要的。面部无力导致眼睑闭合不全的患者也有发生暴露性角膜炎的风险，所以使用人工泪液、润滑剂、眼睑贴布或保护性眼罩等来维持良好的角膜卫生是必要的。

应尽快开始物理治疗。在严重受累人群中，被动的关节活动练习可以防止挛缩。随着患者功能的改善，建议采用其他方式和功能锻炼方案。尽管缺乏循证数据，但除轻度的GBS患者外，物理治疗被推荐为几乎所有GBS患者住院和出院后的康复方法，以期获得更好的康复疗效。物理治疗方式包括渐进性的运动方案，包括良肢位摆放、关节的对位对线、关节活动度的维持、矫形器的提供、耐力训练、肌力训练以及使用步行辅助设备进行渐进的步态训练。注意不要让肌肉过度疲劳，训练开始时应该是无疲劳感的，目标在于肌肉的抗重力；逐渐地，可以设计更多强化的力量训练。周围神经受累的患者肌肉过度疲劳反而会导致肌力的衰弱。伸展运动可以预防肌肉挛缩。

出现肌肉无力、麻痹、平衡障碍以及疲劳等可能需要辅助装置。移动设备的选择多种多样，有踝足矫形器、拐杖、助行器和轮椅。长期的小腿远端无力，最常见的是前筋膜肌群，可使用踝足矫形器和稳定踝关节的治疗鞋。

32.3.3.2 周围源性感觉减退、疼痛和本体感觉缺失的康复方法

外周神经损伤后感觉减退的康复是基于躯体感觉皮质的可塑性，训练目的是激发残余感觉神经纤维的功能，并将重新获得的感觉联系起来。康复训练包括触摸练习，让患者用患手触摸不同的物体或不同的表面，并与健侧进行比较，不断提高难度，经皮振动刺激和运动、感觉相结合的复杂整合活动。

疼痛在神经性疾病中常见但经常容易被忽视，一半以上的患者都会出现疼痛症状。由于感觉神经纤维易受损，疼痛常常先于虚弱发生，并在恢复后长期存在。经皮神经电刺激（transcutaneous electrical nerve stimulation, TENS）在减轻疼痛方面可能有一定的疗效，但在其有效性方面的研究报道存在一定的差异，目前尚无定论。药物治疗可能是一种选择。

最近发现慢性脱髓鞘多发性神经病存在感觉障碍，尤其本体感觉更易受损，因此鼓励旨在促进本体感受性信息恢复而非视觉信息补偿的康复。

感觉和本体感觉的异常，加上肌肉无力，常是导致远端畸形的原因；建议使用符合人体工程学设计的鞋垫或鞋子。

32.3.4 帕金森病的临床表现及功能损伤

32.3.4.1 发病机制

帕金森病（Parkinson's Disease，PD）是一种由于中脑黑质致密部的色素神经元丢失引起的进行性神经退行性疾病。细胞丢失会导致纹状体多巴胺减少，从而导致基底神经节丘脑皮质通路的功能紊乱。这种疾病通常影响老年人。

32.3.4.2 临床特征

PD的主要特征是静止性震颤、肌强直、运动迟缓和姿势障碍。

约70%的PD患者早期症状表现为静止性震颤，通常是从单侧开始；震颤频率是3~7Hz。运动迟缓是指运动缓慢，通常从远端开始，表现为手的灵活性受损和蹒跚步态。当病情进一步发展时，会出现"冻结"步态和慌张步态。据报道，多达50%的PD患者会出现步态冻结，通常发生在启动步行或转身、穿过门或接近目标物体时；它与疾病严重程度和病

程长短相关。肌强直表现为被动运动的抵抗感增强，90% 的 PD 患者会出现肌强直。姿势障碍是 PD 常见的运动特征，可增加跌倒风险。

PD 其他运动特征包括：面容呆板、眼睑失用、语音降低、写字过小症、吞咽困难。非运动症状包括认知功能障碍、情绪障碍、精神障碍、睡眠障碍、嗅觉障碍、疼痛、感觉障碍和自主神经功能障碍。

32.3.4.3　PD 的治疗

PD 治疗可分为药物治疗、非药物治疗和手术治疗。现有药物治疗仅针对改善症状。左旋多巴是治疗 PD 运动障碍最有效的药物。

非药物治疗包括教育、支持性小组服务、营养和物理、作业治疗和言语治疗。

脑深部刺激（deep brain stimulation，DBS）、丘脑毁损术、苍白球切开术等手术治疗方法仅适用于药物治疗后仍存在运动障碍的晚期 PD 患者。

32.3.4.4　运动与神经可塑性

研究表明，运动对身体功能、健康相关生活质量、力量、平衡和步行速度有益。目前的康复治疗方法多采用代偿策略作为治疗管理的基础。越来越多的证据表明，锻炼在神经可塑性和大脑自我修复能力方面有益。已有研究证明，运动可以预防 PD 症状的出现，刺激幸存的多巴胺能细胞中多巴胺的合成，并减轻症状。特别是，基于目标的运动和有氧运动可增加突触强度（增加神经递质、受体密度和棘突的形成），增加营养因子、血流、免疫系统、神经生长和新陈代谢。因此，基底神经节、皮质、丘脑、小脑和脑干的回路得到强化，将改善运动、认知行为、情绪和动机。

已有研究表明，运动增强 PD 神经可塑性有 5 个关键因素：①高强度的活动可使同步可塑性最大化；②复杂的活动促进更大的结构适应；③有益的活动能提高多巴胺水平，从而促进学习、再学习；④多巴胺能神经元对运动和非运动高反应；⑤如果在疾病的早期阶段就开始锻炼，病情的发展可以减缓。临床疗效不仅取决于正确的基于目标的运动，还取决于患者的运动和认知保留能力（图 32.2）。

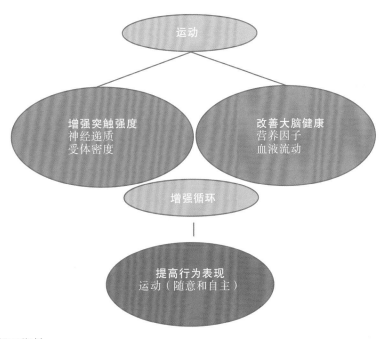

图 32.2　运动和神经可塑性

32.3.4.5 帕金森病姿势、步态和平衡障碍的康复治疗

目前 PD 指南指出康复干预措施可改善 PD 患者的功能，帮助患者及其家人应对 PD 造成的残疾和功能受限（表 32.3，表 32.4）。

步态障碍会对生活质量（Quality of Life，QoL）产生消极影响。这与不活动（导致独立性的丧失）和跌倒风险的增加有关。大多数 PD 康复研究都集中在平衡和步态障碍的治疗上。物理治疗是辅助药物治疗 PD 运动障碍最常用的方法。目前，PD 的物理治疗方法并不统一。PD 的康复包括许多不同的治疗方法，主要集中在主动运动和活动能力的再教育，旨在最大限度地提高功能，尽量减少继发性并发症，以及对患者的支持。

多种训练方法：旨在改善感觉－运动一体化的练习；平衡训练；强化练习和平衡训练的结合；踏步平衡训练；跑台训练；预防跌倒训练。

平衡训练能改善患者姿势控制能力，并提高患者做出适当的姿势反应的能力。例如，当患者站在不同的泡沫支撑底座上，或在不同稳定程度的可移动平台上，或在治疗师对患者进行胸骨或背部拉伸时，患者都需要保持平衡。其他的训练方式强调在走路时腿和手臂的协调

表 32.3 帕金森病患者的康复目标及干预措施

PD 的阶段	目标	治疗性干预措施
早期	·防止不活动 ·提高体能 ·减少跌倒的恐惧	·促进日常活动 ·预防制动和增强体能的宣教 ·主动训练（训练小组）以改善平衡、力量、关节活动、有氧能力 ·搭档／照料者参与
中期	·预防跌倒 ·减少转移、姿势、灵活性、平衡、步态、吞咽方面的限制	·主动训练（在家也可以）和功能性活动 ·一般训练 ·特定训练：认知和运动训练、外在提示（视觉、空间、步长、听觉、节奏、步频）和内在提示（注意力） ·多重任务处理 ·肉毒杆菌毒素注射剂（斜视、Pisa 综合征）
终末期	·重要功能的维持 ·预防褥疮 ·预防挛缩和强直	·床上或轮椅上的姿势适应性活动 ·辅助运动 ·预防褥疮和挛缩／强直的宣教

表 32.4 PD 的运动和康复要点

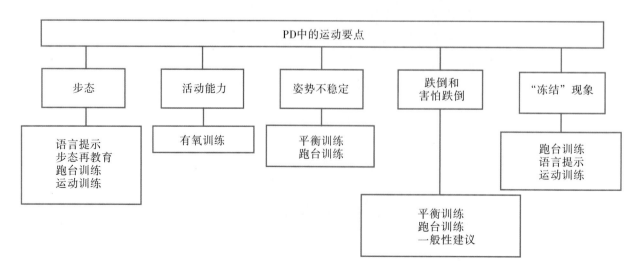

运动，以及在跨越障碍时身体反应的灵活性。这些类型的训练需要持续的反馈和前馈来进行姿势调整。

采用多种感觉暗示策略可能对改善 PD 患者步态有益。视觉提示有助于缓解"冻结"步态。例如，拿着一根倒立的手杖，使手柄在脚下起到水平方向提示的作用，这样就可以减少 PD 患者步态"冻结"的次数。

32.4　非侵入性脑刺激在神经康复中的应用

32.4.1　介绍

神经康复的目标是最大限度地减少功能性残疾并最大限度地激发患者的功能，最理想的是利用幸存的神经组织。一些能够优化神经系统对康复训练反应的辅助措施，可能有助于促进康复。

非侵入性脑刺激（non-invasive brain stimulation，NIBS），如经颅磁刺激（transcranial magnetic stimulation，TMS）、经颅直流电刺激（transcranial direct current stimulation，tDCS），有希望成为常规康复的辅助治疗。NIBS 疗法的使用导致了"electroceuticals"这个新词的出现，它强调使用电流作为一种治疗手段。

他们以大脑区域为目标，促进或抑制皮质活动，以指导康复期间的神经可塑性。TMS 还可以测量神经元的输出和不同神经元之间的相互作用，以评估康复过程中的进展。

32.4.2　NIBS 的类型

TMS 应用磁场在皮质组织中产生电流，磁场是由放置在头皮上覆盖目标皮质区域的刺激线圈产生的。

tDCS 是一种通过两个表面电极（阳极和阴极）直接向头皮施加恒定弱电流的技术，它不像 TMS 那样产生去极化，而是改变细胞外介质的电学性质。

与侵入性刺激相比，NIBS 技术具有一些优点，如副作用相对较少、安全性高、禁忌证相对较少等，对临床应用具有吸引力。此外，考虑到 tDCS 易于使用、相对便宜、便携、适合在家使用，它有潜力成为当前神经康复方法的辅助治疗。

32.4.3　NIBS 的基本作用机制

大脑连接的神经可塑性改变是各种认知、运动和行为过程的基础。在过去的几年里，人们越来越清楚地认识到，神经元之间连接的病理改变与脑功能的改变以及脑损伤后的改变有关。因此，改变这种病理可塑性或增强有益的可塑性，调控皮质兴奋性可能是一种有趣的促进恢复的新治疗方法。

TMS 可被应用于不同的病例。为了调节可塑性，主要使用重复经颅磁刺激（repetitive transcranial magnetic stimulation，rTMS），基于其通过突触结合可塑性诱发长期变化的潜力。频率 ≤ 1Hz 的 rTMS 抑制皮质兴奋性，频率 ≥ 5Hz 的 rTMS 促进皮质兴奋性。

tDCS 通过亚极阈刺激来诱导可塑性，该刺激可改变神经元的静息膜电位和自发放电率（不需要神经元直接去极化），这导致皮质兴奋性增强 / 降低，神经元的放电率通过阳极增加，通过阴极降低（图 32.3）。

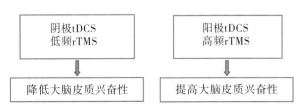

图 32.3　NIBS 对皮质兴奋性的影响

32.5　NIBS 在神经康复中的潜在治疗应用

大量的研究已经证实了非侵入性脑刺激在增强老年人和神经系统疾病患者的神经可塑性方面，具有辅助康复治疗的潜力。最初的研究着眼于脑卒中后的运动康复，但很快就有了针对神经退行性疾病、运动障碍、癫痫、卒中后言语障碍、注意力缺陷或执行功能障碍患者的研究。

rTMS 和 tDCS 已证明对认知和运动有促进作用。在卒中后运动康复方面已报道了有效的结果。基于半球间不平衡假说，NIBS 被用来恢复两个同源脑区之间的平衡，调节受累侧皮质和未受累的对侧半球的兴奋性。

有研究表明，受损半球的（兴奋性）上调和 / 或伴有 tDCS 的非受损半球的（兴奋性）下调可以提高卒中患者康复的效果。在数天或数周的时间内，tDCS 与物理 / 作业治疗康复相结合的反复训练和长期刺激可能具有附加的和增强的恢复效果。这些效应可能在刺激结束后持续数天或数周，并被归因于突触后连接的持续改变，类似于长时程增强（long-term potentiation，LTP）和长时程抑制（long-term depression，LTD）。

促进脑卒中患者运动功能的恢复时，受损半球应用高频 rTMS，低频 rTMS 用于抑制过度兴奋的活动。一项最新的研究发现，rTMS 可降低多发性硬化、脊髓损伤和脑卒中引起的痉挛（改良 Ashworth 评定），而 tDCS 可以调节痉挛，其效果取决于严重程度和 / 或不确定的神经性病变。

作为物理治疗的辅助手段，tDCS 可以作为一种可选的方法来增强补偿 PD 损伤的神经生理机制。最近的研究证实，应用于运动皮质的 tDCS 对 PD 患者的运动功能有显著的影响。针对 PD 的 tDCS 刺激的一个有效性机制可能是通过谷氨酸能皮质纹状体途径诱导尾状核释放多巴胺；tDCS 也可能通过减少多巴胺能神经元的氧化损伤而在 PD 中发挥神经保护作用。与运动学习一样，tDCS 似乎通过改变与执行功能损伤相关的关键认知区域（如背外侧前额叶皮质）的皮质兴奋性来影响 PD 的认知网络。

tDCS 的不足在于，一旦将结果汇总到 Meta 分析中（见关于认知结果的原文参考）就缺乏显著的效果，或者刺激模式的可变性阻碍了有效干预的定义。

这些结果表明，TMS 和 tDCS 可以成为神经康复的有效辅助手段。在神经系统疾病的强化认知训练或运动训练的同时，tDCS 具有很高的常规应用潜力。然而，NIBS 还需要在多中心大样本的随机对照试验中进一步验证，不仅要关注其功能，还要关注其活动和参与情况，并确定适当的方案。应更全面地研究老年患者相关问题，如最佳目标和参数，这些指标常常与年轻患者不同，从而影响疗效。

32.6　有氧运动和神经保护

32.6.1　介绍

急性和慢性神经退行性疾病的特征是神经元结构或功能的进行性丧失。神经退行性变有多种病因，有的是遗传决定，有的是外部导致（如兴奋性中毒、缺血和氧化应激）。

神经元是具有代谢活性的细胞，依赖线粒体 ATP 的合成来满足其能量需求。与其他类型的细胞相比，神经元容易受到 ATP 合成障碍的影响，因此当 ATP 的合成受到影响时，就会出现细胞失能的风险。很明显，线粒体衰竭（神经毒性作用）在缺血 / 再灌注损伤和慢性神经变性中诱导神经元死亡或失能起关键作用（例如阿尔茨海默病、帕金森病、肌萎缩侧索硬化症）。

32.6.2　神经损伤的机制：兴奋性中毒和线粒体功能障碍

神经元变性可能由伴随的因果机制介导。兴奋性中毒起着重要的作用，它是由过量的谷氨酸超载引发和介导的，谷氨酸会导致细胞内钙升高和线粒体功能障碍。线粒体缺陷导致能量供应和高浓度氧化剂的合成失败，这些都与坏死和凋亡有关。ATP 缺乏的后果是能量依赖的膜离子泵功能失调，导致大量 Ca2+ 流入细胞，引发细胞毒性水肿。能量消耗导致能量依赖的谷氨酸突触前再摄取失败，增加了这种神经递质在细胞外空间的积累，从而引起毒性神经损伤。N- 甲基 -D- 天 冬 氨 酸（N-methyl-D-aspartate，NMDA），α - 氨基 -3- 羟基 -5- 甲基 - 异恶唑 -4- 丙酸（AMPA）和代谢性谷氨酸受体的过度激活，进一步增加细胞内 Ca2+ 浓度，触发降解酶（如蛋白酶和磷脂酶）的激活，降低细胞骨架蛋白和细胞外基质蛋白或膜磷脂水解。过量的谷氨酸也会增加一氧化氮，一氧化氮形成氧化化合物，导致线粒体膜通透性增加并最终功能丧失。神经细胞死亡的另一个机制是氧化化合物和错误折叠蛋白的积累引起的内质网衰竭。最后，脑损伤激活细胞介质的释放，包括促炎细胞因子（肿瘤坏死因子、白细胞介素 -1 和白细胞介素 -6）、前列腺素和补体，诱导趋化因子和黏附分子，动员免疫细胞，进一步导致组织破坏。

32.6.3　康复中的神经保护选择

神经保护的目的是通过阻止或延缓神经元的损伤来预防或减缓疾病的进展。神经保护治疗通常以减少氧化应激和兴奋性中毒为目标，以保护神经膜功能和产生能量为最终目标。

有新的证据表明，有氧运动可以保护神经功能，预防年龄相关性的脑萎缩，并提高健康人群和退行性神经系统疾病患者的表现。适度强制运动可减少病变体积，保护周围组织免受氧化损伤和炎症的侵袭，在卒中患者中至少可以维持较短时期（4 周）。事实上，影响大脑修复过程的最佳方案（脑卒中后天数、强度、模式和持续时间）尚未确定。

神经保护的一个新兴领域是药物干预，其目的是在急性中枢神经系统损伤后早期阶段调节兴奋性中毒和皮质兴奋性。对脑卒中患者来说，早期服用氟西汀有助于 3 个月后的运动结果。胞磷胆碱对膜磷脂的生物合成至关重要，它还能降低脑卒中发病率，特别是对病情较轻和老年患者而言。与神经毒性机制相互作用的基础上，其他化合物已经在动物模型中得到了积极的结果。据报道，牛磺酸可通过抑制钙内流来保护机体抗氧化应激，恢复内源性抗氧化水平。N- 甲基 -D- 天门冬氨酸受体（NMDA 受体）部分拮抗剂与 S- 甲基 -N，N - 二乙基二硫代氨基甲酸亚砜（DETC-MeSO）和盐酸美金刚在啮齿类动物模型中均能有效改善卒中预后。盐酸美金刚目前在美国和欧洲被批准用于治疗阿尔茨海默病。神经保护确实是一种很有希望的方法，并有可能在未来几年将应用于神经康复治疗。

关键要点：

- 神经系统疾病是导致老年人严重残疾的常见原因，且随着年龄的增长而增多。
- 康复过程包括四个主要步骤：评估、目标设定、干预和再评估，旨在优化患者的整体功能和社会参与，减少限制。
- 急慢性神经系统疾病患者，都需要一个结构化且有组织的支持系统。康复应在住院或确诊后立即介入，以提高老年人的恢复潜力。

- 急慢性神经系统疾病患者，都需要一个结构化且有组织的支持系统。康复应在住院或确诊后立即介入，以提高老年人的恢复潜力。
- 有望改善神经康复结果的方法不断涌现：它们包括机器人治疗、虚拟现实训练、非侵入性脑刺激和营养神经的药物。这些治疗方法的应用需要特别针对老年患者，制定相应的治疗方案和目标。

（郭川 译，朱奕 蔡颖源 审）

原文参考

[1] Hyder AA, Wunderlich CA, Puvanachandra P, Gururaj G, Kobusingye OC (2007) The impact of traumatic brain injuries: a global perspective. Neuro Rehabilitation 22(5):341–353

[2] Peeters W, van den Brande R, Polinder S, Brazinova A, Steyerberg EW, Lingsma HF, Maas AI (2015) Epidemiology of traumatic brain injury in Europe. Acta Neurochir 157(10):1683–1696. doi:10.1007/s00701-015-2512-7. Epub 2015 Aug 14

[3] Awad A, Stuve O (2010) Multiple sclerosis in the elderly patient. Drugs Aging 27(4):283–294

[4] Medifocus Guidebook on Peripheral Neuropathy (2009) A comprehensive patient guide to symptoms, treatment, research, and support

[5] Strait S, Medcalf P (2012) Peripheral neuropathy in older people. GM J

[6] Le Forestier N, Bouche P (2006) Peripheral neuropathy in the elderly. [Neuropathies du sujet age: etiologies et conduite pratique]. Psychologie Neuropsychiatrie Du Vieillissement 4(2):109–119

[7] Nussbaum RL, Ellis CE (2003) Alzheimer's disease and Parkinson's disease. N Engl J Med 348:1356–1364

[8] Fall PA, Axelson O, Fredriksson M et al (1996) Age-standardized incidence and prevalence of Parkinson's disease in a Swedish community. J Clin Epidemiol 49:637–641

[9] Mayeux R, Marder K, Cote LJ et al (1995) The frequency of idiopathic Parkinson's disease by age, ethnic group, and sex in northern Manhattan, 1988–1993. Am J Epidemiol 142:820–827

[10] de Lau LM, Breteler MM (2006) Epidemiology of Parkinson's disease. Lancet Neurol 5(6):525–535

[11] Przedborski S (2017) The two-century journey of Parkinson disease research. Nat Rev Neurosci 18(4):251–259

[12] Ott A, Breteler MM, van Harskamp F, Claus JJ, van der Cammen TJ, Grobbee DE et al (1995) Prevalence of Alzheimer's disease and vascular dementia: association with education. The Rotterdam study. BMJ 310(6985):970–973. PubMed PMID: 7728032. Pubmed Central PMCID: PMC2549358

[13] Cobb JL, Wolf PA, Au R, White R, D'Agostino RB (1995) The effect of education on the incidence of dementia and Alzheimer's disease in the Framingham study. Neurology 45(9): 1707–1712. PubMed PMID: 7675231

[14] Jouvent E, Sun ZY, De Guio F, Duchesnay E, Duering M, Ropele S, Dichgans M, Mangin JF, Chabriat H (2016) Shape of the central sulcus and disability after subcortical stroke: a motor reserve hypothesis. Stroke 47(4):1023–1029. doi:10.1161/STROKEAHA.115.012562

[15] Langhorne P, Bernhardt J, Kwakkel G (2011) Stroke rehabilitation. Lancet 377(9778):1693–1702

[16] De Silva D. Helping people help themselves. A review of the evidence considering whether it is worthwhile to support self-management. 2011

[17] Warner G, Packer T, Villeneuve M, Audulv A, Versnel J (2015) A systematic review of the effectiveness of stroke self-management programs for improving function and participation outcomes: self-management programs for stroke survivors. Disabil Rehabil 37(23):2141–2163

[18] Playford ED, Siegert R, Levack W, Freeman J (2009) Areas of consensus and controversy about goal setting in rehabilitation: a conference report. Clin Rehabil 23(4):334–344

[19] Stroke Unit Trialists' Collaboration (2007) Organised inpatient (stroke unit) care for stroke. Cochrane Database Syst Rev 4:CD000197. PubMed PMID: 17943737

[20] Irish Heart Foundation (2000) Council on Stroke: Towards Excellence in Stroke Care, Dublin

[21] Irish Heart Foundation, in association with the Department of Health and Children, National Audit of Stroke Care, Dublin, Ireland, April 2008

[22] AHA Impact of Stroke (Stroke statistics), accessed 19 December 2016

[23] Manganotti P, Patuzzo S, Cortese F et al (2002) Motor disinhibition in affected and unaffected hemisphere in the early period of recovery after stroke. Clin Neurophysiol 113:936

[24] Veerbeek JM, Van Wegen EE, Harmeling-van der Wel BC, Kwakkel G (2011) EPOS investigators. Is accurate prediction of gait in nonambulatory stroke patients possible within 72 hours poststroke? The EPOS study. Neurorehabil Neural Repair 25(3):268–274

[25] Jones PS, Pomeroy VM, Wang J, Schlaug G, Tulasi Marrapu S, Geva S, Rowe PJ, Chandler E, Kerr A, Baron JC (2016) SWIFT-cast investigators. Does stroke location predict walk speed response to gait rehabilitation? Hum Brain Mapp 37(2):689–703

[26] Ward NS (2015) Does neuroimaging help to deliver better recovery of movement after stroke? Curr Opin Neurol 28:323

[27] Ward NS, Brown MM, Thompson AJ et al (2003) Neural correlates of motor recovery after stroke: a longitudinal fMRI study. Brain 126:2476

[28] Burke Quinlan E, Dodakian L, See J et al (2015) Neural function, injury, and stroke subtype predict treatment gains after stroke. Ann Neurol 77:132

[29] Leray E, Moreau T, Fromont A, Edan G (2016) Epidemiology of multiple sclerosis. Rev Neurol (Paris) 172(1):3–13

[30] Kister I, Chamot E, Salter AR, Cutter GR, Bacon TE, Herbert J (2013) Disability in multiple sclerosis: a reference for patients and clinicians. Neurology 80(11):1018–1024

[31] University of California, San Francisco MS-EPIC Team, Cree BA, Gourraud PA, Oksenberg JR, Bevan C, Crabtree-Hartman E, Gelfand JM, Goodin DS, Graves J, Green AJ, Mowry E, Okuda DT, Pelletier D, von Büdingen HC, Zamvil SS, Agrawal A, Caillier S, Ciocca C, Gomez R, Kanner R, Lincoln R, Lizee A, Qualley P, Santaniello A, Suleiman L, Bucci M, Panara V, Papinutto N, Stern WA, Zhu AH, Cutter GR, Baranzini S, Henry RG, Hauser SL (2016) Longterm evolution of multiple sclerosis disability in the treatment era. Ann Neurol 80(4):499–510

[32] Zeiler SR, Krakauer JW (2013) The interaction between training and plasticity in the poststroke brain. Curr Opin Neurol 26(6):609–616

[33] McCabe J, Monkiewicz M, Holcomb J, Pundik S, Daly JJ (2015) Comparison of robotics functional electrical stimulation, and motor learning methods for treatment of presistent upper extremity dysfunction after stroke: a randomized controlled trial. Arch Phys Med Rehabil 96(6):981–990

[34] Kwakkel G, Winters C, van Wegen EE, Nijland RH, van Kuijk AA, Visser-Meily A, de Groot J, de Vlugt E, Arendzen JH, Geurts AC, Meskers CG, EXPLICIT-stroke consortium (2016) Effects of unilateral upper limb training in two distinct prognostic groups early after stroke: the EXPLICIT- stroke randomized clinical trial. Neurorehabil Neural Repair 30(9):804–816

[35] Veerbeek JM, van Wegen E, van Peppen R, van der Wees PJ, Hendriks E, Rietberg M, Kwakkel G (2014) What is the evidence for physical theraphy poststroke? A systematic review and meta-analysis. PLoS One 9(2):e87987

[36] Bernhardt J, Churilov L, Ellery F et al (2016) Prespecified dose-response analysis for a very early rehabilitation trial (AVERT). Neurology 86(23):2138–2145

[37] AVERT Trial Collaboration Group, Bernhardt J, Langhorne P et al (2015) Efficacy and safety of very early mobilisation within 24 h of stroke onset (AVERT): a randomised controlled trial. Lancet 386(9988):46–55

[38] Broeder S, Nackaerts E, Heremans E, Vervoort G, Meesen R, Verheyden G, Nieuwboer A (2015) Transcranial direct current stimulation in Parkinson's disease: neurophysiological mechanisms and behavioral effects. Neurosci Biobehav Rev 57:105–117

[39] Austin MW, Ploughman M, Glynn L, Corbett D (2014) Aerobic exercise effects on neuroprotection and brain repair following stroke: a systematic review and perspective. Neurosci Res 87:8–15

[40] Pollock A, Farmer SE, Brady MC, Langhorne P, Mead GE, Mehrholz J, van Wijck F. Interventions for improving upper limb function after stroke. Cochrane Database Syst Rev. 2014:12;(11):CD010820. doi: 10.1002/14651858.CD010820.pub2.

[41] Rizzolatti G, Sinigaglia C (2016) The mirror mechanism: a basic principle of brain function. Nat Rev Neurosci 17(12):757–765

[42] Pfurtscheller G, Aranibar A (1979) Evaluation of event-related desynchronization (ERD) preceding and following voluntary self-paced movement. Electroencephalogr Clin Neurophysiol 46:138–146

[43] Formaggio E, Storti SF, Cerini R, Fiaschi A, Manganotti P (2010 Dec) Brain oscillatory activity during motor imagery in EEG-fMRI coregistration. Magn Reson Imaging 28(10):1403–1412

[44] Formaggio E, Masiero S, Bosco A, Izzi F, Piccione F, Del Felice A (2016) Quantitative EEG evaluation during robot-assisted foot movement. IEEE Trans Neural Syst Rehabil Eng

[45] Veerbeek JM, Langbroek-Amersfoort AC, van Wegen EE, Meskers CG, Kwakkel G (2017) Effects f robot-assisted therapy for the upper limb after stroke. Neurorehabil Neural Repair 31(2):107–121

[46] Mani S, Przybyla A, Good DC, Haaland KY, Sainburg RL (2014) Contralesional Arm Preference Depends on Hemisphere of Damage and Target Location in Unilateral Stroke Patients. Neurorehabil Neural Repair

28(6):584–93. doi: 10.1177/1545968314520720

[47] Mehrholz J, Thomas S, Werner C, Kugler J, Pohl M, Elsner B (2017) Electromechanicalassisted training for walking after stroke. Cochrane Database Syst Rev 5:CD006185

[48] Saunders DH, Sanderson M, Hayes S, Kilrane M, Greig CA, Brazzelli M, Mead GE (2016) Physical fitness training for stroke patients. Cochrane Database Syst Rev 3:CD003316

[49] Laver KE, George S, Thomas S, Deutsch JE, Crotty M (2015) Virtual reality for stroke rehabilitation. Cochrane Database Syst Rev 2:CD008349. doi:10.1002/14651858. CD008349.pub3

[50] National Institute of Neurological Disorders and Stroke Peripheral neuropathy fact sheet. (2012). Available from: http://www.ninds.nih.gov/disorders/peripheralneuropathy

[51] Sejvar JJ, Baughman AL, Wise M, Morgan OW (2011) Population incidence of Guillain-Barré syndrome: a systematic review and meta-analysis. Neuroepidemiology 36:123–133

[52] Khan F, Ng L, Amatya B, Brand C, Turner-Stokes L (2010) Multidisciplinary care for GuillainBarre syndrome. Cochrane Database Syst Rev 06(10):CD008505. PubMed PMID: 20927774

[53] Harms M (2011) Inpatient management of guillain-barré syndrome. Neurohospitalist 1(2):78–84

[54] Provost C, Piccinini G, Tasseel-Ponche S, Lozeron P, Arnulf B, Yelnik A (2016) Sensory information treatment during disturbed standing posture in chronic acquired demyelinating polyneuropathies (CADP). Ann Phys Rehabil Med 59S:e123. PubMed PMID: 27676757

[55] Postuma RB, Berg D, Stern M, Poewe W, Olanow CW, Oertel W, Obeso J, Marek K, Litvan I, Lang AE, Halliday G, Goetz CG, Gasser T, Dubois B, Chan P, Bloem BR, Adler CH, Deuschl G (2015) MDS clinical diagnostic criteria for Parkinson's disease. Mov Disord 30(12):1591–1601

[56] Smania N, Picelli A, Geroin C, Ianes P, La Marchina E, Zenorini A, Gandolfi M (2011) Balance and gait rehabilitation in patients with Parkinson's disease. In: Rana AQ (ed) Diagnosis and treatment of Parkinson's disease. ISBN 978-953-307-465-8

[57] Sutoo D, Akiyama K (2003) Regulation of brain function by exercise. Neurobiol Dis 13:1–14

[58] Fox CM, Ramig LO, Ciucci MR, Sapir S, McFarland DH, Farley BG (2006) The science and practice of LSVT/LOUD: neural plasticity-principled approach to treating individuals with Parkinson's disease and other neurological disorders. Semin Speech Lang 27:283–299

[59] Keus SJH, Munneke M, Graziano M et al (2014) European Physiotherapy Guidelines for Parkinsons Disease. KNGF/ParkinsonNet, The Netherlands.

[60] Oertel WH, Berardelli A, Bloem BR et al (2011) Late (complicated) Parkinson's disease. In: BaB G (ed) European handbook of neurological management, 2nd edn. Blackwell Publishing, Hoboken, NJ, pp 237–255

[61] Morris ME (2000) Movement disorders in people with Parkinson disease: a model for physical therapy. Phys Ther 80(6):578–597

[62] Hummel FC, Cohen LG (2006) Non-invasive brain stimulation: a new strategy to improve neurorehabilitation after stroke? Lancet Neurol 5(8):708–712

[63] Madhavan S, Shah B (2012) Enhancing motor skill learning with transcranial direct current stimulation - a concise review with applications to stroke. Front Psych 3:66

[64] Schlaug G, Renga V, Nair D (2008) Transcranial direct current stimulation in stroke recovery. Arch Neurol 65(12):1571–1576

[65] Schulz R, Gerloff C, Hummel FC (2013) Non-invasive brain stimulation in neurological diseases. Neuropharmacology 64:579–587

[66] Gunduz A, Kumru H, Pascual-Leone A. Outcomes in spasticity after repetitive transcranial magnetic and transcranial direct current stimulations. Neural Regen Res. 2014;9(7):712–8. doi: 10.4103/1673-5374.131574.

[67] Del Felice A, Daloli V, Masiero S, Manganotti P. Contralesional Cathodal versus Dual Transcranial Direct Current Stimulation for Decreasing Upper Limb Spasticity in Chronic Stroke Individuals: A Clinical and Neurophysiological Study. J Stroke Cerebrovasc Dis. 2016;25(12):2932–2941. doi: 10.1016/j.jstrokecerebrov asdis.2016.08.008.

[68] Lu C, Wei Y, Hu R, Wang Y, Li K, Li X (2015) Transcranial direct current stimulation ameliorates behavioral deficits and reduces oxidative stress in 1-methyl-4-phenyl-1,2,3,6-Tetrahydropyridine-induced mouse model of Parkinson's disease. Neuromodulation 18(6):442–446. discussion 447

[69] Horvath JC, Forte JD, Carter O (2015) Quantitative review finds no evidence of cognitive effects in healthy populations from single-session transcranial direct current stimulation (tDCS). Brain Stimul 8(3):535–550

[70] Tatti E, Rossi S, Innocenti I, Rossi A, Santarnecchi E (2016) Non-invasive brain stimulation of the aging brain: State of the art and future perspectives. Ageing Res Rev 29:66–89. doi:10.1016/j.arr.2016.05.006

[71] Cotman CW, Berchtold NC (2002) Exercise: a behavioral intervention to enhance brain health and plasticity. Trends Neurosci 25(6):295–301

[72] Kramer AF, Erickson KI, Colcombe SJ (2006) Exercise, cognition, and the aging brain. J Appl Physiol (1985)

101(4):1237–1242

[73] Ahlskog JE, Geda YE, Graff-Radford NR, Petersen RC (2011) Physical exercise as a preventive or disease-modifying treatment of dementia and brain aging. Mayo Clin Proc 86(9):876–884

[74] Chollet F, Tardy J, Albucher JF, Thalamas C, Berard E, Lamy C, Bejot Y, Deltour S, Jaillard A, Niclot P, Guillon B, Moulin T, Marque P, Pariente J, Arnaud C, Loubinoux I (2011) Fluoxetine for motor recovery after acute ischaemic stroke (FLAME): a randomised placebo-controlled trial. Lancet Neurol 10(2):123–130

[75] Secades JJ, Alvarez-Sabín J, Castillo J, Díez-Tejedor E, Martínez-Vila E, Ríos J, Oudovenko N (2016) Citicoline for acute ischemic stroke: a systematic review and formal meta-analysis of randomized, double-blind, and placebo-controlled trials. J Stroke Cerebrovasc Dis 25(8):1984–1996

[76] Menzie J, Pan C, Prentice H, Wu J.-Y. (2014) Taurine and central nervous system disorders. Amino Acids 46(1):31–46. doi:10.1007/s00726-012-1382-z

[77] Mohammad-Gharibani P, Modi J, Menzie J et al (2014) Mode of action of S-methyl-N, N-diethylthiocarbamate sulfoxide (DETC-MeSO) as a novel therapy for stroke in a rat model. Molecular Neurobiology 50(2):655–672. doi: 10.1007/s12035-014-8658-0

[78] Chen HSV, Wang YF, Rayudu PV et al (1998) Neuroprotective concentrations of the N-methylD-aspartate open-channel blocker memantine are effective without cytoplasmic vacuolation following post-ischemic administration and do not block maze learning or long-term potentiation. Neuroscience 86(4):1121–1132. doi: 10.1016/S0306-4522(98)00163-8

33 健康老龄化的认知康复

Clara Casco

33.1 引　言

神经认知衰退是健康老龄化的最大风险。横断面的老龄化数据显示除了对世界认知的掌握可能有一定程度的提高外，几乎全部认知功能，包括处理速度、功能抑制、工作记忆和长期记忆，均随年龄的增长而下降。一个具有影响力的观点认为与年龄增长相关的认知减退是大脑可塑性的问题，表现为神经交流的改变。由于衰老导致的认知衰退与大脑高级认知功能有关脑区间协调能力下降和大脑功能活动（尤其是额叶皮质）增加有关。功能影像学研究显示：老年人的激活模式呈现出更为广泛的激活形式以及额叶双侧对称性增高，说明特异性的神经机制募集变得困难。基于此证据可得出一个衰老的基础理论：神经可塑性（架构）的代偿机制对于理解衰老的认知至关重要。在任务包涵重复刺激时，所需的代偿机制可能会减少。比如，在一个语义判断任务中，年轻人左侧大脑半球前额叶会激活，而老年人两侧前额叶均会被激活。重复的语义联系引起年轻人和老年人相似的反应时间缩短优势（重复启动）。但是，尽管重复启动可使年轻人和老年人左侧单侧性激活均减少，老年人还表现出右侧前额叶激活的减少。老年人前额叶不对称激活减少的证据

表明右侧前额叶代偿性募集的减少。这些结论表明有可能诱发老年人群大脑恢复性重塑。事实上，通过长程增强（LTP）或长程抑制（LTD）改变突触权重的能力可从成年后持续到衰老，所以，在成熟的大脑中也可能发生重新连接。

这表明神经可塑性的作用可能是双向性的：即使它导致了年龄相关的认知减退，它也有可能促进衰老大脑的感觉、认知和运动系统的恢复。

基于可塑性的恢复需要通过神经行为训练的方法进行认知康复。心智训练可能导致差异性保存（图33.1 左图）或保存差异性（图33.1 右图）；前者指的是高水平的认知刺激会引起年龄与认知能力之间的负相关减少（或呈正相关），而后者指的是认知表现上的差异在成年期就持续保留。然而心智训练本身并不足以产生恢复性重塑。为此，训练任务需致力于提高需要恢复的特定的低水平神经机制的性能。例如，训练涉及记忆的低水平机制应该对记忆表现产生显著效果，而应在其他认知功能测量结果上没有影响。此外，训练效果应该依赖于低水平训练记忆机制转移到未受训练的记忆任务上去。而且，训练效果应持续且具有增加的可能。

基于这些前提，在下一节中，我们将简要地回顾3种通常用于改善正常老龄化的认知功能神经行为学方法，即策略训练、处理过程训练和多

任务训练，重点关注它们在多大程度上适合于引起衰老大脑积极的可塑性改变。

33.2　神经行为训练方法

33.2.1　策略训练

为了提高老年人执行效率低下任务时的表现，通常使用策略训练。策略训练被用来改善记忆、推理和执行功能，这是认知控制所必需的一套认知过程。

策略训练常用来改善记忆功能。该方法涉及回忆任务中使用的一个或多个参与内部记忆策略的相关指令。这些包括在脑中想象出一条熟悉的路线上的地标（轨迹法），将信息进行有意义地组织分类，在要记忆的面孔、数字或者物体等不同事物之间形成视觉图像和心理关联（字钩法）。一项重要的荟萃分析通过计算科恩效应值大小 d（训练组和控制组平均差值除以合并标准差）显示记忆策略具有大小不等的积极作用：想象法较小（d=0.14），字钩法中等（d=0.5），轨迹记忆法、名字－脸、组织策略较大（d ≥ 0.8）。随后，一项纳入 2832 名年龄在 65~94 岁的参与者的大样本研究证实，基于策略和处理速度的训练可以引起可靠的认

知改善；并且，认知训练的效果在两年后仍能保持，还能转移到日常生活所需的认知功能上。这些研究结果说明，基于实验室的记忆任务训练是有显著意义的，尽管存在任务特异性。

策略训练还可用于改善老年人的推理能力和执行功能。Boron 等人使用归纳推理训练任务，要求参与者认出新的模式规则，并用它来解决类似的问题。对照组则接受空间定向任务训练，这是关于想象旋转图形能力的训练。与空间定向训练组相比，推理训练组明显表现出准确性的大幅度提高，且此提高与反应速度无关。此外，Levine 等训练目标管理策略包括高风险情况识别、停止"自动驾驶"行为以及把目标分解为次目标，结果发现主观报告的改善。

总之，这些"策略训练"方法有助于改善特定的、基于实验室的任务，但并不能改善记忆、推理和执行功能。此外，虽然策略训练满足了神经可塑性的特异性和持续性的需求，却不能转移到未经训练的认知方面。

33.2.2　处理过程训练

这些方法包括对特定过程调节的任务进行训练，以及评估训练后对未训练但涉及相同训练任务处理过程的改进效率。训练目标是使个体获得转移能力，该能力转移至实验室外的其

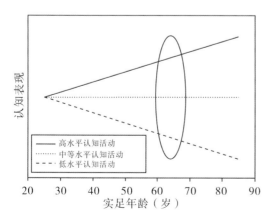
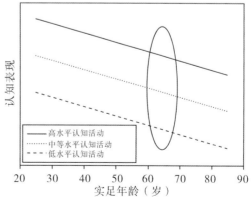

图 33.1　年龄相关的差异性保存假说（左）——老年阶段的认知表现取决于其成年阶段的认知表现水平。保存差异性假说（右）——成年阶段表现的差异性一直保存（引自 Salthouse）

他任务表现上。事实上，在实验室内任务表现的提高是有据可循的，而老年人在实验室获得的认知提高能否转移到实验室外的任务表现中则少有研究。

处理过程训练的一个目标是减少年龄导致的皮质内抑制不足，该抑制可能与 γ - 氨基丁酸（GABA）介导抑制改变相关。Wilkinson 和 Yang 讨论了"抑制训练"是否对抑制行为有积极影响。他们运用斯特普鲁色词测验（color-word Stroop retest）训练范式来研究老年人的抑制测试学习效应，发现训练减少了干扰效果。最重要的是，虽然改善并没有转移到其他任务上，但改善并非是针对特定项目的。这些结论说明年龄依赖性抑制缺陷是可逆的，老年人也可以得到改善。

感觉和认知处理过程的另一方面可能对认知功能有广泛影响，那就是处理速度。动物和人体研究均表明年龄相关的加工速度降低是由低效的神经调控造成的。尤其多巴胺受体的减少对处理速度降低有关键影响。人类年龄相关的多巴胺受体 D2 减少会导致文字和面孔识别速度下降。Salthouse 很好地描述了处理速度和认知效率之间的关系，随年龄增长，处理速度的下降可能影响许多认知操作任务的执行，且此原因相较于其他原因（如工作记忆）更为重要。Salthouse 和 Tucker-Drob 证明了知觉速度任务训练效果的转移，表明使用不同项目的任务与使用相似项目的任务之间在知觉速度上的重测效应基本上是相同的。由于认知处理速度和日常表现（开车、移动、步态、功能性前伸、跌倒风险）具有很强的关联，进行处理速度的训练可能具有改善老年人日常生活能力的潜能。

除了抑制和处理速度，其他基本过程也得到训练，并在转移任务中取得较好的效果。例如，在注意力、工作记忆和手动控制这些涉及相对低水平的认知过程的单一和双重任务训练中所取得的训练依赖性改善，可以预测其他不相关

任务的提高，如老年人驾驶。这些结果对于考虑训练任务，特别是注意力和运动任务，是影响驾驶表现的重要因素（以及那些涉及感知和执行功能的因素）。从这些结论可知，训练依赖性的提高从实验室环境到现实世界表现的转移，依赖于同时执行几个技能时注意力分配能力的提高。

甚至提高处理优先次序转换的能力，也似乎与诱导转移有关。举例来说，通过训练任务转换能力探讨执行功能的转移效果的研究发现：双重任务转换训练可以提高老年人对于未经训练的相似任务的转换能力。此结果很重要，因为日常生活中，比如读报纸或煮饭，经常需要在不同任务间灵活地转换。

尽管证据表明处理过程训练具有很好的泛化潜力，但更多的还是报道其较强的特异性。这些训练模式的一个潜在问题是，它们专注于单一任务训练，这可能会限制训练效果向日常生活的泛化。

33.2.3　多任务训练

对于改善认知能力较有前途的选择是多任务训练。多任务处理能力包括了认知控制随着年龄增长而降低，如不同动作控制的开发和/或排除无关任务干扰的能力。衡量多任务处理能力的一种方法就是让参与者单独和一起执行两项任务。有研究表明，用一个定制的 3D 电子游戏（神经赛车 NeuroRacer）这种控制较少的多任务训练方案，可能能够降低老年人的多任务消耗。训练后，老年组的表现超过了未经训练的年轻组。此改善在随访 6 周时仍然保留。最重要的是这种训练效果转移到了未经训练的认知控制能力上（增强持续性注意力和工作记忆），这表明这些训练方法可能提高学习新任务的能力。训练的技能和转移而得的技能均与认知控制下的神经调控机制相关，根据电生理

学评估，额叶中线 θ 能量增加。这些结果强调了老龄化大脑前额叶认知系统具有强大的可塑性。然而，精确的神经反应如何与训练的任务成分相适应仍有待确定。一个推测性的假设是多任务学习使得任务表现在训练后更加明显。

33.3　老龄化可塑性领域的新方向

功能性磁共振（fMRI）研究确定了衰老大脑的可塑性现象，表现为大脑区域的灵活募集和反射性的结构和功能变化（替代性或者对恢复性学习和经验的响应）。

神经活动的调节是必要的，以显示神经激活和可塑性之间的因果关系。有两种安全、无创的方法能调控神经活动：重复经颅磁刺激（rTMS）和经颅磁直流电刺激（tDCS）。rTMS是通过线圈将短暂的电脉冲作用于特定的大脑区域而获得；根据脉冲的不同，rTMS可以激活或抑制线圈下的神经活动，也可以增强或抑制干扰任务执行的活动区域。tDCS通过施加少量电流于连接在头皮上的两个电极间进行工作。TMS和tDCS对于大脑特定区域的调控可以增加注意力，感知和记忆活动中的速度和准确性。的确，在为期1周tDCS阳极置于颞顶叶皮质联合目标定位学习组的记忆表现，比没有放置阳极tDCS的空白对照组有很大提高。此外，应用于运动皮质的tDCS可以提高老年人在复杂运动技能任务中的表现。非常重要的是，右侧而非左背外侧前额叶皮质上tDCS增加了其有意识地发现错误表现的比例，这说明这个区域参与错误认知，tDCS可能恢复老年人此功能上的薄弱点。Meinzer等人运用fMRI研究语义词生成任务中tDCS诱导的调节表现与神经功能相关性。tDCS显著改善了老年人的表现，使之达到年轻对照组的水平，并显著降低了双侧前额叶皮质、前扣带回和楔前叶中与任务相关的过度活动。

尽管这些结果与tDCS诱导的任务相关的特定大脑区域的活动变化有关，但神经刺激是否能有效增加衰老过程中的神经功能仍不确定。仍需要有关干预时长和持续时间的数据来证明神经刺激方法可能对于日常生活有影响。

33.4　开放性问题

上述研究表面，恢复衰老大脑的感觉、认知和运动系统的目标上取得了可观的进展。表33.1总结了各种训练方式在哪些方面能满足在认知康复产生显著效果的要求。然而除了有效性，参与者参与训练项目的强烈认同感和依从性也需要考虑。此外，为了能在临床环境中得到积极的结果，还有一些问题待解决。一个关键问题是老年人参与动机在多大程度上能系统影响其认知表现。另一个问题是日常生活活动

表33.1　每种神经行为训练方法（策略、抑制过程、处理速度、低层次认知和多任务）是否满足认知康复产生显著效果的基本要求

训练效果的常规考量	策略训练	抑制过程训练	处理过程训练	低层次认知：注意、工作记忆	多任务训练
训练的效果是否可持续	是	可能	可能	可能	是
训练的内容是否可转移至未训练的内容	不太可能	是	是	是	是
训练效果是否可延伸至真实生活任务	否	可能	可能	否	是
不依从/没动力，这个训练是否还能成功	否	否	否	否	否
该训练模式是否对多种认知功能有效	不太可能	是	是	是	是

中的转移效果不佳。然而训练相关的大脑功能和结构变化指明了训练可能对认知表现背后的神经机制产生实质性的改变。

关键要点：

· 神经认知衰退是健康老龄化的最大风险。

· 认知康复旨在调控大脑活动，从而减少代偿性募集，以及增加基于恢复性重塑。

· 策略训练、处理过程训练和多任务训练方法被用来改善老年人在的任务中表现不足。

· 新的电刺激技术（rTMS 和 tDCS）是安全无创的神经活动调控法。

（卢茜 译，朱奕 吴希希 审）

原文参考

[1] Cansino S, Guzzon D, Martinelli M, Barollo M, Casco C (2011) Effects of aging on interference control in selective attention and working memory. Mem Cognit 39(8):1409–1422

[2] Cansino S, Guzzon D, Casco C (2013) Effects of interference control on visuospatial working memory. J Cogn Psychol 25(1):51–63

[3] Park DC, Reuter-Lorenz P (2009) The adaptive brain: aging and neurocognitive scaffolding. Annu Rev Psychol 60:173

[4] Cabeza R (2002) Hemispheric asymmetry reduction in older adults: the HAROLD model. Psychol Aging 17(1):85

[5] Li SC, Lindenberger U, Sikström S (2001) Aging cognition: from neuromodulation to representation. Trends Cogn Sci 5(11):479–486

[6] Logan JM, Sanders AL, Snyder AZ, Morris JC, Buckner RL (2002) Under-recruitment and nonselective recruitment: dissociable neural mechanisms associated with aging. Neuron 33(5):827–840

[7] Bergerbest D, Gabrieli JD, Whitfield-Gabrieli S, Kim H, Stebbins GT, Bennett DA, Fleischman DA (2009) Age-associated reduction of asymmetry in prefrontal function and preservation of conceptual repetition priming. Neuroimage 45(1):237–246

[8] Das A, Huxlin KR (2010) New approaches to visual rehabilitation for cortical blindness: outcomes and putative mechanisms. Neuroscientist 16(4):374–387

[9] Salthouse TA (2006) Mental exercise and mental aging evaluating the validity of the "use it or lose it" hypothesis. Perspect Psychol Sci 1(1):68–87

[10] Cabeza R, Nyberg L, Park D (2004) Cognitive neuroscience of aging: linking cognitive and cerebral aging. Oxford University Press, Oxford

[11] Verhaeghen P, Marcoen A, Goossens L (1992) Improving memory performance in the aged through mnemonic training: a meta-analytic study. Psychol Aging 7(2):242

[12] Ball K, Berch DB, Helmers KF, Jobe JB, Leveck MD, Marsiske M, Unverzagt FW (2002) Effects of cognitive training interventions with older adults: a randomized controlled trial. Jama 288(18):2271–2281

[13] Rebok GW, Carlson MC, Langbaum JB (2007) Training and maintaining memory abilities in healthy older adults: traditional and novel approaches. J Gerontol B Psychol Sci Soc Sci 62(Special Issue 1):53–61

[14] Lustig C, Shah P, Seidler R, Reuter-Lorenz PA (2009) Aging, training, and the brain: a review and future directions. Neuropsychol Rev 19(4):504–522

[15] Boron JB, Turiano NA, Willis SL, Schaie KW (2007) Effects of cognitive training on change in accuracy in inductive reasoning ability. J Gerontol B Psychol Sci Soc Sci 62(3):P179–P186

[16] Levine B, Stuss DT, Winocur G, Binns MA, Fahy L, Mandic M, Bridges K, Robertson IH (2007) Cognitive rehabilitation in the elderly: effects on strategic behavior in relation to goal management. J Int Neuropsychol Soc 13(01):143–152

[17] Heise KF, Zimerman M, Hoppe J, Gerloff C, Wegscheider K, Hummel FC (2013) The aging motor system as a model for plastic changes of GABA-mediated intracortical inhibition and their behavioral relevance. J Neurosci 33(21):9039–9049

[18] Wilkinson AJ, Yang L (2012) Plasticity of inhibition in older adults: retest practice and transfer effects. Psychol Aging 27(3):606

[19] Bäckman L, Ginovart N, Dixon RA, Wahlin TBR, Wahlin Å, Halldin C, Farde L (2000) Agerelated cognitive deficits mediated by changes in the striatal dopamine system. Am J Psychiatry 157(4):635–637

[20] Salthouse TA (1996) The processing-speed theory of adult age differences in cognition. Psychol Rev 103(3):403

[21] DeLuca J, Chelune GJ, Tulsky DS, Lengenfelder J, Chiaravalloti ND (2004) Is speed of processing or working memory the primary information processing

deficit in multiple sclerosis? J Clin Exp Neuropsychol 26(4):550–562

[22] Salthouse TA, Tucker-Drob EM (2008) Implications of short-term retest effects for the interpretation of longitudinal change. Neuropsychology 22(6):800

[23] Cassavaugh ND, Kramer AF (2009) Transfer of computer-based training to simulated driving in older adults. Appl Ergon 40(5):943–952

[24] Karbach J, Kray J (2009) How useful is executive control training? Age differences in near and far transfer of task-switching training. Dev Sci 12(6):978–990

[25] Garner KG, Dux PE (2015) Training conquers multitasking costs by dividing task representations in the frontoparietal-subcortical system. Proc Natl Acad Sci 112(46):14372–14377

[26] Anguera JA, Boccanfuso J, Rintoul JL, Al-Hashimi O, Faraji F, Janowich J, Kong E, Larraburo Y, Rolle C, Johnston E, Gazzaley A (2013) Video game training enhances cognitive control in older adults. Nature 501(7465):97–101

[27] Gutchess A (2014) Plasticity of the aging brain: new directions in cognitive neuroscience. Science 346(6209):579–582

[28] Flöel A, Suttorp W, Kohl O, Kürten J, Lohmann H, Breitenstein C, Knecht S (2012) Noninvasive brain stimulation improves object-location learning in the elderly. Neurobiol Aging 33(8):1682–1689

[29] Zimerman M, Nitsch M, Giraux P, Gerloff C, Cohen LG, Hummel FC (2013) Neuroenhancement of the aging brain: restoring skill acquisition in old subjects. Ann Neurol 73(1):10–15

[30] Meinzer M, Lindenberg R, Antonenko D, Flaisch T, Flöel A (2013) Anodal transcranial direct current stimulation temporarily reverses age-associated cognitive decline and functional brain activity changes. J Neurosci 33(30):12470–12478

34 神经系统疾病的认知康复

Patrizio Sale, Giovanni Gentile

认知康复疗法（CRT）是针对脑损伤后认知技巧和能力改变或丧失的再学习和代偿的一种多感观、目标导向性计划。CRT重点针对改善认知功能（记忆力、注意力、集中力）和日常生活技巧（如使用电话、用药管理和财务管理）。认知障碍确实会对安全、生产力、独立性和人际关系产生影响，更会广泛地影响人的整体功能。

认知功能康复诞生于20世纪，世界大战后，由医生、科学家和卫生专业人士开发，用于治疗成千上万在战争中头部受伤的退伍老兵的伤后残疾。在过去的几十年中，CRT对于获得性脑损伤（acquired brain injury，ABI），特别是外伤性脑损伤（traumatic brain injury，TBI）的长期影响得到认可，其计划也越来越明确。

假如说在开始阶段，CRT着重于锻炼认知技巧和认知处理过程，那如今，其重点转向为重建及获得功能性的改变。

34.1 认知康复疗法的原则

CRT最主要的原则是大脑可塑性，这是大脑改变其神经网络组织和功能、产生新的（发芽）或移除旧的（减少）突触的一种特殊能力。事实上，通过结构化的环境体验对大脑可塑性的作用最终会改变大脑的功能和重组以及主体

的行为。此观点与认知过程模块化的假设一致，此假设认为，大脑在处理某特定功能时是由相对独立的亚成分组成的。如果一个受损认知模块保留了部分神经基质，就有可能通过适当的刺激来重新获得认知过程。否则，认知康复需帮助患者发挥代偿机制，利用大脑其他可替代的认知处理能力完成复杂任务。

综上所述，CRT的方法的重点是减少失能。其目的是增强神经系统损伤后造成的认知障碍患者的功能性和独立性，目标在于减轻损伤，保留残缺的认知功能和减少由此认知缺陷带来的不良影响。康复计划需根据每个个体的具体需要制定。CRT依照损伤部位鉴别、促进代偿机制以快速改善某些功能以及刺激大脑储存此功能的过程进行。

34.2 认知康复过程分级

对于认知功能的某些刺激也可能导致可塑性的功能障碍。Stum等人的研究发现患者接受一个基本的注意功能刺激比接受更高的注意过程训练取得了更好的效果；而且高注意过程训练组表现出认知技能的下降。

认知功能是模块化的，按等级组建，其基本的处理过程可以服务高级功能从而使得大脑能够完成复杂任务。将每种功能独立化会引起

严重错误。

既然 CRT 的目的是减少认知障碍造成的失能，康复计划的制定则应将此纳入考虑。康复任务应符合认知功能的等级化原则，开始时训练低水平认知技能（比如，持续注意）至稳定状态后再进行高水平的认知训练（如执行功能）。

34.3　CRT 中自下而上和自上而下的方法

在 CRT 的技术和方法中，Robertson 和 Murre 提出一组相反的 CRT 计划设计方式：自下而上的方法与自上而下的方法。

自下而上的方法即从最下层开始训练大脑。这种方法基于给受损网络强烈的外部感知、运动或感觉刺激从而产生感知过程的重新适应，以影响认知功能的恢复。

这种方法的例子可以从运动康复的治疗方法中找到，大量特定动作的重复（如手指的精细动作）可以显著改善目标区域的运动功能。这些重复通过大脑受损区域的突触生长，会诱发神经元的可塑性和适应性。

该方法也常用于空间忽略的康复中，结合棱镜适应刺激技术。使用特殊的棱镜将受试者的视野向右侧移动，然后让受试者进行重复的运动任务（够取其前面的物体）。为了补偿这些移动，患者表现出向相反侧（左侧）的动作，造成感觉运动坐标的左移。

另一方面，自上而下的方法是指大脑如何通过一个或多个感觉系统来利用从环境获得的信息的。这种方法基于这样一个事实，即大脑的高级区域能够调节和选择需要处理的感觉信息。这些高级区域已经确定是在额叶和丘脑。这些区域能够提高注意力，期望和动力，从而提高康复效果。

这种方式在 CRT 中广泛使用，被认为是一种针对受试者认知过程的直接干预，通过元认知过程改善认知功能和发展代偿策略。根据这种观点，这种恢复与额叶注意力网络密切相关。话虽如此，在设计和制定 CRT 计划的时候，应重视受试者的主观意识和执行功能水平。这将使康复策略优先恢复更基本的处理过程。

34.4　神经心理学测试

神经心理学家是负责对认知水平进行全面具体评估的专业人士，他们会用一系列的测试与评估来对患者的认知水平、情感、人际交往能力，包括其残存能力或代偿能力以及患者日常功能活动能力进行准确的描述与记录。

神经心理行为学测试评估患者的认知能力如计划、解决问题、注意力、学习效率、记忆、情绪管理以及人际交往效能等。

认知领域通常是通过神经心理测量 / 定量分析的方法来测量，运用专门设计的测试来评估不同认知功能及其子成分；此外，功能和情绪也进行评估。为了设计 CRT，准确的评估是必要的：这使得康复治疗师能够具体地了解受试者的技能和能力，分析其强项和弱项，从而找到患者恢复失去功能的方法。

34.5　结果和效果

即使在最近的几十年中，关于 CRT 的文献数量激增，但方法学的问题依然影响着 CRT 的结局评价。主要问题研究对象的高异质性，个体间需要不同的、专门的治疗和环境；以及康复机构的任务制定之间往往存在巨大差异，使得其更像是临床治疗方法而非研究方法。关于 CRT 的有效性是众所周知的；然而，大多数结果都缺乏说服力，因为大部分的治疗都依赖于个案或者小样本研究，这容易受方法学的影响而使 CRT 的治疗效果变得模糊不清。大样本的对照研究，不论是不同治疗方法间的对照还是与空白对照组的对比，依然是缺乏的。

CRT 方法的效果也可以用特定的量表来测量，比如功能独立性测试，重型颅脑损伤伤残评定量表和格拉斯哥预后量表或其他关于自理能力和功能的量表。

最后一个需要考虑的问题是：评价"一个设计良好的干预研究对于患者或消费者是否有帮助"的效果与"治疗后患者的能力能否从研究场所转到社区和个人生活环境"的有效性之间的区别。比如评价一个注意力为基础的训练的有效性就是患者可以回归工作。

34.6 干预的技术和领域

对于有认知损伤的患者，有不同的优化其日常生活和活动的策略和技巧。这些策略被纳入目标导向的认知康复干预中，其目的是：①利用残存的能力来支持适应性行为；②通过对个人相关目标的优化以达到最佳的生存状态。

听觉的和 / 或视觉的注意力任务和记忆训练这几种技术能够帮助患者达到治疗目标。由于个体对治疗反应的不同，尝试不同的策略来确定其效果最好的方法；经常采用两种的方法：恢复性（补救的）方法或者补偿方法。认知康复治疗的主要涉及领域包括注意力、视觉空间和 / 或实用功能，语言和 / 或交流，记忆和执行功能。

34.7 影响认知康复的因素

许多不同因素影响大脑受损的康复过程。

其中一些是固定的和难以控制的，如人口统计学因素。然而，我们能用这些因素的信息，预测患者自然恢复的进程。尽管医学科学主要通过药物介入的方式降低了卒中和外伤所致的继发性损伤，但与损伤本身相关的因素也不受康复专业人员的控制。

34.8 CRT 运用于卒中人群

卒中和脑血管意外（CVA）这两个名字均用于描述由于大脑本身血管或血供受损所导致的脑损伤或功能障碍。卒中、脑外伤（TBI）和痴呆是导致死亡和残疾的三大神经系统病变。脑出血和脑梗死（血栓形成、缺血）均可导致广泛的认知障碍，CVA 造成的是更为普遍性的损害。

34.8.1 大脑中动脉 CVA

通常和左侧大脑中动脉 CVA 相关的认知损伤有失语症、口失用和肢体失用和语言学习障碍，而右侧大脑中动脉 CVA 所带来的常见的缺陷有视空间障碍，非言语学习障碍，意识受损、实用交流受损和注意力缺陷。失语症与多种结构的病变有关，包括内囊、豆纹区、丘脑和基底神经节。

34.8.2 前交通支 CVA

前交通支是动脉瘤的常发位置：这个位置的动脉瘤出血通常导致一种综合征，其特征表现为言语混乱、去抑效应、冷漠、严重的顺行性和逆行性遗忘、执行功能受损和意识障碍。

上面提到的各种类型的康复项目都用于由 CVA 导致的认知损伤；而且在需要恢复的基本认知功能 / 技巧中处于优先地位。

34.9　CRT 在老年痴呆人群中的应用

如今，认知康复会强烈推荐给获得性脑损伤，如卒中，脑外伤患者，他们经常表现为记忆、语言和注意缺陷。在这些情况中，已经制定了许多结构化的方案，且它们的功能和效用已经体现出来了。但是，在神经退化性疾病，如阿尔兹海默症，帕金森病和其他痴呆症中还知之甚少。近年来的文献综述表明，多手段认知刺激联合身体活动和作业治疗的对于轻度认知障碍患者有显著效果。其他的研究表明，如果在早期或者疾病的初期阶段使用这种干预，能够改善症状。因此，全面的神经心理学评估和监测非常重要，这样可以及时发现发展中认知能力下降的危险人群，从而在可能时提供认知刺激干预。

总　结

尽管我们对于大脑可塑性及其机制的理解还比较初级，但已有的证据表明成人大脑具有的可塑性远远超出我们从前的预想。同时，这些新的发现强调了康复整体状况的复杂性。有时，对于临床实践最好的方法仍未可知，但这恰恰也反映出此领域也正在吸取和应用新信息的过程中。

虽然对恢复的生物学基础的深入了解是令人兴奋且关键的，但须铭记我们已知的康复实践原则对于恢复过程是有促进作用的。比如，试想情绪和动机在康复治疗中的重要地位，以及建立一个良好的治疗关系的重要性会最大限度地让患者参与到康复过程中。

关键要点：

- 认知康复是一个以目标为导向、旨在改善认知功能（记忆力、注意力和集中力）以及日常生活技能（如打电话，用药管理和财务管理）的计划。
- 康复项目是根据主体的具体需要制定的。
- 目标在于改善对于主体很重要的任务中的表现。
- 常用两种的方式：恢复性（补救的）方法或代偿方法。

（卢茜　译，朱奕　吴希希　审）

原文参考

[1]　Wilson BA (2002) Cognitive rehabilitation in the 21st century. Neurorehabil Neural Repair 16(2):207–210

[2]　Kolb B, Gibb R (2014) Special section: review. Searching for the principles of brain plasticity and behavior. Cortex 58:251–260

[3]　Fodor J (1985) Precis of the modularity of mind. Behav Brain Sci 8(1):1–42

[4]　Sohlberg MM, Mateer C (1989) Introduction to cognitive rehabilitation: theory and practice. Guilford Press, New York

[5]　Sturm W, Willmes K, Orgass B, Hartje W (1997) Do specific attention deficits need specific training?. Neuropsychological Rehabilitation 7(2):81–103.

[6]　Robertson IH, Murre JM (1999) Rehabilitation of brain damage: brain plasticity and principles of guided recovery. Psychol Bull 125(5):544

[7]　Keith RA, Granger CV, Hamilton BB, Sherwin FS (1987) The functional independence measure: a new tool for rehabilitation. Adv Clin Rehabil 1:6–18. PubMed PMID: 3503663.

[8]　Rappaport M, Hall KM, Hopkins K, Belleza T, Cope DN (1982) Disability rating scale for severe head trauma: coma to community. Arch Phys Med Rehabil 63(3):118–23. PubMed PMID: 7073452

[9]　Jennett B, Bond M (1975) Assessment of outcome after severe brain damage. Lancet 1(7905):480–4. PubMed PMID: 46957

[10]　Bredesen DE et al (2016) Reversal of cognitive decline in Alzheimer's disease. Aging 8(6):1250–1258. Available at: http://www.ncbi.nlm.nih.gov/pubmed/27294343. Accessed 4 Jan 2017

35 老年视力缺陷患者的神经行为学康复

Clara Casco

35.1 衰老过程中的神经可塑性

信息的处理会随着衰老而变得日渐缓慢，编码、再现和存储能力也有所下降，同时选择相关信息去除无关信息的能力也在下降。在神经生物学层面，这些改变与神经调节能力下降有关。虽然乙酰胆碱在调节学习和记忆能力方面的角色尚不确定，但曾提示认知能力下降和胆碱能标记物减少有关。乙酰胆碱的水平会影响神经的空间整合能力，可能与觉醒状态和注意力相关。在长者的大脑皮质，涉及到GABA调节的抑制性神经递质的基因下调，如此一来，影响了低水平皮质在感觉性任务中兴奋和抑制之间的平衡。尤其是中枢视觉系统外周抑制力的降低，即一种在复杂的自然情景中对分辨出物体轮廓同周边界限十分重要的视觉功能，可能是视觉皮质中年龄相关的GABA源性抑制机制的有效性降低所致。并且，随着年龄增长，在背景活动之上识别出视觉感觉刺激的能力（信号噪声比率）降低，也有可能是神经化学相关的多巴胺调节缺陷所致。

大脑代谢下降与中间神经元联络效率降低有关，导致大脑认知和感觉处理相关的区域神经元间的效率都降低。实际上，MRI的数据提示，视觉皮质区域V1、V2以及V3的一小部分的面积减少与年龄相关，可能与皮质连接数量的降低有关。

突触连接的改变影响了长者大脑皮质的可塑性，这可通过测量突触信号传递过程中年龄依赖的长时程调节（LTP和LTD）阈值变异来评估。

除了大脑兴奋性的改变，神经调节依赖的皮质和皮质下感觉输入代表区的损伤，决定了面临挑战性环境时，互动自我强化的下行螺旋式降低，这导致了认知的明显下降。不仅神经信息处理的改变会导致神经代表区和记忆追踪的显著减少，它还会导致行为的更加简化。为了适应复杂性的降低，大脑会更加简化代表区来支持知觉和动作。因此，年龄相关的认知下降是大脑可塑性负向结果所导致的问题。

大量日益增长的人体研究表明，长者大脑可塑性的负向结果可以逆转。治疗目标是通过调节兴奋和抑制网络的平衡，引出长者大脑中可塑性的正向结果。大量基础研究侧重在内源性神经调节因子的释放上，比如去甲肾上腺素、乙酰胆碱、血清素或多巴胺在调节兴奋－抑制平衡方面的积极作用。通过不同的方式，要么独立要么联合应用内源性神经调节因子调节，从神经行为学上引发神经的可塑性。这可通过感知学习（perceptual learning，PL）来实现，通过主动训练一些基本的感觉任务达到长期敏感性改善的结果。通过 PL，身体和功能的下降可减缓、停止甚至逆转。神经行为训练通过 PL 强化了神经调节性控制，强化了 LTP，恢复了神经联络，增加了信噪比，改善了皮质代表区的特异性。

PL 引起的神经行为学上的神经可塑性，通过在物理维度上将神经代表区调整得更窄，降低了感觉缺陷。并且，高低水平的大脑机制共同工作，处理复杂性水平增加的传入信息，可想而知，神经行为学训练导致的 PL，可从低水平的任务转移到高水平的功能上。几个世纪以来的累积研究为 PL 调节皮质的可塑性提供了证据，因此激活竞争性大脑网络可以精炼选择性感觉输入代表区，将这些改善转移到相互作用的系统中去。

35.2 改善健康长者的视觉功能

PL 已被证实可以改善多种视觉功能。一项近期的研究发现，PL 可改善长者的对比敏感性。使用强迫选择方位区辨任务训练 7 天后，长者的表现可与训练前的青年人媲美。PL 的效果与视网膜亮度改变无关，训练效果还可以转移到未训练的方位，但不能转移到视觉敏感性。长者的方位区辨能力可通过训练改善，尤其是当方位区辨任务有困难、需要辨识的方位处于额外视觉噪声中时。在视觉噪声中训练分辨正弦曲线光栅（一种以亮度变化作为信号波的图像）的运动方向，可降低长者的对比阈值，并且 PL 的作用可转移到其他运动任务，提示出长者对外部噪声的耐受度提高，而不是由于额

外内部噪声的减少。重要的是，运动任务的 PL 涉及的低水平中央视觉机制转移到了高水平的视觉功能。Berry 和他的同事们通过二维高斯窗口训练老年人分辨正弦波的扩大 / 收缩，10h，在这 10h 内训练的老年人，相比未训练的对照组，表现更好。训练转移到了未训练的任务——判断由持续移动的点连续呈现的两个方向是否一致；这种转移效果不仅是单纯任务感知时存在，更重要的是，当在两个刺激之间插一个间隔性工作记忆时都有转移效果。而且，对刺激的电生理反应（事件相关脑电位，event-related brain potential，ERP）也被记录下来。对比两个间隔测量到的 ERP，显示有训练依赖性的负电位成分（潜伏期 120~220ms，N1）的偏差调节出现。这个成分的振幅在经训练的第二间隔减少，但对照组没有。并且，PL 在逼近现实需求、需同时分配注意力的多刺激和多任务的情景中出现。比如，Richard 等纳入了年轻和长者观察人员参与一个有用视野任务（useful field of view task，UFOV）的 PL，任务中参与者要定位周围目标。这一任务的表现受到损伤，因为要同时注意到中央的字母，观察人员必须识别出来才能继续参与。然而，两个组都因为分配注意力能力降低而受损，但当提供给长者足够的练习后，他们的注意力消耗与年轻组没有差别。

除了衰老过程中有 PL 依赖性改善的证据，很多研究还提供证据证明 PL 与大脑可塑性有关。Chang 等令观察人员参与 3 个训练段。他们发现临时阈值有 28% 的降低，即在一个质地区辨任务（texture discrimination task，TDT）中，质地和模糊之间的间隔达到 80% 的准确性。试验前，所有组 TDT 的 PL 阈值与 V1、V2 或 V3 的面积大小均无关。仅对长者组来说，因 PL 而改善的人与 V3 面积显著相关。更重要的是，对长者组来说，PL 效果和面积大小的关联在 V3 区发现了，而在年轻组，PL 和一个特定性 V1

训练区功能性激活的调节相关。需要注意的是，V3 显示出的年龄相关的面积减少是最小的。这或许可以解释为什么它可以代偿年龄依赖性的 V1 功能可塑性降低。实际上，假设面积减少反映了促进和抑制连接数量的减少，而连接的强度可以通过 PL 调节，这会负向影响到 PL 在面积减小区域如 V1 的可能性，而 PL 可以在大面积的拥有大量神经连接的区域如 V3 保存。

除了在面积大小上的改变，研究还表明，PL 会导致长者皮质连接的改变。研究基于这样的假设——PL 强化了信号传递，这可通过部分各异向性（fractional anisotropy，FA）表明，FA 可反应神经的特性如髓鞘厚度和轴突直径。年轻和老年观察者参与了 TDT 的 PL，与 PL 相关的 FA 值使用两种 MRI 技术获得：弥散张量成像和功能性 MRI，弥散张量成像是一项可以测量神经系统中肉眼可见的轴索组织的 MRI 技术，功能性 MRI 可在执行任务时提取 BOLD 信号。结果表明，FA 在老年人而非年轻组显著改变，这表明两组人群中 PL 的机制有所不同：只有在老年观察者中，PL 和白质的重组相关。

综上所述，神经行为学和 MRI 发现表明老年人依旧保留感觉可塑性，并可训练。

35.3 老年视力疾病的康复

我们在本节会回顾老年患者感觉疾病康复所产生的积极结果的证据，主要侧重在老花眼、视神经病变和老年相关黄斑退变。

老花眼 老花眼是屈光不正的一种常见类型，伴有视力模糊，导致日常活动受限，比如阅读、缝纫或电脑工作，同时会有近视觉敏感性、对比敏感性和处理速度降低。模糊皮质输入会导致神经激活降低、神经反应迟钝。基于上述假设，模糊的视觉会导致神经编码的时空效率下降，Polat 等在一项神经视觉训练方案中观察

老花眼患者，包括检测低对比度的目标，同时呈现高对比共线等向的侧面人物。研究表明 PL 可以改善视觉敏感性和对比敏感性。更重要的是，阅读速度在训练后提高了每分钟 17 字。

视觉神经病变 直到最近，视交叉前损伤后的视力降低曾一直被认为不可逆。但近期的研究使用交互弱电（重复经眶交流电刺激，rtACS），在闭眼的状态下，由刺激电极经眶应用于年龄 52~62 岁的视神经损伤患者，结果发现，rtACS 的应用可导致视觉功能的显著恢复。恢复的效果体现在视敏感度、静态和动态视野大小以及 V1（如 P100 阳性成分、峰值 100ms）电生理反应的客观测量。此外，rtACS 减少了日常生活中和视觉相关生活质量中视觉相关活动的限制。

AMD 年龄相关的黄斑退变（AMD）是视力丧失的主要原因，通常发生在老年人。它会降低视力和对比敏感性，还影响阅读、驾驶或者其他重要的日常生活活动。AMD 患者常会发展出一个偏心的定影区。因此，对评价 PL 技术改善这些患者偏心视力有效性有重要的临床意义。一些研究已经调查了 PL 在强化阅读速度的潜力，使用三字母识别或者快读串行视觉呈现任务（rapid serial visual presentation，RSVP）。

多项研究表明，尽管观察者年龄较大，但外周 PL 改善可能代表视觉系统具备天生的可塑性。

为解决可塑性的问题，Maniglia 等研究了在侧面有高对比共线元素的情况下，PL 对目标对比监测的影响。PL 的影响是持久的，并能够转移到视力和对比敏感性，最重要的是，在年轻组，侧面人物在短距离时，可降低抑制；在 AMD 组，侧面人物在中等距离时，可改善促进。这表明，PL 可降低经训练的年轻组的抑制性侧方影响，而增加 AMD 患者的促进性影响，意味着可塑性存在不同机制。Rosengarth 等发现，在 AMD 观察者（平均年龄 73 岁）接受视觉运

动和 / 或阅读训练所获得的改善会导致短期的功能性和结构性脑改变。此外，Plank 等人报道，PL 可增强中央视觉丧失的离心视觉。更重要的是，PL 依赖性的改善与早期视觉皮质 BOLD 反应的中度改变相关。

这些结果表明，PL 有强大的、非侵入性和长持续性的康复潜能来治疗西方国家视觉残疾的主要致病原因。

结 论

总而言之，尽管神经元之间的中间联络有效性降低是神经联络管理和代谢降低的结果，但神经行为学和影像学发现表明，感觉可塑性可用于训练年龄相关视力降低的成年人。通过 PL 实现感觉可塑性调节的关键点是非侵入性、视觉功能改善持久性，因为随访评估长达 1 年，并且随访对象的生活质量也变得更好。

关键要点：
- 感觉神经元的中间联络有效性在老年大脑中降低。
- 皮质可塑性降低可通过神经行为学恢复性训练逆转。

（伊文超 译，朱奕 解益 审）

原文参考

[1] Blokland A (1995) Acetylcholine: a neurotransmitter for learning and memory? Brain Res Rev 21(3):285–300

[2] Roberts MJ, Zinke W, Guo K, Robertson R, McDonald JS, Thiele A (2005) Acetylcholine dynamically controls spatial integration in marmoset primary visual cortex. J Neurophysiol 93(4):2062–2072

[3] Loerch PM, Lu T, Dakin KA, Vann JM, Isaacs A, Geula C, Wang J, Pan Y, Gabuzda DH, Li C, Prolla TA (2008) Evolution of the aging brain transcriptome and synaptic regulation. PLoS One 3(10):e3329

[4] Betts LR, Taylor CP, Sekuler AB, Bennett PJ (2005) Aging reduces center-surround antagonism in visual motion processing. Neuron 45(3):361–366

[5] Casco C, Guzzon D, Moise M, Vecchies A, Testa T, Pavan A (2014) Specificity and generalization of perceptual learning in low myopia. Restor Neurol Neurosci 32(5):639–653

[6] Casco C, Robol V, Barollo M, Cansino S (2011) Effects of aging on visual contour integration and segmentation. Invest Ophthalmol Vis Sci 52(7):3955–3961

[7] Casco C, DiStefani E, Pinello L, Sato G, Battaglini L (2015) Hyper-vision of mirror symmetry in patients with macular degeneration reflects parafoveal cortical reorganization. Restor Neurol Neurosci 34(1):67–77

[8] Leventhal AG, Wang Y, Pu M, Zhou Y, Ma Y (2003) GABA and its agonists improved visual cortical function in senescent monkeys. Science 300(5620):812–815

[9] Peters MA, Thompson B, Merabet LB, Wu AD, Shams L (2013) Anodal tDCS to V1 blocks visual perceptual learning consolidation. Neuropsychologia 51(7):1234–1239

[10] Li SC, Lindenberger U, Sikström S (2001) Aging cognition: from neuromodulation to representation. Trends Cogn Sci 5(11):479–486

[11] Chang LH, Yotsumoto Y, Salat DH, Andersen GJ, Watanabe T, Sasaki Y (2015) Reduction in the retinotopic early visual cortex with normal aging and magnitude of perceptual learning. Neurobiol Aging 36(1):315–322

[12] Burke SN, Barnes CA (2006) Neural plasticity in the ageing brain. Nat Rev Neurosci 7(1):30–40

[13] Bavelier D et al (2010) Removing brakes on adult brain plasticity: from molecular to behavioral interventions. J Neurosci 30(45):14964–14971

[14] Mahncke HW, Bronstone A, Merzenich MM (2006) Brain plasticity and functional losses in the aged: scientific bases for a novel intervention. Prog Brain Res 157:81–109

[15] Van Praag H, Kempermann G, Gage FH (2000) Neural consequences of environmental enrichment. Nat Rev Neurosci 1(3):191–198

[16] DeLoss DJ, Watanabe T, Andersen GJ (2015) Improving vision among older adults behavioral training to improve sight. Psychol Sci 26(4):456–466

[17] DeLoss DJ, Watanabe T, Andersen GJ (2014) Optimization of perceptual learning: effects of task difficulty and external noise in older adults. Vision Res 99:37–45

[18] Bower JD, Andersen GJ (2012) Aging, perceptual learning, and changes in efficiency of motion

processing. Vision Res 61:144–156

[19] Berry AS, Zanto TP, Clapp WC, Hardy JL, Delahunt PB, Mahncke HW, Gazzaley A (2010) The influence of perceptual training on working memory in older adults. PLoS One 5(7):e11537

[20] Richards E, Bennett PJ, Sekuler AB (2006) Age related differences in learning with the useful field of view. Vision research 46(25):4217–4231

[21] Furmanski CS, Schluppeck D, Engel SA (2004) Learning strengthens the response of primary visual cortex to simple patterns. Curr Biol 14(7):573–578

[22] Schwartz S, Maquet P, Frith C (2002) Neural correlates of perceptual learning: a functional MRI study of visual texture discrimination. Proc Natl Acad Sci 99(26):17137–17142

[23] Walker MP, Stickgold R, Jolesz FA, Yoo SS (2005) The functional anatomy of sleep-dependent visual skill learning. Cereb Cortex 15(11):1666–1675

[24] Yotsumoto Y, Watanabe T, Sasaki Y (2008) Different dynamics of performance and brain activation in the time course of perceptual learning. Neuron 57(6):827–833

[25] Piëch V, Li W, Reeke GN, Gilbert CD (2013) Network model of top-down influences on local gain and contextual interactions in visual cortex. Proc Natl Acad Sci 110(43):E4108–E4117

[26] Yotsumoto Y, Chang LH, Ni R, Pierce R, Andersen GJ, Watanabe T, Sasaki Y (2014) White matter in the older brain is more plastic than in the younger brain. Nat Commun 5

[27] Polat U, Schor C, Tong JL, Zomet A, Lev M, Yehezkel O, Sterkin A, Levi DM (2012) Training the brain to overcome the effect of aging on the human eye. Sci Rep 2

[28] Sabel BA, Fedorov AB, Naue N, Borrmann A, Herrmann C, Gall C (2011) Non-invasive alternating current stimulation improves vision in optic neuropathy.

[29] Gall C, Sgorzaly S, Schmidt S, Brandt S, Fedorov A, Sabel BA (2011) Noninvasive transorbital alternating current stimulation improves subjective visual functioning and vision-related quality of life in optic neuropathy. Brain Stimul 4(4):175–188

[30] Yu D, Cheung SH, Legge GE, Chung ST (2010) Reading speed in the peripheral visual field of older adults: does it benefit from perceptual learning? Vision Res 50(9):860–869

[31] Astle AT, Blighe AJ, Webb BS, McGraw PV (2015) The effect of normal aging and age-related macular degeneration on perceptual learning. J Vis 15(10):16–16

[32] Chung ST (2011) Improving reading speed for people with central vision loss through perceptual learning. Invest Ophthalmol Vis Sci 52(2):1164–1170

[33] Tarita-Nistor L, Lam D, Brent MH, Steinbach MJ, González EG (2013) Courier: a better font for reading with age-related macular degeneration. Can J Ophthalmol 48(1):56–62

[34] Maniglia M, Pavan A, Sato G, Contemori G, Montemurro S, Battaglini L, Casco C (2016) Perceptual learning leads to long lasting visual improvement in patients with central vision loss. Restorative Neurology and Neuroscience 34(5):697–720

[35] Rosengarth K, Keck I, Brandl-Rühle S, Frolo J, Hufendiek K, Greenlee MW, Plank T (2013) Functional and structural brain modifications induced by oculomotor training in patients with age-related macular degeneration. Front Psychol 4:428

[36] Plank T, Rosengarth K, Schmalhofer C, Goldhacker M, Brandl-Rühle S, Greenlee MW (2014) Perceptual learning in patients with macular degeneration. Front Psychol 5:1189

[37] Casco C, Barollo M, Contemori G, Battaglini L (2017) The Effects of Aging on Orientation Discrimination. Frontiers in aging neuroscience 9

Restor Neurol Neurosci 29(6):493–505

实用交流能力的康复与老龄化 36

Alberto Parola, Francesca M. Bosco

36.1 引 言

在社会环境中有效沟通能力的降低，可能是因为正常老龄化，也可能因为生理和神经的变化以及个人环境的变化，例如社会接触的数量减少和社会角色的变化，如退休，通常这些都是年老的特征。老年人经常表现出普遍的认知功能下降，这是由于额叶皮质连接的减少，主要影响高级认知功能，比如执行功能，例如计划、工作记忆和抑制，并伴有听力和言语过程的改变。这些改变可能会影响语言的使用能力，伴随情绪识别缺陷，导致名称检索和回忆、婉转地表达困难，句法复杂度降低和韵律改变困难。除了正常衰老造成的普遍认知能力下降外，许多神经系统疾病都发生在老年；老年时最常见的损害交流能力的疾病有脑卒中、脑外伤、痴呆（特别是阿尔茨海默病）和帕金森病。帕金森病患者存在韵律障碍，如言语重音降低、音调单调、停顿不当、话语信息量减少和语用缺陷。痴呆患者在词汇检索、婉转表达、不相关话语的产生、话语连贯性和话题快速切换方面表现出缺陷。脑损伤导致的沟通障碍具有异质性，且根据损伤的大小和原因（血管或创伤）有所不同，但最常见的障碍包括失语症；语调调节和语音识别的困难；叙述冗长；言不及义；社交不当；语用和推理缺陷，特别是在理解最复杂的语言形式（反讽、隐喻、常用语）方面；以及叙事障碍。

对于患者来说，沟通障碍是完全康复和回归原来日常生活活动的阻碍。因此，言语和交流康复对于老年交际障碍的社会效应极为重要。

36.2 脑损伤患者交流障碍的康复

我们着重于关注老年人脑损伤（brain damage，BD）后交流障碍的康复。交流康复的第一个目标是明确交流障碍的具体损伤原因，以便针对患者困难点制定康复方案。传统康复治疗方法聚焦于语言能力的恢复，但语言功能的恢复并不一定对应于现实生活中交流能力的提高。此外，脑损伤患者经常表现非言语交流的缺陷，如手势、沟通，但大多数治疗侧重于言语模型却并没有着重解决非言语交流的训练。为了克服这些问题，一些研究者提出了语用方法，如功能性沟通治疗，在治疗中训练失语症患者运用非语言策略来解决日常交际任务，或促进失语症患者的沟通有效性。检查者要求患者在治疗师的帮助下描述一张卡片，给他反馈并提出提高患者交流能力的改善策略。语用学方法的一个显著特点是利用群组治疗，这再现了现实交流环境下的认知需求，如快速重复的轮换和泛化训练获得的技能。群组还可以促进形成新的社会关系，扩大参与者的社会和支撑性关系网。

脑损伤患者常表现出行为障碍，被称为"人格改变"，这种改变归因于脑损伤限制了他们的沟通能力，使他们喋喋不休、产生不当社交、攻击性强和固执行为模式。为了克服沟通交流困难，还提出了社会技能训练。这种训练的内容包括一系列技巧，如系统化模型、角色扮演、反馈、自我监控和小组讨论等，目的是培养亲社会性的和适应社会的交际行为。患者的照护者是沟通能力康复的另一个重要方面。治疗师向患者的照护者提供有用的建议，帮助他们了解疾病的原因、处理疾病产生的后果，并建议他们如何加强康复的补偿策略。

在老年脑损伤的康复治疗过程中还有一些重要问题也需重视，如患者对缺陷的认识程度、其一般认知状况。事实上，认知能力的下降表现为在执行功能和心理状态方面，如将心理状态归因于自己和他人的能力，或对这些缺陷的认识缺乏，可能会极大地限制治疗效果。最近，Gabbatore 等人提出认知语用治疗（cognitive pragmatic treatment，CPT），一种旨在提高脑损伤患者交际能力的明确训练方案。认知语用治疗包括 24 项康复训练，每项训练注重不同的交流技能方面。这种治疗方法考虑到语言、非语言和辅助语言的各种表达方式，鼓励患者使用所有的交流方式，和保留的语言能力，以达到特定任务设定的交流目标。所使用的技术包括角色扮演、进行小组讨论后观看展示交流过程的剪辑视频，以及使用相关音频和印刷材料的练习。在创伤性脑损伤患者的研究中证明了认知语用治疗的有效性，治疗后患者表现出更好的沟通能力，且治疗效果维持了 3 个月。

36.3 健康老年人康复计划

在正常的老龄化过程中，日常生活中的交流困难可能会造成更严重的心理社会后果。老年人常会经历社交活动的减少，沟通交流困难会进一步削弱他们的社交网络。此外，老年人经常需要帮助，"成功的交流能力，包含了听、说、读、写，是老年人获得医疗保健的关键因素"。因此，对交流能力的评估和提高交流能力的方法不仅适用于患者，还可以应用到因正常衰老过程导致的交流困难人群。提高和增强交流能力的治疗方法可以帮助这类人群预防认知下降、保持交流能力。交流能力改善的一个关键结果是维持和加强了社会和支持网络，这对生活质量产生了积极的影响。最后，将老年人纳入康复治疗的同时，应考虑一些关键问题：应根据老年人的需要精心安排调整活动的节奏和时间。认知能力下降和身体疲劳确实会降低他们在治疗过程中的注意力和反应能力，实验者的作用是不断监测和防止可能的治疗退出。

总　结

迄今为止，尽管老年人交流能力确实存在困难且会带来的严重社会后果，但很少有研究关注健康和不健康的老年人群的交流障碍的评估（和康复）。需要进一步研究这些疾病的起源与特征及其对现实生活产生的后果。更好的理解交流障碍的类型和解决此问题的康复方案的有效性也是非常必要的。

关键要点：

- 交流障碍和老龄化：根源和后果
- 老年脑损伤患者交流障碍的康复
- 健康老年人康复计划

（吴希希　译，卢茜　审）

原文参考

[1] Glisky EL (2007) Changes in cognitive function in human aging. In: Brain aging: models, methods, and mechanisms. David R. Riddle, CRC Press, Taylor & Francis, NY/USA pp 3–20

[2] Hess TM (2005) Memory and aging in context. Psychol Bull 131(3):383.3

[3] Burdon P, Dipper L, Cocks N (2016) Exploration of older and younger British adults' performance on The Awareness of Social Inference Test (TASIT). Int J Lang Commun Disord 51(5):589–593

[4] Berg E, Björnram C, Hartelius L, Laakso K, Johnels BO (2003) High-level language difficulties in Parkinson's disease. Clin Linguist Phon 17(1):63–80

[5] Bayles KA, Tomoeda CK, Cruz RF, Mahendra N (2000) Communication abilities of individuals with late-stage Alzheimer disease. Alzheimer Dis Assoc Disord 14(3):176–181

[6] Orange JB (2009) Language and communication disorders in older adults: selected considerations for clinical audiology. Hear Care Adults:87–102

[7] Bosco FM, Angeleri R, Sacco K, Bara BG (2015) Explaining pragmatic performance in traumatic brain injury: a process perspective on communicative errors. Int J Lang Commun Disord 50(1):63–83

[8] Parola A, Gabbatore I, Bosco FM, Cossa FM, Gindri P, Sacco K (2016) Linguistic, extralinguistic and paralinguistic abilities in patients with right hemisphere damage (RHD). Journal of Neurolinguistics 39:10–25

[9] Angeleri R, Bosco FM, Zettin M, Sacco K, Colle L, Bara BG (2008) Communicative impairment in traumatic brain injury: a complete pragmatic assessment. Brain Lang 107(3):229–245

[10] Carlomagno S, Blasi V, Labruna L, Santoro A (2000) The role of communication models in assessment and therapy of language disorders in aphasic adults. Neuropsychol Rehabil 10(3):337–363

[11] Aten JL, Caligiuri MP, Holland AL (1982) The efficacy of functional communication therapy for chronic aphasic patients. J Speech Hear Disord 47(1):93–96

[12] Davis GA, Wilcox MJ (1985) Adult aphasia rehabilitation: applied pragmatics. College-Hill Press, Worthing, England

[13] Ylvisaker M, Turkstra LS, Coelho C (2005) Behavioral and social interventions for individuals with traumatic brain injury: a summary of the research with clinical implications. Semin Speech Lang 26(4):256–267

[14] Gabbatore I, Sacco K, Angeleri R, Zettin M, Bara BG, Bosco FM (2015) Cognitive pragmatic treatment: a rehabilitative program for traumatic brain injury individuals. J Head Trauma Rehabil 30(5):E14–E28

[15] Yorkston KM, Bourgeois MS, Baylor CR (2010) Communication and aging. Phys Med Rehabil Clin N Am 21(2):309–319

37 老年人语言的神经心理学方面

Andrea Marini

37.1 引 言

语言依赖于组成句子要素所需的话语内或微观语言维度的整合，以及句子间连接所需的话语间或宏观语言维度的整合。微观语言维度将音素组织为语素和单词（词汇处理）。它还决定了一个单词所需的句法语境，以及生成结构良好的句子（句法处理）以及由单个单词（词汇语义）和整个句子（短语语义）表示的文字含义。宏观语言维度决定一个单词或句子在上下文中的正确含义（语用处理），并紧密贯通地链接句子或话语，从而形成叙事话语的主题并整合其语言和概念特征（话语处理）。这种复杂的认知功能在老年人群中逐渐下降，这是由于言语系统的内在退化和认知能力衰退之间复杂的相互作用。本章主要讨论健康老化对语言产生能力的影响。

37.2 年龄对微观语言处理的影响

尽管心理词典在人的一生中不断增长，至少在八九十岁之前，老年人的词汇量都通常比年轻人大。对健康老年人群命名能力和舌尖状态的研究显示，50 岁以后从记忆中检索单词的能力已经减弱，70 多岁的时候则显著降低。同样，语法技能也会随着年龄的增长而逐渐下降：年龄较大的人产生的复杂句子较少，并且存在功能词检索困难。使用不同技术的研究结果也支持年龄引起的语法弱化的可能性。例如，与年龄在 20~60 岁的年轻群体相比，年龄较大的受试者在进行叙述性陈述有更多形态错误，产生的完整句子较少。有研究表明，这种语法弱化至少在一定程度上与经常出现在老年人群中的言语工作记忆的衰退有关。

总的来说，针对老年人的微语言生成技能的研究表明，词汇和语法技能都随着年龄的增长而退化。即使大多数现有研究报告都集中于传统的词汇和语法技能的评估（如命名任务和句子生成任务），为了更详细地了解老年人的词汇和语法生成技能，有必要进行更多的研究。在这些研究中，应多采用能让说话者产生叙述性话语样本的任务。

37.3 年龄对宏观语言处理的影响

衰老过程也影响宏观语言能力。老年人的叙述特征通常表现为过度冗长和语言组织不够凝练与连贯。例如，Kemper 和 Sumner 的研究表明，70~80 岁的人与 20~30 岁的成年人相比，进行叙事性话语时，其局部（即缺少或混淆的引用和主题转移）和全局（即离题的话语与语义错误表述）连贯性错误较多。老年组和中年组的表现没有显著差异，这表明局部一致性错误的产生也是老化的一种表现，当人们进入 50 多岁时，老龄化可能已经开始。老龄化的进程也削弱了整体连贯性，即在给定语篇中将远程话语与语义联系起来的能力。当老年人参与自发性对话时，他们比年轻人更容易跑题。这就是为什么老年人的叙事话语通常被认为是含糊不清和不连贯的。老年人在叙述上的弱点可能并不完全取决于语言障碍本身。根据抑制缺陷假说，在老年人中，信息产生过程的控制能力下降，抑制无关信息和关注叙事主体的能力可能会减弱。这可能在最终在生成叙述时触发引入无关的评论和偏题。

总　结

老年人语言生成能力的特点是逐渐衰退的，这至少部分受其认知能力下降的影响。比较重要的是要考虑到用于激发老年人语言产生的任务的类型，因为不同的方法可以提供非常不同的结果。例如，Schmitter–Edgecombe 等通过执行"波士顿命名测试"和自发的话语制作任务，比较了三组不同年龄的成年人中的单词搜索技能。年龄较大的参与者（分别为 70 岁、80 岁和 90 岁）仅在后一项的任务中比年轻参与者产生更多的错误，而令人惊喜的是在命名测试中，他们反而比年轻参与者更准确。这表明该生态任务，如在这个实验中使用的语篇生成任务，可能为一个特定个体所经历的实际语言困难的提供高度信息量。

关键要点：

- 老年人的语言生成能力的特点是语言逐渐弱化。
- 这种弱化也受到认知能力下降的影响。
- 语篇生成任务对说话者的实际语言困难具有较强的指导意义。

（吴希希　译，卢茜　审）

原文参考

[1] Marini A, Andreetta S, Del Tin S, Carlomagno S (2011) A multi-level approach to the analysis of narrative language in aphasia. Aphasiology 25(11):1372–1392. doi:10.1080/02687038.201 1.584690

[2] Thornton R, Light LL (2006) Language comprehension and production in normal aging. In: Birren JE, Schaie KW (eds) Handbook of the psychology of aging. Academic, San Diego, CA, pp 261–287. doi:10.1016/B978-012101264-9/50015-X

[3] Marini A, Andreetta S (2016) Age-related effects on language production: a combined psycholinguistic and neurolinguistic perspective. In: Wright HH (ed) Cognition, language and aging. John Benjamins Publishing Company, Amsterdam, Netherlands, pp 55–79

[4] Schroeder DH, Salthouse TA (2004) Age-related effects on cognition between 20 and 50 years of age. Personal Individ Differ 36:393–404. doi:10.1016/S0191-8869(03)00104-1

[5] Lindenberger U, Baltes PB (1997) Intellectual functioning in old and very old age: cross-sectional results from the Berlin aging study. Psychol Aging 12:410–432. doi:10.1037/0882-7974.12.3.410

[6] Connor LT, Spiro A, Obler LK, Albert ML (2004) Change in object naming ability during adulthood. J Gerontol Ser B 59(5):203–209. doi:10.1093/geronb/59.5.P203

[7] Feyereisen P (1997) A meta-analytic procedure shows an age-related decline in picture naming: comments on Goulet, Ska, and Kahn (1994). J Speech Lang Hear Res 40(6):1328–1333. doi:10.1044/jslhr.4006.1328

[8] Shadden B (1997) Discourse behaviours in older adults. Semin Speech Lang 18(2):156–147. doi:10.1055/s-2008-1064069

[9] Heller RB, Dobbs AR (1993) Age differences in word finding in discourse and nondiscourse situations. Psychol Aging 8:443–450. doi:10.1037/0882-7974.8.3.443

[10] Marini A, Boewe A, Caltagirone C, Carlomagno S (2005) Age-related differences in the production of textual descriptions. J Psycholinguist Res 34(5):439–463. doi:10.1007/s10936-005-6203-z

[11] Kemper S, Sumner A (2001) The structure of verbal abilities in young and older adults. Psychol Aging 16:312–322. doi:10.1037/0882-7974.16.2.312

[12] Schmitter-Edgecombe M, Vesneski M, Jones DW (2000) Aging and word-finding: a comparison of spontaneous and constrained naming tests. Arch Clin Neuropsychol 15(6):479–493

[13] Pushkar Gold D, Arbuckle TY (1995) A longitudinal study of off-target verbosity. J Gerontol Psychol Sci 50B:307–315

[14] Wills CL, Capilouto GJ, Wright HH (2012) Attention and off-topic speech in the recounts of middle-age and elderly adults: a pilot investigation. Contemp Issues Commun Sci Disord 39:105–112

[15] Hasher L, Zacks RT (1988) Working memory, comprehension, and aging: a review and a new view. Psychol Learn Motiv 22:193–225. doi:10.1016/S0079-7421(08)60041-9

老年人吞咽障碍的康复 38

Emelyne Grech, Erwan de Mones, Isabelle Bourdel-Marchasson

38.1 引 言

在欧洲国家，老年人尤其是男性的预期寿命正在延长。然而在瑞典严重残疾或行动不便的人群的预期寿命在过去 20 年中保持了相对恒定。不同的人群和环境下吞咽障碍的发病率有所不同，但对于有严重残疾或居住在养老院的人群中吞咽障碍可能好发。老年人吞咽障碍发病率的评估因健康状况而异。据估计，在老年急症病房，1/5 的住院患者有吞咽障碍，养老院的患病率可高达 60%。这些吞咽障碍所造成的后果严重，包括吸入性肺炎、营养不良、脱水、生活质量差和死亡率增加等。

38.2 老年人吞咽障碍的具体特征

本章主要讨论口咽期吞咽障碍。虽然老年人经常出现食管期吞咽障碍，但不是康复关注的重点。造成老年人吞咽障碍的主要原因是周围或中枢神经的损害。耳鼻咽喉疾病病因包括解剖层面和功能层面疾病，如癌症、咽食管憩室、局部压迫和颈椎骨赘。医源性原因也很常见。此外，由于一些药物对运动（抗精神病药、

苯二氮䓬类）、口干（抗胆碱药）或过度镇静的负面影响，它们可以放大和使亚临床状态出现失代偿。使用鼻饲管也会干扰吞咽能力。事实上，由于老年人体质越来越虚弱，吞咽障碍时常在他们身上发生。其他因素包括行为问题、神志错乱、包含牙齿脱落和口腔真菌病等较差的口腔健康状况、口咽疼痛或胃食管反流等。

生理性老化会导致吞咽困难，又称老年性吞咽障碍。老年性吞咽障碍可能改变吞咽的各个时期，口腔期、咽期和食管期，但这些障碍通常是综合的。在口腔期，由于咬合力降低、口腔健康状况不佳或舌向前向后运动受损都可能改变咀嚼的能力。因此，口腔中食团的制备速度减慢，效率降低。此外，唾液分泌的减少同样会导致食团质量的进一步下降。唾液或食物渗漏可能是由于唇角闭合不全和唇肌无力造成的。未能闭合的舌根及软腭可能会导致食团过早的漏入咽部。最后口咽感觉丧失会降低进食的愉悦感和兴趣，也可能干扰咽喉运动。感觉检查阈值的增加可能导致吞咽反射的触发。喉软骨骨化会降低喉抬高的幅度，从而改变气道的保护能力。咽部蠕动的减慢，会增加食物转运时间，同时增加了食物在会厌谷或梨状隐窝内残留的风险。随着食团转运时间的增加或食管下括约肌功能受损，食管运动也可能会受到干扰。

吞咽所涉及的整体运动和呼吸也会随着年龄的增长而改变。咳嗽反射会减弱或降低效率。因此，老年性吞咽障碍可以被认为是一个加重因素而不是主要原因。事实上，在能够克服这些困难的健康老年人身上并没有观察到类似的症状。

38.3 多学科团队

鉴于造成老年人吞咽障碍的多种原因，吞咽困难的治疗应是多学科协作的，无论是协调参与者，还是协调诊断和治疗，医疗执业者（medical practitioner，MP）都应发挥关键作用。医生从患者和护理人员那里收集吞咽障碍的症状和体征，并执行诊断程序，言语治疗师或物理治疗师进行影像学检查或临床吞咽障碍筛查。也可以向牙医、耳鼻咽喉科医生和胃肠科医生寻求综合性治疗。医疗执业者首先关注的是吞咽障碍带来的呼吸或营养相关的并发症。医生将提出对因治疗，如帕金森病吞咽困难中的多巴胺使用这种内科处理，或者憩室的去除这种外科处理是否需要康复措施。需要进行全面的健康、功能和营养评估，并可能与药剂师配合参与修改治疗计划。需要培训专业的护理人员、护士或助理人员为吞咽障碍患者进行筛查。根据吞咽障碍评估的结果制定治疗方案。需要观察到吞咽障碍症状的改变和治疗方案有效性的改变。还需要负责那些不能自理的患者的口腔健康。总的来说，康复治疗是由言语治疗师和物理治疗师协作进行的。言语治疗师接受如吞咽障碍相关检查、吞咽康复方法和实施个体化姑息治疗计划的培训。言语治疗师与患者、患者亲属和护理人员合作。物理治疗师帮助患者学习呼吸方式，无论是在肺部发生并发症或呼吸障碍都会成为一个疾病加重的因素。此外，言语治疗师还负责帮助患者口腔肌肉和运动的

康复，帮助患者在吃饭时采取适当的头控和躯干姿势，以提高患者的独立性。作业治疗师可以为患者提供进餐时的适应技术，以促进患者自我进食和手部抓握能力的康复。营养师的作用是根据吞咽障碍检查结果，为满足患者的进食需求，改变食物的质地。营养师必须考虑到患者的口味和习惯，确保患者的最佳饮食。吞咽障碍通常会影响进食所需的力量，导致进食过程中的挑食和疲劳感从而无法完成进食。因此，食物营养强化通常是必要的，以满足患者的营养需要。

38.4 总体目标

对吞咽障碍患者的护理可概括为三点：预防呼吸系统并发症、改善营养状况、尽可能建立较高生活质量。实现这些目标有两种方法。首先，康复需要个人投入和老年患者的积极参与。这些康复项目通过长期强化训练来促进运动过程中的主动性训练。第二，旨在确保吞咽障碍患者用餐期间安全的适应性照护。补偿策略的实施被视为姑息治疗。

38.5 分析型康复

这些训练旨在改善有关吞咽器官的运动、敏感性和感觉功能。要从这样一个康复训练项目中受益，患者必须在主观上尽心尽力；同时他应该有良好的整体健康状况、良好的身体和心理状态，并有足够的认知能力来理解所涉及的目标和问题。在这一章中，我们将给出一些练习的例子。

另一方面，康复计划的相关性依赖于之前对患者损伤评估的准确性。进食和吞咽的行为本身就是一种康复训练，在真实的进食状况下

引发整个感觉运动回路。一些反射必须刺激引出，如吞咽反射可能被延迟或咳嗽反射是一种有效的保持气道通畅的机制。相反，必须抑制其他的初级反射如咬和吮吸反射。呕吐反射与吞咽反射相反，当咽反射亢进时应加以控制。

在康复技术中，面瘫时进行面部按摩非常重要，或者使用热刺激或冷冻疗法擦刷用来加强神经系统的唤醒。餐前可使用 Logemann 技术对软腭进行热刺激和触觉刺激擦刷。冰刺激疗法也可以在饭前进行，包括用冰棉签的前端进行口腔按摩，通过刺激对低温敏感的结构来促进吞咽反射。自主进食过程也可以用来改善吞咽。乍一看似乎是补偿性的吞咽动作从长远来看甚至可能会改变吞咽生理。这些动作可以在吃饭时用食团或唾液或水来完成。根据 Logemann 和 Colleagues 的结论，声门上吞咽训练旨在保护呼吸道。它包括一系列连续的步骤：吸气后屏住呼吸，运送食团，吞咽，呼气，然后咳嗽。门德尔松手法包括在吞咽过程中主动延长喉抬高时长以保护气道和协助吞咽时环咽肌的开放。如果出现言语功能障碍并伴有会厌谷残留，建议进行用力吞咽。它包括主动使用所有的口腔和咽喉肌肉，用最大力量包绕食团，以改善推进力和咽部收缩能力，从而帮助咽部清除。

分析型训练是根据发现的障碍来完成康复计划。他们专注于几个解剖结构：嘴唇和颊肌，舌头，软腭和喉。对失用症的研究使感觉运动序列得以动员，从而导致某些动作的自动化。它还旨在增强脆弱且难以触及的喉部肌肉结构。Shaker 技术用于促进上食管括约肌的开放，同时锻炼舌骨上肌群。患者仰卧，要求其完成连续 3 次抬头动作，每次等长训练时间维持 1min，而分次抬头为等速训练。而且，有时克服阻力有助于优化先前张力减退结构的肌肉力量。

只要有可能，生物反馈工具可以帮助患者感知运动训练的效率。受试者可以在镜子前、也可以根据来自加速计的信号或来自吞咽困难的各种结构的表面肌电图来进行针对性训练。

吞咽测序对一些老年吞咽障碍患者，即吞咽失用可能有用。考虑到患者的认知能力和运动能力，可以将吞咽顺序在吃饭时展示给患者，以辅助他们完成自动吞咽过程。最后，针对患有帕金森病伴随"滚动"现象的受试者中，告诉受试者吞咽可能是有效的。

38.6　适应性照护

这种照护模式涉及与老年吞咽障碍患者检查结果相对应的个性化适应能力。尽可能地把日常生活中的味道和用途，以及患者的运动和认知能力纳入考虑范畴，以应用于这种适应性照护措施。此外，适应性照护应依赖于患者自身资源、财政资源和社会支持，包括照护者的可用性。

如果出现退行性病变或分析性康复后无法恢复，那么代偿策略将是治疗吞咽障碍的重点。遗憾的是，大多数老年吞咽障碍患者都担心进食过程：精疲力竭、全身健康状况不佳、认知困难和抑郁状态阻碍了实际的康复进程。这种补偿性策略是一个柔性的目标，即允许进食的同时尽可能确保安全地获得足够的营养或快乐。

结构适应的目标是根据老年人的吞咽能力来改变食物的稠度。当咀嚼发生困难时，建议使用利于吞咽的食物（图38.1）。为了方便吞咽，推荐进食口感均匀、口感光滑的食物。根据每个患者病情的变化，选择某些质地的食物，而排除其他质地的食物，绝对避免固体食物。事实上，吸入一块食物而窒息的风险巨大，会危及生命。此外，食物质地的改变可能需要长时间的食团准备（经过咀嚼、唾液分泌）和推进力共同作用。可以把食物切成小块，也可以把食物磨碎。为了提高食团在口中的黏合力和促进食团的推送，可以在食物上涂上酱汁或油脂。然而，因为磨碎或混合的食团有助于吞咽，所以经常被使用。应该谨记，随着混合质地食团的长期使用，唾液的分泌量会下降。但有些质地的食物是危险的，例如进入口腔后易碎的食物，会分散在口腔中，在吸气时可能会引起呛咳。富含纤维的（韭菜、莴苣）也有同样的缺点。此外，像水果沙拉一样的液体、固体混合食物也要避免，因为进食这些食物需要足够的口腔力量和快速吞咽能力。如果患者有吞咽反射延迟，可以将液体食物变稠。稠度可从果肉饮料的稠度到炖水果的稠度不等。事实上，液体的黏附性很小，所以液体在口腔内流动速度很快，会导致患者吞咽前吸入。温度和味道也可以改变。例如，与无味或常温的食物相比，热的或冰镇液体或食物以及起泡或甜味的液体会增强口腔对食物存在的各种反射反应。必须特别注意的是，需要在药师的帮助下调整药物的剂型，以确保其使用的有效性和安全性。

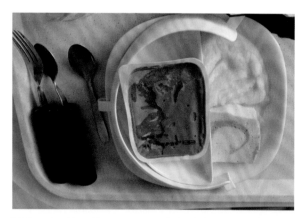

图 38.1　使用辅助工具和改良的膳食。注意将蔬菜、肉和淀粉分开，以便患者更好的进食

　　姿势适应首先要考虑整体姿势（图 38.2，图 38.3）。受试者不应躺着吃东西。在坐位或半坐位下，躯干得到适当的支撑。饭后建议保持这个姿势，不要立即躺下，以减少反酸的风险。颈部姿势直接影响吞咽。应避免颈部的侧屈或

过度伸展，因为会导致喉部机械性下降，从而降低咽推进的效率。应鼓励患者屈曲颈部，因为这样 55% 的吞咽障碍患者可避免误吸。此外，这种体位使会厌向后移动，从而扩大了会厌谷间隙。如果是半喉，头部向麻痹侧旋转可以更好地关闭声门和保护气道。此外，这种姿势可以更好地放松食道上括约肌，并减少咽部和梨状隐窝残留的可能性。

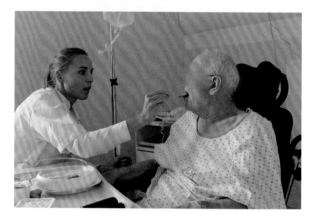

图 38.2　右侧偏瘫合并右侧喉麻痹的患者辅助进食时，治疗师应当处于适当位置

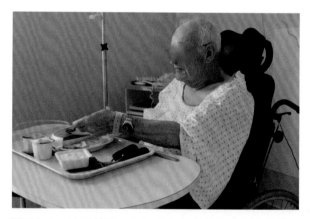

图 38.3　使用辅助工具帮助患者更容易和安全的自我进食

　　环境改造也可以在吞咽障碍的患者进食时进行。直接的环境应该安静，没有电视和收音机等干扰因素。要求患者将所有注意力集中在吞咽上，并避免在吃饭时说话。吸气时呛咳的危险是真实存在的。给予患者的指示应该简短明了，甚至可以配有插图。可能需要技术辅助来促进进食过程中的吞咽或优化自主进食能

力（图 38.1）。防滑垫有助于将盘子固定在适当的位置；塑料餐具减少因手部颤抖损伤口腔的风险；泡沫套有助于抓握；弯曲的勺子有助于将食物送入口腔；有边缘的盘子帮助患者更容易的将食物用勺舀起。对于液体，应避免使用带有壶嘴盖的杯子，因为它们会引起颈部过度伸展，这种饮水方式可能对气道有害。最好是使用可以使鼻子露出的杯子或使用吸管（图 38.4）。实施上述所有建议可能需要人工帮助。对于所有这些原理，患者、家属和护理人员需要了解这些措施。护理人员应接受一系列应用和技术程序的培训，例如在喂食期间坐在患者的前面和稍下方，喂食时将勺子向下，以避免患者颈部过度伸展。由于老年人很容易感到疲倦，所以每天的食物摄入应该至少分为五餐。

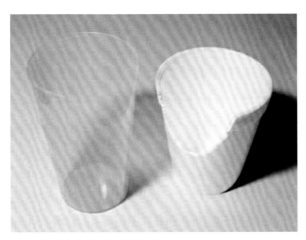

图 38.4　鼻杯：这些杯子留有一个特殊的放置鼻子的孔洞，可以让患者在不屈颈的情况下喝液体。还可以用它们监测进食时的液体摄入量

38.7　健康培训、信息和教育

　　健康培训和教育对老年吞咽障碍患者的治疗至关重要。吞咽障碍及其适应过程导致患者的日常生活产生许多变化，并产生心理和社会后果。在这个相对个体来说隐私的领域，发生及接受改变是困难的。乍一看，例如结构上的

适应可能被视为幼儿化，并且从总体上看生活质量降低了。吞咽障碍的患者和照料者发现很难将吞咽障碍和其他健康问题联系起来，他们通常会忽视了吞咽障碍对患者健康的影响。他们可能会认为，考虑到改变可能为他们带来的益处，他们需要做的改变和益处相比不值得。为了使适应有效，这需要耗费个人的精力、金钱和时间，但结果往往使患者和亲属都精疲力竭。所有这些因素加剧了患者依从性的缺乏，并增加了并发症和多次住院的风险。

　　我们建议，当每一个人接受康复治疗时，都应考虑健康教育，该方案符合法国卫生部的建议（HAS，Haute Autorité de Santé，http:// www. has-sante.fr/portail/upload/docs/application/ pdf/etp__definition_finalites_-_ recommandations_ juin_2007.pdf）。

　　第一阶段是告知患者他的病理学特征和辨别吞咽障碍的症状。这么做的目的是引导患者逐步将其吞咽障碍与他已经或可能发生的实际并发症联系起来。进餐期间的支持是将这些吞咽相关知识传达给患者的一种方式。照护者无论是专业护工还是家庭护工都应该熟悉这些原则。成功的关键是尽可能满足患者的需求，并确定患者的吞咽能力。在康复疗程结束之前会与家人见面，不仅可以向他们提供个性化建议，而且可以与他们协商患者回家后，家人在这种私人环境中可以帮助患者做些什么。医疗队也需要在这方面接受培训，因为在吞咽困难领域对专业护理人员的初步培训往往是不完整的。护理人员可能会像家庭成员一样在日常照护中展现他们的同情心，也可能会因为喂养限制而感到心情沮丧。要解决这些难点，常规的教学是不够的，而临床床边教学是有效的，但很耗时。

　　这些多学科原则以及将患者置于个性化、灵活机动的项目中心的想法是教育疗法的核心（图 38.5）。这不仅仅局限于技术培训或心理支持。健康教育旨在建立一个治疗联盟，促进

患者尤其是老年人的康复理解能力，这是依从性的基础。

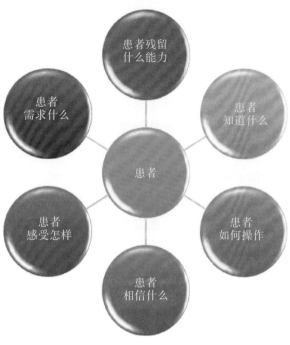

图 38.5　教育诊断

吞咽障碍的健康教育可以在患者康复期间或在一家日间医院中分三部分进行，因为在我们的机构组织中，小组会议最好在完成个案的分析工作后进行，这样既可以节省时间又可以更好的增加患者依从性。第一个主题是理解吞咽与呼吸之间的关系；第二个主题重点是体位摆放，食物质地和环境适应；第三个主题重点是相关的警告标志和紧急措施。患者首先要接受教育性访谈，这样他们能以积极主动的心态参与建立教育性诊断，同时允许他们根据自己的困难和生活方式来制定个性化康复目标。

在主题为"错误的吞咽方式和呼吸方式的表现"的第一部分学习中，患者会学到有关吞咽功能的内容，并可以与工作人员和其他患者进行非正式交谈。这是表达患者自我看法的机会。通过这种方式，他们可以找出其他人如何解决这些问题以及他们对此的感受。他们必须了解安全吞咽的重要性以及呼吸和吞咽如何协同工作的。最后，他们应该能够识别呼吸中的预警信号。他们会学习到有关安全保护技术（清嗓子、咳嗽）和紧急措施（海姆立克动作，如何寻求紧急医疗服务）的相关信息。患者和家属必须制定行动计划以防出现问题，并且必须了解他们的关键联系人是谁。

在以主题为"食物质地工作坊"的第二部分学习上，主要强调知识和实际技能的获得。训练患者和家属们使用正确的技术程序以使患者的食物能适应他们的需求。选择最适合他们个人喜好和营养需求的食物，识别他们不应该吃的食物也是一个训练的主题。

第三个主题为"进食体位与环境"的学习旨在引导患者和家属更好地了解体位和环境对吞咽质量的影响。患者可以单独或与护理人员一起执行技术操作，确保能够在真实情况下修正他们的体位。例如，邀请看护者坐在正确的位置给他们的患者喂食。小组讨论的常见内容是如何构成良好的吞咽环境。

在课程结束时，每个参与者都会接受回访，以了解他／她对课程的看法以及本课程是否实现了最初的目标。如有必要，之后可开展第二个项目。

在适应性康复训练后，尤其是在个人或团体进行健康教育后的基础上，预期会对生活质量（quality of life，QOL）产生积极影响。我们使用法语版的针对口咽期吞咽障碍患者的生活质量调查问卷（SWAL-QOL）来探讨康复改善生活质量的效率。SWAL-QOL 是针对吞咽障碍患者的生活质量自我报告调查量表。它包含 44个项目，探讨了进食障碍的负担、食物选择、进食时间、进食欲望、恐惧、睡眠、疲劳、沟通、心理健康以及吞咽障碍的社会影响。我们使用 SWAL-QOL 的总分，"负担"得分和"吞咽障碍症状"得分。我们调查了 8 位年龄、认知水平和社会支持相匹配的老年患者。组中有 4 例患者接受了吞咽障碍的健康教育计划，4例单独观察。他们在入院时和课程结束后 3 个月或出院时接受评估。所有受试者的基线得分都很低。所有患者康复后评分均有所改善（图38.6）事实上，由于小组的流动性，尽管没有观察到我们期望的患者依从性得到更好的改善这一点；在小组学习会议期间，受试者有可能面对其他有类似症状的患者；这些患者意识到自己相比其他患者更好地参与了学习。现实生活中的反馈也是将吞咽障碍和其中某些人可能经历过的并发症联系起来的一种方式。此外，参与者之间信息和印象交流有助于他们制定出新的食谱，将味觉上的愉悦和安全饮食结合起来。

38.8　信息共享

在老年吞咽障碍患者的管理中，如何将信息记录下来并从一个人传递给另一个人是一个关键性问题，这样才能确保护理质量和安全进食。材料可以是书面说明，也可以是以照片或图画形式展现的进食姿势或食物质地。这些说明必须随着患者情况的变化而更新。这些文件应该很容易被找到和使用，最好是靠近做饭和吃饭的地方。

总之，对老年吞咽困难患者的护理并不局限于特定的康复治疗，因为受限于患者的体力、认知和情绪障碍，以及他们困难产生的多种原因，有时难以实施康复治疗。除了治疗性的医疗或外科治疗外，适应性策略还应设法限制并发症的发生并为患者提供满意的味道和营养。患者和家属可能很难接受和执行这些建议，因为这非常个性化且带有象征性的意味。因此，多学科小组的每个成员都应充分发挥自己的作用，以确保康复的长期效率。以患者为中心且涉及家庭的健康教育可以促进参与积极性，同时对生活质量和生存安全产生更大的影响。

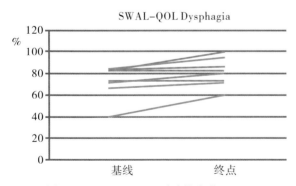

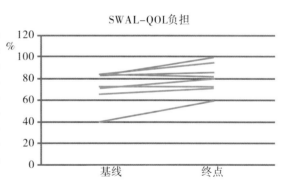

吞咽障碍康复治疗前后老年患者SWAL-QOL评分；蓝线组受益于小组吞咽障碍健康教育，橙线组为对照组，所有患者的总分均无差异，$P=0.003$；吞咽障碍症状得分，$P=0.003$；负担得分，$P=0.04$

图 38.6　康复后 SWAL-QOL 测试的变化

（吴希希　译，周蕴弢　审）

原文参考

[1] Sundberg L, Agahi N, Fritzell J, Fors S (2016) Trends in health expectancies among the oldest old in Sweden, 1992–2011. Eur J Pub Health 26(6):1069–1074. doi:10.1093/eurpub/ckw066. PubMed PMID: 27175003

[2] Poisson P, Laffond T, Campos S, Dupuis V, Bourdel-Marchasson I (2014) Relationships between oral health, dysphagia and undernutrition in hospitalised elderly patients. Gerodontology 33(2):161–168. doi:10.1111/ger.12123. PubMed PMID: 24612262

[3] Rofes L, Arreola V, Almirall J, Cabre M, Campins L, Garcia-Peris P et al (2011) Diagnosis and management of oropharyngeal Dysphagia and its nutritional and respiratory complications in the elderly. Gastroenterol Res Pract 2011. doi:10.1155/2011/818979. PubMed PMID: 20811545; PubMed Central PMCID: PMCPMC2929516

[4] Timmerman AA, Speyer R, Heijnen BJ, Klijn-Zwijnenberg IR (2014) Psychometric characteristics of health-related quality-of-life questionnaires in oropharyngeal dysphagia. Dysphagia 29(2):183–198. doi:10.1007/s00455-013-9511-8. PubMed PMID: 24590284

[5] Humbert IA, Robbins J (2008) Dysphagia in the elderly. Phys Med Rehabil Clin N Am 19(4):853–66, ix–x. doi:10.1016/j.pmr.2008.06.002. PubMed PMID: 18940645; PubMed Central PMCID: PMCPMC3182519

[6] Woisard-Bassols V, Puech M (2011) La réhabilitation de la déglutition chez l'adulte: le point sur la prise en charge fonctionnelle. Solal, Marseille

[7] Wright L, Cotter D, Hickson M, Frost G (2005) Comparison of energy and protein intakes of older people consuming a texture modified diet with a normal hospital diet. J Hum Nutr Diet 18(3):213–219. doi:10.1111/j.1365-277X.2005.00605.x. PubMed PMID: 15882384

[8] Singh S, Hamdy S (2006) Dysphagia in stroke patients. Postgrad Med J 82(968):383–391. doi:10.1136/pgmj.2005.043281. PubMed PMID: 16754707; PubMed Central PMCID: PMCPMC2563739

[9] Lazzara G, Lazarus C, Logemann J (1986) Impact of thermal stimulation on the triggering of the swallowing reflex. Dysphagia 1:73–77

[10] Logemann JA, Gibbons P, Rademaker AW, Pauloski BR, Kahrilas PJ, Bacon M et al (1994) Mechanisms of recovery of swallow after supraglottic laryngectomy. J Speech Hear Res 37(5):965–974. PubMed PMID: 7823564

[11] BJW M (1994) Treatment of dysphagia in adults. In: Cherney LR (ed) Clinical management of dysphagia in adults and children. Aspen Publishers, Inc., Gaithersburg, pp 153–183

[12] Shaker R, Easterling C, Kern M, Nitschke T, Massey B, Daniels S et al (2002) Rehabilitation of swallowing by exercise in tube-fed patients with pharyngeal dysphagia secondary to abnormal UES opening. Gastroenterology 122(5):1314–1321. PubMed PMID: 11984518

[13] Reddy NP, Simcox DL, Gupta V, Motta GE, Coppenger J, Das A et al (2000) Biofeedback therapy using accelerometry for treating dysphagic patients with poor laryngeal elevation: case studies. J Rehabil Res Dev 37(3):361–372. PubMed PMID: 10917268

[14] Bogaardt HC, Grolman W, Fokkens WJ (2009) The use of biofeedback in the treatment of chronic dysphagia in stroke patients. Folia Phoniatr Logop 61(4):200–205. doi:10.1159/000227997. PubMed PMID: 19590219

[15] Larsen GL (1973) Conservative management for incomplete dysphagia paralytica. Arch Phys Med Rehabil 54(4):180–185. PubMed PMID: 4697225

[16] Steele CM, Alsanei WA, Ayanikalath S, Barbon CE, Chen J, Cichero JA et al (2015) The influence of food texture and liquid consistency modification on swallowing physiology and function: a systematic review. Dysphagia 30(1):2–26. doi:10.1007/s00455-014-9578-x. PubMed PMID: 25343878; PubMed Central PMCID: PMCPMC4342510

[17] Terre R, Mearin F (2012) Effectiveness of chin-down posture to prevent tracheal aspiration in dysphagia secondary to acquired brain injury. A videofluoroscopy study. Neurogastroenterol Motil 24(5):414–9, e206. doi:10.1111/j.1365-2982.2011.01869.x. PubMed PMID: 22309385

[18] Plowman-Prine EK, Sapienza CM, Okun MS, Pollock SL, Jacobson C, Wu SS et al (2009) The relationship between quality of life and swallowing in Parkinson's

disease. Mov Disord 24(9):1352–1358. doi:10.1002/ mds.22617. PubMed PMID: 19425089; PubMed Central PMCID: PMCPMC3614344

[19] Barofsky I (1978) Compliance, adherence and the therapeutic alliance: steps in the development of self-care. Soc Sci Med 12(5A):369–376. PubMed PMID: 705382

[20] Khaldoun E, Woisard V, Verin E (2009) Validation in French of the SWAL-QOL scale in patients with oropharyngeal dysphagia. Gastroenterol Clin Biol 33(3):167–171. doi:10.1016/j. gcb.2008.12.012. PubMed PMID: 19250781

[21] McHorney CA, Bricker DE, Kramer AE, Rosenbek JC, Robbins J, Chignell KA et al (2000) The SWAL-QOL outcomes tool for oropharyngeal dysphagia in adults: I. Conceptual foundation and item development. Dysphagia 15(3):115–121. doi:10.1007/s004550010012. PubMed PMID: 10839823

[22] McHorney CA, Bricker DE, Robbins J, Kramer AE, Rosenbek JC, Chignell KA (2000) The SWAL-QOL outcomes tool for oropharyngeal dysphagia in adults: II. Item reduction and preliminary scaling. Dysphagia 15(3):122–133. doi:10.1007/s004550010013. PubMed PMID: 10839824

39 脊髓损伤康复的老龄化影响

H.A. Cerrel Bazo, E. Demertzis, A. Musumeci

39.1 引　言

在过去的几十年里，老年人脊髓损伤的发病率不断上升。事实上，在 70 岁及以上的人群中，脊髓损伤（Spinal Cord Injury，SCI）的发生率几乎增长了 5 倍，在过去的 30 年里从 4% 增长到了 15%。

在西方国家，继发于高处坠落和车祸的创伤性脊髓损伤（traumatic spinal cord injury，TSCI）的老年群体存活率增加，这不仅是由于预期寿命的延长，也是由于医疗急救系统（emergency medical system，EMS）更好的及时干预。对于一般人群而言，老年 SCI 患者不仅需要专业的医疗护理和康复，而且还需要方便轮椅出入的合适环境、适当的家庭护理、足够的设备、转运和资金支持。SCI 专家需要意识到：老年人群患其他累积性疾病的概率会增加（如缺血性心脏病、高血压、心力衰竭、糖尿病、贫血和脑血管病变等），SCI 的确诊可能会延迟，出现的症状难以理解和检查。事实上疾病的表现延迟可能与沟通障碍（耳聋、意识模糊、失语、构音障碍）、记忆障碍（多次难以获取清晰的病史）和对自我症状缺乏了解（常说："我都这把老骨头了"）有关。

老年群体的评估可能会受到个体焦躁和疲劳的影响，疾病可能由于生理性变化而以非典型方式（如血压或温度的稳态调节受损）或其他方式出现。

根据 Menter 和 Hudson 的说法，正常老龄化包括 3 个过程：①躯体生理性改变；②个体社会角色转变；③个体自我实现改变。以上三者互相重叠，但又明显不同。随着年龄的增长，他们会经历各种各样的不曾预料的新问题，可能包括医疗、功能、社会经济和支持问题。在该过程中，每个人的身体系统都会发生变化，功能也会下降。身体功能的衰退速率因人而异，取决于遗传、体质、生活习惯和总体的健康状况。Williams 和 Hadler 已经证实了机体不同组织系统衰退速率的差异性。

Katman 还阐明了呼吸系统和周围神经系统不同的衰退速率，研究显示 80 岁以上的老年人肺功能下降 60%，神经传导速度下降 15%。所有这些因素都适用于年龄增长、遭受创伤和 / 或患有脊髓损伤的人群。就这点而言，脊髓损伤的老年人会更加脆弱，在个人生活、社会生活以及生活满意度方面的体验似乎最差。

39.2 什么是脊髓损伤

尽管对"脊髓损伤"（SCI）和"脊髓病变"（spinal cord disorder，SCD）的定义存在争议，但脊髓、圆锥和马尾（椎管内）的所有损伤都可以在这个定义范畴内去考虑。

SCI 影响感觉、运动和自主神经系统（autonomic nervous system，ANS）信号在病变部位的传导，形成截瘫（躯干和下肢的感觉、运动缺失）或四肢瘫（躯干和四肢的感觉、运动缺失）的临床表现，两者都伴有肠道、膀胱功能障碍，和 / 或心肺、循环系统功能障碍、温度 / 出汗功能障碍以及性功能 / 勃起功能障碍。

SCI 是一种复杂的疾病，严重影响患者的生活，它是康复领域中最常见、最难以治愈的疾病之一。

脊髓损伤可能是创伤性的，也可能是非创伤性的。创伤性脊髓损伤（TSCI）由多种因素导致，包括高处坠落、交通事故、职业与运动损伤以及暴力。另一方面，非创伤性脊髓损伤（Non-traumatic spinal cord injury，NTSCI）或脊髓病变（SCD）通常涉及潜在的疾病，如感染性疾病、肿瘤、肌肉骨骼疾病（骨性关节炎）和一些先天性问题（脊柱裂）。总体而言，脊髓损伤平面越高，损伤范围就越广。

SCI 的范围和严重程度不仅取决于损伤平面的高低，还取决于损伤是完全性的还是不完全性的。根据脊髓损伤神经学分类国际标准（International Standards for Neurological Classification of SCI，ISNCSCI），完全性脊髓损伤是指不存在鞍区保留，即肛门括约肌无自主收缩和肛门深部区域（S4/5）感觉缺失。相反，不完全性脊髓损伤是指存在鞍区保留。

脊髓损伤 20~40d 后（脊髓休克后）的神经学检查能够最准确的预测神经功能的恢复情况。根据 ISNCSCI 和 AIS，脊髓损伤可以分为完全性脊髓损伤和不完全性脊髓损伤。完全性脊髓损伤是 AIS A，不完全性脊髓损伤包括 AIS B，AIS C，AIS D 和 AIS E（表 39.1）。

SCI 损伤平面以下的神经功能恢复是有可能的，但是 AIS A 的患者在损伤 1 年后一般不会有显著的恢复（5% 或更少）。AIS B 的患者在伤后 1 年大约有 35% 的可能性变成 AIS C 或 AIS D，几乎不会变成 AIS E（统计学意义）。然而，最初是 AIS C 的患者有 60%~70% 的可能性变成 AIS D。

除了体格检查，脊髓的 MRI 检查能提供关于未来恢复程度的信息。髓核内出血提示预后不良，髓核挫伤、水肿和正常的外观提示预后良好（顺序越后，恢复越好）。

39.3　老年 SCI 及其并发症

早发型 SCI 不同于晚发型 SCI，老年患者可发生：①年幼损伤，之后达老年，病程长，称为早发型 SCI；②中老年发病，称为晚发型 SCI（表 39.2）。这两种类型都可以是 TSCI 或 NTSCI 原因的结果，TSCI 少见于老年患者，多为高处坠落或交通事故（motor vehicle accident，MVA）所致。

早发型 SCI　老年早发型 SCI 不同于晚发型 SCI。从这方面来说，随着年龄增长，SCI

表 39.1　脊髓损伤神经学分类国际标准和美国脊髓损伤协会损伤量表（American Spinal Injuries Association Impairment Scale，AIS）

A——损伤平面以下无任何运动或感觉功能
B——损伤平面以下无运动功能，但鞍区存在感觉功能
C——损伤平面以下保留大部分运动功能，且超过一半的关键肌肌力小于或等于 3 级
D——损伤平面以下保留大部分运动功能，且超过一半的关键肌肌力大于 3 级
E——运动和感觉功能均正常

会加剧身体和生理功能的恶化，包括肌肉骨骼系统、心血管系统、消化系统、呼吸系统和皮肤系统。许多长期随访研究和作者都已经表明SCI人群的衰老趋势比健康人群更快，这就意味着SCI人群在很年轻的时候就会出现通常与衰老过程相关的特征和医疗问题。在1998年的Rancho Los Amigos研讨会上，Kempt就残疾的长期结局这一问题谈道：那些在青春期或之前发生SCI的年轻人，在功能衰退之前可能会经受长达20年的维持期（图39.1）。

Cushman和Hassett发现，在15年或以上的SCI人群之中，有93%经历了功能状态的下降过程。Smith等人的研究发现，长期残疾的成年人——具体地说，如SCI、多发性硬化、肌肉营养不良或脊髓灰质炎后遗症——慢性共存疾病的发展与身体质量指数（BMI）、腰围等因素及其他慢性疾病的存在相关。

晚发型SCI　根据Kempt的说法，55岁发生SCI的个体在经历功能下降之前，可能只有5~7年相对稳定的功能状态。事实上，老年人可能会在发病前有相关的医疗问题，这会决定康复较差的最终结局。在1970年代到1980年代美国进行的一项研究中，60岁以上的SCI患者中关节炎占24.3%，严重心脏病占8.6%，糖尿病和肥胖各占4.3%。61岁以上的人群有更大的风险罹患糖尿病、心脏病、肥胖和关节炎，步行功能方面的结果更差以及膀胱和肠的独立性更困难。随着年龄的增长和损伤程度的

表 39.2　老年脊髓损伤和临床发作情况

	早发型	晚发型
1.SCI?	年幼损伤，病程长，已达老年	中老年发病
2.身体和生理衰退	≤15岁发病，维持期≥20年；≥20岁发病，功能衰退期快，更年轻开始衰老	急性期持续时间更长，维持期短，功能衰退期快
3.SCI永久退行性影响	存在	存在
4.体能下降程度	下降	严重下降
5.肺炎、肾结石、压疮	四肢瘫常见	截瘫/四肢瘫常见
6.发病前就诊情况	罕见，轻微	频繁，复杂

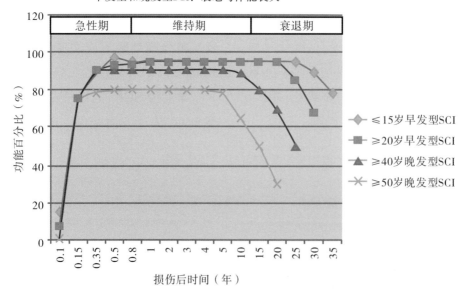

图 39.1　脊髓损伤群体的衰老与体能丧失

加重，长期并发症的发生率也会增加。在损伤后第 5 年，60 岁以上的人群中有 7.1% 发生肺炎，29.5% 出现肾功能异常。40 岁以上人群的对应数字为 2.2% 和 10.2%。与 25~34 岁的人群相比，55 岁以上人群患肾结石的长期概率要高出 50%；而与 AIS D 损伤的人群相比，完全性四肢瘫人群患肾结石的长期概率要高出 90%。老年人患压疮的风险也会增加，这会显著影响康复结局。与 15~29 岁的人群相比，50 岁以上人群患压疮的概率要高出 30%。高龄不仅与压疮的发生率有关，另外还与压疮的严重程度有关。事实上随着年龄增长，肌肉质量的下降和血管分布的减少可能会降低皮肤对压力和剪切力的耐受性，最终导致压疮的发生。不管怎样，绝大多数无论年纪大小的 SCI 患者从康复中心出院后，都会长期坐在轮椅上，他们很少进行体力活动，进而长期遭受严重的退化影响（表 39.3）。

由于 SCI 患者发病年龄较大、居于久坐不动的生活方式，随之而来的体能下降状况必定会导致健康恶化，增加继发于慢性伤残状态并发症的风险。众所周知，SCI 患者的体能储备与日常生活活动的独立程度直接相关，因此在出院后保持体能状态是极其必要的。然而，轮椅独立并不足以保持健康水平。SCI 患者使用轮椅的相关研究表明：那些通过定期参加运动和体育项目来保持更积极生活方式的人群，可以把他们的肌力、有氧能力和身体表现水平提高到远远超过那些久坐不动的人群。与身体健全的人群一样，SCI 患者的体能也会随着年龄的增长而下降。在 SCI 患者、特别是在 60 岁以上的 SCI 患者中，47% 在首次住院期间至少有一处压疮，30% 有肺炎，11.4% 有深静脉血栓形成，10% 有消化道出血，5.7% 有肾结石（表 39.4）。

表 39.3　SCI 群体的退行性影响

SCI 永久性退行性影响
严重肌肉萎缩，水肿，深静脉血栓形成
限制性肺疾病，心肺功能下降
抑郁，慢性疼痛综合征
复发性尿路感染（UTI），性功能障碍
肥胖，高密度脂蛋白减少
骨质疏松，骨折
痉挛状态
压疮

表 39.4　SCI 继发性并发症

血栓栓塞性疾病：深静脉血栓形成（DVT） 压疮
自主神经功能障碍： ·直立性低血压 ·心动过缓 ·自主神经反射异常
神经源性膀胱，性功能障碍
神经源性肠道
异位骨化 痉挛状态 抑郁

39.4　SCI 的老龄化影响

部分残疾群体的老龄化过程要比普通人开始得更早。一些发育障碍的人群在他们四五十岁的时候就表现出了提前衰老的迹象，并且随着年龄的增长，他们比普通人更常出现各种健康问题。老龄化和与之相关的改变(老年性耳聋、失调、丧失力量和平衡、骨质疏松)可能会对残疾人产生更大的影响。那些存在活动障碍的人（如 SCI 患者）随着年龄增长可能会遭受不断加剧的功能下降（图 39.1）。总的来说，正常老龄化与组织器官的功能储备能力下降有关。以下是一些可能与 SCI 群体老龄化相关的生理性改变：

心血管系统变化　*SCI 人群的心血管疾病*

发病率比与年龄和性别匹配的对照人群的预期发病率要高出200%以上。SCI发生后存活30年或更久的人群中，近50%的死亡是因为过早发作心血管疾病（cardiovascular disease，CVD）。

SCI后除了自主神经功能障碍，还有高血压、高密度脂蛋白减少、运动耐量下降、血小板聚集、肥胖以及静脉回心血量减少（由于交感神经兴奋性降低和下肢肌肉泵活动减少）等因素也会导致老年SCI患者罹患心肌梗死和糖尿病。多达75%的SCI人群超重或肥胖和脂肪组织堆积，特别是在腹部周围，这些都增加了罹患CVD的风险。自主神经系统和正常心血管稳定机制的破坏也会提高CVD的发生风险，加之外周血管改变、血压异常、心率变化、心律失常以及心血管对运动的反应降低，这些都会限制进行体力活动的能力。

肺部变化 呼吸系统并发症是发生SCI后最常见的致死原因。SCI后的并发症包括：呼吸衰竭、肺炎、肺不张、肺栓、睡眠呼吸暂停、呼吸困难和言语障碍。但是，脊髓损伤后呼吸系统问题的病理生理基础到底是什么呢？在这些患者中，肺顺应性降低是由于肺容积的减少和肺表面活性物质的改变引起的机械性能变化引起的，这种变化在肺容积较低的通气条件下可以迅速发生。呼吸系统效率低下会产生呼吸肌疲劳的风险，尤其是有肺炎和/或气道阻塞时。四肢瘫的患者在抗阻负荷吸气过程中，吸气效率低下是由于胸腔下部横径减小所致，这样膈肌收缩时就不能达到接近产生张力的最佳长度。因为肺的顺应性变化、胸壁畸形以及吸气肌和呼气肌的同时损伤，完全性C2和以下的SCI患者预测肺活量减少20%~50%、通气效率低下并且存在明显的咳嗽障碍。

肺功能减退可由限制性疾病、阻塞性疾病或这些疾病混合引起。脊髓损伤患者限制性肺部疾病的发生是呼吸肌麻痹的结果，损伤平面越高，损伤程度就越大。吸气肌无力阻碍了深吸气，部分四肢瘫患者甚至不能叹气，从而导致肺不张及相关的气体交换和肺顺应性异常。呼气肌功能障碍导致咳嗽和分泌物清除困难（伴有肺不张），气道阻力增加和感染的持续存在（图39.2）。

随着SCI患者年龄的增加，脊柱后凸和脊柱侧弯或痉挛状态的日益加剧，都会进一步导致限制性疾病的发生。

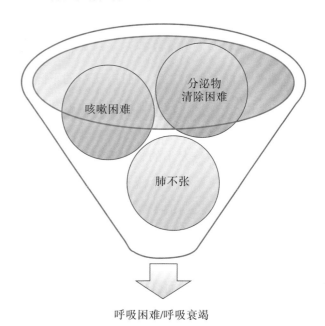

呼吸困难/呼吸衰竭

图39.2 SCI患者呼气肌功能障碍可引起呼吸衰竭

据报道有40%的SCI群体可发生睡眠呼吸暂停。阻塞性睡眠呼吸暂停发生的频率随年龄增长而增加。那些出现过睡眠呼吸暂停的SCI群体中，仅有25%的人患有肥胖症。长期使用巴氯芬可能和阻塞性睡眠呼吸暂停的发生有关。

神经系统变化 周围神经系统（peripheral nervous system，PNS）作为中枢神经系统（central nervous system，CNS）/大脑与肢体、器官和身体其他组织交流沟通的中介，传输神经信号以协调动作。这些信号协调上述动作的反应时间似乎会在老龄化过程中延长。几乎没有证据表明SCI群体会提前出现PNS和CNS的功能衰退。

神经病理性疼痛（Neuropathic pain，NP）在 SCI 中很常见，可显著降低患者的功能和生活质量。NP 通常发生在损伤平面或以下节段，以物理特性为主要特征，比如温度（热、烧灼、晒伤、冻伤）和电（触电、麻、不同程度的刺痛）。一般情况下，疼痛与任何外界刺激无关（静息痛），或由非伤害性刺激引起（触摸痛），或是对疼痛刺激的过度反应（痛觉过敏）。NP 可间断存在，也可持续发生，疼痛程度轻重不定。这些症状可能是由于中枢神经的反应性突触发生变化，改变了疼痛反应的阈值而产生的。脊髓损伤后 NP 的评估需要借助脊柱生物力学、脊柱神经生理学和产生疼痛的机械性和神经病理性原因的区别等相关知识。潜在的情况很多时候是不确定的，但有时可能是由于脊髓空洞症、瘢痕组织、脊髓栓系、脊柱不稳定、创伤后囊肿形成或其他原因。NP 因天气变化而加重，偶尔也会由不相关的疾病或临床并发症而恶化，比如肾结石、尿路感染或粪石。告知患者疼痛不会反映任何切实性问题、无须减少各种活动使患者宽慰了不少。事实上，增加活动可以减轻疼痛。多种因素可以加重 NP，但是没有证据表明其受年龄影响。SCI 人群早期出现疼痛是未来疼痛的强力预测因子。大约 2/3 的 SCI 人群经历过某种形式的疼痛，这其中 1/3 的人报告有重度疼痛。药物治疗通常不能使与 SCI 相关的疼痛得到显著缓解，因为副作用患者不得不停止使用。社会心理因素和环境因素已被证实在治疗 SCI 慢性疼痛方面具有关键作用。

创伤后脊髓空洞是一种发生于脊髓的损伤部位进行性增大的囊性空腔（或瘘管），也可发生于脊髓损伤患者，引起神经功能恶化。伤后数月至数年发作，表现为神经病理性疼痛或痉挛的变化，感觉丧失加重，伴或不伴运动无力的功能恶化，有时会有自主神经症状，如出汗增多。

根据 Young 的说法，痉挛（spasticity，SPS）是"由肌张力的速度依赖性增强、腱反射亢进导致的牵张反射过度兴奋"与上运动神经元综合征其他特点相结合的状态。此外，Young 将上运动神经元损伤的特征性征象分为阳性和阴性。阳性包括肌张力、腱反射、阵挛和伸肌牵张反射的增强以及诸如巴宾斯基等屈肌反射的出现。阴性包括瘫痪、精细运动控制和灵活性丧失、肌肉易疲劳性增加以及上运动神经元损伤早期张力减退。

临床上 SPS 会导致肢体被动运动的抵抗感增加、深腱反射增大、阵挛和各肌群不随意的共同收缩，可继发于完全性 SCI 和不完全性 SCI。通常脊髓损伤后立即出现一段时间的无力，并在数周内出现痉挛。SPS 有利有弊。一方面它能够帮助患者移动，改善机体循环，有助于降低深静脉血栓形成和骨质疏松的风险。另一方面它会影响姿势定位、活动和个人卫生清洁，而且会产生疼痛。在做出干预决策之前，必须同时考虑 SPS 的积极方面和消极方面，以及程度和类型。

据我们所知，目前尚无证据表明 SCI 患者的痉挛症状在这些年里发生了变化，也没有证据表明对痉挛的治疗有长期的效果。

一发生脊髓损伤就出现的疼痛似乎是未来疼痛的最佳预测指标，而且这一指标可能不会随着时间的推移而发生显著变化。

总的来说，仍然缺乏 SCI 神经系统老龄化的相关知识。

抑郁和认知 抑郁在不同的层面影响 SCI 人群，涉及情绪、追求、观点、解决问题和精神水平等方面，不利于身体健康和生活质量。抑郁状态的 SCI 患者通常在照护自己生活和管理自身病情方面存在着更大的困难，他们可能难以正常进食、充分饮水、保养皮肤、服用药物和正确调整轮椅姿势。虽然抑郁在 SCI 患者中很常见，但许多 SCI 患者从未经历过抑郁。

对于患 SCI/D 的女性来说，老龄化的影响程度更大。McColl 考虑年龄、性别和残疾等因素发现，SCI 在老年女性患者中会导致更多的抑郁。Krause 及其同事认为，SCI 中的少数民族患抑郁症的风险更大，尤其是少数民族女性，但教育和收入水平低下在很大程度上导致了这一风险的增加。本研究还报道了 SCI 发病年龄较大的个体，从 30~39 岁开始，出现临床显著抑郁症状和重度抑郁的风险更大。他们得出的结论是："SCI 之后抑郁的症状非常普遍，与年龄、性别或种族、社会经济状况指标（教育和收入）有关。"SCI 个体的年龄越大，对适应的需求就越迫切。

随着 SCI 患者逐渐衰老，很难说存活越久的人会遭受更高程度的抑郁，或是抑郁的出现是衰老的继发症状。根据我们长期从事 SCI 治疗的经验，同普通人群一样，损伤所产生的行为和情绪是自我个性、社会/家庭支持、受教育程度以及经济因素之间复杂的作用结果。每一种 SCI 病情、每一位 SCI 患者从本质上来讲都是千差万别的，对 SCI 的应对机制似乎更多地依赖于个体的社会支持、受教育程度和经济因素，而不是他或她独特的个性或损伤水平。目前没有人能精确地预测这些患者中的谁在何时会产生抑郁。医护人员需要随时注意患者的心理压力大小，并在合适的时间以适当的方式向他们提供高质量的信息和支持。以下建议可以帮助维持良好的心理健康水平：维持正常的社交关系；在团体中积极表现；进行体力活动和培养兴趣爱好；最后要确保他们知道什么时候需要寻求帮助。

SCI 后认知障碍的发生率较高，约为 40%~50%。然而，这类损伤通常归因于相关的脑部损伤或受伤前就存在的情况，比如智力或职业功能低下、具有脑损伤史、酗酒或药物滥用、低血压以及精神疾病。在缺乏上述条件的情况下，一些关于 SCI 后认知功能的研究发现大脑在处理速度、学习、记忆和注意力方面均存在缺陷。一旦排除相关脑部损伤，发生这种障碍的一个重要原因就是 SCI 引起的脑组织或活动的继发性改变。反应性抑郁也被强烈认为是认知功能下降和对认知活动产生负面影响的可能来源。最后，最近的研究表明学习过程中脊髓的兴奋性和可塑性发生了变化，这支持某些认知功能下降与脊髓损伤直接相关的可能性。Kowalczyk 等人证明了继发于退行性病变和脊髓受压的颈脊髓病变中运动功能的改变不仅是由于局部的脊柱压迫，还与皮质重组和运动皮质中 N-乙酰天冬氨酸/肌酸减少相关的远端因素有关。这项研究也许可以对 SCI 患者在衰老过程中发生的一些重要变化提供一丝启示。老年人退行性病变造成的脊髓病变可以作为 SCI 老龄化的典型模型。从这一角度来看，大脑功能发生变化可能不仅仅是自然衰老的结果，相反脊髓损伤和脊髓受压不但能影响脊髓及其功能，还能影响大脑的功能，以决定皮质运动区重组的变化。

消化系统变化 27%~62% 的 SCI 患者存在便秘、腹胀、腹痛、直肠出血、痔疮、肠道意外和自主神经过反射等肠道功能障碍。随着年龄的增长，SCI 会加重神经源性肠道的功能障碍。

吞咽困难：22.5%~30% 的 SCI 患者存在吞咽困难，其与年龄、气管切开、机械通气、颈椎手术（前路）等因素相关，可由 3 种病理性原因引起：（a）上呼吸消化道和相关神经直接受压，以及局部炎症导致黏膜水肿、粘连、纤维化和环咽肌痉挛;（b)由于反复的机械创伤(如咽-喉-食管复合体在刚性结构/骨隆突上的动态持续的运动)，椎前软组织肿胀导致咽壁轻微运动，食管上括约肌开口改变，会厌不完全偏转，以及咽囊、梨状窦和咽后壁留有食物残渣；（c）在颈椎前路手术中存在一些有损伤危险的解剖结构。颈椎 C_3 及以上的手术可损伤舌咽神经（Ⅸ）和舌下神经（Ⅻ），而 C_3~C_4

区域的手术则危及喉上神经（superior laryngeal nerve，SLN）。

吞咽的口腔期发生障碍提示舌下神经和舌咽神经可能损伤，从而影响了舌头的推进动作。吞咽期吞咽功能减弱则提示咽丛和咽肌的联系中断，可发生在 SLN 损伤时。迷走神经在颈椎前路术中暴露时尽管通常都会受到颈动脉鞘的保护，但在任何下颈椎平面，它仍易受到牵拉性损伤。

胃灼热：该症状是食管上括约肌不完全松弛的结果，而休息时上、下食管括约肌的压力可能正常。胃排空（gastric emptying，GE）延迟、躺着、制动和使用某些药物（抗胆碱能类和哌替啶）等因素易诱发胃灼热。胃灼热可使部分 SCI 患者发生吸入性肺炎或食入性肺炎。脊髓损伤平面越高、损伤时间越长，GE 时间也就越长。甲氧氯普胺是一种强效的多巴胺受体拮抗剂，具有促动力特性，静脉注射可改善 GE 功能。

粪便嵌塞：这是 SCI 中常见的胃肠道并发症，它与结肠的蠕动减少和不能使用腹部肌肉协助排便有关。膳食纤维和水摄入不足是主要原因，但脊髓损伤患者中缺乏活动能力和腹肌力量的老年人更容易发生这种疾病。完全性 SCI 患者便秘也可能与以往的尿路出口手术和使用抗胆碱能药物处理神经源性膀胱有关。

患者可能出现食欲不振和恶心，并被错误地给予抗胃肠药制剂，其中大多数具有抗胆碱能和使便秘的特性。液状粪可在阻塞物周围通过。腹部平片可显示粪便和异常的气体模式。直肠内可触及硬化粪块的治疗措施包括用手指抠出、近端或远端冲洗或切开肛门取出。有时使用肛门牵开器可以辅助人工解除嵌塞。

口服聚乙二醇（polyethylene glycol，PEG）溶液可用于软化或冲洗近端粪便。方案为每 15min 口服 1~2L 混入电解质的 PEG 溶剂或喝下 120~240mL 溶有 17g PEG 3350 的水，直到患者开始排便或已消耗 8 杯为止。当肠梗阻时，

禁止使用此法。

灌肠剂和栓剂可用作远端软化剂。大多数灌肠液含有水和渗透剂（其中一种组合包含水、多库酯钠糖浆和山梨醇）。当嵌塞被充分解除，就需要探究可能的病因。进行全结肠评估（结肠镜检查或钡灌肠检查）用以查明是否存在解剖异常（狭窄或恶性肿瘤）。也可应用内分泌和代谢筛查，包括甲状腺功能检查。

当上述排便方法失败后，可使用西沙必利，它是一种 5-HT4 受体激动剂，能促进乙酰胆碱在肌间神经丛释放。西沙必利能增加胃肠蠕动，尤其是小肠和结肠的蠕动，但其最可怕的副作用之一是导致长 QT 综合征，可诱发尖端扭转型室速和致命性心律不齐，因此已在美国市场下架。

新斯的明通过阻断乙酰胆碱酯酶对乙酰胆碱的代谢来增加胆碱能调节，可有效治疗便秘。格隆溴铵这种抗胆碱能药可减少由新斯的明引起的心动过缓和支气管收缩，其与新斯的明联合应用可有效改善 SCI 患者的排便功能。

巨结肠：尽管 50 岁以上的 SCI 患者出现巨结肠的风险几乎增加了 3 倍，但其原因还不十分清楚。目前有两种假说：第一种是获得性起源，第二种是 SCI 水平。

为了支持巨结肠的获得性起源假说，Harari 和 Minaker 报告说：在脊髓损伤后的前 5 年，患者很少便秘，然而在损伤后 10 年甚至更长的时间，患者患巨结肠的风险几乎增加了 4 倍。这一发现支持了上述假说，说明该问题可能是由于肠道平滑肌变性或失代偿而获得的。肠蠕动完全丧失后，结肠失去原有的形状，演变成一种不正常的扩张状态。患者随即产生一系列十分痛苦的症状，包括排便长期困难、复发性腹胀、腹痛加剧以及便秘的标准治疗日渐无效。随着泻药和栓剂的使用增多，肠胀气、恶心和粪便嵌塞的发生率也随之增加，从而导致了巨结肠的形成和发展。

第二种假说为慢性 SCI 的研究提供了支持；

一些研究人员认为，引起结肠异常扩张的病理生理变化很可能源于 SCI 水平。

巨结肠的潜在并发症有结肠扭转、乙状结肠切除术后的乙状结肠扭转、大便嵌塞、自主神经反射异常、呼吸困难、体重减轻、营养不良、焦虑和自信心丧失。手术治疗可消除巨结肠，建议行结肠造口术。

Malone 顺行灌肠是将阑尾带出皮肤进行的阑尾造口术。通过这个小造瘘口，患者可以导入导管进行灌肠，以冲洗结肠和直肠。对保守治疗不满意的 SCI 患者进行该手术的总体成功率非常高，介于 74%~87.5% 之间。有 12.5%~67% 的患者出现并发症，包括伤口感染、小肠阻塞和吻合口狭窄。

痔疮和结直肠癌：痔疮普遍存在于使用栓剂、灌肠剂或化学刺激来加强管理肠道的 SCI 患者中。多达 76% 的患者会出现痔疮出血，尤其是用手指进行操作的。针对痔疮的保守治疗、包扎和硬化治疗可减少出血和 / 或其他症状。

SCI 患者的结直肠癌要比非瘫痪人群发现得更晚、术后发病率更高，这是由于 SCI 胃肠道并发症引起的腹胀、腹痛和便秘可能会导致诊断延迟。另外，这类患者肠道准备比较困难，不能做结肠镜检查。

胆结石：17%~31% 的 SCI 患者会出现胆结石或胆囊切除术后并发症，其中一些人有胆囊疾病的家族史、糖尿病、肥胖等危险因素。SCI 患者胆结石患病率增加的原因尚不清楚，目前仍存在各种争议。一些研究者报道了部分 T5 以上损伤的案例，发现胆囊松弛不足致使充盈功能受损。还有人指出这些患者存在胃、十二指肠和结肠运动障碍，合并胆汁酸改变和胆脂分泌功能受损。

急性非结石性胆囊炎表现为右上腹肿块、持续发热、心动过速和胆汁淤积。诱发因素包括使用麻醉剂、呼气末正压机械通气和静脉输入营养液。并发症有胆囊坏疽和炎性肿块。

无论如何，由于感觉和运动功能受损，SCI 患者胆囊疾病的诊断并非易事，其症状和体征可能不典型甚至不存在，因而确诊时病理进展通常已到晚期。

内分泌和代谢变化 据报道 SCI 患者糖尿病的患病率高于普通人群。对于 SCI 患者而言，他们体内的碳水化合物（2 型糖尿病）和脂质易发生异常，这是极度缺乏运动（瘫痪或制动）的结果。另外他们会提早出现一系列代谢变化的情况，如缺乏生长激素和睾酮。

与健康者相比，SCI 患者的血清胰岛素样生长因子 1 水平受损，这可能是过早衰老的迹象（5 级证据）。脊髓损伤后患者糖耐量降低，男性提前出现糖尿病（5 级证据）。Bauman 报道 38% 的四肢瘫痪患者和 50% 的截瘫患者口服葡萄糖耐量试验结果正常。按照世界卫生组织制定的标准，22% 的 SCI 患者为糖尿病患者。Bauman 还发现 SCI 患者体内的人类生长激素和睾酮水平异常降低。这些激素水平下降会导致细胞的修复能力下降和人体精瘦肉质量和力量的维持能力下降，另外这也会延长损伤后机体的痊愈和软组织的修复时间。睾酮水平低下是下丘脑 – 垂体 – 睾丸轴功能障碍引起的，可导致一般男性人群性欲减退、阳痿、失眠、疲劳、潮热、记忆力差、焦虑、抑郁和易怒。

一些专家指出 SCI 患者的脂肪含量更高，与年龄相关的精瘦肉减少速度也明显更快（5 级证据）。

脂质异常，特别是血清高密度脂蛋白浓度下降，可能与糖耐量减低和 / 或糖尿病有关，伴或不伴有血清甘油三酯水平升高。

肌肉骨骼变化（表 39.5）

肌肉：不管 SCI 处于何种水平，在衰老的过程中，肌肉力量、运动控制和姿势定势能力丧失，身体失去协调和平衡能力，关节囊可能因此变紧而失去灵活性，并可能进展为挛缩状态。制动导致肌纤维和结缔组织保持在缩短的

表 39.5　SCI 患者肌肉骨骼系统变化

肌肉骨骼变化	
肌肉	肌力下降，肌肉质量减少，肌纤维尺寸减小，肌原纤维数量减少，线粒体酶浓度降低，兴奋性收缩结构数量减少
疼痛	肌肉骨骼疼痛，伤害性疼痛，肩 - 臂 - 腕关节过度使用和疼痛。腕管综合征和尺神经卡压。上肢关节退行性病变，肩袖损伤，肩袖肌腱炎，肩峰下滑囊炎以及关节囊炎
骨质疏松	成骨细胞活性降低与骨降解急剧增加有关。失用性骨流失（远端至神经损伤水平）。神经损伤和激素变化似乎也参与了这一过程
骨折	骨生物力学强度的丧失 生物合成的结构修饰基质无法承受正常的机械应力
皮肤和软组织	皮下组织过度负荷面变薄，皮肤变薄、失去弹性。随年龄的增长，肌肉和血管的减少可能会降低老化皮肤对破裂的耐受性。一旦出现压疮就很难愈合

位置，它们适应于缩短的长度（由于胶原纤维收缩和肌节减少），并且肌肉里和关节周围的疏松结缔组织逐渐变为致密结缔组织。Kern、Carraro、Camagnini、Protasi 和 Cerrel Bazo 等团队揭示了一些抑制 SCI 瘫痪肢体肌肉功能恢复的主要因素，SCI 患者瘦肉组织逐渐消失，取而代之的是脂肪组织。

疼痛：慢性肌肉骨骼疼痛是一种伤害性疼痛，可发生在异常姿势、步态和过度使用胳膊和肩膀等结构中。例如，使用手动轮椅会增加肩部疼痛的风险，也可见腕管综合征和肘部或腕部尺神经卡压。肌肉痉挛性疼痛多见于不完全性 SCI 患者。

内脏痛是一种不太明显的 SCI 相关疼痛，由内部器官的损伤、刺激或膨胀引起。15% 的慢性 SCI 患者会出现这种疼痛。患有痴呆、其他形式的认知障碍或严重精神疾病的老年人可能无法针对疼痛进行有效交流。在这些情况下，一定要注意非言语沟通和行为举止，包括人际交往、活动模式或轨迹的改变以及心理状态和生理状态的变化。

Subbarao 及其同事报道超过 70% 的慢性 SCI 患者遭受上肢疼痛。损伤发生后疼痛随时间不断增加，老年患者多见，同时也更加严重。最常见的导致上肢疼痛的过度使用综合征有退行性关节病变、肩袖撕裂、肩袖肌腱炎、肩峰

下滑囊炎以及关节囊炎。大多数 SCI 患者在生命的某个阶段需要某种疼痛治疗或活动改变。通常导致上肢过度使用的活动包括转移、推轮椅、减压、需要保持手臂高于肩膀水平的运动，以及不完全性 SCI 患者拄拐步行。

鉴于此，即使在康复训练的最初阶段，考虑关节和肢体的保护策略也是至关重要的，因为当肩部疼痛严重到足以引起功能障碍时，想要逆转它可能为时已晚，并且相关的功能缺失可能变成永久性的。

骨质疏松和骨折：完全性 SCI 患者的骨质流失一直延伸到神经损伤平面的远端。

一般认为 SCI 后骨质疏松的发病机制是失用，然而神经损伤和激素变化似乎也参与了这一过程。Uebelhart 认为，SCI 患者骨质疏松的发生与成骨细胞活性降低、骨降解急剧增加有关。发展迅速、程度严重的骨质疏松只发生在身体的瘫痪部位，这种严重的骨质流失进程在损伤发生后 6~9 个月达到高峰。Garland 等人在一项针对女性 SCI 患者的研究中以某种方式证实了 Uebelhart 的结论。他们发现受试女性患者的脊柱骨密度要么保持不变，要么随着受伤时间的延长而增加。这一发现与健康女性的情况不同，健康女性的骨密度随年龄增长而下降。患者髋部骨密度最初降低约 25%，此后丢失率与对照组相似；而膝部骨密度最初迅速降低

40%~45%，此后却以最低限度下降。SCI老龄化过程中的骨质疏松仍然存在争议，需要进一步的研究来阐明这一问题。

骨生物力学强度的丧失和生物合成的结构修饰基质无法承受正常的机械应力，两者大大增加了骨折的风险。临床上SCI患者的病理性骨折多发生于膝关节。在Comarr等人的系列报道中，股骨髁上骨折非常普遍，他们称之为"截瘫骨折"。已经提出使用二磷酸盐进行药物治疗，并且在预防骨质流失方面取得了一些缺乏说服力的成果。需要进一步的研究来阐明早发型和晚发型SCI的长期治疗效果。非药物治疗方法如站立、矫形器辅助步行、负重下体能训练、功能性电刺激和脉冲电磁场的益处仍然存在争议。危险因子的调控是有帮助的，如减少吸烟、饮酒和咖啡因，及增加钙和维生素D的摄入。

软组织改变：身体组织成分随时间改变，可以归结为瘦肉量减少和脂肪组织占比增多。多数SCI患者的体重随时间增加而增加，最终因达到一定程度的肥胖而严重限制了功能性活动能力。此外，随着年龄的增长，SCI患者负重表面（臀部）的皮下组织也会减少或变薄，从而引起弹性降低。肌肉量和血管数量随年龄增加而减少，这些软组织相关改变可降低老化皮肤对压力和剪切力的耐受性，进而导致压疮产生。压疮或褥疮一旦形成，皮肤更易破损，也更难愈合。

功能减退　文献表明，与健康人群相比，SCI患者更易受年龄相关的早期功能减退的影响。Adkins报道SCI会引起生理变化和功能变化，并可能在损伤时就加速身体功能的衰退，之后老化的影响就以正常的速度继续。

Menter和Hudson已经开发了可预测个体功能减退的老化模型，帮助我们确定这些改变何时发生。SCI发生后，患者应立即受到最大鼓舞，并在损伤水平和神经恢复情况允许的范围内获得日常生活能力，通过康复使潜在功能最大化。这个阶段被称作急性修复期，大约持续一年半左右，维持期/稳定期紧随其后。SCI可能会在能力、功能活动和残疾之间形成一种共存关系，此阶段可持续数年之久。在历经岁月的过度使用所造成的生理变化和退行性变化之后，出现了功能衰退期。

在对SCI患者进行了至少15年的评估后，Cushman和Hassett发现93%的患者在第一次评估时功能状态都有所下降。按照Kempt所说，55岁以上才发生SCI的患者，在功能衰退前可能只有5~7年相对稳定的功能状态。

Liem等人报道，便秘、压疮、女性、损伤数年等相关因素会让患者更多地需要日常生活帮助。SCI发生后，每10年需要更多日常生活帮助的概率增加了42%。对于女性患者而言，更高的离婚率、分居率和未婚率（剩女）意味着她们比男性更有可能得到护理人员的日常照护。

多种因素共同决定了SCI患者的功能结局，伤后面临的挑战或让他们重整旗鼓，或让他们一蹶不振。合适的临床治疗、物理治疗、作业治疗、文娱治疗、职业康复、护理以及来自亲朋好友的充分关怀和社会福利提供的便利的社区资源，加之心理医生直接或间接的干预，必定会对康复结局产生巨大的良性影响。

另一个不可忽视的方面是患者自身优势和弱势的相互影响，SCI对于患者的意义在于它影响患者接受干预的意愿以及损伤或疾病发生后实现自身潜能的能力。

综上所述，在制定老年人的康复方案时，应考虑老龄化过程及其对SCI的影响。除了上文提到的各种困难外，个人在应对伤害和生活的不满时所遭遇的逆境也会降低拥有美好生活的可能性。这就限制了"病态"老年SCI患者（除了年轻人）回归家庭、重返社会，同时也增加了医疗花费和社会成本。

关键要点：

- TSCI 在老年患者中较少发生，而 NTSCI 通常涉及潜在的器质性病变。

- SCI 患者的临床病程取决于损伤发生时的年龄、累积疾病评级（cumulative illness rating，CIR）和损伤的不完全性：损伤发生时年龄越小、CIR 越低以及由于损伤的不完全性使运动指标恢复越好，则康复功能预后也会越好。

- SCI 后多个器官受到退行性和病理变化的影响，呼吸系统并发症是最常见的死亡原因。

- SCI 后的体能和功能可分为三个阶段：① 急性功能恢复期；② 维持期；③ 功能下降期。

- 老年人可能有相关的病前医疗状况，如果没有得到适当和及时的治疗，往往会出现最糟糕的结果。

- 绝大多数患有 SCI 的年轻人和 / 或老年人久坐于轮椅上，很少进行体育锻炼、参与社交活动。能否进行适当的临床多学科诊疗与患者的认识与否、社会经济地位高低、环境支持有无和克服疾病的意愿强弱等因素密切相关，这些在很大程度上影响着 SCI 的康复结局。

（李健 译，刘守国 伊文超 审）

原文参考

[1] Thomas Jefferson University (2007) Elderly spinal cord injuries increase five-fold in 30 years, neurosurgeons find. Science Daily 2007. Available at www.sciencedaily.com/releases/2007/03/070319111256.htm

[2] Kannus P, Palvanen N, Niemi S, Parkkari J (2007) J Gerontol A Biol 62:180–183

[3] Menter RR, Hudson LM (1995) In: Stover S (ed) Spinal cord injury clinical outcomes from the model systems. Aspen, New York, p 272

[4] Williams ME, Hadler NM (1983) Sounding board. The illness as the focus of geriatric medicine. N Engl J Med 308(22):1357–1360

[5] Franceschini M, Cerrel Bazo H, Lauretani F et al (2011) Age influences rehabilitative outcomes in patients with spinal cord injury (SCI). Aging Clin Exp Res 23(3):202–208

[6] Waring WP III, Biering-Sorensen F, Burns S, Donovan W, Graves D, Jha A et al (2010) Review and revisions of the international standards for the neurological classification of spinal cord injury. J Spinal Cord Med 33:346–352

[7] Fawcett JW, Curt A, Steeves JD, Coleman WP, Tuszynski MH, Lammertse D, Bartlett PF, Blight AR, Dietz V, Ditunno J, Dobkin BH, Havton LA, Ellaway PH, Fehlings MG, Privat A, Grossman R, Guest JD, Kleitman N, Nakamura M, Gaviria M, Short D (2007) Guidelines for the conduct of clinical trials for spinal cord injury as developed by the ICCP panel: spontaneous recovery after spi- nal cord injury and statistical power needed for therapeutic clinical trials. Spinal Cord 45:190–205

[8] Cushman LA, Hassett J (1992) Spinal cord injury: 10 and 15 years after. Paraplegia 30(10):690–696

[9] Smith AE, Molton IR, Jensen MP (2016) Self-reported incidence and age of onset of chronic comorbid medical conditions in adults aging with long-term physical disability. Disabil Health J 9:533

[10] Sawka MN, Glaser RM, Laubach LL, Al-Samkari O, Suryaprasad AG (1981) Wheelchair exercise performance of the young, middle-aged, and elderly. J Appl Physiol 50(4):824–828

[11] Byrne DW, Salzberg CA (1996) Major risk factors for pressure ulcers in the spinal cord dis- abled: a literature review. Spinal Cord 34:255–263

[12] Vidal J, Sarrias M (1991) An analysis of the diverse factors concerned with the development of pressure sores in spinal cord injured patients. Paraplegia 29:261–267

[13] Elliott TR, Kurylo M, Chen Y, Hicken B (2002) Alcohol abuse history and adjustment follow- ing spinal cord injury. Rehabil Psychol 47:278–290

[14] Bennett L, Kavner D, Lee BK, Trainor FA (1979) Shear vs pressure as causative factors in skin blood flow occlusion. Arch Phys Med Rehabil 60:309–314

[15] DeVivo MJ, Kartus PL, Rutt RD, Stover SL, Fine PR (1990) The influence of age at time of spinal cord injury on rehabilitation outcome. Arch Neurol 47:681–691

[16] Chen Y, DeVivo MJ, Jackson AB (2005) Pressure ulcer prevalence in people with spinal cord injury:

age-period-duration effects. Arch Phys Med Rehabil 86:1208–1213

[17] McKinley WO, Jackson AB, Cardenas DD, DeVivo MJ (1999) Long-term medical complications after traumatic spinal cord injury: a regional model systems analysis. Arch Phys Med Rehabil 80:1402–1410

[18] Sekar P, Wallace DD, Waites KB, DeVivo MJ, Lloyd LK, Stover SL et al (1997) Comparison of long-term renal function after spinal cord injury using different urinary management methods. Arch Phys Med Rehabil 78:992–997

[19] Chen Y, DeVivo MJ, Roseman JM (2000) Current trend and risk factors for kidney stones in persons with spinal cord injury: a longitudinal study. Spinal Cord 38:346–353

[20] DeVivo MJ, Fine PR (1986) Predicting renal calculus occurrence in spinal cord injury patients. Arch Phys Med Rehabil 67:722–725

[21] Australian Institute of Health and Welfare (2000) Disability and ageing: Australian population patterns and implications. Australian Institute of Health and Welfare, Canberra

[22] Ragnarsson KT, Lammertse DP (1991) Rehabilitation in spinal cord disorders. 2. Anatomy, pathogenesis, and research for neurologic recovery. Arch Phys Med Rehabil 72:S295–S297

[23] Brown M, Gordon WA, Ragnarsson KT (1987) Unhandicapping the disabled: what is pos- sible? Arch Phys Med Rehabil 68:206

[24] Burke RE (1980) Motor units: anatomy, physiology and functional organization. In: Brooks U (ed) Handbook of physiology I: the nervous system, vol 1. American Physiology Society, Bethesda

[25] Kern H, Hofer C, Mödlin M, Mayr W, Vindigni V et al (2008) Stable muscle atrophy in long- term paraplegics with complete upper motor neuron lesion from 3- to 20- year SCI. Spinal Cord 46:293–304

[26] Kern H et al (2004) Long-term denervation in humans causes degeneration of both contractile and excitation-contraction coupling apparatus, which is reversible by functional electrical stimulation (FES): a role for myofiber regeneration? J Neuropathol Exp Neurol 63:919–931

[27] Boncompagni S, Kern H, Rossigni K, Hofer C, Mayr W, Carraro U, Protasi F (2007) Structural differentiation of skeletal muscle fibers in the absence of innervation in humans. Proc Natl Acad Sci U S A 104(49):19339–19344

[28] Cerrel Bazo HA, Carraro U, Helmut K (2007) The role of regenerative miogenesis in motor recovery of plegic muscles through FES. Research thesis for the Physical Medicine and Rehabilitation Residency program & specialty. University of Verona School of Medicine, Verona, Italy

[29] Trieschmann RB (1987) Aging with a disability. Demos, New York

[30] Katz RT et al (1987) Functional electrical stimulation to enhance fibrinolytic activity in spinal cord injury patients. Arch Phys Med Rehabil 68:423

[31] Fugl-Meyer AR (1971) Effects of respiratory muscle paralysis in tetraplegic and paraplegic patients. Scand J Rehabil Med 3:141

[32] Dearwater S et al (1979) Assessment of physical activity in inactive populations. Med Sci Sports Exerc 17:67

[33] Figoni SF (1984) Spinal cord injury and maximal aerobic power. Am Correct Ther J 38:44

[34] Green D (ed) (1996) Medical management of long-term disability. Rehabilitation Institute of Chicago, Don Olson, 2nd edn. Butterworth-Heinemann, Newton

[35] Heldenberg D et al (1981) Lipid concentrations in young quadriplegic patients. Atherosclerosis 39:163

[36] LaPorte RE et al (1983) HDL cholesterol across a spectrum of physical activity from quadriplegia to marathon running. Lancet 1:1212

[37] Brenes G et al (1986) HDL serum concentrations in physically active and sedentary spinal cord injured patients. Arch Phys Med Rehabil 67:445

[38] George C, Dugan N, Porter J (1987) Body composition and exercise tolerance in spinal cord injury. Presented at the ASIA meeting, Boston, 20–22 March 1987

[39] Bauman WA, Adkins RH, Spungen AM, Herbert R et al (1999) Is immobilization associated with an abnormal lipoprotein profile? Observations from a diverse cohort. Spinal Cord 37:485–493

[40] Garland DE, Steward CA, Adkins RH et al (1992) Osteoporosis after spinal cord injury. J Orthop Res 10:371

[41] Ragnarsson KT, Sell GH (1981) Lower extremity fractures after spinal cord injury: a retrospective study. Arch Phys Med Rehabil 62:413–423

[42] Adams MM, Hicks AL (2005) Spasticity after SCI. Spinal Cord 43:577–586. doi:10.1038/sj.sc.3101757

[43] Young RR (1994) Spasticity: a review. Neurology 44:512–520

[44] Daniel RK, Wheatley D, Priest D (1985) Pressure sores and paraplegia: an experimental model. Ann Plast Surg 15:41

[45] Eriksson P, Lofstrom L, Ekblom B (1988) Aerobic power during maximal exercise in untrained and well-trained persons with quadriplegia and paraplegia. Scand J Rehabil Med 20(4):141–147

[46] Kofsky PR, Shephard RJ, Davis GM, Jackson RW (1985) Muscle strength and aerobic power: a study of lower-limb disabled males. Int Rehabil Med 7(4):151–155

[47] Davis GM, Shephard RJ (1988) Cardiorespiratory fitness in highly active versus inactive para- plegics. Med Sci Sports Exerc 20(5):463–468

[48] Glaser RM, Davis GM (1989) Wheelchair-dependent individuals. In: Franklin BA, Gordon S, Timmis GC (eds) Exercise in modern medicine. Williams & Wilkins Co., Baltimore, pp 237–267

[49] Field MJ, Jette AM (eds) (2007) The future of disability in America. The National Academies Press, Washington

[50] Kocina P (1997) Body composition of spinal cord injured adults. Sports Med 23(1):48–60

[51] Szlachcic Y, Carrothers L, Adkins R, Waters R (2007) Clinical significance of abnormal electrocardiographic findings in individuals aging with spinal injury and abnormal lipid profiles. J Spinal Cord Med 30(5):473–476

[52] Groah SL, Nash MS, Ward EA, Libin A, Mendez AJ, Burns P et al (2011) Cardiometabolic risk in community-dwelling persons with chronic spinal cord injury. J Cardpulm Rehabil 31(2):73–80

[53] Myers J, Lee M, Kiratli J (2007) Cardiovascular disease in spinal cord injury: an overview of prevalence, risk, evaluation, and management. Am J Phys Med Rehabil 86(2):142–152

[54] DeVivo MJ, Chen Y (2011) Trends in new injuries, prevalent cases, and aging with spinal cord injury. Arch Phys Med Rehabil 92(3):332–338

[55] Lidal IB, Snekkevik H, Aamodt G, Hjeltnes N, Biering-Sørensen F, Stanghelle JK (2007) Mortality after spinal cord injury in Norway. J Rehabil Med 39(2):145

[56] Brown R, DiMarco AF, Hoit JD, Garshick E (2006) Respiratory dysfunction and management in spinal cord injury. Respir Care 51(8):853–870

[57] Arora S, Flower O, Murray NP, Lee BB (2012) Respiratory care of patients with cervical spinal cord injury: a review. Crit Care Resusc 14(1):64–73

[58] Hitzig SL, Sakakibara BM, Miller WC, Eng JJ (2012) Aging following spinal cord injury. In: Eng JJ, Teasell RW, Miller WC, Wolfe DL, Townson AF, Hsieh, JTC et al (eds) Spinal cord injury rehabilitation evidence version 40. Vancouver, pp 1–82

[59] Richards JS, Siddall P, Bryce T, Dijkers M, Cardenas DD (2007) Spinal cord injury pain classification: history, current trends, and commentary. Top Spinal Cord Inj Rehabil 13(2):1–19

[60] Widerström-Noga EG, Finnerup NB, Siddall PJ (2009) Biopsychosocial perspective on a mechanisms-based approach to assessment and treatment of pain following spinal cord injury. J Rehabil Res Dev 46(1):1–12

[61] Siddall PJ (2009) Management of neuropathic pain following spinal cord injury: now and in the future. Spinal Cord 47(5):352–359

[62] Goossens D, Dousse M, Ventura M, Fattal C (2009) Chronic neuropathic pain in spinal cord injury patients: what is the impact of social and environmental factors on care management? Ann Phys Rehabil Med 52(2):173–179. Epub 2009/11/17

[63] Edgar R, Quail P (1994) Progressive post-traumatic cystic and non-cystic myelopathy. Br J Neurosurg 8(1):7–22. Epub 1994/01/01

[64] Jensen MP, Hoffman AJ, Cardenas DD (2005) Chronic pain in individuals with spinal cord injury: a survey and longitudinal study. Spinal Cord 43:704–712

[65] Rintala DH, Hart KA, Priebe MM (2004) Predicting consistency of pain over a 10-year period in persons with spinal cord injury. J Rehabil Res Dev 41:75–88

[66] McColl MA (2002) A house of cards: women, aging and spinal cord injury. Spinal Cord 40:371–373

[67] Krause JS, Kemp B, Coker J (2000) Depression after spinal cord injury: relation to gender, ethnicity, aging, and socioeconomic indicators. Arch Phys Med Rehabil 81:1099–1109

[68] Bloch A, Tamir D, Vakil E, Zeilig G (2016) Specific deficit in implicit motor sequence learning following spinal cord injury. PLoS One 11(6):e0158396. doi:10.1371/journal.pone.0158396

[69] Davidoff GN, Morris J, Roth E, Bleiberg J (1985) Cognitive dysfunction and mild closed head injury in traumatic spinal cord injury. Arch Phys Med Rehabil 66:489–491

[70] Dowler RN, Harrington DL, Haaland KY, Swanda RM, Fee F, Fiedler K (1997) Profiles of cognitive functioning in chronic spinal cord injury and the role of moderating variables. J Int Neuropsychol Soc 3:464–472

[71] Schueneman AL, Morris J (1982) Neuropsychological deficits associated with spinal cord injury. Sci Dig 4:64–69

[72] Wilmot CB, Cope DN, Hall KM, Acker M (1985) Occult head injury: it's incidence in spinal cord injury. Arch Phys Med Rehabil 66:227–231

[73] Trieschmann RB (1988) Spinal cord injuries: psychological, social, and vocational rehabilitation, 2nd edn. Demos, New York

[74] Warren AN, Pullins J, Elliott TR (2008) Concomitant cognitive impairment in persons with spinal cord injuries in rehabilitation settings. In: Gontovsky ST, Golden CJ (eds) Neuropsychology within the inpatient rehabilitation environment. Nova Science Publishers,

Inc, Hauppauge, pp 79–98

[75] Jegede AB, Rosado-Rivera D, Bauman WA, Cardozo CP, Sano M, Moyer JM et al (2010) Cognitive performance in hypotensive persons with spinal cord injury. Clin Auton Res 20:3–9. doi:10.1007/s10286-009-0036-z

[76] Craig A, Nicholson Perry K, Guest R, Tran Y, Middleton J (2015) Adjustment following chronic spinal cord injury: determining factors that contribute to social participation. Br J Health Psychol 20:807–823. doi:10.1111/bjhp.12143

[77] Sabbah P, de Schonen S, Leveque C, Gay S, Pfefer F, Nioche C et al (2002) Sensorimotor cortical activity in patients with complete spinal cord injury: a functional magnetic resonance imaging study. J Neurotrauma 19:53–60. doi:10.1089/809771502753460231

[78] Bonanno GA, Kennedy P, Galatzer-Levy IR, Lude P, Elfström ML (2012) Trajectories of resilience, depression, and anxiety following spinal cord injury. Rehabil Psychol 57:236. doi:10.1037/a0029256

[79] Craig AR, Hancock KM, Dickson H (1994) A longitudinal investigation into anxiety and depression over the first two years of spinal cord injury. Paraplegia 33:221–230

[80] Kennedy P, Rogers BA (2000) Anxiety and depression after spinal cord injury: a longitudinal analysis. Arch Phys Med Rehabil 81:932–937. doi:10.1053/apmr.2000.5580

[81] Castaneda AE, Tuulio-Henriksson A, Marttunen M et al (2008) A review on cognitive impairments in depressive and anxiety disorders with a focus on young adults. J Affect Disord 106:1– 27. doi:10.1016/j.jad.2007.06.006

[82] Lungu O, Frigon A, Piché M et al (2010) Changes in spinal reflex excitability associated with motor sequence learning. J Neurophysiol 103:2675–2683. doi:10.1152/jn.00006.2010

[83] Vahdat S, Lungu O, Cohen-Aded J, Marchand-Pauvert V, Benali H, Doyon J (2015) Simultaneous brain-cervical cord fMRI reveals intrinsic spinal cord plasticity during motor sequence learning. PLoS Biol 13:e1002186. doi:10.1371/journal.pbio.1002186

[84] Kowalczyk I, Duggal N, Bartha R (2012) Proton magnetic resonance spectroscopy of the motor cortex in cervical myelopathy. Brain 135:461–468

[85] Lynch AC, Wong C, Anthony A et al (2000) Bowel dysfunction following spinal cord injury: a description of bowel function in a spinal cord-injured population and comparison with age and gender matched controls. Spinal Cord 38:717–723

[86] Kirshblum S, Johnston MV, Brown J, O'Connor KC, Jarosz P (1999) Predictors of dysphagia after spinal cord injury. Arch Phys Med Rehabil 80:1101–1105

[87] Martin RE, Neary MA, Diamant NE (1997) Dysphagia following anterior cervical spine surgery. Dysphagia 12(1):2–8

[88] Segal JL, Milne N, Brunnemann SR, Lyons KP (1987) Metoclopramide-induced normalization of impaired gastric emptying in spinal cord injury. Am J Gastroenterol 82:1143–1148

[89] Zhang RL, Chayes Z, Korsten MA, Bauman WA (1994) Gastric emptying rates to liquid or solid meals appear to be unaffected by spinal cord injury. Am J Gastroenterol 89:1856–1858

[90] Gore RM, Mintzer RA, Calenoff L (1981) Gastrointestinal complications of spinal cord injury. Spine 6:538–544

[91] DiPalma JA, Smith JR, Cleveland M (2002) Overnight efficacy of polyethylene glycol laxative. Am J Gastroenterol 97:1776–1779

[92] Wrenn K (1989) Fecal impaction. N Engl J Med 321:658–662

[93] Rosman AS, Chaparala G, Monga A, Spungen AM, Bauman WA, Korsten MA (2008) Intramuscular neostigmine and glycopyrrolate safely accelerated bowel evacuation in patients with spinal cord injury and defecatory disorders. Dig Dis Sci 53:2710–2713

[94] Harari D, Minaker KL (2000) Megacolon in patients with chronic spinal cord injury. Spinal Cord 38:331–339

[95] Banwell JG, Creasy GH, Aggarwal AM, Mortimer JT (1993) Management of the neurogenic bowel in patients with spinal cord injury. Urologic Clin North Am 20:517–526

[96] Ebert E (2012) Gastrointestinal involvement in spinal cord injury: a clinical perspective. J Gastrointestin Liver Dis 21(1):75–82

[97] Scott D, Papa MZ, Sareli M, Velano A, Ben-Ari GY, Koller M (2002) Management of hemorrhoidal disease in patients with chronic spinal cord injury. Tech Coloproctol 6:19–22

[98] Stratton MD, McKirgan LW, Wade TP et al (1996) Colorectal cancer in patients with previous spinal cord injury. Dis Colon Rectum 39:965–968

[99] Moonka R, Stiens SA, Resnick WJ et al (1999) The prevalence and natural history of gall- stones in spinal cord injured patients. J Am Coll Surg 189:274–281

[100] Ketover SR, Ansel HJ, Goldish G, Roche B, Gebhard RL (1996) Gallstones in chronic spinal cord injury: is impaired gallbladder emptying a risk factor? Arch Phys Med Rehabil 77:1136–1138

[101] Fealey RD, Szurszewski JH, Merritt JL, DiMagno EP (1984) Effect of traumatic spinal cord transaction on human upper gastrointestinal motility and gastric emptying. Gastroenterology 87:69–75

[102] Apstein MD, Dalecki-Chipperfield K (1987) Spinal cord injury is a risk factor for gallstone disease. Gastroenterology 92:966–968

[103] Romero Ganuza FJ, La Banda G, Montalvo R, Mazaira J (1997) Acute acalculous cholecystitis in patients with acute traumatic spinal cord injury. Spinal Cord 35:124–128

[104] LavelaSL,WeaverFM,GoldsteinB,ChenK,Miskevi csS,RajanS,GaterDRJr(2006)Diabetes mellitus in individuals with spinal cord injury or disorder. J Spinal Cord Med 29:387–395

[105] Bauman WA, Spungen AM (1994) Disorders of carbohydrate and lipid metabolism in veterans with paraplegia or quadriplegia: a model of premature aging. Metabolism 43(6):749–756

[106] Tenover JL (1997) Testosterone and the aging male. J Androl 18(2):103–106

[107] Hitzig SL, Eng JJ, Miller WC, Sakakibara M, SCIRE Research Team (2011) An evidence-based review of aging of the body systems following spinal cord injury. Spinal Cord 49(6):684–701. doi:10.1038/sc.2010.178

[108] Chiodo AE, Scelza WM, Kirshblum SC, Wuermser LA, Ho CH, Priebe MM (2007) Spinal cord injury medicine. 5. Long-term medical issues and health maintenance. Arch Phys Med Rehabil 88:S76–S83. doi:10.1016/j.apmr.2006.12.015

[109] McKinley WO, Gittler MS, Kirshblum SC, Stiens SA, Groah SL (2002) Spinal cord injury medicine. 2. Medical complications after spinal cord injury: identification and management. Arch Phys Med Rehabil 83:S58–S64, S90–S98

[110] Rekand T, Hagen EM, Grønning M (2012) Chronic pain following spinal cord injury. Tidsskr Nor Laegeforen 132:974–979. doi:10.4045/tidsskr.11.0794

[111] Siddall PJ, Middleton JW (2006) A proposed algorithm for the management of pain following spinal cord injury. Spinal Cord 44:67–77

[112] Subbarao JV, Klopfstein J, Turpin R (1995) Prevalence and impact of wrist and shoulder pain in patients with spinal cord injury. J Spinal Cord Med 18(1):9–13

[113] Kirshblum S, Druin E, Planten K (1997) Musculoskeletal conditions in chronic spinal cord injury. Top Spinal Cord Inj Rehabil 2:23–35

[114] Dalyan M, Cardenas DD, Gerard B (1999) Upper extremity pain after spinal cord injury. Spinal Cord 37:191–195

[115] Uebelhart D, Demiaux-Domenech B et al (1995) Bone metabolism in spinal cord injured individuals and in others who have prolonged immobilisation. A review. Paraplegia 33(11):669–673

[116] Garland DE, Adkins RH, Stewart CA, Ashford R, Vigil D (2001) Regional osteoporosis in women who have a complete spinal cord injury. J Bone Joint Surg Am 83-A(8):1195–1200

[117] Comarr AE, Hutchinson RH, Bors EB (1962) Extremity fractures of patients with spinal cord injuries. Am J Surg 103:732–739

[118] Eichenholtz SN (1963) Management of long-bone fractures in paraplegic patients. J Bone Joint Surg Am 45:299–310

[119] Freehafer AA (1995) Limb fractures in patients with spinal cord injury. Arch Phys Med Rehabil 76:823–827

[120] Rossier AB, Favre H, Valloton MB (1991) Body composition of spinal cord injured adults. In: The spinal cord injured patient: comprehensive management. WB Saunders, Philadelphia, pp 163–170

[121] Bauman WA, Garland DE, Schwartz E (1997) Calcium metabolism and osteoporosis in individuals with spinal cord injury. Top Spinal Cord Inj Rehabil 2:84–96

[122] Bauman WA, Waters RL (2004) Aging with a spinal cord injury. In: Kemp BJ, Mosqueda L (eds) Aging with a disability: what the clinician needs to know. Johns Hopkins University Press, Baltimore, pp 153–174

[123] Thompson L, Yakura J (2006) Aging related functional changes in persons with spinal cord injury. Top Spinal Cord Inj Rehabil 6:69–82

[124] Adkins RH (2004) Research and interpretation perspectives on aging related physical morbidity with spinal cord injury and brief review of systems. NeuroRehabil 19:3–13

[125] Liem N, McColl M, King W, Smith K (2004) Aging with a spinal cord injury: factors associated with the need for more help with activities of daily living. Arch Phys Med Rehabil 85(10):1567–1577

40 老年人周围神经病变和康复治疗

Chiara Briani, Luca Padua

40.1 引　言

随着年龄的增长，周围神经病变的发病率增加，步态障碍和跌倒的发生率也随之增加。最近一项以人群为基础的前瞻性研究表明，多发性神经病变在中老年人群中的患病率至少为4%，并随年龄的增加而增加。老年人神经病变最常见的原因是特发性、糖尿病、医源性（主要继发于化疗）或营养不良。

Ward 等人对 8 项老年人流行病学研究（6个横断面研究和 2 个纵向研究）的系统回顾表明周围感觉和运动神经功能异常不仅与下肢活动能力及全身活动能力降低有关，也能预测身体功能下降和残疾。

据统计，近 1/3 大于 65 岁的患者出现神经病变引起的感觉症状，且这与更高的发病率和死亡率相关。

虽然缺乏有效的循证医学证据，但对于周围神经病变患者，常建议进行物理康复治疗。关于运动对周围神经病变患者的疗效仅有一项Cochrane 综述，其纳入了所有比较无运动疗法、药物或非药物治疗与运动对身体功能影响的随机或准随机对照试验，结果发现，没有充足的

证据来评价运动对周围神经病变患者身体功能的影响。此外，一项关于严重肌病和神经病变物理康复治疗效果的综述也发现，没有合适的研究可以评价其疗效。

缺乏循证医学证据的主要原因可能是缺乏标准化的康复治疗方案，以及缺乏适当的、可靠的和敏感的结果评价方法。此外，神经病变的异质性、老年患者普遍存在合并症、神经病变的自然病程和生理老化都是导致特定的康复计划难以制定以及测量结果容易变化的共同因素。

基于这些限制，对于最常见的原因明确的神经病变如糖尿病多神经病和其他已有研究的外周神经系统疾病，建议物理康复治疗。

40.2　糖尿病神经病变

尽管糖尿病是全世界最常见的周围神经病变的病因，但糖尿病周围神经病变的康复治疗目前尚无循证医学证据。

近期的一项系统综述，纳入了糖尿病及其他不同原因引起的神经病变患者，共 11 项研究（7 项随机对照试验，4 项对照临床试验），其中大多数研究是在老年糖尿病周围神经病变患者中进行的，每项研究都提供了牛津循证医学

证据等级和相应的推荐等级。作者的结论是，平衡训练似乎是最有效的运动干预方式，耐力训练也很重要，特别是在糖尿病神经病变患者，也有助于控制血糖和体重。另一项对有和无神经病变的糖尿病患者进行的小型非对照研究（12周中度或高强度的有氧运动）显示，运动对老年2型糖尿病患者的步态、反应时间和姿势稳定性均有改善。然而，由于这些研究规模小，缺乏年龄匹配的对照组，限制了其数据的证据级别。

此外，Davies等人对体育活动和心理应对策略在治疗糖尿病痛性神经病变中的作用进行了系统的综述。在1306项研究中，只有4项（2项调查身体活动，2项调查心理应对）能被纳入。然而，这些研究的样本量较小，并采用了不同的结果评价方法，且没有采用盲法是进一步的限制。

关于糖尿病神经病变引起的疼痛和一般症状，有两项荟萃分析显示物理治疗特别是经皮神经电刺激（transcutaneous electrical nerve stimulation，TENS）对减轻疼痛有效，并认为需要大型多中心RCTs来评价TENS的长期效果。

40.3　化疗引起的周围神经病变

化疗引起的周围神经病变（chemotherapy-induced peripheral neuropathy，CIPN）是一些化疗药物主要的和潜在的剂量限制性不良事件。CIPN的特征是远端对称性麻木、刺痛、感觉异常、感觉迟钝、疼痛和/或虚弱，对身体功能和生活质量有显著影响。

Streckmann等人首次进行了针对癌症患者平衡控制和多神经病变的RCT。该研究是一项前瞻性、单中心、双臂、开放随机对照试验，研究对象为61例接受36周运动（感觉运动、耐力和力量训练）康复治疗的有CIPN的淋巴

瘤患者。患者年龄范围广泛（20~67岁），老年患者也包括在内。本研究的主要终点是QoL的改善，次要终点包括静态和动态平衡控制、运动协调性、耐力、力量和治疗副作用。研究结果显示，运动特别是感觉运动训练，可以改善患者的生活质量、平衡控制和一般身体功能，并减少化疗副作用所带来的限制。

结　论

对老年周围神经病变患者进行具体的康复计划，尽管缺乏循证医学证据的支持，但体育运动对患者的健康和运动能力仍具有普遍的有利作用。康复科学领域的首要目标应该是对前瞻性对照试验进行充分的规划，不仅用以确定具体的康复方案，而且用于确定可靠的结果评价方法。

最后，技术性康复是一个新兴的、令人振奋的领域，运用有前景的工具如虚拟现实和机器人技术。除了需要验证该方法的有效性外，考虑到老年患者的临床特点和衰弱，还需要对这些工具的安全性进行验证。

关键要点：
- 周围神经病变在老年人中很常见，可能会增加跌倒的发生率。
- 虽然缺乏循证医学证据，也缺乏适当的结果评价方法，但周围神经病变患者常被推荐进行物理康复治疗。
- 平衡和耐力训练似乎是治疗糖尿病神经病变的有效方法。
- 虚拟现实和机器人技术是可能有助于康复计划的新手段，但前提是其有效性和安全性在年老且往往虚弱的患者身上得到证明。

（祁寒梅　译，胡筱蓉　伊文超　审）

原文参考

[1] Hanewinckel R, Drenthen J, van Oijen M et al (2016) Prevalence of polyneuropathy in the general middle-aged and elderly population. Neurology 87(18):1892-1898. [Epub ahead of print]

[2] Ward RE, Caserotti P, Cauley JA et al (2015) Mobility-related consequences of reduced lower- extremity peripheral nerve function with age: a systematic review. Aging Dis 7(4):466-478

[3] Mold JW, Vesely SK, Keyl BA et al (2004) The prevalence, predictors, and consequences of peripheral sensory neuropathy in older patients. J Am Board Fam Pract 17(5):309-318

[4] Mold JW, Lawler F, Roberts M et al (2008) The health consequences of peripheral neurological deficits in an elderly cohort: an Oklahoma Physicians Resource/Research Network Study. J Am Geriatr Soc 56(7):1259-1264

[5] White CM, Pritchard J, Turner-Stokes L (2004) Exercise for people with peripheral neuropathy. Cochrane Database Syst Rev 4:CD003904

[6] Mehrholz J, Pohl M, Kugler J, Burridge J et al (2015) Physical rehabilitation for critical illness myopathy and neuropathy: an abridged version of Cochrane Systematic Review. Eur J Phys Rehabil Med 51(5):655-661

[7] Streckmann F, Zopf EM, Lehmann HC et al (2014) Exercise intervention studies in patients with peripheral neuropathy: a systematic review. Sports Med 44(9):1289-1304

[8] Morrison S, Colberg SR, Parson HK et al (2014) Exercise improves gait, reaction time and postural stability in older adults with type 2 diabetes and neuropathy. J Diabetes Complicat 28(5):715-722

[9] Davies B, Cramp F, Gauntlett-Gilbert J et al (2015) The role of physical activity and psychological coping strategies in the management of painful diabetic neuropathy-a systematic review of the literature. Physiotherapy 101(4): 319-326

[10] Jin DM, Xu Y, Geng DF et al (2010) Effect of TENS on symptomatic diabetic peripheral neuropathy: a meta-analysis of randomized controlled trials. Diabetes Res Clin Pract 89(1):10-15

[11] Pieber K, Herceg M, Paternostro-Sluga T (2010) Electrotherapy for the treatment of painful diabetic peripheral neuropathy: a review. J Rehabil Med 42(4):289-295

[12] Streckmann F, Kneis S, Leifert JA et al (2014) Exercise program improves therapy-related side- effects and quality of life in lymphoma patients undergoing therapy. Ann Oncol 25(2):493-499

[13] Schwenk M, Grewal GS, Honarvar B et al (2014) Interactive balance training integrating sensor- based visual feedback of movement performance: a pilot study in older adults. J Neuroeng Rehabil 11:164

[14] Grewal GS, Schwenk M, Lee-Eng J et al (2015) Sensor-based interactive balance training with visual joint movement feedback for improving postural stability in diabetics with peripheral neuropathy: a randomized controlled trial. Gerontology 61(6):567-574

[15] Schwenk M, Grewal GS, Holloway D et al (2016) Interactive sensor-based balance training in older cancer patients with chemotherapy-induced peripheral neuropathy: a randomized controlled trial. Gerontology 62(5):553-563

精神障碍康复 **41**

Raffaele Gimigliano, Antimo Moretti, Francesca Gimigliano,
Anna Mazzola, Giovanni Iolascon

41.1 大脑与衰老

衰老对大脑和认知功能的损害，可影响老年人的自主性和生活质量。

41.1.1 病理学

广泛的研究表明，40岁以后，大脑体积和重量随着年龄的增长而减少，大约每10年减少5%，特别是70岁以后。神经元死亡是灰质减少的主要原因。然而，40岁以上的人也会出现白质退化，尤其是额叶。

这些解剖和组织学的改变与大脑功能受损有关，如记忆（编码、存储和检索信息的能力）、学习、特定运动、协调和平衡功能。

许多因素可能影响大脑老化，如遗传学、神经内分泌学、生活方式和营养，以及社会和文化环境。

41.2 老年精神障碍的一般定义与流行病学

精神障碍被认为是一种精神疾病，表现为适应过程障碍，如思维、感觉和行为的异常，

产生痛苦或功能损害。痴呆、谵妄和重度抑郁是老年人最常见的精神疾病。

根据DSM-5，谵妄和痴呆属于神经认知障碍（Neurocognitive Disorders，NCDs）。NCDs包括以获得性原发性认知障碍为特征的疾病，如阿尔茨海默病、血管性痴呆、路易体痴呆、帕金森病痴呆、额颞叶痴呆、创伤后痴呆和其他不太常见的痴呆类型。

然而，认知障碍是许多疾病的并发症，并不只有精神障碍。

NCDs的诊断标准包括一个或多个认知领域（注意、执行、学习和记忆、言语、感知）的下降。认知功能损害必须通过特定的神经心理学评估工具进行评估。

痴呆通常用于定义老年人中与退行性病因相关的NCD；当年轻人因创伤性脑损伤或HIV感染的并发症出现同样的症状时，我们更常使用一般术语NCD。

41.3 痴呆的定义与流行病学

痴呆的高患病率、高残疾率及高死亡率带来的巨大负担，成为与全球健康最相关的问题之一。据估计，全世界有4400多万痴呆患者，预计到2050年，由于人口老龄化，这一数字将

增至 1.35 亿人以上。

老年期痴呆（60 岁以上）的主要病因为 60% 的阿尔茨海默病和 15%~20% 的血管性痴呆或路易体病（Lewy body disease，LBD）。一些其他不太常见的痴呆类型，如帕金森病痴呆、亨廷顿病、多发性硬化和艾滋病继发性痴呆，还有更少见的类型如 Korsakoff 综合征和克罗伊茨费尔特-雅各布病（Creutzfeldt-Jakob disease，CJD）。

41.4　诊断与评估

准确诊断痴呆及其病因对患者病情预后、药物治疗和康复治疗至关重要。痴呆的认知能力可以通过神经心理学评估来检测，包括评估患者认知和行为功能。此方法可以评价影响行为的三个功能系统：认知、情感和执行功能。

除了患者病史、功能和认知评估外，生物学和神经影像学评估可能会提供有用的信息。

41.5　谵妄的定义与流行病学

谵妄是一种短暂的可逆性脑功能障碍，临床表现为意识模糊，注意力不集中和广泛的神经精神异常。在体弱的住院老年患者中谵妄患病率约为 10%~30%，在重症监护病房（intensive care unit，ICU）中增长到 70%~80%。

谵妄会导致并发症风险增加，住院时间延长和死亡率的显著增加，从而影响医疗成本。

41.6　诊断与评估

DSM-5 建议谵妄的诊断需要具备以下标准：

·注意障碍：注意的指向、集中、维持和转移能力的下降

·意识障碍：对环境的定向力下降，甚至意识障碍可在短时间内进展，在一天内病情的严重程度呈波动性表现

·认知障碍：如记忆力减退和语言改变

·感知觉障碍：包括误解、错觉或幻觉

所有上述损害应归因于全身疾病状态、中毒、药物使用或多个原因。

意识障碍评估法（confusion assessment method，CAM）为谵妄筛查的金标准，主要用于临床上患者谵妄的评估，如患者精神状态的急性波动变化（1），注意力丧失（2），思维紊乱（3）和意识障碍（4）。（1）和（2）同时出现，并且另外两种损伤中的出现至少一种，可诊断谵妄。

Lipowski 根据精神活动状态提出了三种谵妄类型：安静型、躁动型和混合型，其中安静型谵妄预后最差。

谵妄的生理病理学改变取决于多种因素，如神经传递的中断、兴奋或急性应激反应。

根据当前的资料，谵妄的治疗需要使用抗精神病药物及非药物治疗方法。

早期诊断和治疗可尽早干预影响因素，如营养不良、脱水、失眠和制动，预防谵妄的发生。

41.7　抑郁症的定义与流行病学

抑郁症是一种情感障碍，主要表现为在日常生活中情绪低落、失去兴趣或不开心。因悲伤、空虚或暴躁的情绪及认知功能障碍影响躯体功能在抑郁症患者中很常见。

抑郁症的主要特点为持续 2 周或更长时间的显著情绪、认知和神经营养改变。其患病率为 10%~20%，是导致失能的主要原因之一，由于精神障碍和药物滥用导致的伤残调整生命年（disability-adjusted life years，DALYs）中有 40.5% 归因于重性抑郁症（major depressive disorder，MDD）。

康复方法取决于痴呆的临床阶段。

41.8 诊断与评估

DSM-5 最近提出了诊断 MDD 的新标准。2 周内，至少出现以下症状中的 5 种：情绪低落、快感缺失、明显的体重变化或食欲障碍、睡眠障碍、精神运动性激动或迟缓、疲劳、无价值感、注意力缺失、犹豫不决和反复想到死亡或自杀意念（有或者没有具体的计划）。必须出现情绪低落或对几乎所有活动失去兴趣或快乐（快感缺失）中的一种。

在老年人中，评估抑郁的金标准是由 30 个项目组成的老年抑郁量表（geriatric depression scale，GDS），但也可以使用该筛查工具的几个简短版本。急性期的治疗包括药物治疗、心理治疗，药物和心理治疗或其他治疗联合，如电休克疗法（electroconvulsive therapy，ECT）或经颅磁刺激疗法（transcranial magnetic stimulation，TMS）和光疗法。

41.9 老年精神障碍的物理治疗

物理治疗通过全面评估并以患者为中心，非常适合老年精神障碍患者。制定康复计划的第一步是康复诊断，旨在确定和量化患者的功能改变。鉴于痴呆的慢性进行性和不可逆性，

41.10 痴呆

痴呆由于病因的不同，发病时间和病程进展也各有不同。NCDs 患者可在 ADL 中出现功能受限以及神经精神症状，如欣快感、去抑制、幻觉或激越。在评价患者功能状态时，应先分析患者是否具有认知功能障碍，然后评估 ADLs 中是否存在功能受限，最后进行社会参与度及生活质量的评估。

41.11 痴呆的认知障碍

痴呆的特征是由大脑多个区域参与引起的多种认知障碍，主要为记忆和执行功能减退，它们的逐渐恶化决定了疾病的进展阶段（表41.1）。

执行功能由额叶皮质控制，因此，额叶皮质体积和功能的下降可导致执行功能的减退。语言理解，特别是复杂文本的理解，是建立在工作记忆的基础上，老年人由于海马（参与记忆形成的内侧颞叶结构）的萎缩而导致此功能减退。

痴呆通常有记忆力或定向力的改变，与以下至少一种损伤相关：语言、知觉、注意力、失用、解决问题和抽象思维。

表 41.1 痴呆的临床分期特征

痴呆	轻度认知功能障碍（MCI）	中度	重度	终末期
记忆力减退	短期	大部分短期及一些长期	大部分短期及长期	几乎所有短期及长期
功能缺失	工具性日常生活活动（IADL）	大部分工具性日常生活活动（IADL）及一些基本日常生活活动（ADL）	基本日常生活活动（ADL）	卧床

改编自原文参考 16

41.12　神经心理学评估与康复

神经心理康复是康复医学的一个分支，其目的是对中枢神经系统疾病患者的认知障碍及其导致的日常生活活动和社会参与受限进行康复。

神经心理康复基于一个初步评估，包括各种认知功能领域的测试，如记忆力、注意力、处理速度、推理、判断、解决问题和空间与语言功能。

神经心理学评估的主要步骤为收集病史，对患者和家庭成员进行临床访谈，使用认知和功能评估工具，分析和解释测试结果，制定个性化康复计划。

简易精神状态检查量表（mini-mental state examination，MMSE）是一种非常有用的工具，用于评估精神疾病患者（尤其是痴呆患者）的认知损伤。在初级筛查中，可用画钟试验（clock-drawing test，CDT）和 Mini-Cog 测试替代 MMSE。CDT 的方法是给患者一张纸，上面有一个预先画好的大圆圈（相对于手写数字的大小），并指示患者在圆圈中画出数字，使其看起来像时钟的表面，然后时钟的指针指向 11:10。分数从 1~6 分不等，分数越高提示错误的数量和损伤程度越大。分数 ≥ 3 分表示认知障碍，1 分或 2 分视为正常。Mini-Cog 测试仅需要 3min，用于初级筛查老年人是否患有认知功能障碍。它包含三项记忆测验和简单画钟试验。与常规的筛查测试一样有效，甚至优于常规的筛查测试，并且比 MMSE 用时更短。Mini-Cog 测试可检测出许多轻度认知功能障碍（mild cognitive impairment，MCI）患者。

41.13　功能评估

住院痴呆患者的功能评估通常是通过使用 Barthel 指数（barthel index，BI）来完成的，该指标是评估神经肌肉和肌肉骨骼疾病患者活动受限程度的最广泛使用的评分标准之一。

门诊患者的功能评估主要分为两个部分：ADL 和工具性日常生活活动（instrumental activities of daily living，IADL）。分别通过 Katz-ADL 量表和 Lawton-IADL 量表对 ADL 和 IADL 进行评估。

41.14　NCDs 的药物治疗

NCDs 需通过病因选择合适的药物治疗。

药物只能在很少的病例（潜在可逆性痴呆）中逆转痴呆的病因。一般来说，药物只能减缓不可逆痴呆的进展，如他克林治疗阿尔兹海默病；或预防病情恶化，如阿司匹林治疗血管性痴呆。精神类药物可以治疗与痴呆相关的抑郁或行为症状。

对于不可逆痴呆，治疗的重点是最大限度地激发患者残余功能，恢复患者功能，以及对患者家庭和照料者的宣教和支持。

41.15　痴呆的康复

对 NCDs 患者实施个体化康复计划（individual rehabilitation plan，IRP）的最终目的是使其在执行 ADL 和 IADL 时尽可能长的保持自主性和安全。在疾病的早期阶段，通过给予适当的支持，是可以学习的，这就得出一种通过认知干预可以产生有益疗效的假说，包括现实定向治疗（reality orientation therapy，ROT）和非特定认知训练。

痴呆患者的四种康复方法：
· 现实定向和技能训练方法
· 以情感为导向的方法
· 以行为为导向的方法

·以刺激为导向的方法

第一种方法的目的是治疗认知障碍，而其他3种治疗目的是最大限度地提高患者的情绪，并减少行为问题的影响，如攻击性或失禁。

ROT旨在通过认知活动、人际交往和社会交往，以及利用辅助编码、储存和检索信息的设备，提高定向力和行为技能。通过重复的多模态刺激（音乐、视觉、语言），ROT可以增强患者关于其个人史和空间/时间定向的信息。ROT作为一种针对认知障碍患者的康复方法于1958年由Folsom提出，1960年代由Taulbee和Folsom进一步改进。特别是时间定向力的干预，通过书写编码/检索关于患者生活中的日、月、年、假日或其他有意义事件的数据，从而刺激记忆；空间再定向通过优先刺激患者有意义的会面地点的编码/检索，再使用言语线索加强记忆。此外，一些辅助工具的使用可在房屋周围进行定向，如24h制的电子表，放置在不同房间（如浴室、厨房、卧室等）的特定标志，从而加强编码/检索活动。

在ROT治疗期间，治疗师从患者的姓名、所在地和日期开始，反复向每个患者提供基本的个人信息和当前信息。当患者重新了解这些基本情况时，其他的如年龄、家乡和以前的职业都会被呈现出来。通常ROT作为一种集体治疗（4~6名认知障碍相似的患者），照料者在家接受治疗培训。治疗的次数和持续时间是可变的，从45~60min不等，每周2~4次。

除了这种正式的方式外，还有一种非正式的ROT方法，如在照护者和/或家庭成员参与下，在患者环境中引入时间和空间定向信息。ROT对没有影响康复计划执行的感觉和/或行为障碍的轻中度认知障碍患者疗效最好。

技能训练目的在于帮助患者改善认知功能，尽管只能暂时阻止或减缓认知功能减退。技能训练由患者在照料者在场的情况下进行，包括一些日常活动，如自我照顾、穿衣、烹饪、交际等。一次技能训练的持续时间为8~45min。

认知训练是以个人和小组训练为基础，包括计算机训练，对特定认知功能损伤有益。计算机训练主要用于MCI患者，目的是刺激和增强持续性和选择性注意和视空间联想记忆。认知训练可通过桌面游戏改善大脑功能，例如高级递进矩阵（或Raven递进矩阵）、拼图游戏和电脑游戏。每次训练必须在神经心理学实验室进行，持续60min。语言康复是治疗NCDs患者语言障碍的常见方法。它包括激发潜在功能和应用交流补偿，并为患者及其家人提供适当的教育和咨询。

音乐疗法用于治疗中重度NCDs患者语言障碍。它基于音乐活动，包括声乐和器乐，旨在获得认知能力，促进检索过程，提高语言和非语言交流技能。每次一对一治疗的持续时间为1h。对于轻到中度NCDs患者可以进行小组音乐治疗。

整体再激活治疗（global reactivation Therapy，GRT）是以12个小组为基础的认知刺激干预，每周进行3次，每次1h。它包括记忆、注意力、语言、推理和学习策略训练，以维持时间定向力和个人自主性。

目前证据表明，ADL技能训练可以促进NCDs患者在自理和社会参与方面的独立性，作业疗法（occupational therapy，OT）是治疗这些患者的金标准。OT旨在应用各种材料激发功能性（如手的灵巧性）、认知能力（如注意力、学习）和创造力，并通过操作和装饰将其转化为成品。康复干预治疗在门诊进行，为期4周，每天1h。

康复实践中使用的方法通常基于经验。

41.16　谵妄的康复

谵妄的治疗包括药物和支持治疗以及康复治疗。特别护理和疼痛管理的环境监测是保守治疗的关键。应注意水电解质平衡和营养情况，谨慎喂养。

最常用的药物是氟哌啶醇、α2-肾上腺素能受体激动剂（右美托咪定、可乐定）和镇静剂。

环境安静（即睡觉时使用耳塞）且光线充足。应鼓励照料者和家人加强对患者的指导。

在白天应避免感觉剥夺的情况，必要时用眼镜和助听器纠正感觉障碍。

过度活跃型谵妄的特征是激越、恐惧和知觉障碍。应尽可能避免身体约束。此类患者需要家人的看护和帮助。

重新定向治疗和/或技能训练可能会有帮助。最近发现，危重患者进行早期锻炼是安全的，且耐受良好。重症监护医学学会（society of critical care medicine，SCCM）发布的《疼痛、激越和谵妄指南》中指出，治疗谵妄在重症监护病房对患者进行广泛管理时的必要性。

41.17 重性抑郁症的康复

MDD 是最普遍和致残的抑郁症类型，但只有 20% 的患者接受了充分的治疗，包括药物治疗和/或心理治疗。然而，除了常规治疗外，体育锻炼的作用也越来越受到重视，近期多项研究表明，体育锻炼可以像药物治疗或心理干预一样有效减轻抑郁症状。

疗程 10~14 周，每次 45~59min，每周 5 次，对抑郁症患者最有效。无论锻炼强度如何，有氧运动和力量训练的疗效相似。在最新的《成人抑郁症管理指南》中，英国国立临床规范研究所（UK national institute for health and clinical excellence，NICE）推荐轻度至中度抑郁症患者进行疗程为 10~14 周，每周进行 3 次（持续 45min 至 1h）的集体体育活动。

Robertson 等人在一篇研究步行对抑郁症治疗的影响的荟萃分析中指出，这种干预措施有助于患者减少近 50% 的症状。

根据文献和临床经验，我们推荐一个针对轻度至中度抑郁症患者量身定制的运动计划（每周 150min 的团体有氧运动）。

41.18 照护者的压力

照护者的压力指提供直接护理的人的生理和情绪上的压力，特别是帮助患者基本的 ADLs、IADLs 和医疗（即管理药物、计划和随诊）和情感支持的人。照护者或家庭成员通常对慢性病患者（包括 NCDs 和 MDD）提供几乎 90% 的长期照护。2009 年，美国有 6570 万人（2/3 是老年患者）得到了照护者的帮助。

老龄化社会中照护者负担迅速增加，特别是受慢性病影响的老年人人数不断增加，以及缺乏有助于家庭成员和/或照护者的专业支持。大多数照护者是照护家庭成员的女性（86%）或朋友（14%），平均每周花在上面的时间约为 20.5h。最近的一项队列研究发现，痴呆患者的非正规照护费用为每年 56290 美元，高于家庭保健和疗养院的医疗费用。

调查显示，1/3 的受访照护者压力很大，会感到明显的不适。研究发现，照护者压力是一种与创伤后应激障碍患者相似的病理状态，其临床表现和生物体液环境改变与创伤后应激障碍患者相似。此外，与同一年龄组的非照护者相比，老年照护者的死亡率更高。

照护一个 NCD 患者是具有挑战性的，因为照护者将看到患者的心理和身体健康随着时间的推移而逐渐恶化。另一方面，照护者长期的精神和身体负担可能导致 NCD 患者的护理质量下降，患者的健康状况恶化，特别是痴呆的精神行为症状。增加照护者负担的患者特点为睡眠障碍、排尿紊乱/尿失禁、老年和男性以及腹泻/便秘。

事实证明，痴呆的行为和精神症状（behavioural and psychological symptoms of dementia，BPSD）

与照护者压力之间存在相关性，同时众所周知，BPSD 也与共病和药物治疗密切相关，因此，合并症以及服用药物的数量和类型与照护者压力发生风险相关。

41.18.1　照护者压力的预防与治疗

照护者压力的管理是基于针对照护者和家庭成员以及 NCDs 患者的干预措施。一些研究表明，为照护者量身定制的教育和支持方案能够有效减轻照护者的压力。教育方案应以有关症状和体征、预后和病理学自然史为基础，同时兼顾药理学和非药理学方法。

对 NCD 患者进行物理治疗可以显著减轻照护者的负担，因为它不仅可以有效地预防步态 / 运动障碍，而且可以改善 NCDs 患者的情绪、情感淡漠和昼夜颠倒。

治疗合并症和药物治疗的改进可以改善 BPSD，从而减轻照护者的压力。

最近，Adelman 等人提出了减轻照护者负担的可行方法，包括以下干预措施：

·鼓励照护者将自己视为护理团队的一员。

·鼓励照护者保持适当的自我保健和健康状态，特别是老年照护者和 / 或受到慢性病的影响。

·通过向照护者提供有关患者疾病和治疗的信息来指导他们。此外，照护者应接受适当的转移患者的培训，以避免背部受伤。向照护者提供压力应对策略的咨询。物理和作业治疗师、护士和社会工作者应提供教育干预。

·技术支持可用于提高患者的自主性。紧急警报系统可用于 MCI 患者的管理，从而减少患者家中的照护者。此外，家庭对讲系统或网络摄像头也可用于监测痴呆患者。新技术可能会提供更多的支持方法，如药品分发警报或语音提醒。此外，可以通过电话或移动系统技术提供教育支持。

·实施志愿者计划（如老年痴呆协会）、非医疗家庭护理服务（如家务）和家庭安全改造的援助服务。临时护理服务可以为痴呆患者的照护者提供帮助。

·配套医疗服务，包括身体和神经心理康复。

关键要点：

·衰老会严重损害认知功能，从而影响老年人自主性和生活质量。

·痴呆、谵妄和重度抑郁是老年人最常见的精神疾病。

·精神障碍患者的康复方法应是多学科的、整体的和以患者为中心的，制定个人康复计划。

·照护者或家庭成员应被视为护理团队的成员。治疗老年慢性精神障碍患者的医疗保健专业人员也应考虑到照护者的压力。

（蔡颖源　译，张爱森　郭川　审）

原文参考

[1] Peters R (2006) Ageing and the brain. Postgrad Med J 82:84–88

[2] Svennerholm L, Boström K, Jungbjer B (1997) Changes in weight and compositions of major membrane components of human brain during the span of adult human life of Swedes. Acta Neuropathol 94:345–352

[3] Scahill R, Frost C, Jenkins R et al (2003) A longitudinal study of brain volume changes in normal ageing using serial registered magnetic resonance imaging. Arch Neurol 60:989–994

[4] Raz N (2004) The ageing brain: structural changes and their implications for cognitive ageing. In: Dixon R, Bäckman L, Nilsson L (eds) New frontiers in cognitive ageing. Oxford University Press, Oxford, pp 115–134

[5] Tullberg M, Fletcher E, DeCarli C et al (2004) White matter lesions impair frontal lobe function regardless of their location. Neurology 63:246–253

[6] Diagnostic and statistical manual of mental disorders: DSM-5.—5th ed. p.; cm. 2013 American Psychiatric Association. Available from: http://psy-gradaran.narod.

ru/lib/clinical/DSM5.pdf. Accessed 27 June 2016

[7] Alzheimer's Disease International. Dementia Statistics; 2014. Available from: http://www.alz. co.uk/research/statistics. Accessed 27 Mar 2014

[8] Plassman BL, Langa KM, Fisher GG et al (2007) Prevalence of dementia in the United States: the aging, demographics, and memory study. Neuroepidemiology 29(1–2):125–132

[9] Marcantonio ER (2011) In the clinic delirium. Ann Intern Med 154:ITC 6–ITC16

[10] Rizzo JA, Bogardus ST Jr, Leo-Summers L (2001) Multicom-ponent targeted intervention to prevent delirium in ho-spitalized older patients: what is the economic value? Med Care 39:740–752

[11] Lipowski ZJ (1989) Delirium in the elderly patient. N Engl J Med 320(9):578–582

[12] Saxena S, Lawley D (2009) Delirium in the elderly: a clinical review. Postgrad Med J 85:405–413

[13] American Psychiatric Association (2013) Diagnostic and statistical manual of mental disorders, 5th edn. American Psychiatric Association, Washington

[14] Andrade L, Caraveo-Anduaga JJ, Berglund P, Bijl RV, De Graaf R, Vollebergh W et al (2003) The epidemiology of major depressive episodes: results from the International Consortium of Psychiatric Epidemiology (ICPE) surveys. Int J Methods Psychiatr Res 12:3e21

[15] Whiteford HA, Degenhardt L, Rehm J, Baxter AJ, Ferrari AJ, Erskine HE et al (2013) Global burden of disease attributable to mental and substance use disorders: findings from the Global Burden of Disease Study 2010. Lancet 382:1575–1586

[16] Delirium and dementia. Available at: http://me.aapmr.org/kn/article.html?id=74. Accessed 25 July 2016

[17] Glisky EL (2007) Changes in cognitive function in human aging. In: Riddle DR (ed) Brain aging: models, methods, and mechanisms. CRC Press, Boca Raton, pp 3–20

[18] Folstein MF, Folstein SE, McHugh PR (1975) "Mini-mental state". A practical method for grading the cognitive state of patients for the clinician. J Psychiatr Res 12(3):189–198

[19] Shulman KI, Gold DP, Cohen CA, Zucchero CA (1993) Clock drawing and dementia in the community: a longitudinal study. Int J Geriatr Psychiatry 8:487–496

[20] Mace NL, Rabins PV (1981) The 36 hour day-a family guide to caring for persons with Alzheimer's disease, related dementing diseases and memory loss in later life. Johns Hopkins University Press, Baltimore

[21] Bäckman L (1992) Memory training and memory improvement in Alzheimer's disease: rules and exceptions. Acta Neurol Scand Suppl 139:84–89

[22] Carrion C, Aymerich M, Baillés E, López-Bermejo A (2013) Cognitive psychosocial intervention in dementia: a systematic review. Dement Geriatr Cogn Disord 36(5–6):363–375

[23] Taulbee LR, Folsom JC (1966) Reality orientation for geriatric patients. Hosp Community Psychiatry 17(5):133–135

[24] Spector A, Thorgrimsen L, Woods B, Royan L, Davies S, Butterworth M et al (2003) Efficacy of an evidence-based cognitive stimulation therapy programme for people with dementia: randomised controlled trial. Br J Psychiatry 183:248–254

[25] National Institute for Health and Clinical Excellence: Guidance (2007) Dementia: A NICESCIE guideline on supporting people with dementia and their carers in health and social care. Editors National Collaborating Centre for Mental Health (UK). Source Leicester (UK): British Psychological Society

[26] Jackson P, Khan A (2015) Delirium in critically ill patients. Crit Care Clin 31:589–603

[27] Schweickert WD, Pohlman MC, Pohlman AS et al (2009) Early physical and occupational therapy in mechanically ventilated, critically ill patients: a randomised controlled trial. Lancet 373(9678):1874–1882

[28] Gelenberg AJ (2010) The prevalence and impact of depression. J Clin Psychiatry 71(3):e06

[29] NICE Depression: the treatment and management of depression in adults (update) NICE clinical guideline 90, 2009. Available from: www.nice.org.uk/CG90. Accessed 2 Nov 2012

[30] Robertson R, Robertson A, Jepson R et al (2012) Walking for depression or depressive symptoms: a systematic review and meta-analysis. Ment Health Phys Act 5(1):66–75

[31] National Alliance for Caregiving and AARP. Caregiving in the United States 2009. http://www.caregiving.org/data/04finalreport.pdf. Accessed 19 Feb 2014

[32] Arno PS, Levine C, Memmott MM (1999) The economic value of informal caregiving. Health Aff (Millwood) 18(2):182–188

[33] Hurd MD, Martorell P, Delavande A, Mullen KJ, Langa KM (2013) Monetary costs of dementia in the United States. N Engl J Med 368(14):1326–1334

[34] Schulz R, Beach SR (1999) Caregiving as a risk factor for mortality: the Caregiver Health Effects Study. JAMA 282(23):2215–2219

[35] Adelman RD, Tmanova LL, Delgado D, Dion S, Lachs MS (2014) Caregiver burden: a clinical review. JAMA 311(10):1052–1060

老年心脏康复

Håkon Ihle-Hansen, Hege Ihle-Hansen

42

42.1 引　言

心脏康复（cardiac rehabilitation，CR）是针对心脏疾病患者的综合性治疗，包括健康教育、降低心血管风险的指导、体力活动和压力管理。心脏康复可以改善运动耐力，生活质量和心理状况，还可以降低死亡率（降低 27% 的全因死亡和 31% 的冠心病死亡），发病率和意外住院。目前的 CR 适应证包括：心肌梗死（MI），冠脉搭桥术后（CABG），心绞痛，经皮冠脉成形术（PTCA），瓣膜置换或修补，心脏移植，美国心功能协会（NYHA）分级 II~III 级的心力衰竭（HF），最近也包括了末期心衰，左室辅助装置（LVAD）植入术。近年来，参加心脏康复患者经常临床情况不稳定，随年龄增加出现了复杂并发症，或处于疾病急性期病情尚未控制。随着西方国家老年人口所占比例的改变，康复领域将发生巨变。美国人口平均年龄将由 60.6 岁增加至 63.4 岁，75 岁及以上的人口比例增加 59%。这些变化均促使一个更加专业的学科领域的形成，以满足老年人的康复需求。

1996AHCPR 指南中提出心脏康复的康复治疗可以有效帮助戒烟，控制血脂、体重，降低血压，改善运动耐力，控制症状，促进回归工作，保持良好的心理状况，促进压力管理。以上不仅是中青年人群的目标，也是老年人的目标，特别是有主要功能障碍的老年人的目标。老年康复应当在老年综合评估（comprehensive geriatric assessment，CGA）理论基础上进行详细的临床和功能评估，从入院评估活动能力开始，贯穿于临床稳定期、预防不良临床事件，然后过渡至促进衰弱和残疾的改善。多维度评估用于明确老年人多种功能障碍，评估病情（并发症），功能（心脏、身体活动和认知），其他问题（营养、残疾和衰弱）和社会支持情况。然后提出了针对老年患者的新概念，或多重功能障碍，相对恢复，和复杂性。过去临床复杂性是指严重或疑难的临床病例，具有主观性。那么，为了对复杂系统进行分析，Stacey 提出了临床评估相关流程"确定 – 共识"，该流程已被 Zimmerman 等人和 Goldberger 应用于临床模型。Stacey 流程表和 Zimmerman 制定的"简易"系统提倡执行者知识最优化和共识最大化；相反"chaos"系统的特点是最少的知识伴随着最少的共识。简单和"chaos"领域即复杂系统。通过将这些概念引入临床医学，我们同意通过循证医学获得的知识可以用于拓宽简化医学视野，临床医学和慢性失能的复杂性表现为同时存在多种临床问题，科学知识尚不完善，解决方法不能达到临床治愈，但是能使患者恢复功能。我们必须承认 20 世纪末人口变革使工业化国家特别是意大利的临床医学和康复领域发生了革命，我们需要更加合理的诊断，评估方法和个体化康复治疗，以持续促进不同水平健康护理机构和社会健康组织的发展。老年人常合并多种疾病，特别是终末期，是特殊的临床状态。因此，针对该类患者，应当基于老年综合评估进行诊断，评估和治疗。一些研究显示 CGA 减少老年患者残疾和死亡等不良后果的发生。

合并症非常复杂：心脏病老年患者伴有其他脏器合并症，或同一患者有多种心血管系统疾病的情况很常见。临床医生应当评估"活动性合并症"的影响，因为其和临床相关并且可以改善功能状况。不同脏器和系统（脆弱性）的解剖和功能渐进性退化导致失能，这是老年患者不同时期的生理性改变。身体状况不同，相同疾病对成年或老年患者功能的影响不同。疾病对身体造成了不同程度的损伤，降低了解剖和功能储备，从而表现为不同程度的功能障碍。这种复杂性通过管理可以从不同层面简化。因此，有必要通过"chaos"系统帮助医疗机构应对近年来不断增加的复杂性护理，例如强化康复；他们优化流程以符合复杂标准，为衰弱老年患者提供更合理的服务。因此，老年医学是复杂性医学：临床观点认为老年患者的治疗意义在于超高龄患者有年龄相关性功能储备下降（衰弱）、合并症、残疾、药物联用相关性药物副作用风险增加，有严峻的社会经济和环境问题，而这些表现是老年患者衰弱的特点。近年来将衰弱定义为一种特殊的危险状态，例如因严重的合并症，器官功能下降，导致基本日常生活活动能力下降。衰弱也是神经肌肉、内分泌和免疫系统改变的结果。诊断是否衰弱的标准未被广泛认可。很多学者认为衰弱是一系列生物学和临床的标志物，根据衰弱程度不同而变化。衰弱进一步使临床情况不稳定，衰弱的预防和治疗不仅仅局限在急性期，还应对稳定期的患者进行康复和护理。

42.2 康复和功能恢复方案

康复团队预先评估功能恢复情况，确定康复可能的获益以及需要的时间。康复应当在心脏病发作，心脏手术，或其他主要心脏问题发生后尽早实施（第 1 期）。急性期临床情况稳定之后，能够参加康复时开始进入第 2 期。心脏康复方案可在康复门诊继续实施。2 期心脏康复经常持续 3~6 周，包括持续监测运动和活动时心脏的反应情况。但是因为老年患者病情严重，很少能够在门诊康复。评估也能够帮助制定老年患者最佳康复治疗方案（住院、门诊或家庭）；研究已证实了家庭康复在低危心梗患者和中等程度衰弱的 75 岁老年患者（第 3 期集中门诊治疗，第 4 期家庭维持治疗）的有效性。

临床和功能评估可以明确住院时活动功能障碍水平和疾病稳定性，指导康复团队明确患者的康复需求、诊断、治疗和患者管理。因此，康复开始时的筛查评估是制定详细的康复治疗方案和功能康复计划的第一步。初始评估也包括社会和环境因素，家庭情况，社会支持，保障顺利出院的家居改造相关的住宅环境，以及可以利用的医学支持等的评估。

42.3 老年综合评估（CGA）

老年综合评估是老年患者的关键评估工具。CGA 评估患者住院时、康复过程中和出院时的生理、认知、社会等不同方面。通过 CGA 发现临床问题并判断其优先顺序，明确功能障碍的康复目标，计划护理干预，将辅助康复计划转交给康复团队，确定康复过程中的干预手段（图 42.1）。功能评估主要是针对老年人急性事件后残留功能障碍的严重程度进行评估的

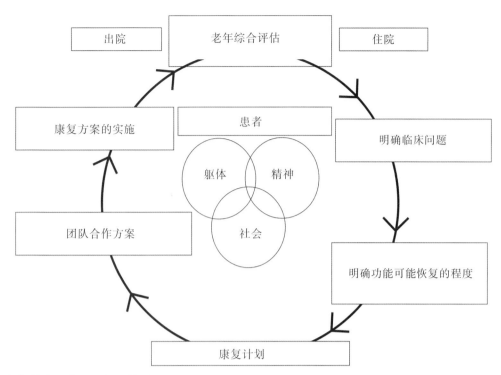

图 42.1　老年综合评估——从评估到干预

专业技术。一些学者建议根据 6 分钟步行试验的步行距离制定不同的康复方案，除了年龄差异外，还应关注射血分数和合并症等临床情况的变化。这些算法根据功能残气量设定特定功能康复路径。其他模型根据衰弱的程度，建立衰弱分级体系，明确三个分级和相应的不同的功能康复需求。

CGA 通过使用不同工具进行分级：康复中最常用的是日常生活活动量表（ADL），Barthel 指数，疾病累积评分表（cumulative illness rating scale，CIRS），老年抑郁量表（geriatric depression scale，GDS），简易认知状态评价量表（mini-mental state examination，MMSE），和功能评估（6 分钟步行试验），更适合心脏病患者的评估，而 Tinetti 量表和简易躯体能力测试（short physical performance battery，SBBP）用于评估平衡和步态和躯体功能（图 42.2）。

功能评估在超高龄患者中尤其重要。Lavie 等人证实心脏康复干预能促进整体健康状况和生活质量，减轻疼痛。此外，与成人相比，心脏康复更能很大程度上减轻高龄患者的敌意、抑郁和焦虑。

患者经过首次评估后将根据心血管危险分层（病史－心电图－心脏超声－动态心电图）和功能障碍（Barthel 指数）和 6MWT 和 CPX 的结果进行治疗。

42.4　老年患者的特定方案

设定老年人具体标准，确定最佳康复目标，尽管患者可能存在认知障碍，随着功能恢复，我们仍能够简单地通过执行能力和保留的 IADL 和 ADL 自理能力分别评估认知和运动功能。但是现在没有研究证实多维度康复专业评估量表对制定详细康复计划有效。需要解决的问题是具有认知障碍，功能障碍和衰弱的人群通过制定特定治疗方案，临床和功能状况是否得到改善。

根据运动相关风险评估实施适合不同疾病的躯体康复，是心脏病患者管理的一部分。为了康复，我们必须区分这部分有功能障碍人群。如

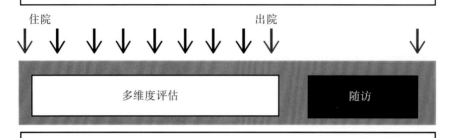

图 42.2 心脏康复老年患者的老年综合评估

上所述，功能障碍患者和复杂患者相同，有多种心血管疾病和心脏病相关的其他脏器合并症，以不同程度的功能损害为特点。功能障碍导致残疾是通过日常活动受限限制了个体在社会生活中的参与，引起了不同程度的残疾。

功能障碍较轻的患者可以进行运动训练，而功能障碍严重的患者难以从传统的运动训练方案中获益。无论如何，心脏康复患者的心血管康复需要组建一个包括不同的角色（如医生、护士、物理治疗师）的团队，根据功能障碍的程度有不同的责任和目标。应根据这些患者住院时的功能障碍和平常的功能制定个体化的康复方案。这些康复方案和传统的心脏康复分类不同（例如根据病情、疾病急性期、慢性期康复方案不同），而更建议针对不同疾病不同水平的功能障碍，制定一个横向标准。

42.5 严重的慢性失能患者

严重的慢性失能患者是指患者在急性事件前丧失了至少 3 项 ADL，这类患者定义为慢性失能。这类患者包括由于心脏病（难治性心衰）

或非心脏原因（严重失能的神经并发症，严重认知障碍，严重骨关节限制）导致的长期卧床的复杂患者。严重的慢性失能患者从评估，临床稳定期的管理，不良事件的预防方面制定方案。事实上，在各种疾病急性期（例如心肌梗死、不稳定心绞痛、肺水肿、脑卒中等）后尽快开始被动活动，至少为了预防长期卧床导致的血栓事件，然后再根据如表 42.1 的流程制定躯体活动方案。

这些患者的物理治疗强度大。

严重慢性失能患者的康复目标和功能结局如表 42.2 和表 42.3 所示。

42.6 短期严重失能

该类患者包括因急性事件导致 3 种及以上 ADL 丧失的复杂患者，但是在急性事件以前没有功能障碍，因心脏病（心衰、复杂性心律失常、急性心梗等）或非心脏原因（神经系统并发症、严重压疮、手术伤口愈合不良、需要通气辅助的肺部并发症、全身炎症性发热、营养不良、急性肾衰、谵妄、严重的胸腔和／或心

表 42.1　基于功能情况的个体化训练方案

严重慢性功能障碍	严重暂时性功能障碍	轻中度功能障碍	无功能障碍
身体活动：主动 / 被动	身体活动：主动 / 被动	使用辅助运动训练器械进行不同负荷的运动	使用自行车和跑步平板逐渐增加强度和训练次数，进行不同负荷的有效运动
膈式呼吸体操	膈式呼吸体操	膈式呼吸体操	膈式呼吸体操
体位管理	体位管理	减少耗能的呼吸训练和健美操	减少耗能的呼吸训练和健美操
运动障碍再学习	运动障碍再学习	肌力训练	肌力训练
气道廓清	气道廓清		
健美操	健美操		
肌肉激活	肌肉激活		
肌力训练	肌力训练		
	步态和步行训练		

表 42.2　基于功能障碍程度的康复目标

严重慢性功能障碍	严重暂时性功能障碍	轻中度功能障碍	无功能障碍
改善患者 ADL 能力	改善患者 ADL 能力	改善患者 ADL 能力	尽量通过抗阻或力量训练提高患者功能
降低 ADL 的依赖水平	尽量提高患者功能	尽量通过抗阻力量训练提高患者功能	确定患者出院后的家庭训练强度
肌肉失健最小化	降低依赖水平	尽量确定患者出院后的家庭训练强度	
降低不良事件	避免卧床，身体活动训练		

表 42.2　基于功能障碍程度的康复目标

严重慢性功能障碍	严重暂时性功能障碍	轻中度功能障碍	无功能障碍
	通过康复提高功能障碍评估量表的分数	通过康复提高功能障碍评估量表的分数	延长 6MWT 距离

包积液、严重的贫血）导致短期卧床，可能改善或缓解症状。该类患者功能障碍的程度首先通过 Barthel 指数进行定量。此外，还应该对以前身体活动习惯和合并症的水平进行评估。短期严重残疾患者的治疗方案基于临床稳定性的评估和管理。这些患者的被动活动至少可以预防血栓事件，然后根据程序（如果不是临床情况不稳定导致的卧床，则迅速）过渡至体力活动方案（表 42.1）。

这些患者的物理治疗负荷为中 / 高强度。

短期严重失能患者的康复目标和康复效果如表 42.2 和表 42.3 所示。

42.7　轻中度失能患者

ADL 的丧失少于 3 个称为轻 / 中度失能。这些患者可能存在功能受限，有时甚至显著受限，但是比严重失能患者的程度轻。这类患者包括血流动力学尚可代偿择期心脏移植的患者，以及心脏移植术后患者存在大量胸腔积液和 / 或心包积液和严重贫血，LVAD 植入患者因辅助设备的使用导致 ADL 受限。

根据临床情况，评估复杂性轻 / 中度功能障碍患者的功能情况，可利用以下工具：

1. Barthel 指数（ADL）

2. 6 分钟步行试验

3. 传统运动试验（TE）或心肺运动负荷试验（CPX）

根据表 42.1 的程序制定个体化运动方案。这些患者物理治疗强度为轻 / 中强度。

轻 / 中度失能的康复目标和康复效果如表 42.2 和表 42.3 所示。

42.8　无功能障碍患者

无功能障碍是指患者没有 ADL 功能障碍。代表了这些患者基本日常生活活动不受限制。根据疾病和 / 或并发症以及肌肉状况（安静 / 活动水平）的严重程度，他们在进行高强度活动时存在功能受限。根据临床情况，无功能障碍患者的功能评估可使用以下工具：

1. 6 分钟步行试验

2. 传统 CPX

根据如表 42.1 表示的程序制定个体化运动方案。物理治疗强度选择低 / 中强度。无功能障碍患者的康复目标和康复效果如表 42.2 和表 42.3 所示。

总　结

老年康复流程应根据运动相关风险评估标准，根据疾病和功能障碍的不同类型进行调整。患者的功能障碍和病情复杂性相一致，如心脏病包括心血管和非心血管等诸多因素，表现为不同程度的功能障碍。功能障碍限制了患者在日常生活和社会生活中的参与。因此，应当根据多维度评估结果进行康复干预，为患者制定更加个体化的康复方案，体力活动在多重功能

障碍患者中即使不能有效促进康复，也可预防残疾。无论如何，心脏康复设置一个根据患者功能障碍的严重程度和不同需求确定由不同专业参与的运营团队构架。根据患者入院时的功能受损 / 丧失程度以及平常功能情况制定个体化治疗计划。康复计划不能按照心脏病传统的康复方案（例如不同的医疗事件或急慢性疾病制定不同的治疗方案），而是根据患者功能障碍的不同水平，在不同的临床情况中采用横向标准综合评估。

根据患者临床情况，制定包括持续时间、频率和强度的个体化治疗方案。无论如何，相同的方案每天最少实施两组或实施两种不同方案适合大部分患者。身体活动量增加的标准优先考虑增加每组训练的持续时间，然后在考虑频率，最后考虑强度。轻、中度功能障碍和没有功能障碍的患者在评估目前功能情况时更适合针对平常身体活动和并发症进行评估。

关键要点：

· 心脏康复是针对心脏病患者进行的包括健康教育和体力活动，旨在降低发病率，死亡率和患者住院率的康复治疗。

· 老年人的心脏康复方案不仅根据疾病，还根据患者特有的功能障碍，综合性老年评估结果制定。

· 老年患者，特别是衰弱者，需要专门制定个体化康复方案。

（戎荣　译，励建安　朱奕　审）

原文参考

[1] Dalal HM, Doherty P, Taylor RS (2015) Cardiac rehabilitation. BMJ 351:h5000

[2] Annual report on the activity of a hospital admission. Admissions for rehabilitation and longterm care. www.

Ministerosalute.it

[3] Ottenbacher KJ, Smith PM, Illig SB et al (2004) Trends in length of stay, living setting, functional outcome, and mortality following medical rehabilitation. JAMA 292:1687–1695

[4] Audelin MC, Savage PD, Ades PA (2008) Changing clinical profile of patients entering cardiac rehabilitation/secondary prevention programs: 1996 to 2006. J Cardiopulm Rehabil Prev 28:299–306

[5] Balady GJ, Ades PA, Comoss P, Limacher M, Pina IL, Southard D, Williams MA, Bazzarre T (2000) Core components of cardiac rehabilitation/secondary prevention programs. A statement for healthcare professionals from the American Heart Association and the American Association of Cardiovascular and Pulmonary Rehabilitation Writing Group. Circulation 102:1069–1073

[6] Manton KJ, Corder L, Stallard S (1997) Chronic disability trends in elderly United States populations: 1982–1994. Proc Natl Acad Sci 94:2593–2598

[7] Fried LP, Ferrucci L, Darer J et al (2004) Untangling the concepts of disability, frailty, and comorbidity: implications for improved targeting and care. J Gerontol A Biol Sci Med Sci 59:255–263

[8] Cacciatore F, Abete P, Mazzella F, Viati L, Della Morte D, D'Ambrosio D, Gargiulo G, Testa G, De Santis D, Galizia G, Ferrara N, Rengo F (2005) Frailty predicts long-term mortality in elderly subjects with chronic heart failure. Eur J Clin Invest 35:723–730

[9] Stacey RD (1999) Strategic management and organizational dynamics: the challenge of complexity. Financial Times, London

[10] Zimmerman B, Lindberg B, Pisek P (1988) Insight from complexity science for health care leaders. VHA Press, Irving

[11] Goldberger AL (1996) Nonlinear dynamics for clinicians; chaos theory, fractals, and complexity at bedside. Lancet 347:1312–1314

[12] The World health report 2006: working together for health. World Health Organization, Geneva, 2006. http://www.who.int/whr/2006/annex/en

[13] Giannuzzi P, Mezzani A, Saner H et al (2003) Physical activity for primary and secondary prevention. Position paper of the Working Group on cardiac rehabilitation and exercise physiology of the European Society of Cardiology. Eur J Cardiovasc Prev Rehabil 10:319–332

[14] Galizia G, Cacciatore F, Testa G et al (2011) Role of clinical frailty on long-term mortality of elderly subjects with and without chronic obstructive pulmonary disease. Aging Clin Exp Res 23:118–125

[15] Cacciatore F, Testa G, Galizia G et al (2013) Clinical frailty and long-term mortality in elderly subjects with diabetes. Acta Diabetol 50:251–260

[16] Stuck AE, Egger M, Hammer A et al (2002) Home visits to prevent nursing home admission and functional decline in elderly people: systematic review. JAMA 287:1022–1028

[17] Cacciatore F, Gallo C, Ferrara N, Abete P, Paolisso G, Canonico S, Signoriello G, Terracciano C, Napoli C, Varricchio M, Rengo F (1998) Morbidity patterns in aged population in southern Italy. A survey sampling. Arch Gerontol Geriat 26:201–213

[18] Min LC, Elliott MN, Wenger NS et al (2006) Higher vulnerable elders survey scores predict death and functional decline in vulnerable older people. J Am Geriatr Soc 54:507–511

[19] Marchionni N, Fattirolli F, Fumagalli S et al (2003) Improved exercise tolerance and quality of life with cardiac rehabilitation of older patients after myocardial infarction: results of a randomized, controlled trial. Circulation 107:2201–2206

[20] Lavie CJ, Milani RV (1995) Effects of cardiac rehabilitation programs on exercise capacity, coronary risk factors, behavioral characteristics, and quality of life in a large elderly cohort. Am J Cardiol 76:177–179

[21] Lavie CJ, Milani R (2004) Benefits of cardiac rehabilitation in the elderly. Chest 126:1010–1012

[22] Opasich C, De Feo S, Pinna GD et al (2004) Distance walked in the 6-minute test soon after cardiac surgery: toward an efficient use in the individual patient. Chest 126:1796–1801

[23] Cacciatore F, Abete P, Mazzella F, Furgi G, Nicolino A, Longobardi G, Testa G, Langellotto A, Infante T, Napoli C, Ferrara N, Rengo F (2012) Six-minute walking test

but not ejection fraction predicts mortality in elderly patients undergoing cardiac rehabilitation following coronary artery bypass grafting. Eur J Prev Cardiol 19:1401–1409

[24] Katz S, Ford AB, Moskowitz RW et al (1963) Studies of illness in the aged. The index of ADL; a standardized measure of biological and psychological functions. JAMA 185:94–99

[25] Mahoney FI, Barthel DW (1965) Functional evaluation: the Barthel Index. Md State Med J 14:61–65

[26] Parmelee PA, Thuras PD, Katz IR et al (1995) Validation of the Cumulative Illness Rating Scale in a residential geriatric population. J Am Geriatr Soc 43:130–137

[27] Yesavage JA, Brink TL, Rose TL et al (1983) Development and validation of a geriatric depression screening scale: a preliminary report. J Psychiatr Res 17:37–49

[28] Folstein MF, Folstein SE, McHugh PR (1975) "Mini-mental state": a practical method for grading the cognitive state of patients for the clinician. J Psychiatr Res 12:189–196

[29] Bittner V (1997) Six-minute walk test in patients with cardiac dysfunction. Cardiology 42:897–902

[30] Tinetti ME (1986) Performance-oriented mobility assessment of problems in elderly patients. J Am Geriatr Soc 34:119–126

[31] Guralnik JM, Simonsick EM, Ferrucci L, Glynn RJ, Berkman LF, Blazer DG, Scherr PA, Wallace RB (1994) A short physical performance battery assessing lower extremity function: association with self-reported disability and prediction of mortality and nursing home admission. J Gerontol 49:M85–M94

[32] Ferrucci L, Guralnick JM, Simonsick E et al (1996) Progressive versus catastrophic disability: a longitudinal view of the disablement process. J Gerontol A Biol Sci Med Sci 51:M123–M130

老年外周动脉疾病患者的康复治疗

43

Adriana Visonà

43.1 引　言

在欧洲，心血管疾病（cardiovascular disease，CVD）是主要的致残和致死原因，给社会和经济带来了巨大的负担。久坐的生活方式促进了年龄相关的疾病，如虚弱和失能的发生，是与心血管疾病相关发病率和死亡率的独立危险因素。此外，体力活动的时间随着年龄的增长呈线性下降。外周动脉疾病（peripheral arterial disease，PAD）本身，无论有无症状，都是心血管疾病发病率和死亡率的重要危险因素。从流行病学数据来看，随着年龄的增长，PAD 的发病率和流行率都显著增加。据估计，间歇性跛行（intermittent claudication，IC）的两年发病率为每 1000 名男性 26.6 例，每 1000 名女性 13.3 例。体育锻炼是预防心血管疾病和治疗 PAD 的基石之一。然而，大多数关于身体运动状态与血管疾病关系的研究集中在中年人，在老年人中的研究相对较少。

43.2 康复机制

包括老年患者在内，康复的益处和可能的机制包括血管内皮功能、骨骼肌代谢状态以及血液黏稠度的改善。除了血流动力学和代谢机制外，改善的生物机制可以通过减少维持一定负荷运动的耗氧量而提高步行能力。许多研究还证明，在相同的运动量下，机体整体能力的改善可以降低心率、呼吸和耗氧量。患者能够以较快的速度行走更长的距离，并持续更长的时间。事实上，患有 IC 的 PAD 患者在参加跑步机步行康复计划后，改善了上肢的内皮依赖性血管舒张功能。

已有报道，低至中度有氧运动训练对改善老年 PAD 患者功能有益，患者在康复几个月后就可以改善跛行症状，并在后续的康复中得到持续改善。除了血管内皮功能和运动耐受性外，6 个月运动康复还能改善缺血后小腿的血流量。PAD 的严重程度可能会影响运动康复对血流介导内皮功能的改善作用，踝臂指数最低的患者通过康复锻炼得到的改善较少。此外，有着最低的小腿血流量（最大血流及闭塞后充血）的患者内皮功能通过运动康复仅能获得较小的改善。这表明，在 PAD 严重的患者中，动脉粥样硬化程度对内皮功能的不良影响可能是不可逆的，或者需要设计不同的治疗方案才能得到显著的改善。

43.3 改善危险因素

改善心血管危险因素是治疗 PAD 的关键因素。已有大量证据表明运动可以改善无 PAD 患者的血压、葡萄糖耐量和血脂，但康复运动是否对 PAD 患者的心血管危险因素有影响尚不清楚。虽然 IC 患者在运动康复后获得了较大的功能性进展，但在虚弱人群（老年和 PAD 患者）中，运动量增加却不足以改善心血管的危险因素。尽管如此，对老年 PAD 患者，已经证明通过康复运动，可以使 LDL-C 水平降低 8%，总胆固醇水平降低 5%，收缩压降低 6%，对心脏危险因素谱的这些有益改变可能潜在地降低动脉粥样硬化的进展速度以及相关并发症。因此，康复运动应被视为老年 PAD 患者治疗的一个组成部分。对于代谢综合征（metabolic syndrome，MS）患者，他们伴有一系列危险因素，运动锻炼也应是主要的治疗方法。对于将要进行康复运动的 PAD 患者，吸烟是影响治疗效果的不利因素，吸烟患者虽然基础身体功能状态相对较低，但也不会影响他们恢复到与不吸烟 PAD 患者相似功能的能力。

43.4 康复运动与整体策略

IC 患者在行走过程中会出现可逆性肌肉缺血，表现为受影响的肌肉痉挛和疼痛。这些症状严重限制了老年人的运动能力和步行能力。运动受限与步行距离、步行速度及整体功能的损害显著相关。因此，治疗目标是缓解症状、提高运动能力和日常机体功能。肢体症状的起始治疗方法应侧重于结构性运动。根据跨大西洋学会共识（Trans-Atlantic Inter-Society Consensus，TASC）的建议，有监督的运动应该是 PAD 和 IC 患者治疗的一部分。最

有效的方案是使用能够达到诱发跛行或者接近最大疼痛强度的跑步机或步行训练，过程持续 30~60min，然后休息。通常每周进行 3 次运动，为期 3 个月。为了防止有害损伤，应该进行多大强度的训练？换言之，在一次训练中，什么时候和什么运动负荷时应该停止运动？指南建议鼓励坚持运动到接近最大的疼痛，TASC 证据还表明运动过程中耐受的最大疼痛可以预示结果。PAD 和 IC 患者最佳的训练工作应是有氧的和次极量。根据指南，良好的训练负荷（测试期间测得的最大步行能力的 60%~70%），是接近最大疼痛，但没有达到跛行疼痛。不同的机制似乎可以解释运动介导的步行能力的增加。改善步行效率和小腿血流灌注是两种协同作用的机制，分别通过降低步行的代谢需求和增加血氧运送来缓解跛行。然而，通过运动来改善 PAD 伴 IC 患者的外周血液循环，这样的结论并不具有一致性，因为一些研究报告提示外周循环增加了，而其他研究报告却没有变化。小腿更好的能量利用可能是延缓跛行发展的因素，表现为步行距离的增加。此外，根据医疗结果短表（medical outcomes short form，MOS SF）-36 和疾病特异性步行障碍问卷（walking impairment questionnaire，WIQ）评估，运动训练可以提高自我报告的生活质量（quality of life，QOL）。运动训练可改善老年 PAD 伴 IC 患者的步行功能、感知步行能力和与健康相关的 QOL，建议该患者群体进行运动训练。对全身进行性抗阻训练治疗老年 PAD 的疗效也进行了评估，高强度进行性抗阻训练（high intensity progressive resistance training，H-PRT）可显著提高老年 PAD 伴 IC 患者的 6min 步行能力，而低强度非进行性抗阻训练和无监督下步行训练则无此作用。根据 TASC 的证据，在大多数疾病状态下，50 米以上的改变即具有临床意义。在 H-PRT 组中，6 分钟步行距离（6 min walking distance，6MWD）增加超过 60 米具有

显著临床意义，并与心血管死亡率的降低相关。此外，6MWD 小于 350 米可作为预测心血管死亡率高风险的危险因素。同样在老年人中，6 个月的旋转训练，配合适当的饮食被证明对改善代谢综合征是有益的。

虽然一些专家认为，对于老年人来说，旋转训练可能过于剧烈，但有些专家认为，如果谨慎地进行，并对心率、血压、脉氧和血糖进行细致监测，该项训练是安全的和有帮助的。旋转训练可以带来一定的系统性益处，改善肌肉力量、身体协调性、通气功能、最大有氧活动能力以及血管顺应性。

运动可以降低跌倒和骨折的风险，优化心肺功能，改善冠状动脉灌注。标准的体育锻炼和旋转训练，配合饮食治疗能显著改善血脂和血糖水平。只进行饮食治疗的患者可能需要更多的时间才能达到上述相同的效果。此外，标准的体育锻炼加上饮食治疗可以显著降低血浆总胆固醇和甘油三酯。进行旋转训练的患者，可显著降低腰围、体重指数和血压，并改善葡萄糖稳态。

老年 PAD 患者最常见的运动锻炼禁忌证是：①静息痛；②劳力性心绞痛史；③非血管源性的腿部疼痛（如关节炎、骨科疼痛）和间歇性跛行以外的因素（如呼吸困难、疲劳、头晕）所致的运动耐力受限；④3 个月内进行过 PAD 相关的手术；⑤3 个月内发生心肌梗死；⑥3 个月内出现不稳定的跛行症状。进行运动康复的主要限制是，对患者缺乏一个监督的环境。尽管运动疗法已被证明是有效的，但有些患者根本不愿意坚持运动疗法以维持获益。此外，对患有严重远端神经病变的糖尿病足患者进行跛行运动治疗计划，可能会因没有合适的鞋袜而导致足部损伤。老年 PAD 患者心血管疾病发病率和死亡率均明显升高，康复锻炼，特别是有监督的有氧运动，可以改善血管病变的危险因素，是老年 PAD 患者治疗的基石。在老年患者的临床和研究领域，应积极开展和推广运动疗法。

> **关键要点：**
> · 老年 PAD 多发，有监督的有氧锻炼可以达到改善血管危险因素、提高生活质量，改善疾病相关步行功能等多种益处。

（张爱森　译，朱奕　祁寒梅审）

原文参考

[1] Izquierdo-Porrera AM, Gardner AW, Powell CC, Katzel LI (2000) Effects of exercise rehabilitation on cardiovascular risk factors in older patients with peripheral arterial occlusive disease. J Vasc Surg 31(4):670–677

[2] Andreozzi GM, Kalodiki E, L Gašpar L, Martini R, Minar E, Angelides N, Nicolaides AN, Novo S, Visonà A, Prior M, Arosio E, Hussein EA, Poredos P, Antignani PL, Avram R, Roztocil K, Stvrtinova V, Kozak M, Vacula I; Central European Vascular Forum; Mediterranean League of Angiology and Vascular Surgery; North Africa and Middle East Chapter of International Union of Angiology (2014) Consensus Document on Intermittent Claudication from the Central European Vascular Forum (C.E.V.F.)-3rd revision (2013) with the sharing of the Mediterranean League of Angiology and Vascular Surgery, and the North Africa and Middle East Chapter of International Union of Angiology. Int Angiol 33(4):329–347

[3] Brendle DC, Joseph LJ, Corretti MC, Gardner AW, Katzel LI (2001) Effects of exercise rehabilitation on endothelial reactivity in older patients with peripheral arterial disease. Am J Cardiol 87(3):324–329

[4] Verrusio W, Andreozzi P, Renzi A, Martinez A, Longo G, Musumeci M, Cacciafesta M (2016) Efficacy and safety of spinning exercise in middle-aged and older adults with metabolic syndrome: randomized control trial. Ann Ist Super Sanita 52(2):295–300

[5] Norgren L, Hiatt WR, Dormandy JA, Nehler MR, Harris

KA, Fowkes FG; TASC II Working Group (2007) Inter-Society Consensus for the Management of Peripheral Arterial Disease (TASC II). J Vasc Surg 45(Suppl S):S5–S67

[6] Tsai JC, Chan P, Wang CH, Jeng C, Hsieh MH, Kao PF, Chen YJ, Liu JC (2002) The effects of exercise training on walking function and perception of health status in elderly patients with peripheral arterial occlusive disease. J Intern Med 252(5):448–455

[7] Parmenter BJ, Raymond J, Dinnen P, Lusby RJ, Fiatarone Singh MA (2013) High-intensity progressive resistance training improves flat-ground walking in older adults with symptomatic peripheral arterial disease. J Am Geriatr Soc 61(11):1964–1970

下肢外周动脉疾病的运动训练方式

44

Stefano Lanzi, Lucia Mazzolai, Luca Calanca

下肢外周动脉疾病（lower limb peripheral artery disease，LLPAD）是一种慢性动脉粥样硬化性疾病，可导致下肢动脉狭窄和 / 或闭塞。LLPAD 最典型的症状是间歇性跛行（IC），这是一种下肢（臀部、大腿、小腿或足部）痉挛样疼痛，在运动时发生，休息时缓解。IC 的特点是由于血供受损导致的下肢供氧不足，无法满足代谢需求。一项大规模的人口研究发现，IC 的患病率从 40~44 岁人群的 2% 左右增加到 70~74 岁人群的 7%。既往研究表明，与没有 LLPAD 的受试者相比，LLPAD 患者的肌肉力量、行走能力和身体功能显著下降。此外，LLPAD 患者通常也较少进行定期锻炼和日常活动。这些显著的功能降低可能导致生活质量的下降，以及死亡风险的增加。

定期运动训练是 LLPAD 的主要基础治疗之一，不仅可以提高行走能力，亦有助于降低心血管风险。有大量的证据表明定期锻炼能够提高行走能力，如 LLPAD 患者的无痛步行距离（pain-free walking distance，PFWD）、最大步行距离（maximal walking distance，MWD）和 6 分钟步行距离（6MWD）、生理功能和生活质量。此外，最近的研究表明，运动训练也能显著提高有氧耐力，即最大摄氧量（peak oxygen uptake，VO_{2peak}），较差的有氧耐力被认为是 LLPAD 患者的一个强有力的死亡预测因子。一般来说，运动训练是指每次训练时间在 30~60min（取决于个人的运动耐力），每周进行 2~3 次，总共 3~6 个月。为达到最大获益，运动训练应由理疗师或运动教练监督和指导。由于血流量和血压（踝肱指数）不受运动训练的影响，其他潜在的机制，如微循环、内皮功能、肌肉代谢、炎症和步行经济的变化，似乎与行走能力的改善有关。

步行和下肢有氧训练（针对下肢的力量和有氧训练）是最常见的训练方式。然而，由于更严重的跛行疼痛、较低的疼痛耐受性、与平衡受损相关的跌倒风险增加和 / 或其他合并症（糖尿病、骨科疾病和风湿病），老年 LLPAD 患者常常不能完成步行训练和 / 或对定期运动热情有限。因此，为了让老年 LLPAD 患者从康复训练中获益，我们还评估了其他的训练方式（如上肢功率手摇车、抗阻运动、北欧式持杖健走、自行车运动），训练效果较为满意。

由于下肢血供受损会导致行走过程中下肢骨骼肌缺血和腿痛，因此，利用上肢功率手摇车进行上肢运动训练（图 44.1）可能是一种有趣的、无痛的、证据充分的训练方式。事实上，已经证明，以 60%~70% 的最大运动功率（运动 2min，然后休息 2min，共持续 40min）进行 12 周的手摇运动训练可以提高行走能力和 VO_{2peak}。这可以解释为，至少在一定程度上，是由于行走过程中下肢供氧增加导致的，也提示循环适应可能发生在未经训练的肢体。已有研究发现，上肢运动训练对 LLPAD 患者具有全身抗炎作用，进而保护内皮功能，降低心血管风险。因此，上肢训练可能对伴有下肢疾病（骨科疾病、风湿病）影响行走能力的老年 LLPAD 患者尤其有效。虽然据我们所知，这种类型的训练还没有在 LLPAD 更严重的阶段 [Fontaine Ⅲ 期（静息痛）和 Ⅳ 期（缺血性溃疡或坏疽）] 进行评估，但这可能是改善 LLPAD 患者有氧适能和降低心血管风险的一个有趣方法。

抗阻运动也被认为是一种有效的训练方式。事实上，LLPAD 患者的小腿肌肉面积明显减少，同时与行走能力相关的小腿肌力也明显下降。研究已经证明，12 周的全身抗阻运动（例如在腿部推举机上做小腿抬高、腿部推举、腿部弯曲、腿部伸展、仰卧起坐、坐式划船、卧推）[3 组，重复 10 次，Borg 评分 11~13 分（分别为轻度和稍有劳累），Borg 量表是对运动中的主观用力程度进行分级，常用于运动强度的监测] 能够改善行走能力，与在跑步机上运动训练的改善程度类似。有趣的是，与步行相比，这种运动方式在训练期间产生的下肢疼痛更低。此外，对较长时间的抗阻训练方案也进行了评估。研究表明，与对照组相比，24 周的全身抗阻训练 [2 组，重复 8~15 次，在约 70% 的一次重复最大力量（one repetition maximum，1RM）下进行] 显著提高了行走能力和力量。另一项研究表明，与对照组相比，24 周的下肢渐进抗阻训练（3 组，重复 8 次，在 50%~80% 的 1RM 下进行）可以提高跑步机上的行走能力和生活质量（通过问卷评估）。然而，与对照组相比，6MWD 并无明显变化。最后，最近的研究

表明，抗阻训练的强度也可能对步行能力的提高有影响。的确，与对照组相比，24 周的全身高强度渐进式抗阻训练（3 组，重复 8 次，在 50%~80% 的 1RM 下进行）和全身低强度阻力训练（3 组，重复 8 次，在 20%~30% 的 1RM 下进行）明显改善了 6MWD 和全身力量。高强度渐进式抗阻训练组的适应性与双侧小腿和臀部伸肌耐力的显著变化有关。

研究已表明，与无杖步行相比，北欧式持杖健走增加了 PFWD 和 MWD，这提示这种类型的训练可能改善行走能力，尽管其心血管刺激更大。手杖的使用可以提高行走速度，减少下肢负荷，这似乎与 LLPAD 患者的情况有相关性。此外，由于老年 LLPAD 患者可能有平衡受损，使用手杖或许有帮助。研究证实，在最大或接近最大跛行疼痛程度下进行的 24 周北欧式持杖健走训练可提高 LLPAD 患者的步行能力、VO_{2peak} 和身体功能（通过问卷评估）。北欧式持杖健走训练在改善步行能力方面与跑步机训练同样有效。

自行车训练也是一种安全可行的训练方式。虽然 6 周剧烈运动强度的自行车运动训练能够显著增加 LLPAD 患者的骑车时间，但与相同运动强度的跑步机运动训练相比，自行车训练组患者的步行能力并没有改善。然而，在步行和骑自行车过程中经历类似的（解剖学部位类似）运动受限症状的一组患者中，他们的步行能力在自行车训练后得到了改善。这提示了训练方式的交叉转移效应，并强调了自行车训练在一些 LLPAD 患者中的潜在作用。

总之，研究数据表明，不同的训练方式（步行除外）在 LLPAD 患者中是安全、可行和有效的，这使得老年 LLPAD 患者能够从针对他们具体需求的康复计划中受益。与步行相比，其他训练方式在运动过程中引起较低的疼痛，能鼓励患者更好地坚持定期运动训练。为了更好地优化所有 LLPAD 患者的训练处方，需要进一步

研究联合的或不同的训练方式。

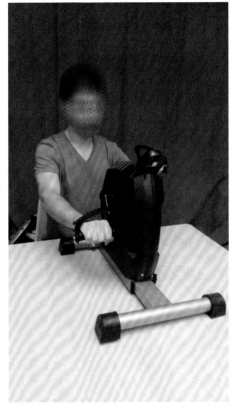

图 44.1　上肢功率手摇车

关键要点：

· 推荐将定期运动训练作为 LLPAD 患者的主要基础治疗之一。

· 除了步行，不同的训练方式（如上肢功率手摇车、抗阻训练、北欧式持杖健走、自行车运动）在 LLPAD 患者中是安全、可行和有效的。

（祁寒梅　译，胡筱蓉　伊文超　审）

原文参考

[1] Lane R, Ellis B, Watson L, Leng GC (2014) Exercise for intermittent claudication. Cochrane Database Syst Rev 7:CD000990

[2] Norgren L, Hiatt WR, Dormandy JA, Nehler MR, Harris KA, Fowkes FG et al (2007) Inter- Society Consensus for the Management of Peripheral Arterial Disease (TASC II). J Vasc Surg 45(Suppl S):S5–S67

[3] Camara LC, Ritti-Dias RM, Meneses AL, D'Andrea Greve JM, Filho WJ, Santarem JM et al (2012) Isokinetic strength and endurance in proximal and distal muscles in patients with peripheral artery disease. Ann Vasc Surg 26:1114–1119

[4] Regensteiner JG, Wolfel EE, Brass EP, Carry MR, Ringel SP, Hargarten ME et al (1993) Chronic changes in skeletal muscle histology and function in peripheral arterial disease. Circulation 87:413–421

[5] McDermott MM, Liu K, Greenland P, Guralnik JM, Criqui MH, Chan C et al (2004) Functional decline in peripheral arterial disease: associations with the ankle brachial index and leg symptoms. JAMA 292:453–461

[6] Bartelink ML, Stoffers HE, Biesheuvel CJ, Hoes AW (2004) Walking exercise in patients with intermittent claudication. Experience in routine clinical practice. Br J Gen Pract 54:196–200

[7] McDermott MM, Liu K, O'Brien E, Guralnik JM, Criqui MH, Martin GJ et al (2000) Measuring physical activity in peripheral arterial disease: a comparison of two physical activity questionnaires with an accelerometer. Angiology 51:91–100

[8] Regensteiner JG, Hiatt WR, Coll JR, Criqui MH, Treat-Jacobson D, McDermott MM et al (2008) The impact of peripheral arterial disease on health-related quality of life in the Peripheral Arterial Disease Awareness, Risk, and Treatment: New Resources for Survival (PARTNERS) Program. Vasc Med 13:15–24

[9] Criqui MH, Langer RD, Fronek A, Feigelson HS, Klauber MR, McCann TJ et al (1992) Mortality over a period of 10 years in patients with peripheral arterial disease. N Engl J Med 326:381–386

[10] Stewart KJ, Hiatt WR, Regensteiner JG, Hirsch AT (2002) Exercise training for claudication. N Engl J Med 347:1941–1951

[11] Parmenter BJ, Dieberg G, Phipps G, Smart NA (2015) Exercise training for health-related quality of life in peripheral artery disease: a systematic review and meta-analysis. Vasc Med 20:30–40

[12] Parmenter BJ, Dieberg G, Smart NA (2015) Exercise training for management of peripheral arterial disease: a systematic review and meta-analysis. Sports Med 45:231–244

[13] Leeper NJ, Myers J, Zhou M, Nead KT, Syed A, Kojima Y et al (2013) Exercise capacity is the strongest predictor of mortality in patients with peripheral arterial disease. J Vasc Surg 57:728–733

[14] Fokkenrood HJ, Bendermacher BL, Lauret GJ, Willigendael EM, Prins MH, Teijink JA (2013) Supervised exercise therapy versus non-supervised

exercise therapy for intermittent claudication. Cochrane Database Syst Rev CD005263

[15] Parmenter BJ, Raymond J, Dinnen P, Singh MA (2011) A systematic review of randomized controlled trials: walking versus alternative exercise prescription as treatment for intermittent claudication. Atherosclerosis 218:1–12

[16] Lauret GJ, Fakhry F, Fokkenrood HJ, Hunink MG, Teijink JA, Spronk S (2014) Modes of exercise training for intermittent claudication. Cochrane Database Syst Rev CD009638

[17] Tew G, Nawaz S, Zwierska I, Saxton JM (2009) Limb-specific and cross-transfer effects of arm-crank exercise training in patients with symptomatic peripheral arterial disease. Clin Sci 117:405–413

[18] Saxton JM, Zwierska I, Hopkinson K, Espigares E, Choksy S, Nawaz S et al (2008) Effect of upper- and lower-limb exercise training on circulating soluble adhesion molecules, hs- CRP and stress proteins in patients with intermittent claudication. Eur J Vasc Endovasc Surg 35:607–613

[19] McDermott MM, Ades P, Guralnik JM, Dyer A, Ferrucci L, Liu K et al (2009) Treadmill exercise and resistance training in patients with peripheral arterial disease with and without intermittent claudication: a randomized controlled trial. JAMA 301:165–174

[20] McGuigan MR, Bronks R, Newton RU, Sharman MJ, Graham JC, Cody DV et al (2001) Resistance training in patients with peripheral arterial disease: effects on myosin isoforms, fiber type distribution, and capillary supply to skeletal muscle. J Gerontol A Biol Sci Med Sci 56:B302–B310

[21] Meneses AL, de Lima GH, Forjaz CL, Lima AH, Silva GQ, Cucato GG et al (2011) Impact of a supervised strength training or walking training over a subsequent unsupervised therapy period on walking capacity in patients with claudication. J Vasc Nurs 29:81–86

[22] Parmenter BJ, Raymond J, Dinnen P, Lusby RJ, Fiatarone Singh MA (2013) High-intensity progressive resistance training improves flat-ground walking in older adults with symptomatic peripheral arterial disease. J Am Geriatr Soc 61:1964–1970

[23] Ritti-Dias RM, Wolosker N, de Moraes Forjaz CL, Carvalho CR, Cucato GG, Leao PP et al (2010) Strength training increases walking tolerance in intermittent claudication patients: randomized trial. J Vasc Surg 51:89–95

[24] McDermott MM, Hoff F, Ferrucci L, Pearce WH, Guralnik JM, Tian L et al (2007) Lower extremity ischemia, calf skeletal muscle characteristics, and functional impairment in peripheral arterial disease. J Am Geriatr Soc 55:400–406

[25] Oakley C, Zwierska I, Tew G, Beard JD, Saxton JM (2008) Nordic poles immediately improve walking distance in patients with intermittent claudication. Eur J Vasc Endovasc Surg 36:689– 694; discussion 95-6

[26] Willson J, Torry MR, Decker MJ, Kernozek T, Steadman JR (2001) Effects of walking poles on lower extremity gait mechanics. Med Sci Sports Exerc 33:142–147

[27] Gardner AW, Montgomery PS (2001) Impaired balance and higher prevalence of falls in subjects with intermittent claudication. J Gerontol A Biol Sci Med Sci 56:M454–M458

[28] Collins EG, Langbein WE, Orebaugh C, Bammert C, Hanson K, Reda D et al (2005) Cardiovascular training effect associated with polestriding exercise in patients with peripheral arterial disease. J Cardiovasc Nurs 20:177–185

[29] Bulinska K, Kropielnicka K, Jasinski T, Wojcieszczyk-Latos J, Pilch U, Dabrowska G et al (2015) Nordic pole walking improves walking capacity in patients with intermittent claudication: a randomized controlled trial. Disabil Rehabil:1–8

[30] Sanderson B, Askew C, Stewart I, Walker P, Gibbs H, Green S (2006) Short-term effects of cycle and treadmill training on exercise tolerance in peripheral arterial disease. J Vasc Surg 44:119–127

老年人淋巴水肿康复

45

Gert Apich

45.1 引 言

淋巴水肿是一种慢性疾病，由于淋巴管数量或功能不足或畸形，导致淋巴运输能力不足。因此，经淋巴清除的废物通常无法运输，这会引起淋巴充血和淋巴结肿大，间隙空间的液体和蛋白质增加。临床症状是肿胀，不加治疗可进展并引起组织变硬和 / 或肥胖。这个过程可能导致一些并发症和残疾。

45.2 分 类

淋巴水肿的分类见表 45.1。

45.3 诊 断

淋巴水肿的诊断可基于基本和高级诊断措施。基本措施包括病史采集、体格检查、触诊和测量。

表 45.1 淋巴水肿的分类

根据病因分类	
原发性（先天性）淋巴水肿	基于淋巴管和 / 或淋巴结的遗传发育障碍（不发育、闭锁、发育不全、增生、淋巴管瘤）。它们可以与其他发育不良综合征，如 Turner 综合征、Noonan 综合征、Klippel–Trenaunay–Weber 综合征合并发生或孤立发生
继发性（后天性）淋巴水肿	由于淋巴管系统获得性损伤（如创伤后、炎症后、人工重建术后或恶性肿瘤、肿瘤转移）
根据临床阶段分类	
0 期（间隔期）	没有水肿，但病理闪烁显像表明运输能力降低
1 期	自发可逆，肿胀可能在一夜之间消失
2 期（自发性不可逆阶段）	肿胀持续存在，无法解决
3 期（象皮病）	有显著的肿胀
根据部位分类	
局部淋巴水肿	头、臂、腿或生殖器淋巴水肿或淋巴性肠病
全身淋巴水肿	全身均受影响

病史采集：包括询问有无恶性疾病、手术、丹毒感染、软组织损伤、动静脉疾病、用药情况、遗传因素和疼痛——尽管典型的淋巴水肿没有疼痛。如果患者感到疼痛，则可能表明是恶性淋巴水肿。

体格检查：肿胀会影响身体的哪些部位？不对称是淋巴水肿的重要临床体征之一。双侧肿胀通常表示全身原因，例如心源性、肾源性、肝源性或药物导致。原发性淋巴水肿主要是周围性的。在继发性淋巴水肿中，近端定位更为典型。出现淋巴水肿的皮肤体征，如深层皮肤皱纹、盒形牙齿、角化过度、皮肤乳头状瘤、淋巴结肿大（图45.1）、淋巴囊肿或淋巴瘘等有助于证实诊断。

触诊：可以使用皮褶试验检测纤维化情况。将拇指和食指捏起的皮褶与另一侧皮褶厚度进行比较。如果有淋巴水肿，则皮褶增厚（图45.2）。在第2或第3个脚趾中检测到的皮褶增厚被称为Stemmer征阳性（图45.3）。

测量：可以使用卷尺（Kuhnke方法）或光电设备（Perometer）进行。

45.3.1 高级诊断措施

如果病史采集、体格检查和触诊均无临床发现，并且仍不确定患者是否患有淋巴水肿，可以使用高分辨率超声、间接淋巴造影、淋巴功能闪烁显像定量（金标准）、CT、MRI、近红外荧光（near-infrared fluorescence，NIRF）成像或生物电阻抗分析等诊断措施。

45.4 鉴别诊断

45.4.1 不对称水肿

静脉血栓形成，血栓形成后综合征，重建

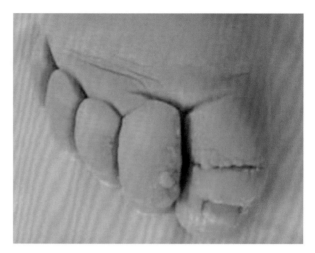

图45.1　第1和第2个脚趾处出现深层皮肤皱纹，盒形牙齿和皮肤乳头状瘤病（图片：©Apich）

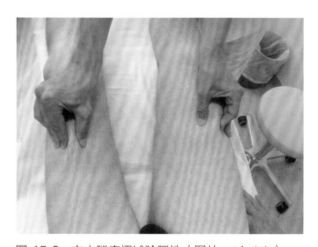

图45.2　右大腿皮褶试验阳性（图片：©Apich）

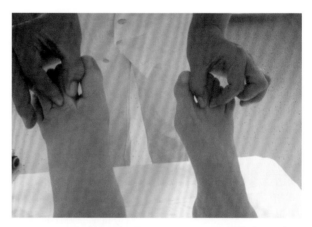

图45.3　右第2脚趾Stemmer征阳性（图片：©Apich）

后水肿，踝关节旋后创伤后，多关节炎引起的炎症性水肿，Sudeck萎缩，贝克囊肿破裂等均可导致不对称水肿——这里仅举几例。

45.4.2 对称性水肿

对称性水肿可以是心源性、肾源性或肝源性的，或者是由脂质水肿、肥胖、药物而导致的。

尤其是老年人因患有全身性疾病，可能存在所谓的混合性水肿，即淋巴水肿（不对称）和对称性水肿的组合。

45.5 淋巴水肿的治疗

45.5.1 保守疗法

完全引流疗法（complete decongestive therapy，CDT）具有以下目的：

· 将淋巴水肿的当前阶段降低到较低阶段

· 减少水肿和体积（图 45.4）

· 一致性归一化

· 改善肌肉和关节功能

· 指导患者自我治疗技术，如自行进行手动淋巴引流，淋巴加压绷带技术和减压运动

这些治疗旨在使患者重新融入他们的社交和工作环境，以获得心理稳定和改善生活质量。此外，可以避免并发症的发生，如丹毒感染、真菌病、皮肤乳头状瘤、淋巴管炎和淋巴管肉瘤等，并可减少护理需求。

门诊患者和住院患者均可进行 CDT，分为两个阶段。

45.5.2 手动引流疗法的第 1 阶段

动员和引流组织间富含蛋白质的液体。此

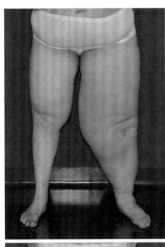
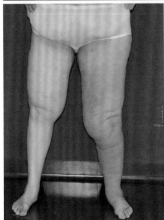

治疗前体积
右腿：13.070mL
左腿：27.976mL

治疗后淋巴水肿减少：
右腿：−2.293mL
左腿：−13.984mL

治疗后体积
右腿：10.777mL
左腿：13.992mL

图 45.4 以左腿继发性淋巴水肿为例，通过复杂的 CDT 成功进行了淋巴水肿保守治疗，水肿和体积减小（图片：©Apich）

阶段包括皮肤康复、防腐和护理，手动淋巴引流（manual lymph drainage，MLD），压迫疗法和运动引流疗法。

定期的皮肤护理是必要的。事实上，由于药物、缺乏水合作用和各种合并症，老化的皮肤往往会变得干燥。而机械作用和压缩治疗的吸力会加重皮肤干燥。

MLD 促进了吻合形成，淋巴引流运动单位的增加以及运输能力的增强。MLD 的一般禁忌证包括急性疾病，如心力衰竭、感染、血栓性静脉炎和静脉血栓形成等。

压迫疗法使用压力绷带，目的是增加组织间压力，减少超滤，增强重吸收，增强运输能力并放松纤维硬化组织。

首先，使用耐受性良好的护肤产品进行皮肤护理至关重要，否则压力绷带会引起皮肤脱脂和干燥。第二个目的是通过在患处使用编织管来保护皮肤。编织管可吸收汗液并保护皮肤。然后，使用羊毛填充物来均匀分配压力，避免压力不均导致的问题。使用短弹力绷带进行压迫包扎。

压迫疗法的绝对禁忌证是心脏代偿功能极差，包括存在急性心力衰竭，Ⅲ期和Ⅳ期外周动脉闭塞性疾病（peripheral arterial occlusive disease，PAOD），硬皮病，Sudeck 萎缩，脓肿，疔疮和皮肤敏感性下降等。

运动减压疗法需穿着加压绷带或弹力袜，以刺激肌肉和关节泵，从而促进静脉和淋巴引流。

在第 1 阶段结束时，患者穿戴医用弹力袜，该袜事先由经验丰富的技术人员进行测量（应使用扁平针织物的长袜）。

应考虑使用禁忌和穿弹力袜的依从性，尤其是在老年患者中。应该注意的是，卧床不起的患者比活跃的患者需要压力更低的绷带。

45.5.3　手动引流疗法的第 2 阶段

第 2 阶段的主要目的是巩固治疗成果。此阶段与第 1 阶段的不同之处是在本阶段，压迫疗法是患者白天应穿定制的医用弹力袜。在夜间，必要时可将四肢包扎。患者应该在穿弹力袜的同时进行减压运动（例如，在有手臂淋巴水肿的情况下进行越野行走、游泳或使用交叉训练机；在有腿部淋巴水肿情况下进行步行、越野行走、骑自行车、徒步旅行或使用交叉训练机）。

CDT 的实施应按阶段进行调整，但也要取决于其位置（手臂、腿、生殖器、头部或合并部位）和并存的合并症（例如充血性心力衰竭、肌肉骨骼疾病、精神疾病、体弱等）。应特别针对老年患者和恶性淋巴水肿患者调整治疗方法。

45.5.4　药物治疗

目前，没有药物可以治愈淋巴水肿。如果出现丹毒感染等并发症，通常使用 14 天或更长时间的青霉素。对于对青霉素过敏或耐药的患者，可使用克林霉素或大环内酯类抗生素，如红霉素。因利尿剂仅减少间质液中的液体含量而不降低蛋白质水平，不适合淋巴水肿的治疗。因此，它们具有与预期效果相反的效果——因为蛋白质导致了更强的纤维化反应。

45.5.5　治疗指导

可以训练患者如何自己使用绷带进行淋巴引流，并给予患者有关皮肤防腐、皮肤护理、营养咨询、改变生活方式（如减轻体重、戒烟）和心理自助技术的一些指导。如有必要，亲属也可以接受一些技能的培训，如加压包扎。

45.5.6　其他物理疗法

45.5.6.1　淋巴水肿的特异治疗

间歇性气动压缩可促进组织液的置换，但

不能代替人工淋巴引流。机械负压疗法可使纤维硬化的组织松弛，并刺激淋巴引流的运动单位。低水平激光疗法的工作原理相同，并且还具有抗炎作用。淋巴敷贴也可以增强淋巴引流的运动单位。所有这些疗法均可减少淋巴水肿的体积。

45.5.6.2　淋巴水肿的非特异治疗

肥胖、肌肉损伤和运动受限等状况可能会破坏甚至抵消 CDT 的治疗效果，因此需要加以管理。在这方面，应避免在水肿区采取过度兴奋的措施，会引起淋巴依赖性负荷的增加，从而加剧现有的淋巴水肿。但是，这些措施可以在病变区之外使用，包括力量和耐力训练（越野行走），涉及减压运动疗法以及诸如电疗、超声、热疗、激光疗法、磁疗法、呼吸疗法、感觉运动训练、人体工程学辅助疗法、言语治疗（尤其是头部、颈部和面部淋巴水肿），以及吞咽障碍治疗、呼吸和声音训练等物理疗法。物理疗法对疼痛的治疗也很有帮助。

45.5.6.3　外科治疗

只有在所有保守治疗方法都用尽之后，并且仅当治疗成功率太低或治疗完全失败时，才选择外科治疗。外科治疗的重要步骤分为切除、引流以及重建。

45.5.6.4　随访

每年进行一次随访，如果出现并发症，应更早进行治疗，以确保治疗成功的长期性。随访包括体格检查，检查病灶体积变化，患者皮肤及医用弹力袜的穿戴情况等。

结　论

老年人淋巴康复是一种多模式和跨学科的治疗方法。特别是对于老年患者，根据个人特征调整治疗方法是十分重要的，以获得长期的疗效并改善生活质量。

关键要点：

- 淋巴水肿是一种慢性疾病，由于淋巴运输能力不足，可能导致多种并发症和残疾。
- 老年人的淋巴康复是一种多模式和跨学科的疗法。
- 保守治疗是淋巴水肿康复中最重要的治疗方法。
- 运动形式可以用作治疗淋巴水肿和疼痛（如果存在）的附加措施。
- 仅在所有保守治疗选择都用尽且效果不佳时才考虑手术。

（俞静　译，张爱森　周蕴弢　审）

原文参考

[1] Földi E, Földi M (2010) Lymphostatische Krankheitsbilder. In: Földi E, Földi M (Hrsg.) Lehrbuch Lymphologie für Ärzte, Physiotherapeuten und Masseure/med. Bademeister. 7. Auflage. Urban & Fischer Verlag, Stuttgart, pp 175–263 (Földi M, Földi E, Strößenreuther C, Kubik S (2012) Földi's textbook of lymphology: for physicians and lymphedema therapists (English)

[2] Pritschow H, Schuchhardt C (2014) Das Lymphödem und die Komplexe Physikalische Entstauungstherapie. Ein Handbuch für die Praxis in Wort und Bild; 4. Auflage_2014_Köln_ Viavital Verlag GmbH, pp 44–67 (Pritschow H, Schuchhardt C (2008) Lymphedema–management and complete physical decongestive therapy: a manual for treatment (English))

[3] AWMF-Leitlinien: Diagnostik und Therapie der Lymphödem - S2k Leitlinie, Reg.Nr.058.001. Online: http://www.awmf.org/leitlinien/aktuelle-leitlinien.html (2009) [May 2017]

[4] Herpertz U (2014) Ödeme und Lymphdrainage. Diagnose und Therapie; Lehrbuch der Ödematologie; 5. Auflage. Schattauer Verlag, pp 70–75

[5] Weissleder H, Schuchardt C (2011) Erkrankungen des Lymphgefäßsystems. 5. Auflage. Viavital Verlag GmbH,

Köln, pp 79–160 (Weissleder H, Schuchardt C (2007) Lymphedema – diagnosis and therapy (English))

[6] Flaggl F, Döller W, Jäger G, Apich G (2006) Prävalenz komorbider psychischer Störungen bei Lymphödempatienten in der medizinischen Rehabilitation. Praxis Klinische Verhaltensmedizin und Rehabilitation 71:75–82

[7] Jäger G, Döller W, Roth R (2006) Quality of life and body image impairments in patients with lymphedema. Lymphology 39:193–200

[8] Quendler S (2008) Lebensqualität von Lymphödempatienten und ihre emotionalen und kognitiven Komponenten. Diplomarbeit Universität Wien

[9] Herpertz U (2014) Ödeme und Lymphdrainage. Diagnose und Therapie; Lehrbuch der Ödematologie; 5. Auflage. Schattauer Verlag, pp 303–306

[10] Asmussen PD, Söllner B (2004) Kompressionstherapie. Prinzipien und Praxis. Urban & Fischer Verlag, München, p 104

[11] Weissleder H, Schuchardt C (2011) Erkrankungen des Lymphgefäßsystems. 5. Auflage. Viavital Verlag GmbH, Köln, p 173 (Weissleder H, Schuchardt C (2007) Lymphedema – diagnosis and therapy (English))

[12] Fialka-Moser V (Hrsg.) (2013) Kompendium physikalische Medizin und Rehabilitation. Diagnostische und therapeutische Konzepte. 3 Auflage. Springer Verlag, Wien

[13] Weissleder H, Schuchardt C (2011) Erkrankungen des Lymphgefäßsystems. 5. Auflage. Viavital Verlag GmbH, Köln, pp 187–206 (Weissleder H, Schuchardt C (2007) Lymphedema – diagnosis and therapy (English))

[14] Weissleder H, Schuchardt C (2011) Erkrankungen des Lymphgefäßsystems. 5. Auflage. Viavital Verlag GmbH, Köln, pp 605–608 (Weissleder H, Schuchardt C (2007) Lymphedema – diagnosis and therapy (English))

[15] Strößenreuther RHK (2010) Entstauende Bewegungs- und Atmungstherapie, Krankengymnastik sowie weitere Maßnahmen der physikalischen Therapie. In: Földi E, Földi M (Hrsg.) Lehrbuch Lymphologie für Ärzte, Physiotherapeuten und Masseure/med. Bademeister. 7. Aufl. Urban & Fischer, Stuttgart, pp 497–508

老年肺康复

46

Beatrice Nordio, Marco Poletti, Silvia Iovino, Andrea Vianello

46.1 引　言

呼吸困难、疲劳、运动耐力差、肌肉功能障碍和情绪障碍在慢性阻塞性肺疾病（COPD）患者和其他慢性呼吸系统疾病的老年患者中非常常见，这些患者可从旨在缓解症状、提高身体功能和生活质量（QoL）、减少住院率和发病率的肺康复计划（pulmonary rehabilitation program，PRP）中获益。

根据最新的专家共识和指南，肺康复（pulmonary rehabilitation，PR）的定义是根据详细的个体化评估制定包括运动、教育和行为改变的综合性干预措施，以达到促进慢性呼吸系统疾病患者身心健康，提高其对有利于健康的行为和活动的长期依从性。

通过专业的多学科团队合作，在呼吸功能障碍的任何一个阶段均可开始 PR，甚至在急性加重期也可开始。接收 PR 训练处方的 COPD 和 / 或其他慢性呼吸疾病的老年患者的数量正在逐渐增加（如气管炎、间质性肺疾病、神经肌肉疾病等）。PR 的禁忌证虽然很少，但是包括严重的认知障碍或精神疾病患者，存在不稳定的合并症（如不稳定性心绞痛、失代偿性心衰等），有严重的运动相关性低氧血症，不能运动，动机不足，不能依从，经济条件不足，

坚持吸烟等。

由于 PRP 患者的病理生理、症状和疾病进展过程明显不同，个体化方案比标准化的康复计划更加适合。PR 在住院患者、门诊患者和家庭康复患者中均有效，应根据患者的偏好、费用和接受程度选择合适的康复地点。有效的 PRP 最短的持续时间是 8 周，但是随康复时间的延长，康复效果也越好。这些康复计划的脱落率在 10%~32%，可能和疾病的加重、抑郁、缺少家庭支持和 / 或交通问题等相关。

46.2 技术方面

PRP 的主要构成如表 46.1 所示。根据个体化方案的特点，PR 的实施需要专业的多学科合作，包括医生和其他医疗专业人员如物理治疗师、呼吸治疗师、护士、心理医生、行为健康专家、运动生理专家、营养师、作业治疗师和社会工作者（表 46.2）。通常，由肺病专家领导 PR 团队。物理治疗师根据患者的目标和需要提供特定个体化的运动方案，作业治疗师通常负责保护性措施的教育和评估设备维修或轮椅需求。呼吸治疗师监督运动方案的执行，并教育患者如何进行呼吸训练，以及如何正确使用气雾剂药物和氧疗。每一个患者在开始 PRP 前均需进行评估，以明确和制定最有益的运动处方，排除并

表 46.1　肺康复方案的组成

评估
症状评估
生活质量评估
肺功能测试
合并症和治疗
运动训练
耐力训练
间歇性训练
抗阻 / 肌力训练
柔韧性训练
上肢训练
吸气肌训练
神经肌肉电刺激
运动训练效果最大化
药物治疗
氧和氦氧混合气体
无创正压通气
教育
行为指导
协同自我管理
协同自我管理
解决动机问题
呼吸训练
缩唇呼吸
计算机辅助呼吸反馈

表 46.2　肺康复团队成员

肺病专家
呼吸治疗师
物理治疗师
教育治疗师
护士 / 运动生理学专家
营养师
社会工作者
心理 / 行为学专家
作业治疗师
社会工作者

发症，针对方案做出合适的调整，以最优化临床治疗。一旦开始康复，所有参与 PRP 的专业人员应该定期见面，评估每一位患者的个体化康复进程和讨论如何帮助她 / 他达成既定康复目标的分歧。

46.2.1　评估

如上所述，为了明确患者是否适合进行 PRP，应该对患者的身体、心理和肺功能情况进行完整的综合性能评估。休息和 / 或体力活动时最常见的症状是疲劳、咳嗽、虚弱和呼吸困难。圣乔治呼吸问卷（St.George's respiratory questionnaire，SGRQ）、慢性呼吸系统疾病问卷（chronic respiratory disease questionnaire，CRQ）和 COPD 评估量表（COPD assessment test，CAT）是评估症状最常用的量表。应当评估是否存在抑郁和焦虑，因为这些均会对患者参与 PRP 的能力产生影响。患者完成日常生活活动的能力可以通过操作量表进行评分，包括曼彻斯特日常活动呼吸量表（Manchester respiratory activities of daily living scale），肺功能状态和呼吸困难量表（pulmonary functional status and dyspnea questionnaire），和伦敦胸科日常生活活动量表（London chest activity of daily living scale）。医生应当评估患者是否执行了合适的药物处方，包括吸入性支气管扩张药和激素，以及是否需要长期氧疗。

PR 前的综合性评估中应当常规进行肺功能测试（PFT），以确认疾病的诊断，评估通气受损的水平，评估药物治疗的效果。静态和动态肺容量包括肺总量（TLC），用力肺活量（FVC），第 1 秒用力呼气量（FEV1），和 FEV1/FVC 的测定可明确是阻塞性还是限制性通气障碍（图 46.1，图 46.2）。当 FEV1/FVC 低于预计值时提示阻塞性通气障碍，如果对支气管扩张剂反应迟钝能辅助诊断 COPD（图 46.3）。神经肌肉疾病的患者应当评估呼吸肌肌力（如肌萎缩性脊髓侧索硬化症、重症肌无力、肌萎缩症等），根据最大吸气压和最大呼气压评估（MIP，MEP）；MIP 负值（$<-80cmH_2O$）或 MEP 正值（$>+90cmH_2O$）可分别除外临床相关的吸气肌和呼气肌衰弱。功能测试应当也包括极量心肺

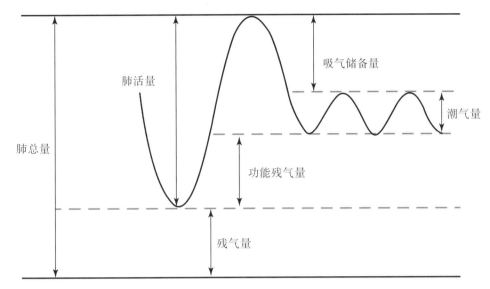

图 46.1　肺容量及其组成

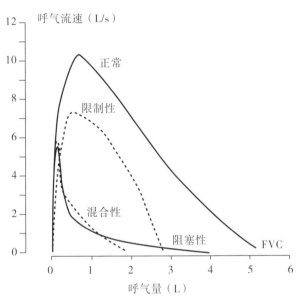

图 46.2　流速 / 容量曲线，图示为正常 FVC/VC 比值和阻塞性、限制性和混合性通气障碍

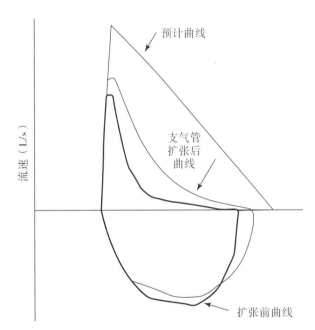

图 46.3　给予支气管扩张剂前、后的流速 / 容量曲线

运动试验（CPET），以提供能够明确运动耐力受限的影响因素，评估运动的安全性，明确患者的最大运动能力。

46.2.2　运动训练

慢性呼吸系统疾病患者常表现为气短导致的活动受限，进而导致肌力下降，活动减少，肌少症和心功能障碍。年龄相关的肺功能下降和并发疾病可能进一步限制了活动。作为 PR 的基石，运动训练是促进肌肉功能的最好的方法。运动训练尽管对肺功能没有影响，但是可以改善肌肉功能，提高运动耐力。改善最大摄氧量和肌肉摄氧效率，从而降低亚极量运动时的通气量的需求，改善过度通气和劳力性呼吸困难。尽管应当根据患者情况设定个体化的总运动量以改善有氧耐力和肌力，但是采用基于超过日常生活活动量的训练负荷才是提高运动能力的关键。

不同的运动训练的运动方案：

1. 耐力训练。耐力训练能够提高有氧耐力，通过提高心肺功能改善气短和疲劳症状。通过功率自行车和步行进行高强度耐力训练的处方为每周 5 次，运动强度为（＞最大功率的 60%），每次持续 20~60min。运动强度可以根据 Borg 呼吸困难量表的结果制定（靶强度 4~6）或主观用力分级（rating of perceived exertion，RPE）（靶强度 12~14）。效果包括改善运动耐力，肌肉功能和生物能量代谢。

2. **间歇性训练**。间歇性训练联合高强度运动和休息或低强度运动帮助患者进行高强度训练的同时避免引起呼吸困难和疲劳。这种方法适合有严重的运动相关性呼吸困难和 / 或严重并发症的患者。

3. **抗阻 / 肌力训练**。慢性呼吸系统疾病患者表现为肌肉量和肌力减少，从而运动耐力下降，他们可通过特定肌群的肌力训练，特别是反复举重受益。有趣的是抗阻联合耐力训练在提高运动耐力方面非常有效，还可以抑制 COPD 患者中常见的骨矿物质密度的异常丢失。

4. **柔韧性训练**。姿势异常如胸椎后凸、胸廓前后径增加肩部升高和躯干延长或屈曲会促进肺功能下降，增加呼吸做功，使 COPD 患者的 QoL 下降。躯干上部和下部的柔韧性训练方案包括牵伸主要的肌群，每周实施 2~3d，可以改善胸廓位置和活动度。

5. **上肢训练**。上肢有氧抗阻训练可帮助患者生活自理，包括穿衣、洗澡和做简单的家务。

6. **吸气肌训练**。有呼吸障碍的老年患者表现为由呼吸肌产生的压力差下降，导致运动耐力下降，呼吸困难加重。吸气肌训练能够改善这种情况。

7. **经皮神经肌肉电刺激**（neuromuscular electrical stimulation，NSE）。NSE 可以改善肌力和运动耐力，缓解呼吸困难和疲劳，被应用于因严重通气或心功能障碍而失健的患者。该技术适用于由认知和精神障碍同时由严重呼吸困难无法参加标准的 PRPs 的患者。

频率、强度和运动次数是影响训练的最重要的的参数：

1. **频率**。一般每周实施 2~3 次。尽管有证据表明每周 2 次效果不充分，许多治疗师会指导患者在两次训练之间在家进行一次训练。

2. **强度**。许多研究表明训练效果存在阈值。每周进行数次持续 20~30min 的 60%~75% 的最大摄氧量训练能够明显改善运动耐力。

3. **个体化**。训练方案应根据患者需求制定。例如，步行训练可以增加步行耐力，因此应当训练下肢，而不是上肢。耐力训练改善耐力而不是肌力，而肌力训练（如举重）增强肌力而不一定提高耐力或其他方面如运动耐力或健康情况。大部分方案需要综合各种训练方法。

46.2.2.1　运动训练效果最大化

运动训练的效果可以通过一系列旨在提高肺通气和血液气体交换的方法来强化，包括支气管扩张剂、氧和高氧含量氧氦混合气的应用和无创机械通气。

1. **药物**。药物治疗是慢性气流受限患者的关键治疗方案之一，以预防和控制症状，减少恶化，改善运动耐力和促进健康。支气管吸入药可作用于气道平滑肌，增加呼气气流，降低过度通气。因为可增加运动耐力，支气管扩张剂是老年 COPD 患者 PRP 的必需组成部分。尽管研究显示补充合成代谢激素，特别是雄激素类似物可以增加肌肉量，但是不能增加 COPD 患者的肌力和肌耐力。

2. **支持性氧疗**。氧疗是呼吸系统疾病患者参加 PRP 的常规治疗，可以改善运动耐力，减轻气短。然而运动训练中氧疗有效性的研究结果是矛盾的。事实上，含氧量正常的中重度的 COPD 患者接受压缩气体氧疗可以进行更高强度训练。在重症 COPD 患者和运动导致的低氧血症患者中，氧疗并不能提高运动耐力和 / 或健康状况。因此，目前运动中氧疗是否有益并不清楚。有意思的是，长期氧疗的患者在运动中需要增加氧流量以维持足够氧合。氦氧混合气相较于空气可减少气体密度和降低气道阻力和阻塞性通气障碍患者的气体滞留，从而提高运动耐力。尽管氦氧混合气体理论上可以有效地提高训练中的最大功率，但是其在运动训练中的益处仍存在争论。

3. 无创正压通气。 最近的研究显示长期使用无创正压通气（noninvasive positive pressure ventilation，NPPV）可以提高肺功能，预防气体交换恶化，减少重症 COPD 患者的住院率。NPPV 可降低呼吸工作量，改善运动中的呼吸困难，使运动训练时间延长成为可能。由于呼气受限和呼吸频率增高，COPD 患者可能在运动中出现气体滞留，导致呼气末肺容积升高（end-expiratory lung volume，EELV）。这种现象称为"动态过度肺通气"，可显著增加呼吸的弹性阻力，加重呼吸困难，降低运动耐力，这些可通过 NPPV 得到有效改善。作为 PRP 的一部分，NPPV 使呼吸肌在训练末得到休息。尽管其有效性已经得到证实，但是其应用仍限于实验室水平，NPPV 作为 PRP 的一部分仍然不是很常见，需要有经验人员的监督。有趣的是，NPPV 也被用于 COPD 患者从急性恶化期到恢复期改善运动耐力。

46.2.3　教育

PR 的目的之一是满足参与者，特别是 COPD 患者的教育需求。相关教育的和自我管理信息促进患者形成有利于健康习惯和行为，例如减少危险因素的暴露，提高药物依从性，促进更加积极的生活方式。针对 COPD 患者教育计划的有效性还没有相关研究，尽管 Cochrane 综述显示教育和提高 QoL，减少住院率相关。但是科学证据尚未证实 COPD 患者的自我管理教育的价值。

46.2.4　其他

1. 呼吸策略。 疾病早期，阻塞性肺疾病患者，特别是 COPD 患者可能存在过度肺通气，限制了运动耐力。因为呼吸受限，通过延长呼气减慢呼吸频率，这可能在通过减少运动导致的过度肺通气减少呼吸困难中有效。适应性呼吸策略可以使用瑜伽呼吸技术，缩唇呼吸，和电脑辅助呼吸反馈技术。

2. 营养支持。 营养支持是 PR 的重要组成部分。慢性呼吸系统疾病患者确实经常是超重或低体重，低 BMI 和不良预后相关。生存分析研究显示体重是 COPD 患者生存率的独立影响因素，低体重的不良影响在部分患者中可以通过合理的治疗逆转。大量研究显示营养干预改善预后。补充肌酐可以改善除脂肌肉含量、肌力和 QoL 分值。

46.3　临床应用

46.3.1　COPD

根据美国胸科协会（American Thoracic Society，ATS）/欧洲呼吸协会（European Respiratory Society，ERS）的定义，COPD 是可以预防和治疗的以不完全性可逆的气流受限为特征的疾病状态。气流受限常进展，和肺部对有毒颗粒和气体的异常炎症反应相关，主要原因为吸烟。COPD 不仅影响肺，对全身均有影响。症状常表现为疲劳、气短、体重下降，促进了患者整体健康状况的恶化。此外，疾病急性加重和住院可明显加重功能障碍的进展。几乎全部有症状的 COPD 患者均可通过 PR 的帮助维持功能，缓解症状。有抑郁症状的患者也应当参加 PR，治疗师应当意识到 PR 可能在生理和心理方面有积极的作用。

老年 COPD 患者经常因为肌力不足不能执行最大运动，从而无法评估身体能力（如跑步平板最大运动能力测试）。替代性和 / 或亚极量测试如 6 分钟步行试验（six-minute walking test，6MWT）可应用于这类人群。因为患者进行测试时可以按照他们自己的能力选择步行速度，大部分日常生活活动所需的肌力和强度均在亚极量水平，6MWT 可很好地反映个体功能对这些活动的适应性。一般将临界值步行距离低于 350 米作为患者预后不良的阈值。针对这些患者的标准 PRP 应当包括运动训练、戒烟、营养指导和患者教育。有氧运动是最好的综合性干预，上肢和下肢共同参与，可提高肌力和耐力。联合抗阻和耐力训练能增加肌力和肌肉量，使生活独立性尽可能恢复，缓解症状。标准的 PR 在各种场所包括家庭中，是可行和可操作的，即使患者存在严重的慢性呼吸功能障碍或急性失代偿期和 / 或住院期。尽管有报道显示 PR 改善患者一般健康状况和身体活动能力，但是对恶化率的影响仍存在争议。80 岁以上的非常衰弱的老年人通过参加包括至少 4 周运动训练的 PRP，患者的肌力、步行速度和爬楼可显著改善。监视下训练比非监视下训练的缓和更能获益。从急性加重期到恢复期的老年 COPD 住院患者参加包括教育、运动、物理治疗和作业治疗的短期综合性康复计划比不参加计划的患者在住院率低。

46.3.2　非 COPD 疾病

PRP 可以使非 COPD 呼吸系统疾病的老年患者受益（表 46.3），但是因为这些患者的特殊需求，需要根据个人情况进行定制 PRP。

1. 肺间质疾病。肺间质疾病（interstitial lung diseases，ILDs）是一组限制性通气障碍为特征的肺间质疾病。运动不耐受是 ILDs 的主要特征，经常和明显的呼吸困难和乏力相关。运

表 46.3　非 COPD 慢性肺部疾病和呼吸系统疾病的老年患者可能受益于肺康复计划

- 胸壁疾病
- 间质性肺病，ARDS 后肺纤维化
- 肺癌
- 非囊性纤维化支气管扩张
- 神经肌肉疾病，如脊髓灰质炎后综合征
- 肺血管疾病

动耐力差和 QoL 下降、生存率低相关。ILD 运动受限是因为呼吸运动受限，气体交换障碍，循环受限。运动导致的低氧血症和肺高压在 ILD 中较常见。身体活动障碍在 ILD 中有作用，正如其他慢性呼吸系统疾病。为了避免气短和活动，反而加重呼吸困难和乏力，进一步使身体活动下降。相关证据表明 PR 使 ILD 患者短期受益。尽管 COPD 患者呼吸受限的病理生理机制和 ILD 不同，但是临床问题（运动不耐受，肌肉功能紊乱，呼吸困难，QoL 下降）相似，提示 PR 也可在这些患者中有积极效果。有些研究显示 PR 在 ILD 患者中实施时需要严格的监视，并且需要在标准方案的基础上进行适当的调整。他们还证实在第 6 个月评估中，许多患者的效果不能维持。高风险重症低氧血症和肺高压 ILD 患者在氧疗下能够进行运动训练。

尽管最新研究显示 PR 在原发性肺纤维化（idiopathic pulmonary fibrosis，IPF）患者中没有明显效果，目前指南仍建议对大多数患者应当实施 PR。如果疾病急剧进展，及时地加入 PRP 在维持患者肌力和耐力方面尤为重要。除了运动训练，还应通过高级保健计划进行日常活动调整和情绪管理。

2. 非囊性纤维化支气管扩张。支气管扩张是因炎症反应导致支气管壁不可逆性异常扩张，导致实质结构改变，气流进行性受限和肺通气过度。主要症状包括慢性咳嗽咳黄脓痰，反复肺部感染，呼吸困难，运动受限，QoL 下降。许多患者反复恶化加重，其发生频率提示预后

不良。此外，运动耐力下降和气流的渐进性受限相关，呼吸困难导致过度肺通气和心理障碍。国际指南建议这些患者参加 PR，提高运动耐力和生活质量。PRP 主要包括运动耐力训练联合吸气肌肌力训练（inspiratory muscle training, IMT）和气道廓清技术。一个大型回顾性研究显示 PRP 在提高和维持该类患者的运动耐力和 QoL 方面的效果和 COPD 患者相似。PRP 同时可通过规律训练使患者掌握高效的气道廓清技术。气道廓清技术可帮助患者有效排痰，但是其对肺功能和 QoL 的影响仍需要进一步研究。

3. **神经肌肉紊乱（NMDs）**。NMDs 是包括 600 多种疾病的一类疾病，表现为不同的症状，功能障碍和预后。肺部并发症由呼吸肌功能障碍引起，是导致 NMD 患者发病和死亡的常见原因。因为吸气肌渐进性萎缩，大部分患者会发展为严重的限制性通气障碍，需要定期监测肺容量和最大呼吸压。肌肉萎缩导致渐进性肺泡低通气，咳嗽能力严重低下。NMD 患者经常需要通过参加 PR 学习使用 NPPV：事实上，通过长期机械通气辅助呼吸能有效缓解呼吸困难症状，改善或维持肺泡通气，提高睡眠质量和 QoL，延长寿命和益于长期照护。呼吸肌肌力和认知较好的患者使用经口面罩或鼻罩的 NPPV，可改善慢性进展性高碳酸血症和相关症状。人工或机械辅助吹气和呼气下的咳嗽可以清除气道分泌物。许多 NMD 患者可以通过包括运动和吸气肌训练（IMT）在内的综合性 PRP 获益。研究报道在脊髓灰质炎后综合征患者中，提高吸气肌肌力可以提高 ADL 能力和幸福感。但是 NMDs 患者训练方案的强度和持续时间仍存在争论，有 CO_2 潴留的患者进行 IMT 训练不能获得改善。总之，在 NMD 患者中，运动训练应当谨慎，不排除存在肌肉损伤的潜在风险。

4. **肺癌**。肺癌是目前世界上最常见的癌症之一，主要原因是吸烟。一般分为非小细胞肺癌（non-small cell lung cancer，NSCLC）和小细胞肺癌，前者占总数的 85%~90%。根据疾病分期和合并症、功能、QoL 和峰值摄氧量进行治疗（如手术、放疗和 / 或化疗）。癌症相关的症状包括失健、肌萎弱、疲劳、恶病质和焦虑，常导致失能。呼吸困难和抑郁也使 QoL 下降。术前跑步平板测定最大运动需要谨慎，因为 70% 的 NSCLD 患者会出现腿部不适，表现为肺外症状，下肢肌肉功能紊乱，可能加重了运动能力的下降。术后大部分患者身体活动水平不能自动恢复至术前水平，常在术后 6 个月甚至更长的时间存在下肢不适。因此肺癌患者在术前或术后参加 PRP 非常重要。术前参加 PR 有助于提高患者运动耐力和全身药物稳定性。提高运动能力可以帮助不能手术的患者成为手术适应对象。此外降低术后呼吸系统并发症，缩短术后住院时间。关于术前 PR 实施周期的相关研究不足。在确诊和治疗之间实施 PR 具有挑战性，因为患者和医疗人员对延迟肺部切除术比较介意。因此术前康复的持续时间必需根据临床需要进行指定。即使短时间（2~4周）的术前 PR（包括基于运动处方的自主运动，IMT 和缓慢呼吸训练）对术前运动耐力和减少住院时间都有积极的作用。肺癌患者的术后 PR 有效性的证据有限。有研究显示术后立即进行有氧和肌力训练可提高肌力，但是对 6MWT 或 QoL 没有影响。大部分术后运动训练方案是根据 COPD 患者的训练方案制定的。监视下训练方案一般包括功率自行车、跑步平板训练、抗阻训练、体操或这些训练的组合。对于因为呼吸困难或疲劳不能坚持这些运动训练的患者，NSE 也是合理的选择。除了运动训练，还包括营养和心理干预、行为指导、作业治疗。应当明确化疗对术后 PR 的影响。应根据肺癌术后患者临床情况的复杂性进行综合性评估，合并症由专业康复团队进行客观有效评估，明确并制定 PRP。

总　结

PR 可减轻老年 COPD 患者呼吸困难症状，提高运动耐力，改善生活质量；COPD 以外的慢性呼吸系统疾病患者也可从多学科综合性 PRP 中获益。

尽管目前证据支持 PRP 的有效性，但是仍需要进一步研究填补我们的空白知识领域。成功 PRP 所必需的机制和构架，运动处方的最优化，怎样维持长期益处，什么 PR 更适合非 COPD 原因导致呼吸功能障碍等均是待解决的重要问题。

关键要点：
- PR 包括运动、教育和营养支持，是老年慢性呼吸系统疾病患者的一线治疗。
- 运动训练时 PR 的基石。
- PR 应当根据每个患者的需要进行个体化的设计。
- PR 可改善 COPD 和非 COPD 的呼吸系统疾病患者的症状、一般健康状况、活动能力和生活质量。

（戎荣　译，励建安　朱奕　审）

原文参考

[1] Spruit MA, Singh SJ, Garvey C et al (2013) An official American Thoracic Society/European Respiratory Society statement: key concepts and advances in pulmonary rehabilitation. Am J Respir Crit Care Med 108:13–64

[2] Bolton CE, Bevan-Smith EF, Blakey JD et al (2013) British Thoracic Society pulmonary rehabilitation guideline group/BTS guideline on pulmonary rehabilitation in adults. Thorax 68:ii1–i30

[3] American Association of Cardiovascular and Pulmonary Rehabilitation (2004) Guidelines for pulmonary rehabilitation programs. Human Kinetics, Champaign

[4] Rabe KF, Hurd S, Anzueto A et al (2007) Global initiative for chronic obstructive lung disease. Global strategy for the diagnosis, management, and prevention of chronic obstructive pulmonary disease: GOLD executive summary. Am J Respir Crit Care Med 176:532–555

[5] Emtner M, Porszasz J, Burns M et al (2003) Benefits of supplemental oxygen in exercise training in non-hypoxemic chronic obstructive pulmonary disease patients. Am J Respir Crit Care Med 168:1034–1042

[6] Scorsone D, Bartolini S, Saporiti R et al (2010) Does a low-density gas mixture or oxygen supplementation improve exercise training in COPD? Chest 138:1133–1139

[7] O'Donnell DE, Webb KA (2008) The major limitation to exercise performance in COPD is dynamic hyperinflation. J Appl Physiol 105:753–755

[8] Köhnlein T, Schönheit-Kenn U, Winterkamp S et al (2009) Noninvasive ventilation in pulmonary rehabilitation of COPD patients. Respir Med 103:1329–1336

[9] Nici L, ZuWallack R (2012) American Thoracic Society Subcommittee on Integrated Care of the COPD Patient. An Official American Thoracic Society Workshop Report: the integrated care of the COPD patient. Proc Am Thorac Soc 9:9–18

[10] Effing T, Monninkhof EM, van der Valk PD et al (2007) Self-management education for patients with chronic obstructive pulmonary disease. Cochrane Database Syst Rev 4:CD002990

[11] Crisafulli E, Morandi A, Olivini A, Malerba M, Clini EM (2014) Rehabilitation and supportive therapy in elderly patients with chronic obstructive pulmonary disease. Eur J Intern Med 25:329–335

[12] Holland AE (2010) Exercise limitation in interstitial lung disease – mechanisms, significance and therapeutic options. Chron Respir Dis 7:101–111

[13] Holland AE, Hill CJ, Conron M et al (2008) Short term improvement in exercise capacity and symptoms following exercise training in interstitial lung disease.

Thorax 63:549–554

[14] Nishiyama O, Kondoh Y, Kimura T et al (2008) Effects of pulmonary rehabilitation in patients with idiopathic pulmonary fibrosis. Respirology 13:394–399

[15] Ong HK, Lee AL, Hill CJ et al (2011) Effects of pulmonary rehabilitation in bronchiectasis: a retrospective study. Chron Respir Dis 8:21–30

[16] Cup EH, Pieterse AJ, Ten Broek-Pastoor JM et al (2007) Exercise therapy and other types of physical therapy for patients with neuromuscular diseases: a systematic review. Arch Phys Med Rehabil 88:1452–1464

[17] Benzo R, Wigle D, Novotny P et al (2011) Preoperative pulmonary rehabilitation before lung cancer resection: results from two randomized studies. Lung Cancer 74:441–445

[18] Cesario A, Ferri L, Galetta D et al (2007) Post-operative respiratory rehabilitation after lung resection for non-small cell lung cancer. Lung Cancer 57:175–180

47 老年患者术后康复

Jannis V. Papathanasiou

47.1 引　言

根据 WHO 的定义，物理和康复医学（physical and rehabilitation medicine，PRM）的目标是最大限度地发挥功能和减少由潜在损害或疾病引起的活动和参与受限。根据 WHO ICF 框架，将康复定义为采用主动的物理治疗和 / 或作业治疗的多学科住院方案。康复也被称为老年医学的"秘密武器"，与全面的临床评估相结合，成为最有效的干预措施之一。通常，老年 PRM 是多学科的医疗干预方案，由于存在许多复杂的与健康相关的因素和背景，因此，必须用协调合作的方式加以解决。PRM 团队通常由 PRM 专家领导，该专家具有处理各种病理和功能损伤的专业知识。PRM 专家还必须能够管理疼痛和痉挛，并能够开具合适的假肢和矫形器处方。在合并神经、骨科、肌肉骨骼、心血管和外科疾病的年轻人中，PRM 的干预方法广为接受。与年轻人相比，老年人的 PRM 干预存在以下特殊需求，例如多种合并症、残疾的原因、衰弱、多种药物使用以及认知、营养和抑郁症问题。由于老年患者需要多学科医疗协作，PRM 的团队应包括治疗师（物理、作业、言语）、护士、假肢医生、心理学家 / 精神科医生、矫形师、营养师和社会工作者。

老年康复的最大挑战之一是改善老年患者术前的功能状态和生活质量（quality of life，QoL），以及降低术后的并发症和死亡率。除了老年人运动量减少、久坐不动的生活方式和所谓的手术压力综合征之外，住院对老年人也有多重损害，导致患者功能下降和医源性并发症。老年患者的身体适应能力下降，尤其是在危及生命的重大事件的前后（如入院和手术干预），容易导致功能丧失和社会参与能力下降。多达 50% 的住院老年患者在入院前即存在功能丧失。大多数老年住院患者在住院过程中约 80% 的时间都在卧床。非医疗所需的卧床会导致患者有氧运动能力快速丧失、四肢力量下降。

大量研究证明 PRM 对老年患者有效。针对老年患者的 PRM 方法有很多差异，PRM 医生应对老年患者的需求进行评估，根据疾病的不同阶段制定不同的方案。

老年患者的 PRM 干预可分为术前 PRM 干预（定义为增强个体功能能力使其能够承受应激事件）和术后 PRM 干预（定义为促进损伤和疾病恢复的康复治疗）。目前，临床研究表明在住院期间进行术前和术后的跨学科 PRM 干预可改善老年患者的功能能力、身体表现和生活质量。

跨学科 PRM 团队参与整个康复过程的目的是准确诊断病情并优化老年衰弱患者的功能，

包括住院期间执行早期出院计划。

外科手术和医疗干预措施主要针对健康问题，而 PRM 的治疗方案（术前和术后）旨在提高老年患者的功能能力和健康生活状态。仍然缺乏证据表明 PRM 干预是否也能影响死亡风险和再入院风险。

47.2　老年患者术前 PRM 管理

老年患者的术前 PRM 管理是明确术后并发症发生的危险因素和制定术前 PRM 方案的重要基础。理想情况下，PRM 始于对老年人进行全面术前评估，即对医学、功能和社会心理问题进行多学科评估，包括心肺运动试验（cardiopulmonary exercise testing，CPET）、6MWT、ADL、跌倒风险、多重用药评估、认知、情绪和社会支持等。除此之外，术前 PRM 评估还应包括营养状况、排尿、视力、听觉、牙齿、生活状况和精神信仰等。术前 PRM 评估的范围和深度取决于 PRM 团队成员的专业知识。美国外科医生学会和美国老年医学会发布了老年外科手术患者的术前评估推荐意见，其

中涉及很多的健康问题（表 47.1）。经过验证，6MWT 作为术前评估方案之一，可适用于老年患者，不需要复杂设备或大量培训。事实证明，6MWT 具有很好的重复测量信度，并可预测死亡、活动能力丧失和老年患者发生术后并发症的风险。Jones 等人发现跌倒与术后并发症和再入院存在明显和强有力的相关关系。

PRM 团队必须考虑到，由于缺乏自我意识和认知障碍，或者仅仅低估了自己的功能受限，老年人的残疾状态通常会少报或漏报。通常，老年患者和家人有自己的期望，这些期望应与 PRM 小组的评估相一致。术前 PRM 评估完成后，重要的是教育患者和家人相关的 PRM 方案，并根据快速恢复计划（Early recovery program，ERP）来设定目标。术前对患者进行充分的 PRM 教育可以减少焦虑、改善疼痛和提高患者满意度。通常，术前 PRM 干预旨在改善术前老年患者的身体功能、减少术后并发症、缩短住院时间和降低手术应激综合征的负面影响。研究显示老年手术患者的术前 PRM 计划是有效且安全的，计划可能包括每天一次有氧运动（如胸廓扩张锻炼、肩部锻炼）和任何时间段的到处走动。有氧运动训练可以改善

表 47.1　老年手术患者的术前评估

除了对老年患者进行完整的病史和体格检查外，建议进行以下评估：
· 评估老年患者认知能力
· 筛查老年患者抑郁状态
· 确定老年患者术后谵妄的危险因素
· 筛查酒精或药物滥用 / 依赖
· 根据美国心脏病学会 / 美国心脏协会的算法对非心脏手术患者进行术前心脏评估
· 预防老年患者术后肺部并发症
· 记录患者的功能状态
· 记录患者跌倒史
· 确定术前基础状态下的衰弱评分
· 评估老年患者营养状况
· 获得准确和详细的用药史和多重用药情况
· 确定老年患者的治疗目标和家人期望

摘自 "Chow WB, Rosenthal RA, Merkow RP" et al. Optimal preoperative assessment of the geriatric surgical patient: a best practices guideline from the American College of Surgeons National Surgical Quality Improvement Program and the American Geriatrics Society. J Am Coll Surg 2012; 215:453–66.

老年患者的身体素质，并改善腹部和胸部手术后的功能恢复。有证据表明，腹部和胸部手术后的呼吸肌训练可降低术后并发症的发生率。研究表明，使用各种形式的运动训练，包括耐力和间歇性训练，可以改善老年患者的肌肉骨骼和心血管功能。

术前与患者分享相关的宣教手册和 DVD，包括深呼吸、夹板咳嗽锻炼、肩部运动和预防深静脉血栓形成的运动。研究证明，术前接受训练的患者可减轻焦虑症、疼痛和提高患者满意度。

鼓励老年患者在宣教手册的日记部分记录每天自身身体功能、ADL 和 QoL 的数据，以列出住院过程中每天取得的进步。

47.3　老年患者术后 PRM 管理

已证明，术后 PRM 干预对老年人有益。许多研究显示，运动训练可显著提高老年患者的力量、功能和运动表现，也可改善平衡和心理因素。在此阶段，PRM 团队提供会诊，包括有关预期医疗结果和各种术后替代方案，将对老年患者和家人有益。根据老年人的特定需求制定合适的术后 PRM 方案是多学科术后 PRM 管理的一部分。几项高质量的研究强调，早期活动是老年患者术后 PRM 管理的基本方案。Schweickert 等人发现，接受早期体力活动和作业治疗的患者，出院时功能结局更好，谵妄持续时间较短，不用呼吸机的时间更长。总的来说，许多纳入老年人的研究都证明术后早期体力活动是可行且可接受的，能够改善 QoL 和身体健康和幸福感。老年患者应在术后第 1 天即开始接受 PRM 专家的建议，然后至少每天 1 次训练，直到患者能够独立活动。为了提高老年手术患者的活动能力，可使用壁式或便携式引流管。对于无法离开床边的老年患者，可使

用便携式功率自行车或踏步器。必须鼓励患者执行个性化活动方案，该方案要求，从第 1 天开始进行 4 次步行，每次至少走 60 米，到第 2 天走 80 米，第 3 天走 100 米，然后根据个人情况逐渐增加。

在术后活动方案中，鼓励老年患者每天进行 4 次姿势和上肢训练。训练强度主要基于患者的心率储备和改良 Borg 量表的劳累感知程度。姿势和上肢训练可显著减轻肩关节功能障碍并恢复功能性 ADL。老年患者的术后康复方案可包括各种训练方式（即耐力、抗阻和间歇训练）。研究表明，这些训练方式能够改善老年人的肌肉骨骼和心血管功能。

老年患者术后 PRM 方案还包括疼痛管理和饮食指导。疼痛管理至关重要，PRM 团队可使用多种方式来处理疼痛，例如止痛药、TENS 以及热疗和冷疗。

老年患者术后 PRM 方案中最重要问题之一是出院计划。出院前应检查老年手术患者的功能能力、功能独立性、疼痛、平衡、步行、握力和整体健康状况。鼓励老年患者在宣教手册的日记部分中记录每天的身体功能、ADL 和 QoL 数据，列出住院期间取得的进步。建议在出院后遵循个体化术后 PRM 方案，以全面恢复老年人的功能性 QoL。

总　结

大量研究证明对老年手术患者进行 PRM 干预是有效的。老年患者的 PRM 治疗方案多种多样。目前临床研究表明，住院期间跨学科的术前和术后 PRM 干预可改善老年患者功能能力、身体功能和生活质量。高质量的证据表明，给接受胸、腹和大关节置换手术的老年患者提供术前和术后的 PRM 方案，患者的接受程度良好且安全有效。

关键要点：

- 老年患者的身体适应能力下降，尤其是在危及生命的重大事件（如入院和手术干预）前后。
- 与年轻人相比，老年人的 PRM 方案有很多不同之处。
- 老年康复的最大挑战之一是在术前改善老年患者的功能状态和生活质量（QoL）。
- 早期活动已被作为老年患者术后 PRM 管理的基本方案。
- 研究证明，术前和术后 PRM 方案在老年手术患者中的接受程度良好且安全有效。

（胡筱蓉　译，秦建杰　审）

原文参考

[1] WHO Expert Committee on Disability Prevention and Rehabilitation (1981) Disability prevention and rehabilitation. World Health Organ Tech Rep Ser 668:1–39

[2] Biffl WL, Biffl SE (2015) Rehabilitation of the geriatric surgical patient: predicting needs and optimizing outcomes. Surg Clin North Am 95:173–190

[3] Gutenbrunner C, Lemoine F, Yelnik A, Joseph PA, de Korvin G, Neumann V, Delarque A (2011) The field of competence of the specialist in physical and rehabilitation medicine (PRM). Ann Phys Rehabil Med 54:298–318

[4] Federspiel C, Keipes M (2014) Geriatrics from the 19th to the 21st century. 150 years of geriatric medicine: from increasing life expectancy to improving quality of life for the very old. Bull Soc Sci Med Grand Duche Luxemb:69–78

[5] Simpson JC, Moonesinghe SR, Grocott MP, Kuper M, McMeeking A, Oliver CM et al (2015) Enhanced recovery from surgery in the UK: an audit of the enhanced recovery partnership programme 2009–2012. Br J Anaesth 115:560–568

[6] Wells JL, Seabrook JA, Stolee P, Borrie MJ, Knoefel F (2003) State of the art in geriatric rehabilitation. Part II: clinical challenges. Arch Phys Med Rehab 84:898–903

[7] Brown CJ, Flood KL (2013) Mobility limitation in the older patient: a clinical review. JAMA 310:1168–1177

[8] Palleschi L, Fimognari FL, Pierantozzi A, Salani B, Marsilii A, Zuccaro SM, Di Cioccio L, De Alfieri W (2014) Acute functional decline before hospitalization in older patients. Geriatr Gerontol Int 14:769–777

[9] Brown CJ, Redden DT, Flood KL, Allman RM (2009) The underrecognized epidemic of low mobility during hospitalization of older adults. J Am Geriatr Soc 57:1660–1665

[10] Welvaart WN, Paul MA, Stienen GJ, van Hees HW, Loer SA, Bouwman R, Niessen H, de Man FS, Witt CC, Granzier H, Vonk-Noordegraaf A, Ottenheijm CA (2011) Selective diaphragm muscle weakness after contractile inactivity during thoracic surgery. Ann Surg 254:1044–1049

[11] Vidan M, Serra JA, Moreno C et al (2005) Efficacy of a comprehensive geriatric intervention in older patients hospitalized for hip fracture: a randomized, controlled trial. J Am Geriatr Soc 53:1476–1482

[12] Ditmyer M, Topp R, Pifer M (2002) Prehabilitation in preparation for orthopaedic surgery.Orthop Nurs 21:43–51

[13] Cruise CM, Sasson N, Lee MH (2006) Rehabilitation outcomes in the older adult. Clin Geriatr Med 22:257–67; viii

[14] Prestmo A, Hagen G, Sletvold O et al (2015) Comprehensive geriatric care for patients with hip fractures: a prospective, randomised, controlled trial. Lancet 385:1623–1633

[15] Patel BK, Hall JB (2013) Perioperative physiotherapy. Curr Opin Anaesthesiol 26:152–156

[16] Hoogeboom TJ, Dronkers JJ, Hulzebos EH, van Meeteren NL (2014) Merits of exercise therapy before and after major surgery. Curr Opin Anaesthesiol 27:161–166

[17] Levett DZ, Grocott MP (2015) Cardiopulmonary exercise testing for risk prediction in major abdominal surgery. Anesthesiol Clin 33:1–16

[18] Chow WB, Rosenthal RA, Merkow RP et al (2012) Optimal preoperative assessment of the geriatric surgical patient: a best practices guideline from the American College of Surgeons National Surgical Quality Improvement Program and the American Geriatrics Society. J Am Coll Surg 215:453–466

[19] Santos BF, Souza HC, Miranda AP, Cipriano FG, Gastaldi AC (2016) Performance in the 6-minute walk test and postoperative pulmonary complications in pulmonary surgery: an observational study. Braz J Phys Ther 20:66–72

[20] Jones TS, Dunn CL, Wu DS et al (2013) Relationship between asking an older adult about falls and surgical

outcomes. JAMA Surg 148:1132–1138

[21] Kiyohara LY, Kayano LK, Oliveira LM, Yamamoto MU, Inagaki MM, Ogawa NY, Gonzales PE, Mandelbaum R, Okubo ST, Watanuki T, Vieira JE (2004) Surgery information reduces anxiety in the pre-operative period. Rev Hosp Clin Fac Med Sao Paulo 59:51–56

[22] Nagarajan K, Bennett A, Agostini P, Naidu B (2011) Is preoperative physiotherapy/pulmonary rehabilitation beneficial in lung resection patients? Interact Cardiovasc Thorac Surg 13:300–302

[23] Dronkers JJ, Chorus AM, van Meeteren NL, Hopman-Rock M (2013) The association of preoperative physical fitness and physical activity with outcome after scheduled major abdominal surgery. Anaesthesia 68:67–73

[24] Valkenet K, van de Port IG, Dronkers JJ, de Vries WR, Lindeman E, Backx FJ (2011) The effects of preoperative exercise therapy on postoperative outcome: a systematic review. Clin Rehabil 25:99–111

[25] Dronkers J, Veldman A, Hoberg E et al (2008) Prevention of pulmonary complications after upper abdominal surgery by preoperative intensive inspiratory muscle training. A randomised controlled pilot study. Clin Rehab 22:134–142

[26] Jack S, West M, Grocott MP (2011) Perioperative exercise training in elderly subjects. Best Pract Res Clin Anaesthesiol 25:461–472

[27] Schweickert WD, Pohlman MC, Pohlman AS et al (2009) Early physical and occupational therapy in mechanically ventilated, critically ill patients: a randomized controlled trial. Lancet 373:1874–1882

[28] Kosse NM, Dutmer AL, Dasenbrock L, Bauer JM, Lamoth CJ (2013) Effectiveness and feasibility of early physical rehabilitation programs for geriatric hospitalized patients: a systematic review. BMC Geriatr 13:107

[29] Kaneda H, Saito Y, Okamoto M, Maniwa T, Minami K, Imamura H (2007) Early postoperative mobilization with walking at 4 hours after lobectomy in lung cancer patients. Gen Thorac Cardiovasc Surg 55:493–498

[30] Kendrick KR, Baxi SC, Smith RM (2000) Usefulness of the modified 0-10 Borg scale in assessing the degree of dyspnea in patients with COPD and asthma. J Emerg Nurs 26:216–222

[31] Li WW, Lee TW, Yim AP (2004) Shoulder function after thoracic surgery. Thorac Surg Clin 14:331–343

老年慢性肾脏病患者的康复 **48**

Domenico Intiso

48.1 引 言

人口正在发生巨大变化，而老年人口是增长最快的部分。意大利国家统计局（Italian National Institute of Statistics，ISTAT）预测，到 2050 年，每 3 人中将有 1 人年龄超过 65 岁。慢性肾脏疾病（chronic kidney diseases，CKD）的发病率随着年龄的增长而增加，近一半的老年人患有这种疾病。CKD 被定义为存在肾损害或肾小球滤过率（glomerular filtration rate，GFR）低于 60mL/（min·1.73 m^2）持续 3 个月或更长时间。根据 GFR，CKD 分为 1~5 期，1 期表示 GFR> 90 m/（min·1.73 m^2），代表肾功能正常或增强的肾脏受损。5 期表示 GFR< 15 mL/（min·1.73 m^2），这代表肾衰竭和需要血液透析的终末期肾脏疾病。在 64 岁或以上人群中，CKD 的患病率从 23.4 % ~35.8 % 不等。但是，如上所述，由于老年人口急剧增加，因此可以预料，将有更多患有 CKD 的老年患者需要照料和帮助。对此，必须计划和组织国家卫生系统的改革，使其对患有 CKD 的老年人群更具弹性，以预防衰弱，减少残疾。针对老年人群，在不考虑身体组成，身体功能和合并症的情况下，CKD 仍然与残疾密切相关，即使功能良好的老年 CKD 患者仍会出现功能障碍。其机制可能与 CKD 的高炎症状态有关。此外，与肾功能正常的人相比，老年 CKD 患者更易出现合并症，步行功能障碍，生活质量下降。因此，基于减少 CKD 危险因素的结构合理且资源丰富的一级预防计划，以及在肾脏疾病期间进行适当干预为目标的康复策略，可能会减少 CKD 在导致残疾及产生相关社会成本方面的影响。

48.2 康复的作用

WHO 将康复定义为"使用一切旨在减少残疾和残障状况的影响，并使残障人士能够实现最佳社会融合的手段。"该定义既包括临床康复，也认可社会参与的概念，要求社会环境与残障人士的需求相匹配。考虑到由于疾病，伤害以及个人情况造成的活动限制，康复的总体目标是使残障人士能够过上他们希望的生活。在减少残障人士负担和增加残障人士机会方面，康复已被证明是有效和高效的。由于身体损伤和功能限制可能是多种形式和多变的，因此必须制定个体化和量身定制的康复方案以减少残疾。康复方案应根据 CKD 患者的个人有效需求量身定制，并考虑到疾病的阶段，并发症和合并症。个体化的康复方案应列出将用于获得功能恢复的程序，包括锻炼类型，康复技术以及应用时间和持续时间。此外，可以实现的功能目标以

297

及相关人员的作用应予以说明。康复过程在按照整体方法或生物心理社会模式治疗方面具有独特性，旨在支持人的独立生活和自主权。作为以患者为中心的过程，必须同时优化活动和参与，以改善人们的生活质量。

48.3 老年 CKD 患者的康复

慢性肾脏疾病，会导致运动能力和生活质量明显受损。患有早期 CKD 的老年人，肌肉骨骼系统损伤和多器官功能障碍会增加行动不便的风险。这种情况可能会导致步速下降更明显，导致功能受限。步行至家外或邻居家的步行能力下降会导致参与家庭、宗教活动和社交活动减少。与没有 CKD 的老年人相比，老年 CKD 患者会更早出现这些功能限制。因此，他们更容易感受到孤立，受到的刺激和动力减少，更容易受到情绪和认知障碍的影响。此外，与肾功能正常的老年人相比，老年 CKD 患者的生活质量更有可能下降。GFR < 45 mL/（min·1.73 m^2）的老年人比没有 CKD 的老年人的基本日常生活活动（basic activities of daily living，BADL）下降幅度更大。这些人可以采用多种康复策略和方法来延缓功能受限并改善残存功能，特别是运动训练，包括有氧运动和抗阻运动，对心肺功能、身体功能和自我健康评估能产生积极影响。

CKD 早期且没有严重限制的老年人必须定期进行有氧运动，部分还应进行抗阻训练。事实证明，这种类型的运动可以减少 CKD 的营养不良 - 炎症综合征，从而改善 CKD 患者以及老年血液透析患者的身体功能，肌肉质量和生活质量。当然，并非所有 CKD 患者都必须进行定期运动，特别是患有严重合并症的患者。除了美国心脏病学会基金会 / 美国心脏协会的报告以外，运动的禁忌证还包括有症状的心律不齐，肺充血和周围性水肿的 CKD 患者。另一方面，

当有多种合并症，如导致残疾的多关节炎、肌少症、心力衰竭和神经系统疾病，都必须制定个体化的康复干预措施。对于患有 CKD 和影响多种功能和 ADL 合并症的患者，职业治疗可能是必不可少的康复策略。辅助设备的使用是一种常见的干预措施，可用于实现保持功能独立的目标，通常推荐辅助工具用于 ADL，包括梳妆台、长柄鞋拔、长柄海绵、纽扣钩、淋浴座椅和三合一便桶等。这些项目已被证明可以帮助骨科和神经肌肉疾病导致的功能障碍患者减少能量输出，改善自我护理和 ADL 的功能。正确的技术可以节省能量，提高时间效率，并减少挫败感。康复干预可以帮助找到适合特定情况的最佳技术或设备，并建议护理人员何时需要提供更多帮助。职业治疗的另一个重要作用是帮助功能受限和有合并症的老年 CKD 患者适应环境和家庭生活。这些老年人有跌倒风险，跌倒是老年人受伤和产生相关疾病的主要原因。针对这些患者，进行适当的评估，包括由受过训练的人员进行家庭危害评估，消除或修改已识别的危害，安装安全设备（如楼梯上的扶手和浴室的扶手）以及改善照明。跌倒可能导致行动不便、住院、抑郁症状、功能下降、社交活动减少和生活质量下降。应向所有具有跌倒风险，无论是否患有 CKD 的老年人提供运动计划，包括平衡、步态和力量训练。由于跌倒风险可能取决于多个因素，因此单一方法可能不够。迄今为止，数项试验表明，多成分和多因素干预可导致跌倒率的相对风险降低约 30%。最近，一个关于照护老年 CKD 患者的不同模型提出应从传统的基于疾病的模型转变为以患者为中心的个体化方法。

患有 CKD 的人可能会主诉复杂的功能障碍和多系统临床疾病，需要专门的护理和特定的康复干预措施。个体化方法优先考虑患者的偏爱，并接受这样的观念，即观察到的体征和症状通常并不反映单一的统一疾病过程，而是反

映了许多不同因素之间的复杂相互作用。这种护理方法可能对体弱多病的老年 CKD 患者特别有益。这些患者大多易于住院、残疾和死亡。通常，衰弱是指以多个身体系统的生理逐渐衰退、功能丧失、生理储备的丧失以及对疾病和死亡的脆弱性增加为特征的疾病。骨骼肌质量的丧失（肌少症）可能是这些疾病的关键因素。因此，制定干预措施以减少不良健康后果至关重要。大量文献报道，衰弱的老年人也可以从定期的体育锻炼中受益，包括有氧运动或耐力运动训练。

衰弱最重要的因素之一是肌肉量的减少。尽管数据仍有争议，但研究表明有氧运动可增加老年人四肢的肌肉量。应根据老年人的功能能力计划正确的康复干预措施，并随着功能下降的进展，采用结构更严谨，跨学科的方法进行调整。跨学科护理团队，包括物理治疗师、老年病学医生、肾病学家和其他对老年人的护理知识渊博的人员，例如护士、社工或物理治疗师，可能会比以单一或以疾病为中心的方法能更有效地治疗老年 CKD 患者的多系统疾病，以便从专家和专业人员处获得最大的收益。

关键要点：

· 老年人口急剧增加；因此，可以预见将有更多的患有 CKD 的老年患者需要护理和帮助。

· 患有 CKD 的老年人的运动能力和生活质量明显受损，但是康复可以改善功能限制，从而减少残疾和残障状况的影响。

· 康复方案应根据 CKD 患者的个人有效需求量身定制，考虑到疾病的阶段，并发症和合并症。跨学科护理团队可能比通常的以单一疾病或以疾病为中心的策略更有效地治疗衰弱的 CKD 老年人。

（俞静　译，张爱森　周蕴弢　审）

原文参考

[1] Stengel B, Metzger M, Froissart M, Rainfray M, Berr C, Tzourio C, Helmer C (2011) Epidemiology and prognostic significance of chronic kidney disease in the elderly—the ThreeCity prospective cohort study. Nephrol Dial Transplant 26:3286–3295

[2] Levey AS, de Jong PE, Coresh J, El Nahas M, Astor BC, Matsushita K, Gansevoort RT, Kasiske BL, Eckardt KU (2011) The definition, classification, and prognosis of chronic kidney disease: a KDIGO controversies conference report. Kidney Int 80:17–28

[3] Zhang QL, Rothenbacher D (2008) Prevalence of chronic kidney disease in population-based studies: systematic review. BMC Public Health 8:117

[4] Fried LF, Lee JS, Shlipak M, Chertow GM, Green C, Ding J, Harris T, Newman AB (2006) Chronic kidney disease and functional limitation in older people: health, aging and body composition study. J Am Geriatr Soc 54:750–756

[5] Negrini S, Ceravolo MG (2008) The white book on physical and rehabilitation medicine in Europe: a contribution to the growth of our specialty with no boundaries. Am J Phys Med Rehabil 87:601–606

[6] Liu CK, Lyass A, Massaro JM, D'Agostino RB Sr, Fox CS, Murabito JM (2014) Chronic kidney disease defined by cystatin C predicts mobility disability and changes in gait speed: the Framingham Offspring Study. J Gerontol A Biol Sci Med Sci 69(3):301–307

[7] Bowling CB, Sawyer P, Campbell RC, Ahmed A, Allman RM (2011) Impact of chronic kidney disease on activities of daily living in community-dwelling older adults. J Gerontol A Biol Sci Med Sci 66(6):689–694

[8] Castaneda C, Gordon PL, Parker RC, Uhlin KL, Roubenoff R, Levey AS (2004) Resistance training to reduce the malnutrition-inflammation complex syndrome of chronic kidney disease. Am J Kidney Dis 43:607–616

[9] Nelson ME, Rejeski WJ, Blair SN, Duncan PW, Judge JO, King AC, Macera CA, CastanedaSceppa C, American College of Sports Medicine, American Heart Association (2007) Physical activity and public health

in older adults: recommendation from the American College of Sports Medicine and the American Heart Association. Circulation 116(9):1094–1105

[10] Brenneman SK, Barrett-Connor E, Sajjan S, Markson LE, Siris ES (2006) Impact of recent fracture on health-related quality of life in postmenopausal women. J Bone Miner Res 21:809–816

[11] Panel on Prevention of Falls in Older Persons, American Geriatrics Society and British Geriatrics Society (2011) Summary of the Updated American Geriatrics Society/ British Geriatrics Society clinical practice guideline for prevention of falls in older persons. J Am Geriatr Soc 59(1):148–157

[12] Bowling CB, Muntner P, Sawyer P, Sanders PW, Kutner N, Kennedy R, Allman RM (2014) Community mobility among older adults with reduced kidney function: a study of life-space. Am J Kidney Dis 63(3):429–436

[13] Chin A, Paw MJ, van Uffelen JG, Riphagen I, van Mechelen W (2008) The functional effects of physical exercise training in frail older people: a systematic review. Sports Med 38(9):781–793

[14] Sugawara J, Miyachi M, Moreau KL, Dinenno FA, DeSouza CA, Tanaka H (2002) Age-related reductions in appendicular skeletal muscle mass: association with habitual aerobic exercise status. Clin Physiol Funct Imaging 22(3):169–172

[15] Intiso D, Di Rienzo F, Russo M, Pazienza L, Tolfa M, Iarossi A, Maruzzi G (2012) Rehabilitation strategy in the elderly. J Nephrol 25(Suppl 19):S90–S95

老年人盆底康复

49

Paolo Di Benedetto

49.1 引言

盆底康复（pelvic floor rehabilitation，PFR）是目前治疗成年人和老年人许多盆底疾病的一项重要策略。美国妇科医生 Arnold H. Kegel 是公认的盆底康复先驱，他在 1948—1951 年间提出了预防和 / 或治疗女性尿失禁和生殖器脱垂的盆底肌（pelvic floor muscle，PFM）训练。Kegel 的技术也被其他研究者成功地运用，但随着时间的推移，这些技术被不合理地遗忘了，直到 1980 年代，许多欧洲的研究者重燃了对盆底康复技术的兴趣。

1992 年，国际尿控协会（international continence society，ICS）发表了下尿路康复术语标准化的第七次报告：盆底康复因此获得了科学尊严，PFM 训练（pelvic floor muscle training，PFMT）成为尿失禁（urinary incontinence，UI）治疗方案的重要组成部分。1996 年美国关于成人 UI 管理的指南强调了康复治疗的作用，最终，在 1998 年第一次国际尿失禁咨询委员会（international consultation on incontinence，ICI）会议期间，ICS 提出了 UI 管理办法，建议将 PFMT 作为尿失禁最重要的基本治疗策略。在接下来的几年里，许多研究者展示了行为干预的效果，特别是针对存在认知和身体功能障碍的衰弱老年人设计的行为干预策略现在被认为是治疗 UI 的重要方式。同时，盆底康复已经越来越多地应用于许多其他盆底功能障碍中（预防和治疗大便失禁、盆腔器官脱垂、慢性盆腔疼痛和性功能障碍，根治性前列腺切除术后的 UI）。

根据具体问题选择适宜的康复技术，以改善盆底功能为首要目标，旨在最好地发挥会阴支持盆腔脏器、抑制膀胱活跃、增强尿道和肛门括约肌的功能、避免腹内压力增高的最佳功能。无论对于何种适应证或采取何种治疗方案，盆底康复的总体和专科目标如下：

（a）总体目标：

· 支持盆腔脏器

· 改善盆底及膀胱本体感觉

· 改善尿失禁 – 排尿周期（针对膀胱括约肌和盆底功能障碍的情况）

· 增加或放松肛提肌的张力，同时激活尿道周围的横纹肌和尿道外括约肌和肛门括约肌

· 改善会阴闭合反射以应对腹部压力

· 为良好的阴道敏感性和最佳性高潮奠定基础

（b）专科目标：

· 妇科目标：预防和 / 或治疗盆腔器官脱垂

· 泌尿妇科目标：预防和 / 或治疗尿失禁

· 结直肠科学目标：预防和 / 或治疗大便失禁

·性心理科目标：对性生活质量的积极影响

盆底康复包括生物反馈（biofeedback，BFB）、功能性电刺激（functional electrical stimulation，FES）、盆底肌训练、女性患者的阴道哑铃（vaginal cones，VC）和行为干预。

生物反馈训练患者调整无意识的生理事件，而 FES 和 PFMT 旨在抑制膀胱过度活跃，提高骨盆感知，并增强盆底肌。

盆底肌训练在膀胱过度活跃症（overactive bladder，OAB）、UI、轻度盆腔器官脱垂（pelvic organ prolapse，POP）和慢性盆腔疼痛（chronic pelvic pain，CPP）的保守治疗中发挥着极其重要的作用。但在不久的将来，它也应该作为盆底功能障碍一级、二级的预防方法。在自我治疗的情况下，VC 用于提高妇女 PFM 的强度。

盆底肌训练的核心是正确的 PFM 收缩，产生会阴向腹侧和头侧运动，阴道和直肠周围提肛肌收缩产生盆腔器官向上和向前的运动。当 PMF 收缩时，尿道闭合，肛门和阴道也会闭合；这种收缩对于防止尿液或直肠内容物的不自主流出非常重要。

盆底肌训练尤其适用于压力性尿失禁（stress urinary incontinence，SUI），我们建议采用 PFMT 的"序贯"治疗方案：提高盆底的感知，在纠正主动肌和拮抗肌的协同收缩后加强 PFM，最终增加腹压升高时 PFM 反射性收缩。PFM 的正常功能用于抑制逼尿肌活跃也很重要。

年龄并不是 PFMT 疗效的障碍：有证据表明，老年人和年轻人一样有可能从盆底肌锻炼中获益。

行为干预，也称为排尿计划，用于抑制膀胱过度活跃（膀胱再训练），主要是对衰弱的老年人：他们需要照护者的积极参与，包括提示性排尿和定时排尿。提示性排尿包括患者尿急时提示如厕。定时排尿指让患者以固定的时间间隔（如每 2~3h）排尿。

49.2　老年盆底功能障碍

盆底功能障碍（pelvic floor dysfunction，PFD）是盆底功能的异常。老年人 PFD 可能出现以下情况：

1. 膀胱过度活跃（尿急、尿频、夜尿）
2. 尿失禁（压力性、急迫性和混合性尿失禁）
3. 尿潴留（完全或不完全）
4. 大便失禁
5. 慢性便秘
6. 盆腔器官脱垂
7. 性功能障碍
8. 慢性盆腔疼痛综合征

在这些情况中，膀胱过度活跃症和尿失禁是老年人非常常见的问题。根据美国医疗保健研究和质量机构（Agency for Healthcare Research and Quality，AHRQ）的统计，1300 万美国人存在失禁。女性尿失禁是男性的 2~3 倍。发生尿失禁的高危人群包括既往子宫切除术、肥胖、脑卒中史、慢性阻塞性肺疾病、女性盆腔器官脱垂患者、男性前列腺癌患者、衰弱的老人和护理院住院患者。意大利的住院人群中，尿失禁的总体患病率为 55%，女性高于男性。

OAB 是一种以尿频（白天或夜间超过 8 次）和尿急症为特征的综合征，伴或不伴有急迫性尿失禁。

尿失禁可对自尊产生显著的负面影响，并与抑郁症发病率增高有关；尿失禁还影响生活质量和日常生活活动，并可能导致对照护者的依赖性增加。认知障碍和步态异常增加了单纯尿失禁及二便失禁的发生率。Tinetti 等人证明了尿失禁和跌倒风险增加之间的高度关联性。

尿失禁定义为尿液的非自主流出：它可能

是急性（可逆或暂时的）或慢性（持续或长期的）。暂时性尿失禁通常由非泌尿系因素引起，如谵妄、感染、萎缩性尿道炎、药物治疗、心理因素、多尿、行动不便和粪便嵌塞，解决潜在的问题通常能解决尿失禁。慢性尿失禁有多种形式，包括压力性尿失禁、急迫性尿失禁、混合性尿失禁、充溢性尿失禁和功能性尿失禁。

压力性尿失禁是由膀胱颈出口阻力降低引起，当膀胱内压超过出口闭合压时发生漏尿。患者做增加腹内压力的活动会引发尿失禁，如咳嗽、打喷嚏或大笑。这可能是由于逼尿肌过度活跃或内括约肌力量不足，常见于女性，尤其是老年女性。

急迫性尿失禁（urgency urinary incontinence，UUI）通常由膀胱逼尿肌过度活跃引起。膀胱充盈过程中的异常收缩会导致强烈尿急感，如果逼尿肌强烈收缩可能会导致漏尿。急迫性尿失禁通常与神经系统疾病有关，例如有脑卒中病史。

混合性尿失禁（mixed urinary incontinence，MUI）是同时存在尿急时和腹压增加时的非自主性漏尿。

根治性前列腺切除术（radical prostatectomy，RP）后尿失禁的发生率为6%~87%。前列腺切除术后尿失禁的原因可能是内括约肌受损、膀胱过度活跃症和/或膀胱顺应性降低。

充溢性尿失禁是由每次排尿时无法完全排空膀胱引起的。通常是逼尿肌收缩力差引起的，可能与糖尿病和一些神经系统疾病等慢性病有关。患者的典型表现是膀胱充盈时出现漏尿，且经常发生。并常常伴有感觉减退，患者可能感觉不到排尿后大量的残余尿（post-void residual，PVR）。

仅见于老年人的一种尿失禁症状是逼尿肌过度活跃伴收缩功能受损（detrusor hyperactivity with impaired contractility，DHIC）：由 Resnick 和 Yalla 描述，这种症状

在衰弱的老年人中特别常见，基本上是急迫性尿失禁和膀胱排尿功能衰竭的结合。在这些病例中，膀胱充盈时出现异常的逼尿肌收缩，但是排尿时逼尿肌收缩功能减退。功能性尿失禁的定义是因认知和/或生理功障碍、心理上的不情愿或环境障碍导致无法如厕而导致的尿失禁。对于这种类型的尿失禁，Fonda 提出了患者排尿能力的分类，定义如下：

·独立控尿，是指全天不出现漏尿，能够独立排尿。

·依赖性控尿，是指有认知障碍或身体残疾的人士在辅助的情况下不出现漏尿。

·社会控尿，是指患者存在尿失禁，但使用适当的辅助用具能很好地控制，维护了个人和护理者的尊严。

此外，在老年人群中，尿失禁的根本原因往往是多重且相互作用的。活动受限的常见原因包括关节炎和步态障碍。痴呆症患者的 UI 通常是功能性的。夜尿是另一个老年人非常常见的主诉，通常与功能性尿失禁有关。夜尿症会对身体和心理产生重大影响，包括更高的跌倒风险和睡眠不足。老年人的病理生理机制尚不完全清楚。

尿潴留（urinary retention，UR）（完全性或不完全性）可以被定义为无法排空膀胱；这是与膀胱活动不足或膀胱出口梗阻（膀胱颈/尿道括约肌/PFM 过度活动）有关的排尿功能障碍所致。UR 在老年人中并不少见。

大便失禁（fecal incontinence，FI）发病率更难估计：在社区老年人中，发病率为2%~10%，没有性别差异。衰弱老年人最常见的 FI 类型与急迫性和被动渗漏有关。被动渗漏是指与急迫性无关的排便活动导致大便失禁，也可能发生粪便嵌塞。相反，慢性便秘在老年人中更为常见（40%），但其定义仍不明确：不容易确定功能性便秘（结肠传输时间缓慢）和排便梗阻综合征（obstructed defecation syndrome，

ODS），这两者常常相关。在排便梗阻综合征患者中，肛门括约肌和 PFM 在排便时往往不能放松，甚至不能收缩。

盆腔器官脱垂的发病率随着年龄的增长而增加。大约 50% 的 50 岁以上的女性主诉有盆腔器官脱垂的症状。一些研究发现，在被评估为生殖器脱垂的女性中，73% 的人出现了尿失禁，34%~62% 的人出现了排尿功能障碍，31%的人出现了大便失禁。盆腔器官脱垂手术在老年人中很常见（80 岁患者为 11.1%），但并非所有女性都成功。

目前，没有关于慢性盆腔疼痛（chronic pelvic pain，CPP）的发病率的准确数据；多系统病因的患病率大约为所有妇女的 3.8%。慢性盆腔疼痛可能与老年人抑郁症状的增加有关：盆腔疼痛的可能原因总结为 UPOINT：泌尿、心理社会、器官特异性、感染、神经 / 全身和 PFM 触痛，在这些情况下，必须评估 PFM 和尿道及肛门括约肌。在过去的几年中，短暂疼痛和 / 或高张的盆底在生活中和慢性泌尿生殖系统疾病发展中的关键作用已被证实。最后应慎重考虑所有慢性盆腔疼痛患者是否存在阴部神经卡压。

男性和女性都会发生性功能障碍（sexual dysfunction，SD），这些疾病的总体患病率随着年龄的增长而增加。Panser 等人对 2115 名男性进行了基于人群的横断面研究，发现与 40~49 岁的男性相比，70~79 岁的老年男性更担心自己的整体性功能（24.9% vs 46.6%），他们表示对性生活更不满意，性欲下降，勃起功能受损。他们还发现勃起功能障碍的危险因素包括合并症（如糖尿病、心脏病和高血压）及药物治疗。人们对女性性功能障碍的心理社会和生理方面知之甚少。一些研究已经证明女性性功能障碍会随着年龄的增长而增加，但是这些变化的原因仍然尚不明确。盆底肌的过度活跃常常与性交困难和阴道痉挛有因果关系。

49.3 尿失禁和大便失禁的诊断评估

除患有终末期或严重疾病且剩余预期寿命短（remaining life expectancy，RLE）以外，所有患有尿失禁和大便失禁的老年患者都应该接受基本的评估，包括病史（排便、排尿记录）、体格检查、残余尿量测定和尿检。衰弱老年患者常用的尿失禁和大便失禁基线评估还应包括认知、神经和身体状态、日常生活活动能力和社会环境因素的评估。尿动力学检查在老年人尿失禁评估中的作用是有争议的：该操作会引起不舒服，有侵入性、价格昂贵。简易膀胱容易压力测试可以提供关于膀胱容量、残余尿量和逼尿肌过度活动的重要诊断信息，并允许在已知容量下进行压力测试。换句话说，这些测试有助于诊断和治疗许多老年尿失禁患者。在大多数老年女性患者中，膀胱容量压力测试可排除其他情况，对逼尿肌不稳性尿失禁或压力性尿失禁做出预判诊断，并在此基础上进行适当的治疗。老年男性在没有专门检查的情况下诊断往往更加困难，他们的逼尿肌不稳定可能与出口梗阻有关，即使不伴有残余尿量的增加也是如此。一般而言，基本评估不仅为诊断提供最有价值的信息，而且为治疗计划提供最有价值的信息。

如果老年人患有其他重要疾病 [疼痛、血尿、复发性泌尿道感染（utrinary Tract infection，UTI）、盆腔肿块、盆腔放射治疗、盆腔器官脱垂、疑似瘘管、体重减轻、慢性腹泻、粪便嵌塞、炎症性肠病]，应考虑专科诊疗后再行康复计划。

49.4　盆底康复和行为技术在衰弱和健康老年人中的作用

老年人可能被认为是健康的或是衰弱的。衰弱老年人的定义是身体活动、行动能力、平衡、肌肉力量、运动处理、认知等方面受损和存在疲劳感的 65 岁以上的人群。即便衰弱的人通常有多种慢性疾病，服用多种药物，在日常生活活动中常遇到困难，并发多种疾病，住院和死亡的风险很高，衰弱也并不是残疾和合并症的同义词。对于规划老年人盆底功能障碍的治疗方案，区分这一点非常重要。成人和健康老年人的康复治疗没有差别。

初始管理应个性化，结合护理目标、治疗偏好和预期剩余寿命，做出最佳的临床诊断。盆底肌训练在许多骨盆底功能障碍（特别是在尿失禁中）被视为一线治疗。联合盆底肌治疗与其他保守措施能够提高生活质量（QoL）。年龄不影响盆底康复的作用。有证据表明，老年人与年轻人同样能从盆底肌训练中受益，改善失禁。

49.4.1　尿失禁

治疗尿失禁的方法很多，包括膀胱再训练、盆底肌训练、阴道哑铃训练、定时或辅助排尿、生物反馈、功能性电刺激和补充疗法（催眠和针灸）等。这些治疗通常被推荐为老年人一线治疗方案。研究发现盆底肌训练优于不治疗，安慰剂，或膀胱过度活跃症、压力性尿失禁、急迫性尿失禁或混合性尿失禁女性患者的非主动控制性治疗。接受盆底肌训练的女性治愈或改善尿失禁以及生活质量改善的可能性更高。研究还发现，与对照组相比，接受盆底肌训练的妇女在治疗即刻和长期观察中，每天漏尿次

数较少，尿垫尿液渗漏量较少。盆底肌训练治疗压力性尿失禁的女性的效果似乎并没有随着年龄的增长而降低。针对老年女性的压力性尿失禁临床研究显示，主要结局和次要结局均与针对年轻女性的临床研究中的结果相一致。

国际尿失禁咨询委员会建议，对于压力性尿失禁、急迫性尿失禁或混合性尿失禁所有年龄段的女性，包括健康老年人，使用监督性盆底肌训练作为一线保守疗法。

相反，定时排尿技术会广泛应用于衰弱老年人，尤其是护理院的患者。Ouslander 等人显示定时排尿技术在 191 名护理院老年患者中（平均年龄为 84.5 岁）的总体有效率为 41%。这些研究人员发现，整体失禁百分比从 26.7% 下降到 6.4%，9 周后维持在 9.6%。显然，为了达到最佳结果，通常需要多学科团队合作。定时排尿技术应该仅在完成在 3 天试验且失禁率降低超过 20% 或如厕率达到至少 2/3 的情况（该患者将如厕排尿的次数除以排尿总次数）下使用。所有其他人员都应通过"检查和改进"进行管理。在痴呆症患者中尿失禁发生率为 30%~100%，并且尿失禁的程度与患者的总体状态和行动能力密切相关。对于非卧床患者，定时排尿，盆底肌训练联合口服抗毒蕈碱药是一种可选择的治疗方法。几项研究已经针对这方面比较了药物和行为疗法之间的差异。Burgio 等人的一项随机对照试验比较了盆底肌训练联合生物反馈治疗与抗胆碱能药物（奥昔布宁）在急迫性尿失禁中的治疗作用，结果显示盆底肌训练具有更佳的效果。奥昔布宁联合盆底康复的整体疗效优于安慰剂或单纯药物治疗或行为治疗。在这一点上，药物治疗已被广泛用于治疗尿失禁，特别是用于治疗膀胱过度活跃症和急迫性尿失禁（表 49.1）。抗毒蕈碱药已在老年人中显示出疗效，但有时使用它们会带来明显的副作用，包括口干、便秘、视力模糊和意识混乱。较新的药物（如米拉贝隆，β3- 激动剂）在老年人

中可能具有较少的全身性副作用，且具有抗毒蕈碱药同样的疗效。

很少有药物可用于治疗压力性尿失禁。去甲基麻黄素因其增加脑卒中风险已逐渐退出临床。目前，在治疗压力性尿失禁中显示一定疗效的药物仅有雌激素阴道局部用药（但研究存在争议）和盐酸杜洛西汀。后者是去甲肾上腺素和5-羟色胺再摄取抑制剂的组合，它已被证明在妇女排尿的充盈/储存阶段显著增加括约肌的活动。老年人的药物治疗应遵循以下原则：仔细评估患者的认知和心血管状态；从低剂量开始，缓慢增加剂量；定期监测结果和副作用。

49.4.2 排尿功能障碍（尿潴留）

女性的膀胱排空障碍有时与慢性盆腔疼痛相关：放松盆底肌和生物反馈治疗可能有效。男性使用诸如 α-肾上腺素受体拮抗剂之类的药物来提高尿流速度并减少残余（表49.1）。残余尿显著增多的患者可使用间歇性导尿。有时膀胱排空不完全与膀胱过度活跃症或急迫性尿失禁或混合性尿失禁相关：这种情况男性的治疗并不容易，治疗方案是基于准确的功能诊断，包括药物（抗毒蕈碱药、α-肾上腺素受体拮抗剂、肌松剂），行为干预，盆底康复和间歇性导尿。

表49.1 药物治疗

适应证/临床表现	药物名称	剂量	副作用/注意事项	证据等级[a]	推荐等级[a]
OAB/UUI/MUI 调节/减少和/或抑制膀胱过度活跃并预防尿失禁	奥昔布宁 IR	2.5~5 mg, tds	口干，视力模糊，恶心，便秘，心动过速	1	A
	奥昔布宁 ER	5~30 mg, od		1	A
	奥昔布宁 TDS	3.9 mg, od		1	A
	奥昔布宁 IV	5 mg, od/tds		1	A
	丙胺太林	15~30 mg, tds/qds		2	B
	托特罗定	2 mg bd		1	A
	托特罗定 ER	4 mg		1	A
	曲司氯胺	20 mg, bd/tds		1	A
	索利那新	5~10 mg, od		1	A
	达非那新	7.5~15 mg, od		1	A
	丙咪嗪	10~25 mg, bd/tds	心动过速低血压	3	C
	米拉贝隆	25~50 mg, od		1	A
膀胱过度活跃症（夜尿）	去氨加压素	0.1~0.2 mg, od		1	A
	去氨加压素 IN	20 μg, od		1	A
膀胱出口过度活跃以减少膀胱流出阻力	酚苄明	10~20mg, od	直立性低血压，头晕疲乏，鼻塞，逆行射精	2a	B
	吡唑嗪	1 mg, od/bd		2a	B
	多沙唑嗪	1~2 mg, od/bd		2a	B
	阿夫唑嗪	10 mg, od			
	特拉唑嗪	5~10 mg, od			
	坦索罗辛	0.4 mg, od			

od，每日1次；bd，每日2次；tds，每日3次；qds，每日4次；IR，即时释放；ER，延长释放；TDS，透皮；IV，静脉；IN，鼻内
a根据牛津证据分级系统进行评估（修订版）

49.4.3　前列腺根治术后尿失禁

盆底肌训练、生物反馈和功能性电刺激（直肠电极或经皮电极）是前列腺根治术后尿失禁最常推荐的保守治疗。一些综述表明，盆底肌训练优于不治疗，因为它可以减少失禁发作的频率。另一项研究表明，前列腺根治术后早期进行盆底肌训练可显著减少恢复控尿的时间。这种治疗的原理是盆底肌收缩可以改善腹压的升高时尿道外括约肌的力量和抑制膀胱过度活跃症。增加生物反馈或功能性电刺激的效果尚未得到证实。

49.4.4　大便失禁

认知正常的老年人可以考虑盆底肌训练（单独治疗或与生物反馈和 FES 联合治疗），但在衰弱患者中研究很少。补充膳食纤维和低剂量的洛哌丁胺被认为可以改善粪便的黏稠度。

49.4.5　排便障碍综合征

排便障碍综合征（ODS）的治疗是值得探讨且有争议的。但是，在考虑侵入性手术之前，应给患者保守治疗。生物反馈训练可以指导这些患者排便时如何控制肛门直肠肌群，其他可行的措施包括：足够的饮水量，高纤维摄入量，使用益生菌，定期的体力活动，使用灌肠剂和通便药。

49.4.6　盆腔器官脱垂

盆底肌训练可能在治疗有症状的盆腔器官脱垂的女性中起作用，但没有客观的循证研究来支持这一点。一般来说，任何导致腹部压力长期升高的因素（便秘、慢性胸部疾病和吸烟）都应该避免。我们认为盆底肌训练在手术后也是必要的，原因是手术后盆腔器官脱垂的复发与盆底肌收缩强度力量的降低和生殖器间隙的增加有关。

49.4.7　慢性盆腔疼痛和性功能障碍

盆底康复不仅包含增强短缩的盆底肌的力量。需要不同的技术来恢复短缩和 / 或疼痛的盆底肌全部功能（主动和被动牵伸，神经肌肉再教育和渐进力量训练，女性经阴道手法治疗，结缔组织手法，生物反馈训练）。镇痛电刺激（经皮神经电刺激或 TENS 和干扰电）和药物、生活方式干预(改善睡眠模式和呼吸放松练习)能用于减少骨盆疼痛，实现全面的盆底肌训练，包括盆底肌练习（盆底肌收缩 / 放松和本体感觉神经肌肉促进）和肌筋膜治疗。

结　论

继 Kegel 之后，盆底康复在全球女性尿失禁领域获得了毋庸置疑的科学共识。此外，在过去的 30 年里，许多其他盆腔疾病已经通过适当保守技术如盆底肌训练、生物反馈训练和功能性电刺激进行治疗。1998 年，国际尿失禁咨询委员会建议将盆底肌训练作为治疗女性、男性和健康老年人尿失禁的一线方案。对于衰弱的残疾患者，保守治疗通常可以通过行为方法（定时排尿）来达到依赖性控尿。药物治疗常辅助盆底肌训练改善尿失禁。在盆底康复失败时应进行手术治疗，年龄本身并不是手术禁忌。

关键要点：

- 尿失禁有很高的患病率，通常未被充分评估，在老年人中也是可以避免的。
- 尿失禁的初始治疗包括膀胱再训练和盆底康复（生物反馈、电刺激和盆底运动）。
- 盆底肌训练是最初、最重要的治疗策略。
- 药物治疗辅助盆底康复，主要用于急迫性尿失禁的治疗。

（纪婕　译，朱奕　审）

原文参考

[1] Kegel AH (1948) Progressive resistance exercises in the functional restoration of perineal muscles. Am J Obstet Gynecol 56:238

[2] Bourcier A (1989) Le plancher pelvien. Vigot Ed, Paris

[3] Fantl JA, Newman DK, Colling J et al (1996) Urinary incontinence in adults: acute and chronic management. Clinical practice guideline, No 2, 1996 Update. Rockville, MD: U.S. Department of Health and Human Services. Public Health Service, Agency for Health Care Policy and Research. AHCPR Publication No. 96-0682

[4] Abrams P, Cardozo L, Fall M et al (2002) The standardization of terminology of lower urinary tract function: report from the Standardization Sub-Committee of the International Continence Society. Neurourol Urodyn 21(2):167–178

[5] Fonda D, Benvenuti F, Castleden M et al (1998) Conservative management of incontinence in older people. 1st International Consultation on Incontinence, 28 June–1 July 1998

[6] Abrams P, Cardozo L, Khoury S, Wein A (2013) Incontinence. 5th International Consultation on Incontinence. EAU-ICUD

[7] Bø K, Hagen RH, Kvarstein B et al (1990) Pelvic floor muscle exercise for the treatment of female stress urinary incontinence. III. Effects of two different degrees of pelvic floor muscle exercise. Neurourol Urodyn:489–502

[8] Di Benedetto P (1999) Treatment of urinary stress incontinence with pelvic floor exercises. In: Appell RA, Bourcier AP, La Torre F (eds) Pelvic floor dysfunction – investigation and conservative treatment. CESI, Roma, pp 211–218

[9] Resnick NM, Yalla SV (1987) Detrusor hyperactivity with impaired contractile function: unrecognized but common cause of incontinence in elderly patients. JAMA 257:3076

[10] Ouslander JG, Zarit SH, Orr NK, Muira SA (1990) Incontinence among elderly communitydwelling dementia patients. Characteristics, management, and impact on caregivers. J Am Geriatr Soc 38:440–445

[11] Der-Sheng H, Yen-Ho W (2008) Urinary incontinence in dementia. Incont Pelvic Floor Dysfunct 2:63–66

[12] Burgio KL, Locker JL, Goode PS et al (1998) Behavioral vs drug treatment for urge incontinence in older women: a randomized controlled trial. JAMA 280:1995–2000

[13] Sherburn M (2007) Evidence for pelvic floor physical therapy in the elderly. In: Bø K, Berghmans B, Mørkved S, Van Kampen M (eds) Evidence based physical therapy for the pelvic floor. Bridging science and clinical practice. Elsevier, Churchill, Livingstone, Chap. 12, pp 345–367

[14] Filocamo MT, Li Marzi V, Del Popolo G, Cecconi F, Marzocco M, Tosto A, Nicita G (2005) Effectiveness of early pelvic floor rehabilitation treatment for post-prostatectomy incontinence. Eur Urol 48:734–738

[5] FitzGerald MP, Kotarinos R (2003) Rehabilitation of the short pelvic floor. II. Treatment of the patient with the short pelvic floor. Int Urogynecol J 14:269–275

老年人体力活动与性功能 **50**

Paolo Di Benedetto

50.1 引　言

在美国和西方国家，65 岁及以上的老年人数继续增加。尤其是在美国，2000 年 65 岁以上的人口数量大约 3500 万，预计 2030 年将增长到 7100 万，其中 80 岁以上人口将超过 2000 万。

大约 75% 的老年人至少患有一种慢性疾病，大约 50% 至少患有两种慢性疾病。即使没有退行性或血管神经系统疾病、精神障碍或肿瘤问题，但老年人的幸福感和生活质量（QoL）常受到严重影响。健康的生活方式可以降低许多疾病的风险，并促进幸福感：均衡的饮食和有规律的体力活动可以帮助预防与衰老和行动不便有关的健康问题。

在此背景下，多项研究发现性仍然是许多中老年人生活的一个重要方面。2005 年，美国退休人员协会的报告称，在 60~69 岁的年龄段中，62% 男性和 51% 女性认为性生活是良好两性关系和生活质量的重要组成部分，而 70 岁后相关数据略有下降。美国老龄化委员会（National Council of Aging，NCOA）的报告称，男性在 60 岁、70 岁和 80 岁期间每个月至少进行一次性生活的比例分别超过 71%、57% 和 27%；女性比例略低（分别为 51%、30% 和 18%）。Bretschneider 和 McCoy 的研究结果显示，大多数 80 岁以上的男性和女性会继续幻想与伴侣亲密接触，但存在性别差异（41.2% 的 75~85 岁男性仍然对性生活感兴趣，而同龄女性仅为 11.4%）。此外，更多研究证实许多老年人仍然保持性生活，而不是普遍认为的"无性"老年，也否定了衰老与性功能障碍（sexual dysfunction，SD）之间存在不可分割的联系。

本章节旨在概述性生活在老龄化的"健康"男性和女性中的基本情况，并阐述体力活动和运动对预防和治疗老年人 SD 有着重要作用。

50.2 老年男性与女性的性功能

虽然从中年开始，男性勃起功能逐渐下降，但衰老并不是勃起功能障碍的必然原因。当然，老年男性可存在多种典型的勃起功能障碍（erectile dysfunction，ED）以及射精和性高潮障碍：完全勃起延迟，勃起时阴茎硬度较低，睡眠时勃起较少或勃起不能，延迟射精，射精乏力，射精减少，射精后不应期延长（有时长达几天）。ED 在男性中普遍存在，也通常作为全身疾病的指征之一。ED 的危险因素包括心血管疾病、高血压、糖尿病、吸烟、高脂血症、性腺功能减退、下尿路症状、代谢综合征和抑郁。针对处理以上可改变的危险因素通常可以改善患者整体健康并延长寿命。文献表明，戒烟、

309

治疗高脂血症和增加体力活动将改善许多患者的勃起功能。糖尿病、抑郁症和性腺功能减退对勃起功能的影响机制尚不清楚。临床医生需要注意的是，某些抗高血压药物会对勃起功能产生负面影响。大约从 50 岁开始，男性血清雄激素水平逐渐下降，这一变化通常影响性反应能力；一些研究表明，睾酮治疗可以改善性功能仅限于睾酮水平低于一个相对较低"阈值"的人，这个"阈值"可能是维持适当的性功能所必需的。

与男性在成年后早期即可出现性功能下降不同，女性的性反应并没有相似的表现：女性在成年后早期可能出现性功能下降，但老年女性的性生活满意度可能比男性高。女性更年期的特征是雌激素、孕激素和雄激素水平显著降低。众所周知，女性性功能的变化包括性欲低下（43%）、阴道润滑减少（39%）、阴道壁变薄、阴道缩短、生殖器组织萎缩、性高潮障碍或无法达到高潮（34%）。所有这些因素都可能导致性交疼痛（性交困难、阴道痉挛和外阴前庭炎）。年龄相关的女性性功能变化一定程度上也同样发生在男性身上：这些变化与阴道润滑、阴蒂反应和性高潮有关，性高潮往往较短且与肌肉收缩能力降低有关。性反应能力的下降可能与规律性活动减少有关，但其作用机制尚不清楚。补充雌激素和雄激素在女性中的作用机制尚不清楚：没有足够数据支持和明确激素治疗的风险效益。为了减少全身性雌激素治疗的风险，局部雌激素制剂是改善阴道干燥和刺激的有效选择。对于绝经期血管舒缩症状，尚无充足证据支持任何现有的补充疗法比安慰剂效果更好，且几乎没有安全性相关的数据报道。

此外，还需要考虑到女性经常因为盆底功能障碍而避免性交：不仅是膀胱过度活跃问题和尿失禁（急迫性，压力性或混合性尿失禁），更常见的是慢性盆腔疼痛或腰痛，这些可能干扰性生活质量。无论具体疼痛部位存在何处，主诉存在慢性疼痛的女性通常合并抑郁，疼痛评分越高，抑郁程度越严重。

50.3 性功能是健康老龄化的一个层面

临床研究表明，许多老年夫妇因为疾病而停止性活动，尤其是男性。在老年人群中，某些慢性疾病（包括心血管疾病、高血压和糖尿病）与各种男性和女性性功能障碍有关。性功能障碍会加剧愤怒、沮丧和抑郁，因此伴侣也经常受累并出现相似症状。慢性心力衰竭（chronic heart failure，CHF）患者的性功能障碍可影响生存质量。最新研究表明，运动训练（exercise training，ET）可以改善 CHF 患者的 QoL，但尚不确定是否与改善 SD 相关。

此外，某些药物通常与性功能障碍有关。除了苯二氮䓬类药物，文献报道用于治疗抑郁症的三环类抗抑郁药和选择性血清素再吸收抑制剂（selective serotonin reuptake inhibitors，SSRIs）可能有以下副作用：性欲下降、性唤起困难、性欲丧失和性高潮减退。其他经常与性功能下降有关的药物，包括 β–受体阻滞剂和某些利尿剂。因此，在性健康评估中应考虑正在服用的药物影响。

在过去几年里，越来越多的证据表明，生活方式（尤其是体力活动、饮食健康、不吸烟、睡眠充足和饮食均衡）可对性功能问题产生保护性作用，而这些问题往往与健康问题有关。Derby 等人报道了肥胖与 ED 相关，基线肥胖的患者无论后续体重是否减轻，都会有更高的 ED 风险。体力活动状态与 ED 相关，在久坐不动的男性中 ED 的发生风险最高，而坚持运动或进行体力活动锻炼的男性风险最低。

50.4　老年人性功能评估

当性功能障碍的症状引发困扰或人际关系问题时，应及时就诊。对老年人 SD 的评估应包括性生活史、既往性经历、实验室检测、健康状况（合并症）、目前用药、心理和神经学评估。此外，必须特别注意合并心血管疾病的男性患者，计算 ED 患者的心脏风险以确定性活动能力水平。事实上，患有 ED 的老年男性应该进行心血管疾病筛查，即使大多数男性在急性心脏事件发生前没有症状，也经常存在合并症。与没有冠状动脉疾病（coronary artery disease，CAD）的老年男性相比，患有 CAD 的老年 ED 发生率增加。ED 通常会比 CAD 的症状提前 3 年出现，老年 ED 患者发生周围血管疾病的风险可增加 75%。

在老年女性性功能障碍的临床评估中，询问早期的性经历很重要，包括儿童期性虐待，这对她们以后的性行为有很大的影响。影响老年女性性行为的其他临床因素包括乳房手术、尿失禁和子宫切除术。因此，有必要评估盆底功能障碍，特别是盆腔器官脱垂、慢性盆腔疼痛和尿失禁，所有这些情况都会严重干扰性生活。当 SD 与更年期相关时，个性化的激素替代疗法是可选的治疗方法。

50.5　体力活动是老年人性功能障碍的一种治疗方式

久坐的生活方式容易导致代谢综合征（metabolic syndrome，MetS）。代谢综合征是一组代谢紊乱疾病：内脏肥胖、高血压、血脂异常和糖尿病。即使没有合并糖尿病，代谢综合征也会存在很高的脑血管疾病（cerebral vascular disease，CVD）风险。然而，代谢综合征与 CVD 风险增高的相关性尚不完全清楚。年龄增长和缺乏运动相关的生理学变化，都可以通过运动来逆转或延缓。适当的运动计划也可以提高骨密度、肌肉质量、有氧能力和柔韧性。体力活动和力量/柔韧性训练也可以减少疲劳、改善睡眠质量、压力、抑郁、体重控制、胃肠功能和性欲。

许多临床研究表明体力活动可改善 ED。总体来说，体力活动对男性和女性的性反应都有利。文献表明，中年男性 ED 常是内皮损伤的早期事件，并与心血管疾病相关。体力活动（结合地中海饮食）能够改善男性和女性的性反应和全身心血管健康。尽管运动对雄激素或雌激素水平的影响的研究数据有矛盾，但在临床实践还是建议在平衡饮食和药物的同时增加有规律的体力活动，以达到更好的治疗效果。除了 5 型磷酸二酯酶（PDE5）抑制剂可以治疗男性 ED 外，最近研究报道他汀类药物可以作为辅助治疗或替代治疗，因为他汀类药物对血脂异常有保护作用，可以减少内皮损伤。

对男性和女性的盆底功能障碍（膀胱过度活跃症、尿失禁、盆腔器官脱垂、便秘、大便失禁、慢性骨盆疼痛），还必须进行正确的盆底肌肉训练计划，同时结合其他盆底治疗方法（生物反馈、功能性电刺激和行为改变）和药物治疗。

50.5.1　体力活动

许多作者认为，开始一项运动计划或体力活动永远不会太迟。为了保持健康或促进健康，老年人每周需要进行两类体力活动：有氧训练和力量训练。

身体健康的 65 岁及以上的老年患者，在没有限制体力活动的合并症时，应该根据美国运动医学学会（American College of Sports

Medicine，ACSM）和美国心脏协会（American Heart Association，AHA）的建议，尽量每天保持体力活动。

老年人应做到：

· 每周至少进行 150min 的中等强度有氧运动，如骑车或步行

· 每周进行 2 天或 2 天以上的力量训练，锻炼所有主要肌群（腿部、臀部、背部、腹部、胸部、肩膀和手臂）

有如下两种可选择的有氧运动结合力量训练计划：

· 每周 75min 高强度有氧运动，如跑步或打网球

· 每周 1 次中等强度和高强度相结合的有氧运动（如：两组 30min 跑步，加上 30min 快走，该训练相当于 150min 的中等强度有氧运动）

根据经验，1min 高强度运动与 2min 中等强度运对健康有着相同的益处。

对大多数人来说，中等强度的活动包括：散步、水中有氧运动、交谊舞和广场舞、在平地上或没有太多起伏的地方骑自行车、网球双打、划独木舟和排球。

相反，高强度的活动包括：慢跑或跑步、有氧健身操、快速游泳、快速骑自行车或爬山、网球单打、劲舞和武术。

中等强度的活动可以提高心率，使呼吸更快，感觉更温暖；中等强度意味着运动时可正常说话，但不能唱歌。日常生活活动，如购物、做饭或做家务，不能计入每周 150min 的中等强度活动。这些日常活动不能有效提高心率，但因为可以减少久坐时间，所以仍然很重要。

有跌倒危险的老年人，如腿部力量弱、平衡能力差和整体身体状况不佳的人，应该每周至少两天运动（瑜伽、太极和舞蹈），以改善平衡和协调能力。

高强度活动可以使呼吸急促。因此，在剧烈活动时说不了几句话就会停下来喘气。总体来说，75min 的高强度运动与 150min 的中等强度运动对健康的益处是相似的。而有充分证据表明，高强度运动可以带来比中等强度运动更大的健康益处。

增强肌肉力量的好处可以帮助所有的日常活动，并可以保持强壮骨骼，调节血糖和血压，以及维持健康体重。力量训练包括手持或移动重物、跳舞重体力园艺活动、抗体重训练（比如俯卧撑和仰卧起坐）、瑜伽和举重。无论是在家还是在健身房都有很多肌力训练的方法。推荐在肌力训练的过程中增加柔韧性练习。

肌力训练不是有氧运动，必须增加额外的 75~150min 有氧运动，可以在同一天或不同时间进行有氧运动。

有些剧烈运动既可以作为有氧运动，也可以作为力量训练，包括循环训练、有氧运动和跑步。

此外，为了保持规律的柔韧性训练，老年人应该每周至少 2 天进行柔韧性活动，每天至少 10min。同时，推荐增加平衡训练，以减少跌倒风险。

对于一些老年慢性疾病，如退行性关节疾病、CHF、糖尿病、腰背痛、骨质疏松、慢性阻塞性肺病、高血压和直立性低血压，需针对性修改运动处方。许多随机对照研究表明，体力活动和运动有利于改善身体状况、疼痛和残疾；此外，有力证据表明，抗阻训练是预防和处理老年人肌力减弱的最有效策略。

50.5.2 体力活动和性功能

在男性 ED 和代谢综合征的研究中，体力活动是正常勃起功能的一项重要且独立的预测指标，同样适用于伴或不伴代谢综合征的患者。

因此，代谢综合征患者合并 ED 时，应考虑发生 CVD 的高风险。总之，体力活动在代谢综合征、ED 和合并症治疗中非常重要，与性功能增强与身体健康改善直接相关。

很明显，均衡饮食、减轻压力、戒烟和充足睡眠对获得满意的性生活都很重要，但体力活动可以促进内啡肽、阿片类物质和性激素的释放，改善情绪，降低心率和血压。研究认为，对于定期体力活动的更年期女性，其积极影响与通过增加突触传递的单胺类药物的作用相似，作用与抗抑郁药物相同。相比于活动程度中等和久坐的女性，活跃状态的老年女性在女性性功能指数（female sexual function index，FSFI）的所有得分项（欲望、觉醒、润滑、高潮、满足和疼痛）中总分最高。

结　论

老龄化在美国和所有西方国家持续上升。老年人有罹患多种慢性疾病的风险，这些疾病会影响甚至加重男性和女性的 SD。

研究表明，规律体力活动可能有利于老年人的性生活，改善心血管健康、柔韧性、活动能力、情绪和自我形象。体力活动包括中等强度或高强度的有氧运动和力量训练（见 ACSM 建议的指南），必要时需结合盆底康复。

此外，研究表明体力活动和运动与改善生存质量和健康结局相关。因此，评估和加强体力活动在老年人身上均可获得预期的有益效果，包括满意的性生活。

临床医生应充分了解体力活动对性行为的影响，有利于临床实践。尽管研究证据支持体力活动的诸多好处，但临床医生还是很少推荐老年患者多运动。因此，关注体力活动，可有效改善老年人生活质量，并预防 SD。

关键要点：

· 从中年到老年，性生活是多数成年人生活的一个重要方面。与男性在成年早期即可出现性生活下降的表现不同，女性的性生活变化通常表现不一致。

· 体力活动（结合地中海饮食）可改善男性和女性的性反应和整体心血管健康。

· 体力活动对治疗代谢综合征和勃起功能障碍非常重要的，并可增强性功能。

（纪婕　译，朱奕　审）

原文参考

[1] Montorsi F, Basson R, Adaikan G et al (eds) (2010) Sexual medicine: sexual dysfunctions in men and women. In: Proceedings of the 3rd International Consultation on Sexual Medicine, Paris

[2] Araujo AB, Mohr BA, McKinlay JB (2004) Changes in sexual function in middle-aged and older men: longitudinal data from the Massachusetts Male Aging Study. J Am Geriatr Soc 52(9):1502

[3] Addis IB, Van Den Eeden SK, Wassel-Fyr CL, Vittinghoff E, Brow NJS, Thom DH (2006) Sexual activity and function in middle-aged and older women. Obstet Gynecol 107:755–764

[4] Bretschnider JG, McCoy NL (1988) Sexual interest and behavior in healthy 80- to 102-yearsolds. Arch Sex Behav 17:109–129

[5] Taylor A, Gosney MA (2011) Sexuality in older age: essentials considerations for healthcare professionals. Age Ageing 40:538–543

[6] Lindau ST, Schumm LP, Laumann EO, Wendy Levinson W, O'Muircheartaigh CA, Waite LJ (2007) A study of sexuality and health among older adults in the United States. N Engl J Med 357:762–774

[7] Basaria S, Dobs AS (2004) Safety and adverse effects of androgens: how to counsel patients. Mayo Clin Proc 79:S25–S32

[8] Hichey M, Davis SR, Sturdee DW (2005) Treatment of menopausal symptoms. What shall we do now? Lancet 366:409–421

[9] Derby CA, Mohr BA, Goldstein I, Feldman HA, Johannes CB, McKinlay JB (2000) Modifiable risk

factors and erectile dysfunction. Can lifestyle changes modify risk? Urology 56:302–306

[10] Hatzichristou D, Rosen RC, Derogatis LR et al (2010) Recommendations for the clinical evaluation of men and women with sexual dysfunction. J Sex Med 7(1 pt 2):346

[11] Pohjantähti-Maaroos H, Palomäki A, Hartikainen J (2011) Erectile dysfunction, physical activity and metabolic syndrome: differences in markers of atherosclerosis. BMC Cardiovasc Disord 11:36. doi:10.1186/1471-2261-11-36

[12] Belardinelli R, Lacalaprice F, Faccenda E, Purcaro A, Perna G (2005) Effects of short-term moderate exercise training on sexual function in male patients with chronic stable heart failure. Int J Cardiol 101:83–90

[13] La Vignera S, Condorelli R, Vicari E, D'Agata R, Calogero AE (2012) Physical activity and erectile dysfunction in middle-aged men. J Androl 33(2):154–161

[14] Nelson ME, Rejeski WJ, Blair SN, Duncan PW, Jo J, King AC, Macera CA, CastanedaSceppa C (2007) Physical activity and public health in older adults: recommendation from the American College of Sports Medicine and the American Heart Association. Med Sci Sports Exerc 39:1435–1445

[15] Capodaglio P, Narici MV, Rutherford OM, Sartorio A (2000) Physical exercise in the elderly: its effects on the motor and endocrine system. Eur Med Phys 36:205–219

[16] Cabral PU, Canario AC, Spyrides MH, Uchôa SA, Eleuterio Juniorn J, Giraldo PC, Gonçalves AK (2014) Physical activity and sexual function in middle-aged women. Rev Assoc Med Bras 60:47–52

老年癌症患者的康复

51

Antonella Brunello, Giuseppe Lombardi, Vittorina Zagonel

癌症是最常见且损害健康的致残因素之一。近年来，在诊断、治疗和支持治疗方面的进展已将所有癌症的 5 年相对生存率提高到约 67%。

在所有癌症类型中，诊断的中位年龄为 67 岁。到 2020 年，约 60% 新诊断癌症的患者年龄在 65 岁及以上，并且高龄老人（年龄在 85 岁及以上的患者）将从现在的 9% 上升到 17%。

在所有癌症患者人群中，同样也观察到年长人群的生存率有整体提高。

老年人可能会出现与癌症无关的其他问题，因此，支持治疗和康复措施是老年癌症患者管理中必不可少的步骤。

癌症患者的主要问题之一是身体残疾，这也可能是癌症幸存者情绪困扰的主要原因之一。

因此，老年癌症患者的治疗目标必须包括延长预期寿命和预防功能依赖。

确实，老年患者的残疾和继发性功能障碍与衰弱密切相关，而衰弱又与死亡率升高相关。

成人的"标准"肿瘤治疗结局旨在提高总体生存率或无进展生存期，而对于老年患者来说，如果以失去功能独立为代价，"标准"的治疗结局的确不是治疗的主要目标。

在老年癌症患者中，需要康复治疗的两个主要领域包括可治愈的恶性肿瘤和病程缓慢进展的不可治愈的恶性肿瘤。

对于大多数局灶性肿瘤，除了手术和 / 或放射治疗之外，对局部治疗后容易复发的高风险患者，常采用辅助性全身治疗方法，包括内分泌治疗、细胞毒性治疗或靶向治疗，以降低复发风险和死亡率。

老年癌症幸存者的康复在很大程度上是未知的，一些与临床需求和干预措施相关的问题确实值得进一步研究。

至于晚期肿瘤患者的康复需求，我们需要认识到某些晚期淋巴瘤是可以治愈的，尤其是大细胞淋巴瘤。此外，一些不可治愈但临床病程呈惰性进展的恶性肿瘤，康复治疗也可以使其获益，主要包括恶性程度较低的淋巴瘤和仅出现骨转移的乳腺癌或前列腺癌。

大多数接受癌症治疗的老年患者可能会受到药物毒性的影响，以至于影响其生活质量，在某些情况下还会损害其自主能力。

因此，长久以来，老年癌症患者应该通过全面的老年医学评估来获得最佳管理方案，并应该全面评估其功能状态、认知状态、情绪、营养状况、社交和生活情况以及药物使用。

以上一个或多个领域的逐渐降低会导致预期寿命缩短和功能储备的减少。

癌症可能会增加老年患者康复需求的可能性。

在老年患者中，癌症本身可能会使其基础状态恶化，例如营养不良或肌肉减少。同样，癌症也会导致和 / 或增加疲劳。

此外，细胞毒性化学疗法的急性和慢性并

发症都会随年龄增长而增加。

在急性并发症中，骨髓毒性、黏膜炎、心脏毒性和周围神经毒性最为常见。

在慢性并发症中，某些状态特别会增加老年癌症幸存者的康复需求，包括：疲劳、痴呆、身体功能失调、慢性心脏功能障碍和慢性多发性神经病。

51.1 疲 劳

疲劳是指一种筋疲力尽的状态，休息后无法改善。

疲劳属于细胞毒性化学疗法的急性和慢性并发症的一种，并随着年龄增长而更加常见，可能是老年人的功能依赖的主要原因。

在年龄较大的患者中，疲劳是导致身体状态下降、功能依赖和死亡率增加的原因。

任何旨在促进老年癌症患者康复的方法都应包括预防和治疗疲劳。

疲劳的原因和机制尚不清楚，但显然，疲劳与慢性炎症和肌肉减少有关，在某些患者中，纠正贫血可能会改善疲劳。

除了癌症本身是活动性疾病患者疲劳的原因之一，疲劳的其他可能原因包括化疗、多重药物使用和睡眠障碍。

疲劳的管理对老年患者的功能康复至关重要，包括预防和及时治疗。

最新研究强调，老年患者的疲劳与功能依赖和死亡有关。因此，疲劳的管理对于康复至关重要。

51.2 认知下降

正在接受化疗的老年患者的另一个重要问题是，化疗可能导致痴呆。尽管支持这种相关

性的证据尚无定论，但普遍认为，化疗可能导致某种形式的认知能力下降，尤其是在老年人群中，合并发生的风险较高。

51.3 身体功能失调

身体功能失调是老年患者长期住院和长期不活动的常见并发症。年龄较大的癌症患者特别容易因为手术和医疗并发症而延长住院时间，并且使其因为疲劳和营养不良而待在家中长时间不活动的风险增加。几项对照试验评估了运动和居家干预治疗对预防身体功能失调的作用，特别是运动和营养的作用。

51.4 其他慢性治疗相关的毒性

老年人长期化疗的毒性更高。已经认识到蒽环类药物可引起慢性心肌病和周围神经病变。

感觉神经疾病和运动神经病是铂盐类、长春生物碱、紫杉烷类和艾日布林的常见并发症。这种并发症在老年患者中更为常见，并且可能转为慢性和不可逆性。

目前，解决此问题的经验包括仔细评估心脏基础疾病和随访，在出现早期毒性症状时中止化疗，并对心肌病开始心脏治疗，对神经功能缺损进行早期康复。

51.5 总 结

采取所有支持措施最重要，以便提高易受损害和身体状态欠佳的老年癌症患者的成功治疗率，并减少功能受损的风险。

特别重要的是，要排除贫血和可能导致贫血的原因，并尽可能纠正，以减少贫血相关性

疲劳。此外，应根据预计的急性和慢性不良事件来选择细胞毒性药物。

在老年癌症患者的康复治疗中，仍需要解决一些重要问题，特别是癌症及其治疗是否会加速生理性衰老；以及营养干预、运动和处理贫血是否可以预防癌症和治疗的长期并发症，以及长期社会功能影响。

51.6 神经系统肿瘤的康复治疗

原发性脑肿瘤占成年人所有癌症的 1%，每年全世界每 100000 人口中有 5~13 人。近年来，脑肿瘤的总发病率增加，尤其是在老年患者中，发病率增加一倍。此外，20%~40% 的癌症患者会发展成神经系统转移。

癌症可能导致多种神经系统功能受损，无论是原发性或转移性肿瘤直接导致，还是治疗源性结果，如单独或联合使用神经外科手术、化疗、放疗和皮质类固醇。与治疗相关的一些最常见副作用包括疲劳、肌病、失眠和情绪障碍。抗惊厥药可能会进一步加剧疲劳和嗜睡感。

在化疗药物的副作用中，周围神经病变最常见（在紫杉烷类药物治疗中，50%~60% 存在周围神经病变）。周围神经病变的特点是感觉和本体感觉丧失，并伴有姿势不稳。因此，干预措施必须侧重于对患者进行足部治疗和平衡训练的宣教。

然而，根据肿瘤的位置、大小和切除的组织体积，大多数患有神经系统肿瘤的患者都存在多重损伤。澳大利亚一项针对脑肿瘤患者的综合多学科康复治疗研究发现，最常见的神经系统损害包括共济失调/不协调（62%）、癫痫发作（47%）、瘫痪（47%）、认知障碍（45%）和视力障碍（47%）、吞咽困难（40%）、构音障碍（29%）、感知觉缺陷（26%）和肠道/膀胱功能障碍（21%）。另一项研究发现，

最常见的神经功能损害包括疼痛（56%，其中 42% 为头痛发作）、共济失调（44%）、癫痫发作（43%）、瘫痪（37%）、认知功能障碍（36%）和视力障碍（35%）。

所有这些神经功能损伤都可能严重影响患者个人身体、认知和情感功能，从而严重影响生活质量（QoL）。然而，脑肿瘤会给医疗保健和社会服务带来巨大的经济消耗和社会经济学影响。因此，神经系统肿瘤是一个复杂而充满挑战的疾病，需要综合的多学科医疗服务，例如，综合康复治疗。

尽管如此，已有研究显示，脑肿瘤切除术后的康复治疗可以改善预后，包括功能状态的改善。实际上，Khan 等人在临床对照试验中分析了综合多学科康复治疗对原发性脑癌的有效性。多学科强化康复治疗研究的纳入标准是手术、放化疗后病情平稳的患者。研究共招募了 106 位患者，所有患者被分配到治疗组（53 例）或对照组（53 例）。治疗组接受了综合个性化多学科康复治疗（长达 6~8 周），治疗包涵范围很广，例如，对轻度受累患者进行健康促进宣教，对重度受累患者进行强化活动训练。主要结局指标是功能独立性测量（FIM）的"活动受限"领域，次要结局指标包括抑郁、焦虑和癌症康复评估系统。在康复治疗完成后的第 3 和第 6 个月进行阶段评估。在干预组中，恶性程度较低和较高的神经胶质瘤患者分别占 46% 和 54%。大约 60% 的患者进行了放疗，45% 进行了化疗。在治疗后 3 个月的随访中，治疗组和对照组患者的所有 FIM 量表（括约肌、自我护理、运动、活动能力、沟通能力）和 FIM 心理社会量表结果均有显著差异。在 6 个月随访中，治疗组 FIM 量表的括约肌、沟通能力、社会心理和认知方面均有显著改善。

Zucchella 等人的另一项随机对照试验分析了认知康复对原发性脑肿瘤患者术后早期的有效性。试验招募了 53 名脑肿瘤术后认知障碍患

者。患者被随机分到干预组（25例）或对照组（28例）。根据Cicerone等人的建议设计认知康复方案，并由两名神经心理学家干预治疗。组内分析基线数据和治疗后的结局指标发现，干预组在治疗结束时所有神经心理学指标均有统计学意义上的显著改善。相反，对照组没有改善。比较两组结果指标发现，干预组只有在视觉注意力和言语记忆方面显著提高。

在脑肿瘤中，多形胶质母细胞瘤的预后最差（12~15个月），因此，亟须改善患者和照护人员的生活质量，尤其是临终关怀。Pace等人的神经肿瘤学小组进行了一项前瞻性研究，分析了居家姑息治疗的有效性。该策略如今在肿瘤领域越来越重要，不仅可以提高癌症患者的照护质量，而且可以降低医疗保健系统的成本。家庭援助包括神经科医生、护士、心理学家、康复治疗师和一名社会工作者。通过Barthel指数，Karnofsky表现量表和简易精神状态评估来定期评估临床情况。92%的患者在居家康复后获得积极影响，72%的患者由于康复而改善了生活质量。

除大脑外，脊髓损伤可归因于原发性和转移性肿瘤或医疗并发症。在所有癌症患者中，脊髓转移的发生率高达5%。最常见的症状是无力（74%~76%）、自主神经功能障碍（52%~57%）和感觉丧失（51%~53%）。在开始康复计划之前，由于存在病理性骨折和脊髓受压的风险，准确评估患者很重要。然而，一些研究发现，脊髓肿瘤所致的残疾，尤其是合并重要神经功能损伤的患者，康复治疗干预后还是出现有意义和积极的结果。

此外，许多研究证实，诊断恶性神经系统肿瘤的患者进行适当运动可以抵消其身体损害，如疲劳和功能下降、认知障碍、抑郁和焦虑。

总之，康复治疗必须成为神经系统肿瘤患者多学科治疗的重要组成部分。研究表明康复治疗确定可以带来更好的结果并改善生活质量。

值得注意的是，需要根据肿瘤的组织学类型、肿瘤位置、手术类型和神经功能缺损为每个患者个体化定制康复措施，以获得最大效果。

关键要点：

· 老年癌症患者的康复治疗必须成为癌症治疗的一部分。

· 在老年癌症患者中，某些情况可能会增加老年癌症幸存者的康复需求，例如疲劳和身体功能失调。

· 患有神经系统肿瘤的老年患者可能会出现神经功能障碍，影响身体能力。

· 神经系统肿瘤是一种复杂的疾病，需要综合的多学科医疗和服务，例如，综合康复治疗。

（胡筱蓉 译，秦建杰 审）

原文参考

[1] Silver JK, Baima J, Mayer RS (2013) Impairment-driven cancer rehabilitation: an essential component of quality care and survivorship. CA Cancer J Clin 63(5):295–317

[2] Hayat MJ, Howlader N, Reichman ME, Edwards BK (2007) Cancer statistics, trends, and multiple primary cancer analyses from the Surveillance, Epidemiology, and End Results (SEER) Program. Oncologist 12(1):20–37

[3] Hoffe S, Balducci L (2012) Cancer and age: general considerations. Clin Geriatr Med 28:1–18

[4] Balducci L, Dolan D, Hoffe SA (2015) Palliative care in older patients with cancer. Cancer Control 22(4):480–488

[5] Yang Y (2008) Long and happy living. Trends and patterns of happy life expectancy in the US, 1970–2000. Soc Sci Res 37:1235–1252

[6] Mitnitski AB, Song X, Rockwood K (2004) The estimation of relative fitness and frailty in community dwelling older adults using self-report data. J Gerontol Med Sci 59:M627–M632

[7] Yourman LC, Lee SJ, Schonberg MA, Widera EW, Smith AK (2012) Prognostic indices for older adults: a

systematic review. JAMA 307:182–192

[8] Balducci L, Extermann M (2000) Management of cancer in the older person: a practical approach. Oncologist 5(3):224–237

[9] Heins MJ, Korevaar JC, Rijken PM, Schellevis FG (2013) For which health problems do cancer survivors visit their General Practitioner? Eur J Cancer 49(1):211–218

[10] Alcock M, Chilvers CR (2012) Emergency surgery in the elderly: a retrospective observational study. Anaesth Intensive Care 40:90–94

[11] Gillis A, Mac Donald B (2005) Deconditioning in hospitalized elderly patients. Can Nurse 101:16–20

[12] Luciani A, Jacobsen PB, Extermann M, Foa P, Marussi D, Overcash JA (2008) Fatigue and functional dependence in older cancer patients. Am J Clin Oncol 31:424–430

[13] Hardy SE, Studenski SA (2008a) Fatigue predicts mortality in older adults. J Am Geriatr Soc 56:1910–1914

[14] Hardy SE, Studenski SA (2008b) Fatigue and function over three years among older adults.J Gerontol A Biol Sci Med Sci 63:1389–1392

[15] Balducci L, Fossa SD (2013) Rehabilitation of older cancer patients. Acta Oncol 52(2):233–238

[16] Hardy SE, Studenski SA (2010) Qualities of fatigue and associated chronic conditions among older adults. J Pain Symptom Manag 39:1033–1042

[17] Baxter NN, Durham SB, Phillips KA, Habermann EB, Virnig BA (2009) Risk of dementia in older breast cancer survivors: a population based cohort study of the association with adjuvant chemotherapy. J Am Geriatr Soc 57:403–411

[18] Heck JE, Albert SM, Franco R, Gorin SS (2008) Patterns of dementia diagnosis in the surveillance, epidemiology and end result breast cancer survivors who use chemotherapy. J Am Geriatr Soc 56:1687–1692

[19] Ahles TA, Saykin AJ (2007) Candidate mechanisms for chemotherapy induced cognitive changes. Nat Rev Cancer 7:192–201

[20] Argyriou AA, Assimakopoulos K, Iconomou G, Giannakopoulou F, Kalofonos HP (2011) Either called "chemobrain" or "chemofog" the long-term chemotherapy induced cognitive decline in cancer survivors is real. J Pain Symptom Manag 41:126–139

[21] Courtney MD, Edwards HE, Chang AM, Parker AW, Finlayson K, Hamilton K (2011) A randomized controlled trial to prevent hospital readmission and loss of functional ability in high risk older adults. BMC Health Serv Res 11:22

[22] Fairhall N, Aggar C, Kurrie S, Sherrington C, Lord S, Lockwood K (2008) Frailty Intervention Trial (FIT). BMC Geriatr 8:27

[23] Pinder MC, Duan Z, Goodwin JS, Hortobagyi GN, Giordano SH (2007) Congestive heart failure in older women treated with adjuvant anthracycline chemotherapy for breast cancer. J Clin Oncol 25(25):3808–3815 and peripheral neuropathy

[24] Brunello A, Loaldi E, Balducci L (2009) Dose adjustment and supportive care before and during treatment. Cancer Treat Rev 35(6):493–498

[25] Dolecek TA, Propp JM, Stroup NE et al (2012) CBTRUS statistical report: primary brain and central nervous system tumors diagnosed in the united states in 2005–2009. Neuro-Oncology 14(Suppl 5):v1–49

[26] Kannarkat G, Lasher EE, Schiff D (2007) Neurologic complications of chemotherapy agents.Curr Opin Neurol 20:719–725

[27] Khan F, Amatya B, Drummond K et al (2014) Effectiveness of integrated multidisciplinary rehabilitation in primary brain cancer survivors in an australian community cohort: a controlled clinical trial. J Rehabil Med 46:754–760

[28] Khan F, Amatya B (2013) Factors associated with long-term functional outcomes, psychological sequelae and quality of life in persons after primary brain tumour. J Neuro-Oncol 111:355–366

[29] Zucchella C, Capone A, Codella V et al (2013) Cognitive rehabilitation for early post-surgery inpatients affected by primary brain tumor: a randomized, controlled trial. J Neuro-Oncol 114:93–100

[30] Cicerone KD, Langenbahn DM, Braden C et al (2011) Evidence-based cognitive rehabilitation: updated review of the literature from 2003 through 2008. Arch Phys Med Rehabil 92:519–530

[31] Pompili A, Telera S, Villani V et al (2014) Home palliative care and end of life issues in glioblastoma multiforme: results and comments from a homogeneous cohort of patients. Neurosurg Focus 37:E5

[32] Eriks IE, Angenot EL, Lankhorst GJ (2004) Epidural metastatic spinal cord compression:functional outcome and survival after inpatient rehabilitation. Spinal Cord 42:235–239

[33] Cormie P, Nowak AK, Chambers SK et al (2015) The potential role of exercise in neurooncology. Front Oncol 5:85

52

癌症和体力活动

A. Musumeci, S. Masier

52.1 体力活动和癌症预防

很多研究已经关注了体力活动（physical activity，PA）与肿瘤之间的关系，其中研究最多的恶性肿瘤之一是结肠癌。

PA 可能通过影响能量平衡、激素代谢和胰岛素调节，来减少结直肠癌潜在致癌因素的暴露时间和增加肠道蠕动速度，从而影响结肠癌的发生发展。PA 还可以调整结肠癌病因中的许多炎症和免疫因子。

超过 50 篇科研论文研究了结肠癌和 PA 之间的关系，其中很多研究发现无论体重指数是多少，增加 PA 强度、持续时间或频率可以降低 30% ~40% 的结肠癌风险。此外，体力活动越活跃的个体，患癌风险下降最大。

尽管尚未明确具体的活动水平，但在高强度活动的人群中，运动的保护作用似乎更高。一些作者认为，每天 30~60min 中等强度的 PA 对结肠癌具有保护作用。但 PA 是否可以保护直肠癌、腺瘤或肠息肉以避免复发，仍存在争议（www.cdc.gov/nccdphp/dnpa/physical/pdf/PA_Fact_Sheet_Adults.pdf）。

文献证明，绝经前后体力活动活跃的女性患乳腺癌的风险均比久坐者低。但在各类研究中，具体降低的百分比数值差异很大，从 20%

到 80% 不等。PA 可以通过降低胰岛素和胰岛素样生长因子 –1（IGF-1）水平，改善免疫反应，并有助于维持足够体重以预防肿瘤发生。

乳腺癌的患病风险与增加体力活动的频率和持续时间呈负相关。尽管事实显示，更年期后增加 PA 可能会降低风险，但最好的方法是在一生中持续保持体力活动的习惯。每天进行 30~60min 中等至高强度的运动足以降低乳腺癌的患病风险。

几项研究评估了子宫内膜癌的患病风险与 PA 之间的关系，发现保持体力活动者子宫内膜癌的患病风险降低了 20% ~40%。这种风险并没有因年龄而变化。体重指数（BMI），性激素（如雌激素）水平和新陈代谢的变化可能是 PA 和子宫内膜癌有关的主要的生物学机制。

此外，PA 与肺癌的患病风险可能存在负相关：体力活动最活跃的人群，肺癌患病风险降低 20%。高水平 PA 对癌症具有保护作用，但运动不能抵消吸烟或呼吸道疾病的负面影响。与男性相比，女性的 PA 与肺癌患病风险之间没有明显关系。

52.2 癌症与体力活动

两项观察性研究评估了结肠癌诊断前后 PA 水平之间的关系，证明诊断前 PA 水平与诊断后的存活率之间没有关系。但在诊断为非转移性结直肠癌后，PA水平较高的患者死亡率较低，其中生物学机制仍然未知。据推测，PA可能降低组织胰岛素和胰岛素样生长因子（IGF）水平并增加IGF结合蛋白，从而影响它们对微转移的作用。

定期（每周≥3h）和剧烈运动（如骑自行车、打网球、慢跑或游泳）可减缓前列腺癌的进展。

PA还可以改善生活质量和新陈代谢，减少乳腺癌患者的疲劳。目前，PA与乳腺癌生存率之间的关系尚未得出明确结论。一些研究表明，在诊断乳腺癌后，进行中等强度运动的患者（每周步行3~5h），尤其是对激素疗法有反应的患者，其存活率高于久坐者。家庭训练计划不仅对身体健康有益，也对以前久坐者的心理健康有效。

总之，未来还需进一步研究，从而了解体力活动对癌症积极的生物学影响，能从运动中获益的具体肿瘤类型，以及能够改善肿瘤患者生活质量和生存率的运动频率和强度。

关键要点：
- 体力活动可以预防结肠癌、乳腺癌、子宫内膜癌和肺癌。
- 体力活动可以提高非转移性结肠癌患者的生存率，并提高乳腺癌患者的生活质量。

（胡筱蓉 译，朱奕 郭川 审）

原文参考

[1] McTiernan A, Schwartz RS, Potter J, Bowen D (1999) Exercise clinical trials in cancer prevention research: a call to action. Cancer Epidemiol Biomark Prev 8(3):201–207

[2] Lee IM (2003) Physical activity and cancer prevention—data from epidemiologic studies. Med Sci Sports Exerc 35(11):1823–1827

[3] Lee I, Oguma Y (2006) Physical activity. In: Schottenfeld D, Fraumeni JF (eds) Cancer epidemiology and prevention, 3rd edn. Oxford University Press, New York

[4] McTiernan A (2006) Cancer prevention and management through exercise and weight control. Taylor & Francis Group, LLC, Boca Raton

[5] Monninkhof EM, Elias SG, Vlems FA et al (2007) Physical activity and breast cancer: a systematic review. Epidemiology 18(1):137–157

[6] Friedenreich CM, Neilson HK, Lynch BM (2010) State of the epidemiological evidence on physical activity and cancer prevention. Eur J Cancer 46(14):2593–2604. doi:10.1016/j. ejca.2010.07.028

[7] Friedenreich CM, Woolcott CG, McTiernan A, Ballard-Barbash R, Brant RF, Stanczyk FZ, Terry T, Boyd NF, Yaffe MJ, Irwin ML, Jones CA, Yasui Y, Campbell KL, ML MN, Karvinen KH, Wang Q, Courneya KS (2010) Alberta physical activity and breast cancer prevention trial: sex hormone changes in a year-long exercise intervention among postmenopausal women. J Clin Oncol 28(9):1458–1466. doi:10.1200/JCO.2009.24.9557

[8] WHO (2002) Weight control and physical activity. In: IARC handbooks of cancer prevention, vol 6. IARC Publications, Lyon

[9] Tardon A, Lee WJ, Delgado-Rodriguez M et al (2005) Leisure-time physical activity and lung cancer: a meta-analysis. Cancer Causes Control 16(4):389–397

[10] McTiernan A (2003) Intervention studies in exercise and cancer prevention. Med Sci Sports Exerc 35(11):1841–1845

[11] Meyerhardt JA, Giovannucci EL, Holmes MD et al (2006) Physical activity and survival after colorectal cancer diagnosis. J Clin Oncol 24(22):3527–3534

[12] Giovannucci EL, Liu Y, Leitzmann MF et al (2005) A prospective study of physical activity and incident and fatal prostate cancer. Arch Intern Med 165(9):1005–1010

[13] Kenfield SA, Stampfer MJ, Giovannucci E, Chan JM (2011) Physical activity and survival after prostate cancer diagnosis in the health professionals follow-up

study. J Clin Oncol 29(6):726–732

[14] Carter SJ, Hunter GR, McAuley E et al (2016) Lower rate-pressure product during submaximal walking: a link to fatigue improvement following a physical activity intervention among breast cancer survivors. J Cancer Surviv 10:927–934

[15] Holmes MD, Chen WY, Feskanich D, Kroenke CH, Colditz GA (2005) Physical activity and survival after breast cancer diagnosis. J Am Med Assoc 293(20):2479–2486

[16] Irwin ML, Smith AW, McTiernan A, Ballard-Barbash R et al (2008) Influence of pre- and postdiagnosis physical activity on mortality in breast cancer survivors: the health, eating, activity, and lifestyle study. J Clin Oncol 26(24):3958–3964

[17] Wilson DJ (2017) Exercise for the patient after breast cancer surgery. Semin Oncol Nurs 33:98–105

[18] Pinto BM, Frierson GM, Rabin C et al (2005) Home-based physical activity intervention for breast cancer patients. J Clin Oncol 23(15):3577–3587

姑息治疗的康复和临终管理　53

Sophie Pautex

53.1　引　言

具有较长临终轨迹的疾病例如肿瘤、心血管疾病或神经退行性疾病如痴呆已很大程度代替了非预期的死亡。处理这些患者复杂的医疗、社会、心理、精神需求需要具有完善结构和与时俱进的老年姑息治疗系统。姑息治疗是一种通过早期诊断、完善评估，治疗疼痛和身体、心理、社会和精神等问题，预防和缓解痛苦来改善患者生活质量，帮助患者家庭面对危及生命的疾病带来的问题的治疗方案。更重要的是，姑息治疗应当提供一个能帮助患者尽可能积极生存直到死亡，且能提高生活质量，同时能积极影响疾病病程的支持系统。因此，姑息治疗应当用于疾病的早期。多个临床研究确实显示了早期姑息治疗计划能够改善患者（尤其是肿瘤患者）的生活质量。

患者接近生命终点的突出问题是持续恶化的身体功能。患者生活自理的依赖程度在临终的数月或数周逐渐增加，同时影响家庭娱乐活动或日常生活活动。一些尤其虚弱的老年患者能维持低水平身体功能数年。患者最大的痛苦是缺乏参与日常活动的能力。这会导致患者非自愿地依赖他人，危及患者的自尊和自主权。这会导致严重的社会交往方面的后果，产生抑郁和焦虑，有时导致寻死。在存活期有限的疾病中，不管存活时间长短，当病情恶化不可避免时，康复提供了一条改善患者生活质量的道路。康复的定义是"使患者重新恢复功能，独立生活和为自己做决定，旨在达到最佳的身体和情绪的健康状态，增强社会参与，减少照护者的痛苦"，完美的匹配了姑息治疗患者的需求。近年来肿瘤患者康复治疗的兴趣日益增加。这些原则也应当用于姑息治疗和临终照护患者，尤其是非肿瘤性疾病的患者。

从整体上理解临终照护允许包括康复的多专业团队适当地介入，以改善患者临终前的数日、数月或数年的生活质量。

53.2　姑息治疗和康复

不同的研究在患者需求、适当的评估和提供的支持方面存在差异。健康专业人员确实有假想影响患者生活质量的因素和问题的倾向。根据这些假想提供的特殊治疗手段并不能满足患者的需要。患者的愿望和实现活动的能力的不一致会导致挫败感和失去意义的感觉。从事姑息治疗和临终照护的健康专业人员的角色是通过物理治疗改善患者的生活质量，以缩小患者期待和希望与实际经验之间的差距。他们应当帮助患者在疾病的限制下尽可能生活充实。他们确实应当用合理的目标来尽可能支持患者的希望（例如"我想回到我山上的房子"）。有时候让患者尽可能长时间生活在家里也是一个非常重要的目标。因此，每一个健康专业人员应当评估患者的症状和需求，包括身体功能、日常生活活动能力，以确认患者在不同环境下（医院、护理院或家中）的功能障碍，并提供最合适的支持。除了功能受限以外，由于治疗不理想，疲劳也是一个非常普遍的症状，因此患者有改善的强烈需求。运动对于肿瘤患者疲劳感的益处也能够用于姑息治疗之中，因此应该纳入这些患者的照护计划。

最后，估计患者的需求和计划未来的需求对管理患者很重要。

康复团队的培训常关注帮助患者改善或恢复功能，以回到原先的水平。然而，当患者的健康逐渐衰退时，他们的治疗目标应当调整得更为合适。健康专业人员应当将患者的情况重新调整到一个积极的状态，以鼓励患者使用其残留的能量，避免团队的挫败感。健康专业人员的信念、希望和积极的态度通过交流能够产生积极的影响，鼓励到患者。患者需要知道总是有可能去做一些事情。

因此，不同机构的康复团队在姑息治疗中的角色应当包含以下内容：

· 控制症状：缓解疼痛，改善疲劳感，减轻呼吸系统症状，控制水肿。

· 提供辅助具来尽量减少能量消耗，改善身体功能。

· 教育患者和家属关于安全事项、体位摆放、减压和放松的知识。

· 如果患者和家属想让患者待在家中，帮助他们实现。

结　论

康复医学和姑息治疗享有很多共同的目标。他们力争在现有疾病的情况下最大化患者的最佳身体功能和情绪状态。照护临终的患者具有挑战，也很值得。了解影响患者生活质量的多种因素能使健康专业人员给予这些患者有意义的照护，因此能够改善他们的生活质量。

关键要点：

· 在疾病晚期的患者中，姑息治疗的主要目标是改善和维持患者健康相关的生活质量，使患者能够尽可能积极的生活，缓解症状。

· 康复团队必须成为不同机构中处理患者的姑息治疗团队的一部分。

· 康复必须基于患者的特定目标。

· 尽管患者的病情恶化，健康专业人员仍应帮助患者调整到一个积极的状态，以强调患者保留的身体力量。

（朱奕　译，胡筱蓉　审）

原文参考

[1] van der Heide A, Deliens L, Faisst K et al (2003) End-of-life decision-making in six European countries: descriptive study. Lancet 362:345–350

[2] The Lancet Oncology (2004) An ageing problem. Lancet Oncol 5:459

[3] http://www.who.int/cancer/palliative/definition/en/. Accessed 12 July 2016

[4] Kelley AS, Morrison RS (2015) Palliative care for the seriously ill. N Engl J Med 373:747–755

[5] Fyllingen EH, Oldervoll LM, Loge JH et al (2009) Computer-based assessment of symptoms and mobility in palliative care: feasibility and challenges. J Pain Symptom Manag 38:827–836

[6] Singer PA, Martin DK, Kelner M (1999) Quality end-of-life care: patients' perspectives. JAMA 281:163–168

[7] Elmqvist MA, Jordhoy MS, Bjordal K, Kaasa S, Jannert M (2009) Health-related quality of life during the last

three months of life in patients with advanced cancer. Support Care Cancer 17:191–198

[8] Wade DT, de Jong BA (2000) Recent advances in rehabilitation. BMJ 320:1385–1388

[9] Cramp F, Daniel J (2008) Exercise for the management of cancer-related fatigue in adults. Cochrane Database Syst Rev 2:CD006145

[10] Harrison JD, Young JM, Price MA, Butow PN, Solomon MJ (2009) What are the unmet supportive care needs of people with cancer? A systematic review. Support Care Cancer 17:1117–1128

[11] Helbostad JL, Holen JC, Jordhoy MS, Ringdal GI, Oldervoll L, Kaasa S (2009) A first step in the development of an international self-report instrument for physical functioning in palliative cancer care: a systematic literature review and an expert opinion evaluation study. J Pain Symptom Manag 37:196–205

[12] Cheville AL, Beck LA, Petersen TL, Marks RS, Gamble GL (2009) The detection and treatment of cancer-related functional problems in an outpatient setting. Support Care Cancer 17:61–67

[13] Oldervoll LM, Loge JH, Paltiel H et al (2006) The effect of a physical exercise program in palliative care: a phase II study. J Pain Symptom Manag 31:421–430

[14] Stricker CT, Drake D, Hoyer KA, Mock V (2004) Evidence-based practice for fatigue management in adults with cancer: exercise as an intervention. Oncol Nurs Forum 31:963–976

[15] Cheville AL (2009) Cancer-related fatigue. Phys Med Rehabil Clin N Am 20:405–416

第三部分

欧洲不同国家老年人健康照护系统的组织形式

54 住院康复：入院标准与年龄和合并症指标无关

Luigi Tesio

54.1 衰老，残疾和住院康复

住院康复的需求日益增长。2015年上半年，意大利（约6000万居民）已有3 178 661例住院患者，入院总计21 790 190天；住院康复病例占4.9%，住院天数仅占19%（http://www.salute.gov.it/portale/temi/p2_6.jsp?lingua = italiano & id = 1237 & area = ricoveriOspedalieri & menu = vuoto）。残疾流行病至少有3个公认的原因：①尽管仍然存在残障，但是能提高生存的重症和急性护理能力日益增强；②公众对残疾的敏感性日益提高；③人口老龄化加剧，造成各种残疾状况（其中大多数是慢性病）的高风险。

日趋增长的康复费用正迫使卫生保健政治家们根据医院的康复计划制定分配资源的最佳标准。"合适"（选择合适的设施，花费合适的费用）是大多数利益相关者所呼吁的关键标准。

对病例进行分类是实行政策的前提。除美国以外的所有西方国家中，病例仍按照国际疾病分类（ICD）（https://www.cms.gov/medicare/coding/ICD9providerdiagnosticcodes/codes.html）和/或诊断相关组（DRG）的ICD代码（http://www.rch.org.au/rchhis/coding_casemix/DRG_and_Casemix_funding/）进行分类：即编码和报销完全基于"疾病"诊断（表54.1）。

这里所说的"疾病"是指被认为会降低人的健康状况的生物学改变。众所周知，这种生物学改变（最终是身体部位的改变）会导致残疾（最终结局是疾病）。但是这种生物学改变几乎无法说明其与疾病本身（或在亚急性情况下）的残疾有相关性。只能说会致使整个人与外界的互动能力下降。另一方面，残疾本身是入院康复的原因之一。

目前已经有各种预测资源消耗的模型。在康复科，间接费用由患者统一支付。因此，大多数模型使用的是成本的汇总指标，即住院时间（the length of stay，LOS）。已有的模型（表

表54.1 诊断 *vs* 功能性分类系统

诊断（ICD术语）	ICD 9cm 编码	DRG 编码	失能
优势半球病变引起的迟缓性偏瘫和偏瘫	342.01	12	?
多发性硬化	340	13	?
髋关节置换	V43.64	256	?

54.2），根据残障和 / 或出院时的残障严重程度（主要是家庭住院与长期住院）对住院的预期结果进行评估。预测模型意味着可以对观察到的模型预期成本和/或结果进行比较，从而为"适合"入院和有效护理提供相关依据。

毫无疑问，最具预测性的模型（在欧洲联盟中未生效但在美国应用活跃）是指不仅包含诊断标准而且包含入院时的残疾水平的模型。

目前针对是否将年龄和合并症也纳入预测模型仍然存在激烈的争论。许多医生是持支持的观点，而一般的生理学家则持反对意见（原因将在下面给出）。

54.2　康复分类系统

54.2.1　FIM–FRG 系统

在美国，应用于住院康复的最广泛，最古老的分类系统是"CMG 成本计量组"系统。在此基础上仅做少量改动，这是原始 FIM-FRG 系统的变体。FIM™（功能独立性度量）是日常生活评估中最受欢迎（且经过验证）的独立量表（图 54.1）。

如图 54.1 所示，FIM 对 13 个神经运动（如膀胱管理和运动）和 5 个认知活动（如交流和社交互动）进行评分，评分为 1~7 分，评分越高，受试者利用辅助工具（例如手杖或矫形器）和其他人的帮助下获得的独立性越高。FIM 是一项全球性标准，包括严格的评分程序，经过验证，被翻译成多种语言，设置了专门的课程以及发布"能力证书"的集中式资格考试。该系统还包括诊断编码系统 RIC（康复障碍代码），包括大约 70 种以功能为导向的宏观诊断类别，如"脑卒中"或"脊髓损伤"。但未涉及具体的潜在疾病的病理生理学代码（相比之下，病理生理学大约有 600 个 DRG 分组和将近 12000 个 ICD 代码）。

"诊断"或"功能"分类如何生成结果预测，作为医疗机构适合入院的指数呢？从技术上讲，必须构建"决策树"。最著名的临床决策树可能是急救部门中带有颜色的优先级代码分类。这种想法是将患者的生物医学"类别"与入院时可获得的其他相关信息相结合：例如，针对康复的患者，收集其性别，年龄，自残疾发生以来的时间等相关信息。"变量"可能是也可能不是因变量的相关决定因素。如果是这

表 54.2　美国急性后期的护理采用的功能分组系统

分组系统，缩写	名称	第一作者	提案日期（后续版本）	因变量，方差解释	主要用途
FIM-FRG	功能独立性度量—功能相关组	Stineman MG	1994，1997	住院天数，天（长期），30%	康复设施的功效 / 效率研究。通过美国国家数据库和关联的外国数据库进行研究
CMG	成本计量组	美国卫生保健融资管理部门（现为 CMS）	2001	住院总费用，30%	预付款系统，美国康复医疗保险计划
RUG	资源利用组	Fries BE	1985，1994	护理和治疗费用，55%	美国养老院，按日支付

概述美国急性后期病例混合分类所采用的主要分类系统。自 2001 年以来，已使用 CMG 进行预期"人均"支付（医疗保险涵盖的住院部），而 RUG 系统仅用于养老院的每日支付。基于自变量和特定算法得出的方差显示了根据因变量（如住院天数、整个住院费用、每天费用）进行预测的可靠性。根据经验，30% 的差异被认为是合适的。在欧盟（据作者所知，在所有其他国家 / 地区），住院康复服务仍按天收费，养老院也是如此。考虑到不同病例的严重性（用以预期成本），地方政府采取了各种措施进行调整（基于诊断、功能量表、自残疾发生以来的时间等）。与美国的分类模型不同，这些调整并非源于大规模的流行病学研究，甚至在单个国家内也不是统一的

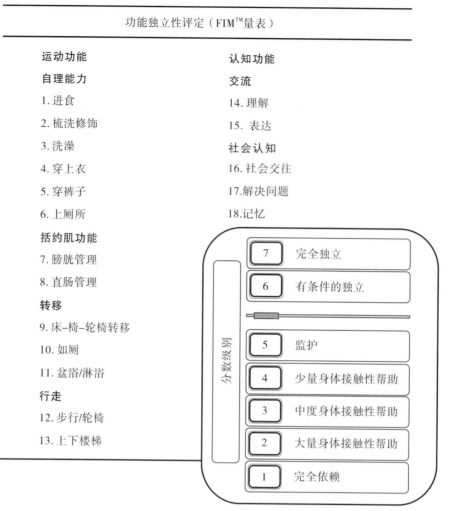

图 54.1 FIM™量表。FIM 量表是对 18 项日常生活能力的独立性进行评分（每项 0~7，分数越高，独立性越好）。分成"运动"和"认知"两个子量表，包括 13 个运动功能（总得分 13~91）和 5 个认知功能（总得分 5~35）。FIM™量表有多个经过各个国家验证的版本。未来可以用于官方教学、课程认证以及国家数据库的授权使用，可以促进国内和国际措施的标准化，促进跨文化研究

样，则可以识别同质的"组"，共享该变量的给定值，并呈现与其他组不同的值（例如，在给定年龄界限值以下的患者住院时间可能相似，但是在年龄界限值及以上的患者住院时间则截然不同）。但是，通常情况下，变量之间会以复杂的、不可预测的方式相互影响，从而导致了同类患者出现亚组。如图 54.2（一个非常简化的模型）举例说明了基于两个自变量之间相互作用的"分类系统"的概念。

美国和意大利使用了特定的决策树算法（分类和回归树，CART）进行了大量且广泛的研究。另有其他科研，请参见相关文献。FIM-

FRG 系统仅包含 RIC，根据入院时的 FIM 分数和患者年龄（仅针对少数几个组），在预测患者的 LOS 方面很成功（就方差解释而言）。更准确地说，FIM-FRG 系统可以将每种情况分配给 FRG（功能相关组），组内共享相同 LOS，而组间显示明显 LOS 差别。一旦定义了"组"，也可以根据患者入院到出院时的 FIM 分数，计算 FIM 的预期"收益"。住院期间 FIM"收益"的比率可作为住院期间的"效率"指标。因此，可以根据任何给定的 FRG 比较不同设施之间，甚至同一设施或机构内不同单位的效率（所谓的效率模式分析，EPA）。在美国会定期发布

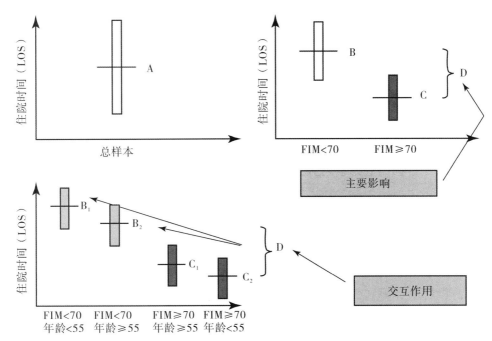

图 54.2 住院康复科进行病例混合分类的"决策树"草图。根据患者的年龄及其入院时的 FIM 总得分来预测住院时间（纵坐标为 LOS），可以建立一个"分类系统"。如左上方图显示，纵坐标表示患者总样本（A）中观察到的 LOS 的分布（显示方差），横坐标为平均值。右上方图显示，根据患者入院时的 FIM 分数将样本分为两个子样本 B 和 C（理想的临界值为总分 126 分中的 70 分；见横坐标）。可以看出，两个均值之间存在很大差异（D）；最重要的是，每个子样本组的均值（即方差）周围的不确定性减小了。仅 FIM 评分是 LOS 的决定因素（"主要影响"）。左下方图显示对样本进行 FIM 临界值（126 分中的 70 分）和 55 岁年龄段的组合（"交互作用"）的进一步划分。四个子样本组中均值周围的方差进一步减小。因此如果给定 FIM 和入院时的年龄，就可以可靠地预测患者的预期 LOS。如果观察到的 LOS 与预期不符，则可以建立诊断程序。临界值取自实际的流行病学研究，它们的定义和交互规则需要使用专用的统计模型和软件

针对主要障碍类别的 FIM-FRG 报告，显示基于 FIM 系统的引入导致 LOS 适度持续下降，而 FRG 出院时的 FIM 水平保持不变，与 LOS 的相关性也不受影响。在此必须强调两点：首先，在这样的"预测"分类系统中（在美国和意大利），由于不具有预测性而未纳入在内的自变量值应当不少于所纳入的自变量。与直觉相反，年龄和合并症只是次要因素。其次，FIM-FRG 系统还可以根据 FIM 评估分数，有效预测 FIM 结果或者根据准入参数排除指标。再者，RIC 和 FIM 是预测结果的最有效决定因素，而年龄仅扮演了次要角色（通常是意想不到的角色；请参阅下文）。在 CMG 系统（美国官方的联邦系统，FIM-FRG 系统的紧密变体）中，有一些合并症也纳入了算法，但仅在极端情况下（例如细菌性脑膜炎等）。自 2001 年以来，基于

FIM-FRG 算法的 CMG 分组系统在美国被用作准付款系统（即人均，而不是按日支付），适用于 Medicare 计划涵盖的所有康复入院患者（即超过 65% 的病例）。

54.2.2 康复机构和疗养院

在采用基于 FIM 的分类系统之前，美国联邦监管局 [卫生保健融资管理局（HCFA），现为医疗保险和医疗补助服务中心（CMS）] 针对所有"急性后期"设施场所，包括康复病房和疗养院进行了一项混合试验。康复领域发生了强烈的（积极的）抗议活动导致实验失败。基于 FIM 的系统已获准用于住院患者的康复，其中最著名的是资源利用小组（RUG），已在疗养院中使用（表 54.1）。实际上，疗养院只是

美国和其他国家/地区提供的多种"长期护理设施"之一；当然这个问题超出了本章的主题。

54.2.3 关于分类的不同观点：从康复科和疗养院看到的残疾

在美国，这一概念性观点引起了激烈讨论，最终导致的针对住院患者"急性后期护理"的不同设施场所之间的比较总结如下：

首先，与常规康复科的入院标准相比，疗养院中不包括功能恢复的预后，也不包括维持患者特定运动能力的运动方案（一般大约1~3h/d）。第二，提供康复干预措施是康复科的核心任务，而这在疗养院是一项可选服务。与FIM-FRG分组不同，CMG算法是以康复服务以及生命支持方案（例如气管切开术，胃造瘘术等）作为自变量，从而实现更实惠的报销"组"，显然这更符合服务-费用的报销逻辑。虽然这激励了疗养院以医学为导向，但没有针对降低残疾功能的具体激励措施。简而言之，尽管两种类型的设施场所都对残疾患者"急性后期"阶段进行了干预，并且提供了各种康复服务，但是两者的目的性是完全不一样的。

有趣的是，上述利益相关者和HCFA之间的辩论（基本网络）实现了对康复科"特殊性"的深刻反思。从康复的角度来说，需要一个特定的分类系统（作者完全认可），在"真正"的康复科针对临床病情进行稳健的"瘦身"，允许通过CMG算法对每个病例进行前瞻性付款。不考虑年龄因素，至少有75%的住院患者必须表现出严重的神经系统疾病（脑卒中、脑损伤等），烧伤，外伤或者其他疾病。膝关节和髋关节置换等常见病例并不包含在此"黄金清单"中。最重要的是，"心脏""肺部""肿瘤"以及非神经运动急性期后的病例均没有被纳入，尽管他们在其特定器官/疾病的部门内也进行了康复干预，被认为完全有资格获得"康复单位"

的支持。关键论点是，针对这些患者的主要功能和医疗资源，以及入院和出院的路径，都是针对特定的疾病和器官的，而不是针对物理医学和康复学科的。

相对于慢性护理以及一般老年人护理而言，在美国针对神经运动性疾病住院患者的康复的重点，对于欧洲是激励性的。

54.3 住院康复科的研究结果：老龄和合并症指数的（非）预测性作用

毫不奇怪，年龄并不是康复科出院时功能状态评估的相关预测指标。这是根据美国所有基于FIM的分类研究得出的，而根据作者的经验，意大利也是如此。以上考虑应阐明为什么是这种情况。

无论患者主要的潜在的神经运动障碍是什么，年龄及其相关的合并症和并发症风险肯定会限制患者的康复进程。康复部门必须根据两个主要标准（"细致"或"粗略"）选择入院病例：①对患者有意义的功能改善的预后（不一定是最重要的），以及②患者对运动项目承受能力的预测（不一定是运动方案，可以侧重于认知、吞咽、括约肌损伤等）。入院必须遵循以上选择标准：很明显年龄和合并症在预测住院期间的功能结局中起着很小的作用。如果符合入院标准，就可以纳入。年龄本身不是最重要的因素。

让我们重新解释一下原因：首先，专家对患者的功能筛选之后，年龄在预后中仅起着边际作用；其次，年龄甚至可能起反作用。在美国和意大利的所有分类研究中都有出人意料的发现。与年轻患者相比，患有各种疾病的老年患者（主要是70岁以上）可能住院时间更短。原因尚未完全阐明。但是，至少有4个不相互排斥的理由：①老年人的康复潜力较低，推荐尽早出院；②老年人的康复可能显示较早的平稳期；③在康复科中，医生倾向于尽早安排老年患者出院，以尽量减少其住院的副作用（感染、抑郁、定向障碍事故）；④至少在老年人脑血管意外的康复中，由于过去几年中发现了侧支循环治疗，康复速度可能提高了。

54.4　结束语

在康复科将年龄及其相关的各种合并症指数作为入院的标准似乎并不合适。这样的标准将形成歧视性的逆向选择，将高度特定的康复任务演变成为一种更倾向于"老年人护理"的任务。

应对残疾老年人的具有挑战性的正确应对方法是分别建立高强度和或低强度的康复治疗机构，后者应留给那些不能（可能是暂时的）接受强化康复方案的患者。再者需要强调的是：设置选择标准应遵循功能标准，而不是年龄和/或合并症指标。仅由老年人代表"低耐受性长期住院"病例，不符合实际。不能代表真正的有特定任务的神经运动康复部门。

关键要点：

- 患有急性发作或急性恶化的残疾患者大多数都是老年人，会受各种合并症的影响。
- 老龄和合并症不是阻止患者进入住院康复的要因。
- 实际上，患者的年龄，功能恢复和运动耐力情况都是作为患者适合入院的预后指标。
- 根据患者的功能/诊断分类进行的流行病学研究表明，年龄和合并症不是预后结果的决定因素。

（周蕴弢　译，张爱森　俞静　审）

原文参考

[1] Tesio L, Rota V (2005) Function-based case-mix in rehabilitation medicine: the Italian experience. In: CLADAG. Meeting of the Classification and data Analysis Group of the Italian Statistical Society, Università di Parma, June 6–8, 2005, free download at https://www. researchgate.net/profile/Luigi_Tesio/contributions

[2] Gresham GE, Granger CV, Linn RT, Kulas MA (1999) Status of functional outcomes for stroke survivors. Phys Med Rehabil Clin N Am 10(4):957–966

[3] Tesio L (2004) Bridging the gap between biology and clinical medicine. Some help from Rasch measurement theory. J Appl Meas 5(4):362–366

[4] Tesio L, Franchignoni F (2007) Don't touch the physical in physical and rehabilitation medicine. J Rehabil Med 39:662–663

[5] Stineman MG, Granger CV (1997) A modular case-mix classification system for medical rehabilitation illustrated. Health Care Financ Rev 19(1):87–103

[6] Tesio L, Granger CV, Perucca L, Franchignoni FP, Battaglia MA, Russell C (2002) The FIMTM instrument in the United States and Italy: a comparative study. Am J Phys Med Rehabil 81:168–176

[7] FIM is a trademark of the University of Buffalo Foundation, State University of New York at Buffalo-NY; http://www.udsmr.org

[8] Tesio L (2003) Case-mix classification systems. The specific case for rehabilitation. Eura Medicophys 39:201–204

[9] Tesio L, Francescutti C, Genetti B (2009) Misure di disabilità nel percorso riabilitativo dopo ictus cerebrale. Studio epidemiologico e gestionale della Regione Autonoma Friuli-Venezia Giulia. (Disability measures along the rehabilitation path after stroke. An epidemiologic and managed-care study with Regione Autonoma Friuli-Venzia Giulia-Italy). Aracne Editrice

[10] D'Alisa S, Miscio G, Baudo S, Simone A, Tesio L, Mauro A (2006) Depression is the main determinant of quality of life in multiple sclerosis: a classification-

regression (CART) study. Disabil Rehabil 28(5):307–314

[11] Stineman MG, Goin JE, Hamilton BB, Granger CV (1995) Efficiency pattern analysis for medical rehabilitation. Am J Med Qual 10(4):190–198

[12] Granger CV, Karmarkar AM, Graham JE, Deutsch A, Niewczyk P, Divita MA, Ottenbacher KJ (2012) The uniform data system for medical rehabilitation: report of patients with traumatic spinal cord injury discharged from rehabilitation programs in 2002–2010. Am J Phys Med Rehabil 91(4):289–299. doi:10.1097/ PHM.0b013e31824ad2fd

[13] Carpenter GI, Ikegami N, Ljunggren G, Carrillo E, Fries BE (1997) RUG-III and resource allocation: comparing the relationship of direct care time with patient characteristics in five countries. Age Ageing 26(Suppl 2):61–65

[14] Franchignoni FP, Tesio L, Martino MT, Benevolo E, Castagna M (1998) Length of stay of stroke rehabilitation inpatients: prediction though the functional independence measure. Ann Ist Super Sanita 34(4):463–467

[15] Tesio L, Franchignoni FP, Perucca L, Porta GL (1996) The influence of age on length of stay, functional independence and discharge destination of rehabilitation inpatients in Italy. Disabil Rehabil 18(10):502–508

[16] Crimaldi S, Porta GL, Vaccari A, Springhetti I, Tesio L (1999) Comparison between low- and high-intensity inpatient rehabilitation. FIM measures as an index of appropriateness and effectiveness. Eura Medicophys 35:177–183

意大利老年人的保健和康复 55

Paolo Boldrini

55.1 意大利的人口统计和医疗保健组织

意大利是欧洲第六大国家，平均预期寿命为第二高：2011 年，男性为 79.4 岁，女性为 84.5 岁（相比之下，整个欧洲男性为 77.4 岁，女性为 83.1 岁）。

意大利也是世界上生育率最低的国家之一：2011 年每名妇女有 1.4 胎。因此，人口增长率非常低（0.35），是欧洲最低的国家之一。

意大利人口统计学的主要方面之一是老年人口的增加：该国总人口的 6% 年龄在 80 岁以上，2016 年的估计数字是 65 岁以上占人口的 21.3%。到 2050 年，这一数字预计将上升到 34%。

在大多数健康指标中，男女都存在明显的地区差异，反映出北部和南部之间的社会和经济差异。

意大利卫生系统已被 WHO 评为世界排名第二，仅次于法国卫生系统。卫生部最终负责卫生服务的管理，但大部分控制权已移交给了地区和地方卫生当局，称为阿兹台德卫生区（azienda sanitaria locale，ASL）。整个系统包括 21 个地区卫生部门和大约 200 个地方卫生部门。

意大利国家医疗保健服务（SSN）成立于 1978 年，以取代以前的基于保险的系统。2001 年，一项改革增加了地区当局在确保必须向所有公民提供基本医疗服务（Livelli essenziali di aidenza，LEA）中的作用和责任。

因此，SSN 涵盖了所有必要的治疗方法，并在分娩时提供了全民覆盖的免费医疗保健。但是，应当指出，各区域之间的服务质量存在差异；总体而言，与南部和岛屿地区相比，北部地区的覆盖范围和质量更高。

地方卫生部门（ASL）负责管理其所在地区的所有卫生服务，私人提供者也可以在 SSN 内运营。

SSN 的资金主要来源于国家税收，为药品和门诊护理提供的资金相对较少。2012 年，卫生支出占 GDP 的 9.2%。公共资源占医疗保健支出的大部分：私人支出约为 18%，主要以自费的形式出现。私人保险仅占总支出的 1%。

SSN 根据国家诊断相关小组（diagnosis-related group，DRG）系统向医院报销费用。国家级收费标准涵盖了全国公立医院的住院费用。通过私人保险计划，可以将私立医院的医疗费用偿还至 DRG 规定的水平，并由患者承担额外费用。

55.2 意大利老年人康复服务

大多数会导致残疾的慢性病发病率随年龄的增长而增加，在 65~74 岁的人群中达到

75.6%。

卫生部发布的1998年《康复护理指南》，为住院、门诊以及家庭和社区康复制定了组织和提供服务的一般规则。康复医学专家将与其他医疗保健专业人员一起，根据对每个人的健康和社会照护的多学科综合评估，为主动恢复所需治疗及最合适的治疗环境而定义和实施的个人康复计划，为受各种残疾状况影响的人们提供服务。

2011年，卫生部发布了一项康复战略计划，在该计划中，康复被视为有效的综合患者途径中预防和治疗的组成部分。该计划建议在ASL内建立康复部门，以统一协调提供护理并保证与提供者的更好融合。迄今为止，各地的实施情况以及ASL与ASL的区别仍然很大。

关于满足老年人需求的具体规则和法律，1992年发布了题为"目标：老年人"的国家老年人计划，旨在更好地协调医疗和社会服务，可以将其纳入家庭照护服务系统。

住院和门诊康复服务的大多数使用者是老年人。急诊后护理提供的服务通常在医院（综合医院的康复病房以及公立或私立康复医院）。

根据服务数量和特定治疗时间，住院康复可分为"密集"或"非密集"两类。

2014年，"密集住院康复"约30万人次（占住院总数的12%），而"非密集住院康复"约占1/3。

大多数需要住院康复的疾病通常会影响老年人：脑卒中，髋部骨折，神经系统退行性疾病和复杂的合并症。

康复入院分为"主要诊断类别"；其中大多数属于"神经科"和"骨科"类别。

在长期住院、门诊非卧床场所、疗养院以及住宅和半住宅房屋中也提供针对老年人的康复护理。这些环境为不需要急诊医院环境的体弱或慢性病患者提供服务。这些类型的护理涉及一系列服务，这些服务旨在通过综合的患者

途径将初级护理、急性护理和社会照护联系起来。ASL负责协调和提供此类服务，并协调一系列旨在将护理环境从医院转向家庭照护，减少住院时间，防止住院和不适当的再入院的多学科活动。当地单位无法直接提供所需的服务时，他们可以与公立或私立医院达成协议以提供服务。实际上，各地区对服务的开发方式有所不同，服务的组织方式也存在明显差异。

长期护理机构也提供康复服务。该领域仍然具有多种提供商和交付方式的特点。从历史上看，地方市政当局一直负责提供社会照护服务，而ASL被认为既负责医疗服务，也负责一些社会照护。因此，在提供长期护理的过程中，在不同地区实施了许多不同的模型。通常，全科医生（general practitioner，GP）在选择以及为患者推荐不同的机构方面起着关键作用。

老年人的居住环境通常分为住宅或半住宅设施（residenze sanitarie aidenzialiali，RSA）或社区养老院。RSA通常会在护理和医疗咨询方面为需要医疗资源的患者提供护理，而更多"稳定"的患者则被送往社区疗养院。

对于基于家庭的康复，服务提供通常基于家庭照护模式（assistenza domiciliare integrata，ADI），该模型是LEA的一部分。

ADI照护模式基于个人照护计划（Piano Assistenziale Individualizzato，PAI）制定的，该计划包括依据个人照护需求的康复干预措施（在这种情况下，还应制定"个人康复计划"）。激活由不同的医疗保健专业人员（全科医生，医疗，护理和康复人员）组成的多学科部门（unità di valutazione multiDimensione，UVM），以评估患者的需求。2010年，全国有597 151人获得了家庭照护服务；每10万人中有990例患者接受了ADI的服务，与2009年相比增长了11.7%。一些地区或市政当局为家庭照护和住宅设施提供了财政支持和优惠措施（包括残疾支持以及某些情况下的康复服务）。

必须说，在意大利，家庭支持仍然受到重视。照顾家庭中的年长者被视为一种责任或"社会责任"，尤其是对妇女而言，这也包括照顾大家庭。大部分人口（主要是家庭成员）提供非正式医疗服务，而没有得到政府任何形式的补贴和专业支持。许多组织试图通过筹集资金并向患者和非正式护理人员提供服务来应对这种不足。

一个相对较新的现象是由收入很低的移民或妇女为老年人或残障人士提供照护。负责社会照护的部门或地方市政当局为残障人士（包括老年人）提供了一些现金福利，以支持其在家中的照护。近年来，一些地区和地方卫生当局特别强调了旨在促进残障人士和老年人健康生活方式的计划，通常是在正规医疗康复阶段之后由康复专业人员或全科医生推荐。此类计划是在适应性体育活动（attività fisica adattata，AFA）的总称下定义的。

关键要点：
- 意大利的平均预期寿命为欧洲第二高。
- 意大利的地区和地方卫生当局称为 ASL（azienda sanitaria locale）来管理卫生服务。
- 意大利国家医疗保健服务（SSN）为所有公民提供全民覆盖和免费医疗服务。私人提供商也可以在 SSN 中运营。
- 在意大利北部，相对于南部和岛屿，服务覆盖范围和服务质量更高。
- 在提供长期护理方面，在不同地区实施了许多不同的模型。
- 在意大利，家庭在没有任何补贴的情况下提供医疗保健非常重要。

（俞静　译，张爱森　周蕴弢　审）

原文参考

[1] Eurostat (2014) Statistics database. European Commission. http://epp.eurostat.ec.europa.eu/portal/page/portal/eurostat/home/

[2] Central Intelligence Agency: The World Factbook. https://www.cia.gov/library/publications/the-world-factbook/geos/it.html

[3] Ferré F, de Belvis AG, Valerio L, Longhi S, Lazzari A, Fattore G, Ricciardi W, Maresso A (2014) Italy: health system review. Health Syst Transit 16(4):1–168

[4] National Institute for Statistics (ISTAT). http://www3.istat.it/dati/catalogo/20100513_00/arg_09_37_la_disabilita_in_Italia.pdf

[5] Conferenza permanente per i rapporti tra lo Stato le Regioni e le Province Autonome di Trento e Bolzano – 7 maggio 1998 – Linee-guida del Ministro della Sanità per le attività di riabilitazione – GU 30 maggio 1998, n. 124

[6] Ministero della Salute. Piano di Indirizzo per la Riabilitazione. 23 maggio 2011

[7] Ministero della Salute Rapporto annuale sull'attività di ricovero ospedaliero (Dati SDO 2014). http://www.salute.gov.it/portale/documentazione/p6_2_2_1.jsp?lingua=italiano&id=2396

56 希腊老年人的保健和康复

Xanthi Michail

缩略语表

EKA	National Center of Rehabilitation	国家康复中心
EOPYY	National Organization for Healthcare Services Provision	国家医疗服务提供组织
ESY	National Health System	国家卫生系统
IKA	Social Insurance Institution	社会保险机构
KAAKYAMEA	Center of Recovery, Rehabilitation and Social Support for People with Disabilities	残障人士康复和社会支持中心
KAAMEA	Center of Rehabilitation of People with Disabilities	残障人士康复中心
KAFKA	Center for Recovery, and Physical and Social Rehabilitation	身体和社会康复中心
KAPI	Open Care Center for the Elderly	老人开放式照护中心
KEKYKAMEA	Centers for Social Support and Training for People with Disabilities	残障人士社会支持和培训中心
KEN	Closed consolidated medical expenses based on diagnosis-related group (DRG)	基于诊断相关组（DRG）的闭合统一医疗费用
LTC	Long-term care	长期照护
MoH	Ministry of Health	卫生部
OAEE	Agency Insurance Self-Employed	个体经营保险中介
OECD	Organization for Economic Co-operation and Development	经济合作与发展组织
OGA	Agricultural Insurance Organization	农业保险组织
OPAD	Agency Insurance Public Servants	代理保险公务员
PHC	Primary healthcare	初级保健
SEYYP	Inspection, Ministry of Health and Social Community	卫生和社会团体视察部门

56.1 引 言

56.1.1 希腊人口的健康状况

直到 21 世纪初，希腊都面临着相当大的人口老龄化。根据 2011 年人口普查，希腊的常住人口为 10 816 286，其中男性为 5 303 223 人（占 49.0%），女性为 5 513 063 人（占 51.0%）。根据希腊国家统计局的数据，1991 年 65 岁以上人口的比例接近 14%，而 2001 年这一比例上升到 17%，预计到 2030 年将达到 24%。大约 18.7% 的希腊人口在 65 岁以上（OECD 平均为 15%），80 岁以上的占 4.3%（OECD 平均为 4%）。

大多数患者由老年人（65 岁以上）组成。15 岁及以上的人群中有约 1/2（49.7%）报告患有慢性疾病或健康问题。与其他年龄组相比，救护车呼叫的 60%，家庭护理使用者的 80%，住院护理的 49%，慢性病患者的 85%，均由老年人组成。

自我感知的慢性发病率和由于健康问题引起的活动受限是两个基本的健康指标。在希腊，10 名女性中有 5 名（54.1%）以及 10 名男性中有 4 名（44.8%）报告了慢性病或健康问题。根据数据记录，年龄在 65~74 岁的老年人其中 1/2、年龄在 75 岁及以上的老年人其中 8/10，由于健康问题而活动受到限制。

56.2 希腊的医疗保健组织

1983 年，希腊建立了国家卫生系统（ESY），政府必须在遵守宪法前提下"保证所有公民都能享受全方位，高质量的服务，并且免费"（希腊宪法，1975 年）。希腊卫生系统的特征是双重体系。供应方基本上是按照贝弗里奇的路线来组织的，有国家提供的医院护理服务和覆盖近 1/3 人口的农村医疗中心网络。在需求方面，该系统主要沿俾斯麦路线运行，传统上由 39 个健康基金提供健康保险，直到 2012 年各种基金合并为一个名为 EOPYY（国家医疗服务提供组织）的基金，覆盖了全部人口。

住院医疗服务由遍布全国的医院系统地提供（有 130 多家二级和三级医院），这些医院是国营的（有 7 所公立大学医学院）。初级保健（PHC）由国家卫生系统（ESY）和社会保险基金运营的保健中心提供。在这些中心，医生通常只扮演处方和转介的角色，作用很小。除了 ESY，在 PHC 水平和医院均还有私营部门提供医疗保健服务。

2010 年，希腊迈出了统一社会医疗保险基金的第一步，1 年之后，第 3918/2011 号法律对医疗体系进行了重大调整。更具体地说，所有主要社会保险基金的卫生部门（IKA，涵盖私营部门的雇员和工人；OGA，农民；OAEE，个体经营的专业人员；OPAD，公共部门雇员）组成了一个医疗保险组织（国家国家医疗服务提供组织，EOPYY），自此以后，EOPYY 成了所有被保险人唯一的药品和医疗服务购买者，EOPYY 也成了该国主要的新机构，负责管理和提供初级医疗保健（PHC）；该机构还负责运营协调和组成 PHC 网络的（公共和私人）医疗部门与医疗专业人员之间的合作。

在合理化医院支付系统方面，2012 年放弃了基于固定每日津贴的报销方法，并基于德语版本的诊断相关组（DRG）建立了新的支付系统（称为 KEN-DRG）。

尽管有迹象表明主要的初级保健中心被老年人大量使用，基本医疗保健部门的零散和不统一意味着有关主要医疗保健服务使用的数据非常有限。缺乏全科医生会影响护理的连续性，这对功能受限的老年人尤为重要，因为公共基层医疗部门没有永久性的医疗记录。没有专业的老年医学服务，因为这在希腊不是公认的专业，并且只有有限的老年医学和老年病学培训可供卫生和社会照护人员使用。当前的医生与护士之间的不平衡，医生的数量是护士的两倍，意味着提供保健服务的任务划分并不是最佳的。

56.3　希腊康复护理组织

在希腊，公共和私人机构都在医疗保健部门和社会部门内提供康复服务。

康复服务部分由公立医院的物理和康复医学（physical and rehabilitation medicine, PRM）科室以及国家康复中心（EKA）以及住院和门诊治疗设施提供。EKA（希腊最完善的康复中心）设有四个拥有此类科室的公立医院以及两个PRM科室，所有这些科室均位于雅典的广阔地区。所有这些部门的能力都不会超过200张病床。

此外，还有一家拥有40张床位的大学诊所自2006年以来在约阿尼纳大学的医学院中部分运营，而另一家拥有22张床位的大学诊所自2013年以来在帕特雷大学的医学院中运营。最近还建立了与雅典儿童医院有关的儿童康复门诊部，为门诊残疾儿童提供评估和康复治疗服务。此外，在希腊各地设有私人理疗诊所，这些诊所全部或部分满足门诊患者、成人或儿童在理疗方面的需求，并由国家基金提供资金。

希腊要获得足够的康复服务还有很长的路要走，因为总共200张公共康复床位不足以满足LTC（长期护理）中受伤、脑卒中或其他问题的人的各种康复需求。尽管并非所有病例都需要住院康复，但现有结构仍无法满足需求，而且由于社会保障仅覆盖部分费用，因此需要自付费用。最后，值得一提的是，在过去的15年中，由于人员和设备短缺造成的ESY服务缺口和公共设施的低效运行，提供身体康复的私

营部门获利活动有所增加。这些获利中心与保险基金签订合同以提供服务。在农村地区，约有20个私人康复中心，总共约1800张病床，满足了人口的需求，而社会保障全部或部分覆盖了费用。没有年龄或疾病歧视，脑卒中的老年人占患者的很大比例。公共和私人康复服务的运作均受到卫生部（MoH）有限的质量控制，并且负责监督私人机构提供的康复服务的PRM医生数量非常有限。

大约有240名从事物理和康复医学（PRM）的专家和33名受训者。

在社会部门内，康复由两个机构提供。第一个机构是由24个残障人士社会支持和培训中心（KEKYKAMEAs）组成，该中心是根据第2646/1998号法律的规定建立的，用于发展国家社会照护体系，还包括17个康复中心，以及身体和社会康复中心（KAFKAs）。这些是由卫生和社会团结部监督的独立公共实体。这些中心的目的是提供早期诊断服务，社会心理支持，教育和培训，以向残障人士提供他们实现独立和自我评估所需的工具。创建KEKYKAMEA和KAFKA的目的是使医疗服务的提供机构化和区域化，并提供分配给全国的开放服务。但是，由于人员配备（科学，行政和辅助人员）和设备不足（SEYYP 2005-2015的报告），其操作未能达到预期。

为成年残障人士提供康复的第二个社会部门机构包括各种形式的LTC（长期护理）"康复中心"，其特点是面向居民。这些是：

（a）残障人士康复和社会支持中心（KAAKYAMEAs）

（b）残障人士康复中心（KAAMEAs）

所有这些中心都为残障人士提供服务，更具体地说，为患有先天性疾病，暂时性或永久性肌肉、呼吸系统、循环系统和神经系统问题的人以及患有精神障碍的人提供支持。他们主要为残障患者提供服务。

56.4　社区照护

人口老龄化和慢性疾病和残疾发生率的增加，加上有限的卫生财政资源，迫使国家卫生系统进行重组，以发展初级卫生保健系统。由于这种发展，考虑到80%的使用者是老年人，因此优先考虑建立基于社区的照护服务。

在希腊，最重要的老年人照护网络是老年人开放式照护中心（KAPI）。KAPI是跨学科的中心（在整个希腊超过1000个），从1980年代初开始，就提供由当地实施的社会和健康综合计划，目的是支持老年人在社区环境中保持独立并避免更多的重症长期照护（LTC）需求，包括家庭提供的和机构形式的照护。他们通常由一名社会工作者（团队负责人和协调员），一名护士或健康探访者，一名物理治疗师，一名职业治疗师和一名家庭助理组成。该服务旨在发现任何未满足的医疗、社会或心理健康需求，来促进老年人的独立性。老年人开放式照护中心（KAPI）是一项开放计划，涉及60岁以上没有社会经济标准的老年人，目的是使社区的所有成员融入社会，促进其社会化。他们为老年人提供各种形式的有组织的娱乐、医疗、理疗、职业治疗、社会工作，提供医院护理以及各种物质和道德服务。只要他们住在那里，这些养老机构就可以连续为他们提供服务。老人日间照护中心每天提供几个小时的服务，以帮助家庭照护老人。大多数健康促进计划都在KAPI中应用。

1996年，卫生部与内政部合作，为满足卫生服务的需要，制定了所谓的"在家帮助"，即在家里提供健康和社会照护服务的医疗保健计划。"在家帮助"计划是基本社会照护服务的一部分，该服务为连续或在一天中的某些时间独自生活，无法充分照顾自己以及面临孤立、

排斥或家庭危机的残障人士提供护理、社会照护服务和家庭援助。其目的是在家中支持和照护老年人，提高他们的生活质量，为社会提供信息，并吸引志愿者。

在家帮助服务（由全国市政当局负责，通常与当地KAPI紧密联系）提供了一系列基本服务，以支持无法独立生活的、居住在家的老年人，重点是那些财力有限、没有家人帮助的老年人。但是，最近的研究表明，他们资金不足的情况严重损害了他们有效运作的能力。尽管如此，有计划的运营政策和充足的资金，结合KAPI和"在家帮助"网络可以为综合长期照护提供一个模式。

关键要点：
- 缺乏良好的基本医疗保健。
- 全国不同地区医务人员分布不平衡。
- 公立医院的康复床位和专科医生数量有限。
- 老年人的长期照护和社区照护的不完整和混乱。

（俞静　译，张爱森　周蕴弢　审）

原文参考

[1] Organisation for Economic Co-operation and Development (OECD) health data [Internet]. Greece. https://data.oecd.org/greece.htm#profile-health

[2] Colombo F et al (2011) Help wanted? Providing and paying for long-term care. OECD Publishing, Paris. https://www.oecd.org/els/health-systems/47836116.pdf

[3] Kalokerinou A, Adamakidou T, Damianidi M et al Overview on health promotion for older people in Greece. HealthPROelderly, National report—Greece. http://www.healthproelderly. com/pdf/National_report1_Greece.pdf

[4] Hellenic statistical authority [Internet]. http://www. statistics.gr/en/home/

[5] Siskou O, Kaitelidou D, Papakonstantinou V,

Liaropoulos L (2008) Private health expenditure in the Greek health care system: where truth ends and the myth begins. Health Policy 88(2–3):282–293. https://www.clinicalkey.com/#!/content/journal/1-s2.0-S0168851008000900

[6] Karakolias S, Polyzos N (2014) The newly established Unified healthcare fund (EOPYY): current situation and proposed structural changes, towards an upgraded model of primary health care in Greece. Health 6(9):809–821. http://file.scirp.org/pdf/Health_2014032813434550.pdf

[7] Polyzos N, Karanikas H, Thireos E, Kastanioti C, Kontodimopoulos N (2013) Reforming reimbursement of public hospitals in Greece during the economic crisis: implementation of a DRG system. Health Policy 109(1):14–22

[8] Altanis P, Economou C, Geitona M et al (2008) Quality in and equality of access to healthcare services-country report for Greece. http://ec.europa.eu/social/BlobServlet?docId=5086&langI d=en

[9] Economou C (2010) Greece—health system review. Health Syst Transit 12(7):1–180. http://www.euro.who.int/__data/assets/pdf_file/0004/130729/e94660.pdf?ua=1

[10] Sissouras A, Ketsetzopoulou M, Bouzas N et al (2002) Providing integrated health and social care for older persons in Greece—National Centre for Social Research (EKKE). http://www. euro.centre.org/procare/body_reports_natreps/procare_Greece_NR.pdf

英国老年人的长期照护 **57**

Raphael Wittenberg

57.1 引　言

　　长期照护对于越来越多的需要个人照护的老年人和残障人士的健康至关重要。尽管很重要，但长期照护并没有一个国际公认的定义。在英国，长期照护（或称照护和支持）一词通常是保健、社会照护、住房保障、残障补助金和其他有助于残障人士和老年人独立生活的一系列服务的统称。通常将重点放在帮助个人生活自理上，例如穿衣，洗澡，进食和上厕所，也会延伸到帮助完成家务和某些形式的专业支持。

57.2 结　构

　　卫生、社会照护和住房保障（但不是社会保障）都是英国内部的下放职能。这意味着苏格兰，威尔士和北爱尔兰的主管部门应对其本国的这些服务负责。由于英国内部国家之间在政策和实践上存在一些差异，因此本章重点讨论拥有英国80%以上人口的英格兰。

　　地方当局负责评估社会照护的需求，并为所在地区符合条件的人安排照护。他们在国家指导下为他们所在地区设定了照护的公共资助标准。他们还负责公共卫生，教育和住房，是

通过地方税收、中央政府的拨款以及提供服务获得的收入共同筹集资金的。

　　在英格兰，临床委托小组负责评估需求，确定优先级并为当地居民提供大多数医疗服务。但是，英国国家卫生局（National Health Service，NHS）负责提供初级保健服务和某些专业服务。它根据政府的授权，确定了国家卫生局（NHS）的总体优先事项。NHS由普通税收资助，大部分使用时免费。

　　英国工作与退休金部（Department for Work and Pensions，DWP）负责残障人士服务和照护人的现金支付。照护老年残障人士的现金支付主要是出勤津贴，这是一项未经测验的现金付款，接收者可以随意使用。护工的现金支付主要是护工津贴，它有许多标准，其中包括护工每周至少提供35h的照护。社会保障福利通过普通税收筹集资金。

57.3 无偿照护和正规服务

　　无偿照护对于老年人的护理和支持至关重要：大多数基于社区的无偿照护是家人和朋友提供的。这意味着未来成人社会照护的可持续性将在很大程度上取决于无偿照护的提供。反过来，这可能会受到一系列经济和社会趋势以及社会保障和其他支持照护者以及有关照护者

的就业法律和惯例政策的影响。

根据最近对英国健康调查的估计,英格兰约有 210 万老年人从亲戚和朋友那里获得无偿照护,主要是由配偶、女儿和儿子提供,约 520 万人为老年人亲戚或朋友提供无偿照护。这些数字之间的差异可能主要是由于照护人员和接受照护人员对所提供的帮助和支持是否被视为无偿照护的看法存在差异。大约 875 000 名照护者每周提供 20h 或更长时间的无偿照护,其中 325 000 名照护者是配偶,200 000 名是其他共同居住人员,以及 350 000 名是为不同家庭的老年人提供护理的照护者。

大多数正规的社会照护都是由独立部门提供的,无论是营利性组织还是非营利性提供者。在大多数地区地方当局直接提供服务的机会是相当有限的:他们现在为老年人提供的养老院不到 10%,而家庭照护时间不到 10%。地方政府委托的服务提供来自一个多样化但竞争激烈的市场,市场主要由相对较小的供应商组成。但是,这并不意味着照护市场符合典型市场竞争的所有特征。地方政府作为主要购买者大多具有相当大的垄断权。

大约 325 000 名老年人住在养老院,仅占老年人口的 3%。这比 1990 年代初期的 5% 有所下降。这些养老院居民约有一半是由地方政府资助的,不到 10% 是由 NHS 完全资助的,而超过 40% 的居民则是自己私人资助的。大多数是女性,年龄在 85 岁及以上,在进入养老院之前独自生活,有认知障碍和较高程度的功能障碍。

超过 40 万老年人获得了当地政府的长期支持。截至 2015 年 3 月 31 日,有 15.7 万人获得了支持,约占所有养老院居民的一半。其余 254 000 人获得了社区的支持。这包括以家庭为基础的接收者和以现金代替服务的接收者。估计还有 10 万老年人私人购买了家庭照护。

在 2014 和 2015 财年,地方政府用于成人社会照护的总支出为 170 亿英镑,用于成人社会照护的净支出(扣除使用费收入)为 144 亿英镑。总支出中约有一半用于老年人照护。成人社会照护大约占地方当局总净支出的 15%。

老年人数量的增加和实际照护费用的增加意味着,在照护和支持老年人方面的公共支出需要实际增加,以跟上预期的需求压力。扣除使用费后,老年人社会服务的公共支出预计将从 2015 年的约 69 亿英镑(占 GDP 的 0.43%)增长 155%,在 2035 年达到 175 亿英镑(占 GDP 的 0.69%)。这是基于恒定残疾率(按年龄),护理模式不变和筹资制度不变的基础上的。

成人社会照护的资金是混合经济。实际上,大部分费用是由无报酬的照护者根据其时间机会成本承担的,而很少的成本是由正规服务的资助者承担的。这些服务由中央税收、地方税收、用户支付的公共照护补贴费用以及自付费用共同提供。除了即时需求年金外,英国还没有商业性的长期照护需求保险。

与医疗保健不同,英格兰的社会照护并非对需要支持的人免费。储蓄超过指定资本限额(目前为 23 250 英镑)的人们通常不具备获得公共资助的社会照护的资格,而储蓄低于此门槛的人们可能仍需支付部分或全部照护费用,具体取决于他们的财富和收入。一个人如果接受居家照护(有一些例外),其房屋则计入其储蓄的一部分,但如果他们接受家庭式照护,则不计入其储蓄中。这意味着养老院居民需要出售自己的旧房来为其照护提供资金,对于长期居住的人来说,将其储蓄用尽、达到资本限额以获取公共照护的情况并不少见。

57.4 改 革

联合政府于 2010 年春季当选后不久成立了照护和支持资助委员会,就改革筹资体系这一棘手问题提出新建议。其主要建议是,服务使用者承担其照护费用的终生上限应在 25 000~50 000 英镑。实际上，这将是社会保险的一种形式，要承担大量的超额费用。政府决定于 2016 年 4 月实施终身上限，但最高限额为 72 000 英镑。然而，它随后决定，由于费用高昂，实施工作将推迟到 2020 年。

联合政府于 2010 年 11 月发布了《成人社会关怀愿景》。该愿景基于七个原则：预防、个性化、伙伴关系、多元化、保护、生产力和人员。预防的愿景是：在有需要的情况下，为有权力的人民和强大的社区开展工作，以维护独立性和国家精神，支持社区并帮助人们保持和恢复独立。

在公众参与之后，2012 年 7 月，政府发布了《关爱我们的未来》白皮书，其中提出了关于英格兰照护和支持体制改革的大量建议。在其优先事项中，它提倡"重新部署服务和应对危机，以帮助人们在危机后恢复在家中的独立性。"此白皮书之后，发布了立法，该立法在《2014 年护理法》中得以颁布。该法案赋予地方当局在执行其任何照护和支持职能时促进健康的责任。该法案涵盖了广泛的改革，包括评估和护理计划，国家最低资格标准，对无薪照护者的支持，资金改革，市场塑造以及信息和建议。该法案的大多数规定于 2015 年 4 月生效，但资金改革的实施已推迟至 2020 年。

地方当局越来越多地建立了重新派遣服务，有时与 NHS 一起提供。这些是短期服务，通常持续 6 周，不收取费用。在出院时提供这些服务的目的是帮助服务使用者重新获得信心和技能，以执行个人和家庭照护任务，并重新获得或保持其独立性。研究表明，重新部署服务可以减少对长期支持的需求。

在 2014 年 10 月至 2014 年 12 月期间，英格兰有 44 000 名老年人从医院出院康复，目的是让他们回家。在这 44 000 名老年人中，有 82% 在出院后 91 天仍住在家里。

结　论

在英格兰，老年人的大部分长期照护是由护工无偿提供的，只有少数是由正规服务提供的。成人社会服务是地方当局的责任，而卫生服务是 NHS 的临床委托小组的责任。尽管医疗保健是由普通税收提供资金的，并且在使用时几乎完全免费提供，但成人社会照护需要接受储蓄和收入的经济状况测试，并由中央和地方税收以及自付费用共同提供。卫生服务主要由公共部门提供，而社会服务主要由独立部门提供。2015 年 4 月对照护和支持系统进行了相当大的改革，但对资助系统的改革已推迟到 2020 年。

关键要点：

- 英格兰老年人的大部分长期照护是由护理人员无偿提供的，只有一小部分由正规服务提供。
- 尽管医疗保健是由一般税收提供资金的，并且在使用时几乎完全免费，但是社会保健需要接受储蓄和收入的经济状况测试，并且需要综合考虑。
- 虽然卫生服务主要由公共部门提供，但社会服务主要由独立部门提供。
- 2015 年 4 月对照护和支持系统进行了相当大的改革，但对资助系统的改革已推迟到 2020 年。

（俞静　译，张爱森　周蕴弢　审）

原文参考

[1] Health and Social Care Information Centre (HSCIC) (2015) Community Care Statistics: Social Services Activity, England 2014–15, final release, November 2015

[2] Health and Social Care Information Centre (HSCIC) (2015) Personal Social Services: Expenditure and Unit Costs England 2014–15, final release, November 2015

[3] Wittenberg R, Hu B (2015) Projections of demand for and costs of social care for older people and younger adults in England, 2015 to 2035, PSSRU discussion paper DP2900

[4] Commission on Funding of Care and Support (2011) Fairer care funding: the report of the Commission on Funding of Care and Support

[5] Department of Health (2010) A vision for adult social care: capable communities and active citizens. 16 November 2010

[6] HM Government (2012) Caring for our future: reforming care and support. Cmnd 8378, July 2012

[7] Glendinning C, Newbronner E (2008) The effectiveness of home care reablement – developing the evidence base. J Integr Care 16(4):32–39